Nada-Ina Pauer / Sonja von Opel

RUNNER'S WORLD

MARATHON-GOLD: Richard Ringers Trainingsphilosophie

Die Geschichte des Europameisters

pietsch

Cover: Kiefner Sportfoto
Backcover: Kiefner Sportfoto, Autorinnenbilder privat
Alexis Berg: 132/133 (o.), 133 (o./2)
Heinz Brechtel: 153 (u.r.)
Gartzen Photo: 8, 19, 20, 32/33, 33 (o.)
Getty Images: 104 (o.l./o.r./u.l.), 105 (u.), 106, 132 (u.r.), 134, 154/155, 155 (u.), 179 (M.l.), 188, 203 (3)
Kai Heuser: 3, Günther Kram: 78
Florian Kurrasch/más.independent: 33 (u.), 76 (u.l.), 77 (o.r.), 105 (o./M.), 153 (o.l./o.r.), 155 (o.), 179 (o.r./M.r.), 180, 202, 204 (3), 205 (3)
Lutwin Jungmann: 102/103 (2), 104 (M.l./M.r.), 179 (u.l.)
Samuel Mayer Despenzia: 34, 56 (o.l./u.l./u.r.)
Privatarchiv Pauer/Ringer: 55 (o.l./u.l./u.r.), 56 (o.r.), 57 (3), 77 (M.), 104 (u.r.), 132 (u.l.), 133 (o.r./M.r./u.), 153 (u.l.), 179 (u.r.)
Markus Rautenberg: 77 (u.)
RUNNER'S WORLD: 177
Daniel Spitzer: 76/77 (o.)
Sportograf: 156, 179 (o.l.)
Norbert Wilhelmi: 55 (o.), 58

ISBN: 978-3-613-51019-7

1. Auflage 2026

Sie finden uns im Internet unter www.pietsch-verlag.de

Lektorat: Niko Schmidt
Einbandgestaltung und Layout: grafik+design Kornelia Erlewein
Druck und Bindung: Graspo CZ, 76302 Zlín,
Printed in Czech Republic

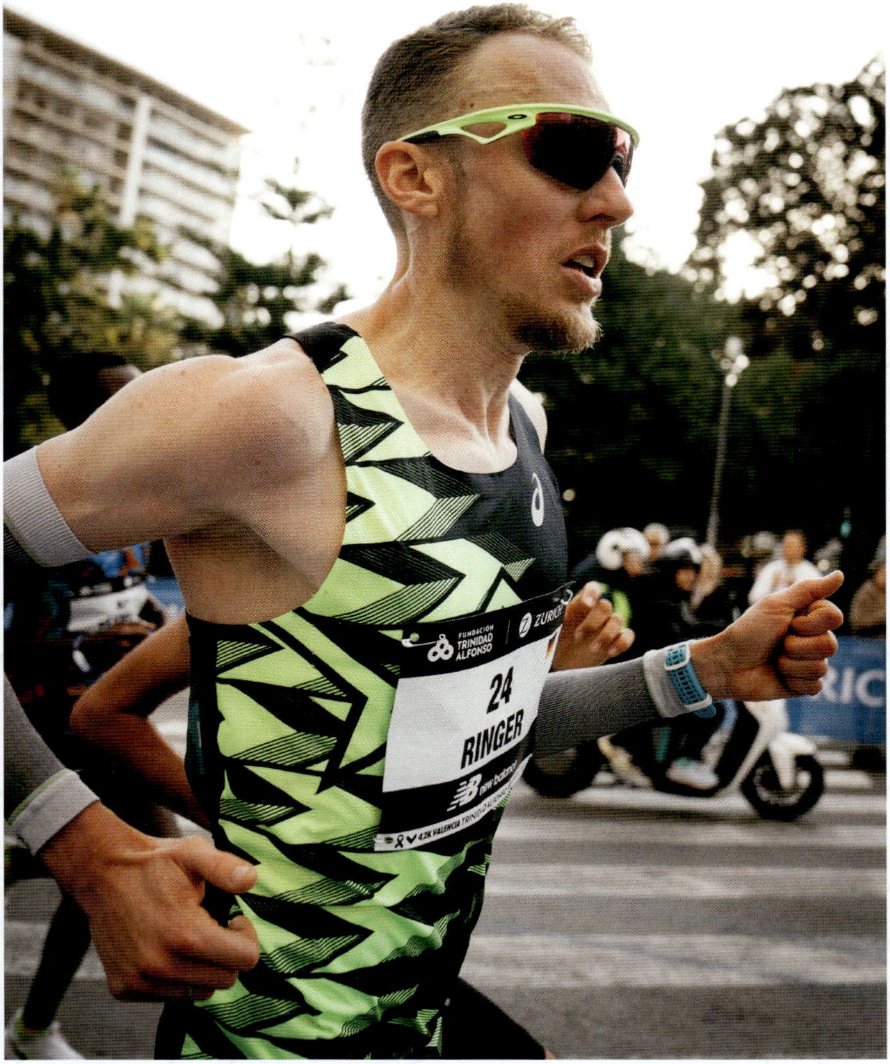
FUNDACIÓN TRINIDAD ALFONSO
24
RINGER

Kapitel 7

Kapitel 8

Kapitel 9

VORWORT von Richard

In Erinnerung an – April Lucia Vivienne

Ich weiß noch genau, wann mich der Reiz des Marathons packte. Das war ein Moment bei den Olympischen Spielen 2016 in Rio de Janeiro. Damals stand ich selbst noch als Bahnläufer über die 5.000 m am Start, in einer Disziplin, in der ich mich auskannte, erfolgreich war und mich sicher fühlte. Ich hatte wenige Wochen zuvor bei den Europameisterschaften Bronze über 5.000 m gewonnen, war Teil der Nationalmannschaft und durfte mich regelmäßig mit der internationalen Spitze messen.

Und doch stand ich in Rio nach meinem eigenen Olympiarennen an der Strecke und verfolgte zum ersten Mal bewusst einen Marathon mit internationalen Top-Läufern. Die Straßen waren gesäumt von Zuschauern, die Läufer schlugen trotz hoher Luftfeuchtigkeit vorne ein rasantes Tempo an, und die Atmosphäre war elektrisierend. Tausende Menschen trugen mit ihren Anfeuerungen zu einer unglaublichen Energie bei. Das Ziel lag mitten in der Stadt, und der Jubel nahm dort so zu, dass man die Emotionen jedes Läufers direkt am Streckenrand wahrnehmen konnte. In mir machte sich ein tiefes Verlangen breit, das ich zunächst nicht rational erklären konnte, doch deutlich spürte: Das will ich auch erleben!

Gleichzeitig wusste ich, wie gewagt dieser Gedanke war. Der Marathon bedeutete nicht nur eine neue Distanz, er erforderte tiefgreifende Veränderungen meiner Trainings- und Lebensplanung. Auf der Bahn war ich ein etablierter Athlet. Ich wusste, was ich konnte, wie ich trainieren musste, um weiterhin international kompetitiv zu sein. Der Marathon war in vielerlei Hinsicht noch Neuland. Ungewiss. Unberechenbar. Es ging nicht nur darum, ob ich das schaffen würde. Entscheidend war vielmehr, ob ich bereit war, mein sportliches Leben der längsten olympischen Distanz zu widmen.

Der Wechsel auf die Marathonstrecke war somit keine sportlich notwendige Entscheidung, denn er birgt immer die Frage des eigenen Leistungsvermögens auf der Langdistanz. Doch ich spürte eine tiefe Neugier, ein nahezu brennendes Bedürfnis, herauszufinden, wozu ich im Marathon imstande bin. Es fühlte sich an, wie ein neues Abenteuer, das ich erleben wollte. Würde mein Körper die Umfänge verkraften? Würde ich verletzungsfrei bleiben und mental stark genug sein? Insgeheim sagte ich mir selbst, dass ich im Ausdauerbereich immer schon gut gelaufen war. In regelmäßiger Leistungsdiagnostik war meine Schwelle und meine VO_2max als prädestiniert für die Langstrecke gemessen worden, und über Jahre war ich auch mental hohe Wiederholungszahlen gewohnt. Wenn es nicht funktionierte, Normen zu erreichen, könnte ich wieder zurückkehren zu gewohntem Terrain, der Bahn.

Was ich damals nicht erahnen konnte: Dieser Weg würde mich verändern. Nicht nur als Athlet, sondern als Mensch. Es war, wie so oft im Leben, kein geradliniger Weg, denn Rückschläge, Verletzungen und Zweifel an bestimmten Normen gehörten genauso zu dieser Entwicklung wie Fortschritte und Erfolge. Ich musste lernen, im Training umzudenken und das Augenmerk von Bahnworkouts auf die Straße zu legen. Ich musste mich auf neue Herausforderungen einlassen, wie monatelanges Höhentraining, und ich musste mein Umfeld dafür noch mehr auf den Sport ausrichten. Auf meine Ernährung musste ich als Bahnläufer nie so dezidiert achten, wie auf die ausreichende Glykogenbereitstellung im Marathon. Wichtig war, die Verpflegung über lange Belastungen hinweg auch zu trainieren. Mein Alternativtraining wurde plötzlich nicht mehr zur Ergänzung, sondern zur Notwendigkeit, um die muskuläre Belastung abzufangen und Kraftdefizite zu verbessern. Training über viele Wochen in der Höhe, mitunter in Kälte und Hitze, in einer oft größeren Gruppe als bisher oder komplett allein – all das formte mich mental neu. Frühere Wettkämpfe aus meiner Jugend und meiner Zeit als Bahnläufer bekamen rückblickend eine neue Bedeutung als Vorbereitung auf mein Leistungslevel im Marathon.

Dieses Buch beschreibt diesen Prozess. Die beschriebenen Marathonrennen dienen dabei als roter Faden, vom Startschuss über die verschiedenen Phasen der Rennen bis hin zur Bedeutung des Ergebnisses. Dazwischen erfolgen Rückblicke auf besondere Momente meiner Bahnkarriere. Momente, die mich prägten und mich im Marathon nicht nur unterstützten, sondern Europameister werden ließen. Jede Phase steht sinnbildlich für Abschnitte meiner Marathonkarriere: für Aufbau und Normen, für Zweifel und Erleichterungen, für Verletzungen und Lösungen, für die große Geduld, die das Training erfordert, sowie für Vertrauen und Mut. Ich erzähle von wichtigen Wettkämpfen vor meiner Zeit als Marathonläufer, von meinem Debüt, von Begegnungen mit anderen Athleten und von Momenten, in welchen ich mich motivieren musste, den Glauben an meine Ziele aufrecht zu erhalten. Ich nehme euch mit auf meinen Weg: vom erfolgreichen Bahnläufer, der bewusst sein Sicherheitsnetz verlässt, bis hin zu den Momenten, für die man als Läufer lebt.

Es ist kein Lehrbuch und kein Erfolgsrezept, sondern soll für all jene als Motivation dienen, die ein neues Abenteuer im Leben anpeilen. Natürlich adressiert es vor allem interessierte Läufer, aber jeder Sportler, Künstler oder Entwickler innovativer Ideen[1] soll Inspiration aus dem erforderlichen Glauben an sein Potenzial schöpfen.

Geschrieben wurde es von meiner Ehefrau, Nada-Ina Pauer, die mich seit 2014 kennt und all diese Höhen und Tiefen miterlebt hat. Keiner kennt mich so wie sie, die selbst als Läuferin direkt nachempfinden kann, wie sich die Trainings, Wettkämpfe und Bestrebungen, immer professionell zu leben, anfühlen. Ich bin ihr sehr dankbar, denn es ist eine ehrliche Geschichte über Mut, ein tiefes Vertrauen in Konsistenz und die Entscheidung, sich weiterzuentwickeln, auch wenn die Reise länger, härter und ungewisser ist als geplant. So schreibt der Weg des Lebens seine eigenen Geschichten, denn wir wissen alle: Ein Rennen endet nicht an der Ziellinie. Und manchmal beginnt es genau dort, wo man sich entscheidet, die Komfortzone zu verlassen. Wenn du somit beim nächsten Rennen oder einem Ziel denkst, du kannst nicht mehr, du kannst nicht schneller, dann fängst du gerade erst richtig damit an!

Viel Spaß beim Lesen, ich freue mich auf euer Feedback!

Euer Richard

1 Diese Bezeichnung umfasst selbstverständlich alle weiblichen Parteien.

KAPITEL 1

Valencia Calling: Das Marathon-Debüt

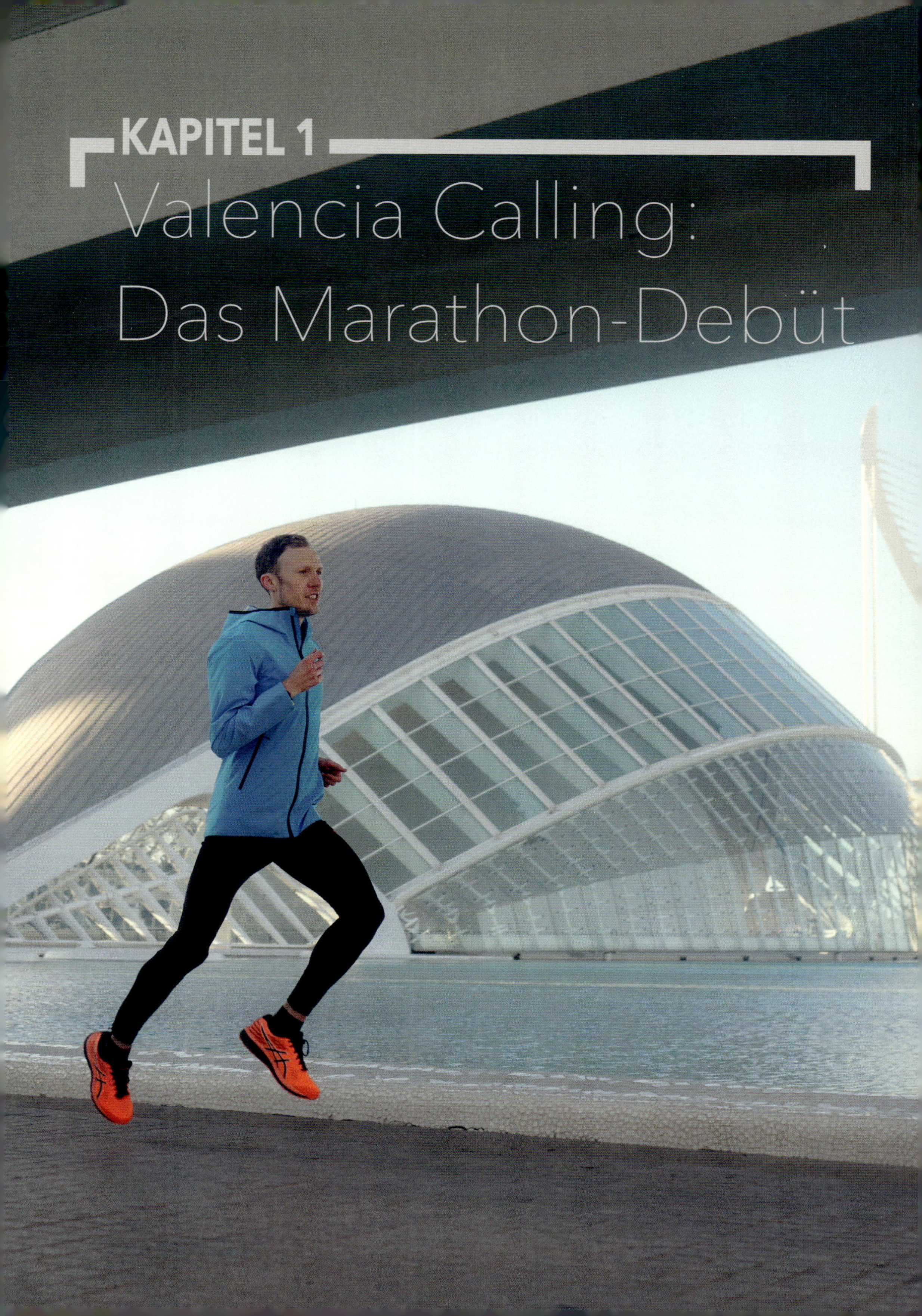

1

Das progressiv sanfte Klingeln meines Weckers holte mich aus einem etwas unruhigen Schlaf. Eine blaue Dunkelheit schien mir entgegen, als ich die Vorhänge meines Hotelzimmers beiseite zog. Ich öffnete das Fenster einen Spalt weit und sog die kalte Luft ein, um wacher zu werden. Ich empfand sofort ein angenehm angespanntes Gefühl, das man nur vor Wettkämpfen spürt. Ich genoss das steigende Adrenalin, denn ich liebe die Vorfreude auf Wettkämpfe. Es sind diese Tage, für die wir trainieren, an denen sich der Einsatz für unseren Sport mit einer guten Zeit belohnen lässt. Endlich war einer dieser besonderen Tage gekommen. Heute stand mein Marathondebüt an, ein Ziel, auf das ich lange hingearbeitet hatte!

Die morgendliche Routine hatte ich geplant: Wasser aufkochen, Rücken dehnen, Hüfte etwas auflockern. Anschließend holte ich die bereitgestellte »Brown-Bag« vor der Zimmertüre ab, eine kleine Papiertüte mit dem zur Verfügung gestellten Frühstück. Eigentlich wäre das gemeinsame Essen mit anderen Athleten in einem belebten Hotelsaal Teil des Wettkampfmorgens, doch im ersten Jahr der Pandemie war alles anders. Jeder Sportler war verpflichtet, allein im Zimmer zu essen – nicht eben »Wohlfühlatmosphäre«, aber eine Vorschrift, um dieses Rennen überhaupt ausrichten zu können. Vorsorglich hatte ich mir am Vortag zwei Brötchen meiner Wahl besorgt, die ich nun mit Butter und Honig aus der Brown-Bag bestrich, dazu trank ich etwas Grüntee und kaltes Wasser. Vor einem wichtigen Wettkampf esse ich gerne drei bis vier Stunden vor dem Start meine letzte Mahlzeit. Das reichte mir auch am Morgen des Marathons.

Für gewöhnlich mache ich einige Stunden vor Wettkämpfen einen kurzen Auftakt von etwa 15 Minuten. Das hilft, den Körper etwas in Schwung zu bringen, die Durchblutung anzuregen und die Beine zu lockern. Ich kenne Leute, die dies auch vor dem Frühstück eines Marathons machen. Da unser Start um 8:30 Uhr angesetzt war und vor 6 Uhr morgens aufgrund des Lockdowns Ausgangssperre herrschte, verzichtete ich auf den Auftakt und spazierte stattdessen nach dem Frühstück etwas im Hotelflur auf und ab. Natürlich hätte ich das lieber draußen gemacht, aber ich nahm die Situation als gegeben an. Dennoch spürte und genoss ich das Gefühl einer gewissen Lockerheit in meinen Beinen, das sich nur bei Trainingspausen oder Wettkämpfen einstellt. Bewusst ging ich von einem Ende des Ganges zum anderen und spürte die Aufregung in mir. Als routinierter Läufer bin ich nicht übermäßig nervös vor Wettkämpfen. Ich genieße diese »Primetime«, denn dafür trainieren wir schließlich! Sich Gedanken über Dinge zu machen, die man trotz Vorbereitung nicht kontrollieren kann, ist unnötig, es schmälert nur die Vorfreude. Natürlich wusste ich, dass mir der Lauf besonders in der Endphase alles abverlangen würde, doch das angepeilte Tempo schockierte mich als Bahnläufer nicht ungemein. Ich würde versuchen, mich gut in dieses Arbeitstempo einzurollen. Da ich den Marathon seit Langem als Karriereziel sah, freute ich mich, dass heute endlich der Tag gekommen war.

Zurück im Zimmer war alles Routine. Ich kontrollierte den Inhalt meines Rucksacks: Wettkampfschuhe, Trikot mit Startnummer, kompressive Armlinge, Mütze und Handschuhe, Sonnenbrille, Trinkflasche für die Zeit bis zum Start, Handy, Ausweis, Maske, und etwas Bargeld. Die Getränke hatte ich am Vortag bereits vorbereitet und mit außen angeklebten Gels meines Schweizer Sponsors versehen. Die Flaschen mussten aus organisatorischen Gründen bereits am Vortag abgegeben werden, damit sie rechtzeitig bei den jeweiligen Getränkestationen aufgestellt werden konnten. Die Produkte für meine Getränkeaufnahme hatte ich im Training ausreichend getestet und die Aufnahme bei längeren Läufen geübt. Auf dem Markt gibt es unzählige Marken und verschiedene Möglichkeiten, das muskuläre Energiedefizit nach Entleerung der Kohlenhydratspeicher zu vermeiden. Wenn diese begrenzten Speicher im Marathon aufgebraucht sind, greift der Körper auf die Fettreserven zur Energiebereitstellung zurück. Beim Wechsel dieser verschiedenen Formen der Energiebereitstellung kommt mir das Training meiner Jugendzeit zugute, in der ich morgens oft nüchtern lief. Mit zunehmendem Alter achtete ich zusätzlich mehr auf meine Ernährung, vor allem nach harten Einheiten. Durch die erlaubte Nutzung von kohlenhydratreichen Getränken kann man dem Körper helfen, etwas länger mit dieser Energieform zu arbeiten, da Kohlenhydrate bei hoher Intensität leichter, aber eben nicht endlos verwertbar sind. Der Markt verändert sich natürlich stetig und die Produkte werden hochwertiger. Zu viele Gedanken mache ich mir darüber nicht. Der Körper muss das süße Zeug auch vertragen, was selbstverständlich individuell ist und trainiert werden kann. Ich kenne Läufer, die mit schlichten isotonischen Getränken hervorragende Marathons gelaufen sind.
Bevor ich das Zimmer verließ, klebte ich mir noch sorgsam Kinesiotape an die Sohle meiner Füße, um sie vor Abrieb und Blasenbildung zu schützen. Natürlich hatte ich auch das Tape an meinen Füßen im Training getestet, um dessen Haftbarkeit und das Gefühl an den Füßen zu spüren. Danach zog ich vorsichtig meine wettkampfspezifischen Kompressionsstrümpfe an, die ich gerne bei Straßenläufen trage. Da ich nichts dem Zufall überlasse, trug ich noch einen speziellen Hautkleber auf die Waden auf, da mir die Socken im Training teils schon unangenehm herunterrutschten. Manche meiner Kollegen mögen Kompressionsstrümpfe nicht. Andere haben, wie ich, positive Erfahrungen mit Kompression im Training und Wettkampf gemacht, wobei ich die Strümpfe bei Bahnbewerben nicht trug. Der Marathon ist eben eine besondere Herausforderung, auch für meine empfindlichen Waden. Zuletzt klebte ich mir meine Brustwarzen ab. Das hatte ich tatsächlich noch nie gemacht und musste schmunzeln.

Um 6:45 Uhr war der Treffpunkt in der Lobby mit den anderen Athleten. Da man genug Abstand halten sollte, staute es sich etwas an den Liften. Endlich unten in der Lobby, sah ich sofort meinen Manager Dave Klink aus den Niederlanden und war froh, endlich eine vertraute Gruppe zu haben, mit der ich zum Warm-up gehen konnte. Dave ist immer ruhig, sehr bedacht und fragte, ob alles in Ordnung sei oder ich noch etwas Bestimmtes benötigen würde. Ich schätze an ihm, dass er Dinge mit Weitsicht angeht und mich nie zu einer Entscheidung drängen würde – sei es ein bestimmtes Rennen oder Sponsorenverträge. Wenn eine Entscheidung wirklich drängt und er einem Organisator oder Management Rückmeldung geben muss, sagt er meist nüchtern: »Okay Richi, take it or leave it?« Das bedeutet, »übersetzt«, dass ich mich eigentlich sofort entscheiden muss. Dave strahlt eine besondere Gelassenheit aus, die ich besonders an diesem Tag schätzte. Ich wusste, er würde an den besprochenen Stationen stehen und sein Team, zu dem ich seit 2017 gehöre, unterstützen. An seinen Augen sah ich, dass er unter der Maske grinste, als er fragte: »How was breakfast?« Natürlich wusste er, dass wir alle allein im Zimmer gegessen hatten und die Spanier nicht gerade das üppigste Frühstück in die kleine Tüte gepackt hatten. Aus diesem Grund war ich vorsichtshalber am Vortag im Supermarkt gewesen. Ich bin kein morgendlicher Kaffeetrinker, was weitere Extrawünsche ersparte. Wir grüßten uns im Team noch mit Faustchecks und spazierten gemeinsam einen Kilometer zur speziell eingegrenzten »Warm-up-Area«. Dort waren bereits für jedes Management eigene weiße Zelte aufgebaut. Der Bereich war in einer Art riesiger Tiefgarage untergebracht und am Eingang mussten wir Akkreditierung und Startnummer zeigen, bevor wir als maskierte Gruppe passieren durften.

Zusammen gingen wir die lange Reihe weißer Zelte ab, bis wir jenes mit der Aufschrift »Team Bizz-Sports«, das Management von Dave, fanden. Auf dem Weg dorthin winkte mir Deborah Schöneborn, eine meiner deutschen Kolleginnen, zu und fragte, ob ich nicht in das »deutsche Zelt« kommen wollte. Ich war der einzige Athlet der sechs deutschen Starter, der nicht bei einem deutschen, sondern einem niederländischen Management ist. Dankend erklärte ich ihr, dass die Zelte nicht nach Nationen, sondern in Management-Teams gegliedert waren. Dort angekommen, legte ich meinen Rucksack ab, kontrollierte noch einmal kurz den Inhalt (jetzt könnte Dave eben noch zum Hotel zurückgehen und etwas für mich holen) und machte mich dann mit den anderen Athleten zum Warmlaufen bereit. Ich kannte die meisten Jungs schon seit ein paar Jahren von verschiedenen Wettkämpfen. Manche waren zuerst wie ich auf der Bahn aktiv und haben sich dort einen Namen gemacht, bevor sie zum Marathon wechselten. So etwa Soufiane Bouchikhi aus Belgien, mit dem ich oft über 5000 m und 10.000 m am Start stand und der auch sein Debüt gab. Andere, wie etwa der Niederländer Bart van Nunen und der Schwede David Nilsson, haben ihr richtiges Potenzial erst auf der Straße entfaltet und dort mit brillanten Zeiten aufgezeigt. So ist eben jeder Läufertyp verschieden, und ich beurteile Kollegen nicht nach ihren Bahnleistungen oder überhaupt nach ihren bisherigen Bestzeiten. Talent besteht für verschiedene Distanzen, und jeder, der hier war, musste es sich verdienen.

Warm-up

Endlich loszulaufen fühlte sich gut an, und ich spürte, wie sich mit der Bewegung etwas Anspannung abbaute. Wir liefen in der – milde gesagt – interessanten Tiefgaragen-Arena den markierten Bereich entlang und konnten so zu den anderen Läufern etwas Abstand halten. Die Organisatoren hatten den Bereich mit Pfeilen ausgestattet, sodass man sich nicht in die Quere kam. Dennoch war der zum Laufen markierte Bereich mit ca. 500 Metern deutlich kleiner, als ich sonst gerne warmlaufe. Auch bei Hallenwettkämpfen wärmte ich stets an der frischen Luft auf und nicht in stickigen Hallenbereichen. Das Laufen in unserer Gruppe lenkte mich etwas von der Umgebung ab. Mir fiel gleich auf, wie gut die Jungs trotz des schwierigen Jahres gelaunt waren. Man merkte, dass sich alle nach Wettkämpfen gesehnt hatten und einfach froh waren, in Valencia zu sein. Im Jahr 2020 hatte man sich viel weniger gesehen als sonst und wir motivierten uns gegenseitig, nun endlich unser Wettkampfpotenzial zeigen zu können.

Überhaupt kam es mir so vor, als wäre zwischen uns weniger Konkurrenzdenken vorhanden als bei Bahnwettkämpfen, denn auch die routinierteren Marathonis motivierten die Debütanten. Auf der Bahn kann oft Taktik das Rennen dominieren und man hofft, die Cleverste zu haben. In Valencia ging es vielmehr darum, die damalige Olympianorm von 2:11:30 h zu unterbieten und dabei so lange wie möglich mit den Pacemakern mitzuhalten. Dieses Gruppengefühl spürte man bereits beim Warmlaufen, wobei der eine oder andere ein noch ambitionierteres Ziel hatte. Die eigene Zielsetzung trägt man jedoch oft leise mit sich, nimmt sie sich insgeheim selbst vor und hofft, sie realisieren zu können. Manchmal teile ich Ziele auch ganz bewusst anderen mit, denn dann sind sie kommuniziert und werden realer. Ich spüre dann vielmehr den Drive, auf diese Zeit hin zu arbeiten. Für meinen ersten Marathon erklärte ich die Olympianorm öffentlich als mein Ziel. Das war eine Motivation für die kommende Anstrengung.

David Nilsson aus Schweden erzählte beim Aufwärmen von seinen bisherigen Marathonerfahrungen und davon, wie unterschiedlich diese Rennen jedes Mal verliefen. Mikael Ekvall, ebenfalls ein schwedischer Läufer, berichtete wiederum von den bisherigen Pacemakern und den Erfahrungen, die er mit ihnen gemacht hatte. Manchmal konnte man sich gut auf Pacer verlassen, doch er erzählte von zwei Wettkämpfen, in denen die Tempomacher früher als geplant ausgestiegen waren und anfangs das Tempo überzogen hatten. Ganz so einfach sei es also nicht mit diesen »Hasen« im Feld. Man müsse im Kopf flexibel bleiben, wenn es mal nicht ganz so laufen sollte wie geplant. Das gelte übrigens nicht nur für die Pacemaker, zwinkerte Mike. Wir erinnerten uns auch an frühere Trainingslager und Einheiten, die wir gemeinsam absolviert hatten. Erst vor zwei Jahren hatten David und ich uns gegenseitig durch ein »400er-Programm« auf der Bahn in Monte Gordo gepusht. Damals orientierte er sich noch an meinem Trainingsplan. Beim Marathon war er nun der Erfahrene und ich der Rookie. Jedenfalls wussten wir, welches Tempo wir anpeilen wollten und wünschten uns gegenseitig viel Glück und Erfolg.

Zurück im Zelt war noch etwas Zeit für Lockerungen, mein gewohntes Dehnprogramm und Koordination. Ich fange immer mit der Lockerung des Oberkörpers an, dehne anschließend meine Hüfte und zuletzt die Beine. Vor den Bahnwettkämpfen machten wir meist ausgiebiger Laufkoordination, als dies nun beim Marathon notwendig war. Das Anfangstempo ist schlichtweg ein anderes, aber für einen Wettkampf dieser Dauer wollte ich meinen Körper gut vorbereiten. Überhaupt gibt es keine Standardregel für das »richtige« Aufwärmprogramm, da dies individuell ist. Wichtig ist, vor dem Marathon nicht zu viel zu machen und gleichzeitig muskulär bereit für die lange Anstrengung zu sein.

Anschließend war es Zeit, sich zum Startbereich zu begeben, und ich war dankbar, dass Dave uns begleitete, weshalb wir unsere Aufwärmkleidung nicht bereits ablegen mussten. Mit sechs Grad war es doch recht frisch, und bis zur finalen Startaufstellung konnten vor allem die Oberschenkel rasch auskühlen. Bei so einem wichtigen Wettkampf wollte ich in jeder Hinsicht für meinen Körper sorgen, keine unnötigen Fehler machen oder mich zu unnötigen Situationen drängen lassen. Aufgrund der kühleren Temperatur hatte ich mich gegen eine Split-Short und für eine enger anliegende, knielange Tight entschieden, um meine Oberschenkelmuskeln nicht zu sehr der Kälte auszusetzen.

Vor der Startaufstellung wurden wir noch vom Organisationsteam hinsichtlich der angehefteten Startnummer und der Konformität der Schuhe kontrolliert. Seitdem Nike den Markt mit ungewohnt hohen Carbonsohlen regelrecht gesprengt hatte, gab es neue Regularien des Weltverbandes World Athletics zur erlaubten Höhe der Schuhsohle. Die meisten Wettkampfschuhe enthielten mittlerweile eine Carbonplatte und waren mit unterschiedlichstem Material umgeben. Natürlich hatte ich mich mit den Wettkampfschuhen umfassend auseinandergesetzt, und auch mein Sponsor ASICS hatte mir im Verlauf des Jahres verschiedene Prototypen von Spikes und Straßenlaufschuhen zugeschickt. Der offiziell zugelassene Schuh meines Ausrüsters war 2020 der ASICS MetaRacer. Nike war seit Längerem marktdominierend, aber ASICS hatte bereits nachgerüstet und eine Reihe neuer Wettkampfschuhe als Prototypen für uns Profis zur Testung gesandt. Der ASICS MetaRacer hatte mir als erstes Modell gut im Training gedient, und ich war zuversichtlich, mit diesem Schuh Marathon zu laufen.
Kurz darauf ging es zur Startaufstellung des deutlich kleineren Profifeldes, und wir waren angehalten, trotz der Enge des Starttunnels etwas Abstand voneinander zu halten. Natürlich bestand auch hier Maskenpflicht, denn die Organisatoren waren sehr bemüht, alle COVID-Regularien strikt einzuhalten. Ich versuchte mich zu entspannen, denn üblicherweise wird die Zeit ab Überschreitung der Markierung genommen und jeder

wollte vorne stehen. In Ruhe streifte ich knapp vor dem Start meine Jacke und die Überhose ab und gab sie Dave, der sie in meinen Rucksack steckte. Welch ein Luxus, seinen Manager auch als Freund zu haben, der sich die Mühe machte, unsere Ausrüstung danach zurück zum Zeltbereich zu bringen. Nun hieß es, sich klug zu platzieren, nicht zu weit in der Mitte und nicht zu knapp an den seitlichen Bannern, um einen gelungenen Start zu erwischen. Ich platzierte mich eher links in der vierten Reihe, um genug Platz zu haben.

Start in neues Terrain

Der Startschuss fiel, und wir waren endlich in Bewegung. Sogleich umringte einen das Geräusch vieler Schuhe auf Asphalt, das nur kurzzeitig von der lauten Mikrofonanlage der Veranstalter übertönt wurde. Wie befreit lief man den ersten Kilometer immer etwas forscher an, um Raum zu gewinnen und sich im Feld eine Position zu suchen. Da ich nicht aus der vordersten Reihe gestartet war, überholte ich anfangs einige Frauen, die sich weiter vorne an der Linie platziert hatten. Einige Läufer atmeten bereits lauter als ich selbst, das kannte ich nur zu gut von der Bahn. Mir war klar: Atmung ist individuell und kann nicht mit maximaler Anstrengung gleichgesetzt werden. Ich selbst bin eher ein Läufer mit niedrigerem Wettkampfpuls und leiserer Atmung. Anfangs war das Starterfeld noch kompakt und Gruppen hatten sich noch keine gebildet. Jeder Läufer musste erst seine individuelle Pace finden, bevor man sich seiner Zielzeit entsprechend einordnen und zusammenfinden konnte. Nur eine kleine Spitzengruppe war ziemlich rasch nach vorne geprescht und hatte sich bereits nach eineinhalb Kilometern vom Rest des Feldes abgesetzt. Von hinten sah ich den Kopf von Amanal Petros in dieser Gruppe und wünschte meinem engen Freund das Beste.

Ich konzentrierte mich auf Laufschritt und Atmung und sah kurz nach, welche Geschwindigkeit meine Uhr anzeigte. Die ersten zwei Kilometer hatte ich in gleichmäßigen 3:04 min passiert. Ich sah den ebenfalls blonden Schopf von David Nilsson einige Meter links vor mir und meinen deutschen Kollegen Philipp Pflieger etwas rechts davon. Durch unsere Gespräche wusste ich, welche Pace die Jungs angehen wollten, und orientierte mich vorsichtig an ihnen. Sie waren schon mehrere Marathons gelaufen und würden ein gutes Gefühl für das richtige Anfangstempo haben. Einen bestimmten Pacemaker sah ich an der Stelle noch nicht, aber das würde sich ergeben. Kurz darauf erkannte ich die Trikots der Tempomacher und sah, wie David, Mike und Philipp sich in deren Nähe begaben. Dies sollte meine Gruppe werden, bei der ich so lange wie möglich mitlaufen wollte. Erleichtert über deren langsame Formung, begab ich mich in unser »Arbeitstempo«.

Die Geschwindigkeit fühlte sich gut an, aber ich musste mich sogleich konzentrieren. Es war nicht wie bei einem Longrun, wo man sich erst einmal einrollen kann und sich dann langsam im Tempo steigert. Es war direkt so, dass ich auf Druck bleiben musste, um den Schritt gut zu ziehen. Ich hatte bereits mit Arne Gabius über diesen Punkt gesprochen, als ich ihm im Oktober 2018 beim *Frankfurt-Marathon* Tempo gemacht hatte. Arne hatte mir damals bereits erklärt, dass sich sogar die ersten zehn Kilometer wirklich flott anfühlen. Es sei absolut normal, sich direkt anstrengen zu müssen, auch wenn der Weg noch weit sei. Man dürfe sich davon nicht irritieren lassen, denn das richtig gute Laufgefühl stelle sich in der Regel erst einige Kilometer später ein. In diesem Moment dachte ich an Arnes Worte zurück und an meinen 30-Kilometer-Lauf als sein Pacer zurück. Ich versuchte, mich etwas an das damalige Gefühl zu erinnern. Dort hatte ich mich vor allem darauf konzentriert, die richtige Geschwindigkeit für meinen Kollegen zu treffen und nicht zu viel auf mein eigenes Körpergefühl geachtet. Das war heute zwar anders, aber ich besann mich auf die Gruppe und konzentrierte mich darauf, zu ihrem Zusammenhalt beizutragen.
Beim Start hatte ich mir mit Wasser noch den Mund ausgespült, denn ich plante, bei jeder Verpflegung von

einem kohlenhydratreichen Getränk zu trinken. Es war sehr kühl, daher würde ich zwar wenig Durst, aber Bedarf an Elektrolyten haben. In der ersten Etappe erleichterte uns Rückenwind das Rennen und obgleich dies wechseln würde, war das für den Rennbeginn praktisch. Wir liefen über eine Brücke und ich zog den Schritt lang, als wir herunterliefen. Mittlerweile war unsere Gruppe auf fünfzehn Leute angewachsen, und wir passierten die weiteren Kilometer zwischen 3:02 min und 3:06 min. Das Tempo fühlte sich gut an und man merkte die Motivation der Athleten, möglichst mutig diese Wettkampfchance zu nutzen. Die erste Verpflegungsstation erwartete uns, und die gesamte Gruppe driftete etwas zum rechten Straßenrand, wobei wir versuchten, nicht zu dicht aufeinander zu laufen. Mir war von Tim eingeschärft worden, bereits zu Beginn auf die Energieaufnahme zu achten und nicht erst auf spätere Stationen zu warten.

Die Veranstalter hatten sich Mühe gegeben, die Tischreihen nach Geschwindigkeitsbereichen aufzustellen. Da diese deutlich gekennzeichnet waren, hatten wir keine Probleme, unsere Getränke bereits aus einiger Entfernung zu erkennen und konnten problemlos nach unseren Flaschen greifen. Ich behielt sie etwas in der Hand und nahm ein paar Schlucke. Normalerweise war das bei dem Tempo nicht so leicht wie bei einem regulären Dauerlauf, aber ich hatte mich im Training vorbereitet. Entweder hatte ich vorab Flaschen platziert oder meine Mutter und meine Frau hatten mich auf Fahrrädern begleitet. Als ich mich der Flasche entledigen wollte, sah ich zufällig, dass die Veranstalter einige hundert Meter nach den Tischen riesige Container für Müll aufgestellt hatten. Ich lief etwas nach rechts und warf gezielt in die Containeröffnung. Mit einem Klack landete das Fläschchen im Behältnis. »Good shot!«, bemerkte ein Kollege hinter mir anerkennend. Wir grinsten uns kurz an. Zu diesem Zeitpunkt waren wir trotz der Konzentration noch läuferisch entspannt und genossen die Atmosphäre. Ich war dankbar, diese Gruppe gefunden zu haben, und freute mich, weitere Kilometer zurückzulegen. Achtzehn Wochen hatte ich täglich im Training an dieses Rennen gedacht.

Das Planungsgespräch

Anfang August 2020 fuhr ich mit Nada, meiner heutigen Frau, zu Wolfgang Heinig für ein Planungsgespräch nach Davos. Wir hatten Wolfgang im November 2018 bei einem mehrwöchigen Trainingsaufenthalt in Kenia näher kennengelernt und er bot uns seine Unterstützung an. Wolfgang war nicht nur jahrelang Bundestrainer, er war auch in der Laufszene ein sehr bekannter und erfahrener Marathontrainer. Er bat uns, nach Davos zu kommen, wo er mit seinen Athletinnen trainierte. Bisher trainierten wir im Sommer regelmäßig in St. Moritz und liebten den Ort nicht nur ob seiner wunderschönen Bergkulisse, sondern auch aufgrund der umfassenden Trainingsmöglichkeiten. Davos, so stellten wir bei der Ankunft fest, war insgesamt wesentlich kleiner als das Laufareal in St. Moritz und trotz seiner idyllischen Berglandschaft waren wir nicht überzeugt, ob die Laufmöglichkeiten dieselben wären.

Wir trafen Wolfgang zum Gespräch im Café des Hotels, das er mit Gesa Krause seit Jahren besuchte, zu unserem Gespräch. »So schnell vergeht ein Jahr«, stellte Wolfgang fest, als wir uns setzten. Im vorigen Jahr hatten wir bereits über eine Trainingsbetreuung gesprochen, doch Verletzungen und die Pandemie hatten die Zusammenarbeit verzögert. Nun wollten wir mit Wolfgang über die zukünftige Trainingssteuerung sprechen. Er kannte mein Ziel, auf die Königsdistanz umzusteigen und stellte nüchtern fest: »Gut, wir haben achtzehn Wochen Zeit, Richard. Das ist auf deinem Niveau genug, um marathonspezifische Grundlagen aufzubauen und dich an längere Tempobelastungen zu gewöhnen.« Ich merkte, wie ich innerlich darauf brannte, einen konkreten Plan zu bekommen. Neun Monate hatte ich darauf gewartet. Wir sprachen noch über organisatorische Details und die weitere Vorgehensweise. Eine Woche später begann meine unmittelbare Vorbereitung auf den Valencia-Marathon.

Passing Ten

Nun war ich hier, um diesen Marathon zu laufen und dabei die Olympianorm anzugreifen. Ich war selbst gespannt, ob ich das Training umsetzen könnte und wie schwierig es auf den letzten Kilometern für mich werden würde. Vorerst aber hieß es, sich gut in der Gruppe zu positionieren und sich die nächsten Kilometer im Windschatten zu verstecken. Wir liefen bereits entlang des alten Flussbettes, das mittlerweile in ein schönes Parkareal umgestaltet worden war. Von dort aus ging es vier Kilometer die *Passeig de l'Albereda* entlang, wo wir es wieder mit Gegenwind zu tun bekamen. Die Strecke wies einige Kreisverkehre auf, die wir so eng wie möglich überquerten. Ich versuchte bewusst, im hinteren Teil der Gruppe zu laufen, um mehr Raum für meinen Schritt zu haben und den Wind nicht zu spüren. Bei Kilometer 10 stand die zweite Getränkestation an, die wir nach 30:53 min passierten – genau im Tempo. Kurz darauf beschleunigten die Pacer jedoch auf 3:02 min/km, was offenbar auch geplant war. Ich rang kurz mit mir, in die Gruppe dahinter zu wechseln, entschied aber, unvermittelt mitzugehen. Von meinen Bahnzeiten aus gesehen war die Geschwindigkeit nicht übermäßig fordernd, die Frage war nur, wie lange ich sie halten könnte.
Die Strecke verlief nun kurviger und führte uns um die Altstadt von Valencia. Bei Kilometer 13 spürten wir wieder Rückenwind, den die Tempomacher sogleich nutzten. Im technischen Meeting war uns erklärt worden, dass es auf diesem Abschnitt besser möglich wäre, zu forcieren. Dennoch war die erhöhte Geschwindigkeit eine Herausforderung, und ich musste mich konzentrieren. Das Marathonrennen hatte nun richtig begonnen, und ich spürte die Anstrengung in mir steigen. Obwohl ich auf diesem Abschnitt mehr arbeiten musste, lief es aufgrund des Rückenwindes flüssiger als zuvor. Ich hoffte dennoch, dass die Pacer etwas Tempo rausnehmen würden, da es noch früh im Rennen war. Kurz vor Kilometer 14 erreichte ich wiederum meine Flasche und trank etwas mehr. Ich versuchte bewusst, an jeder Station die Flüssigkeitszufuhr zu steigern.

Planung und Erwartung

Nach unserem Gespräch mit Wolfgang Heinig planten wir, mit dem Rennrad auf den Pass zu fahren, um mehr Überblick über Davos zu bekommen. Just als wir die Räder auspackten, zog mit erstaunlicher Geschwindigkeit ein Gewitter heran. Die Schweizer Flaggen, die für den Nationalfeiertag aufgehängt worden waren, flogen in alle Richtungen und wir hörten bereits das erste Donnergrollen. Ich überlegte noch kurz, ob zumindest eine kurze Ausfahrt noch möglich wäre, aber da spürten wir bereits die ersten Tropfen. Auf der Heimfahrt sprachen wir über das Planungsgespräch und hofften, dass das Training auch auf individuelle Bedürfnisse eingehen würde. Ich war sehr gespannt auf den Marathonplan und hatte gleichzeitig ein flaues Gefühl, meine eigene Trainingssteuerung wieder aus der Hand zu geben. Ich wusste allerdings, dass ich für den Marathon einen erfahrenen Trainer brauchte, der mich gewissenhaft anleitete. Sich selbst »dreißig Kilometer gesteigert« auf den Plan zu schreiben, ist ja nicht unbedingt eine leichte Entscheidung. Weiter hatte ich Sorge, selbst Fehler aus Unerfahrenheit zu machen.

Seit Januar 2018 hatte ich, nach fünfzehn Jahren bei meinen Jugendtrainern Eckhardt und Birgit Sperlich, mein Training weitgehend selbst gesteuert und war damit recht gut gefahren. Ich hatte Bestzeiten erzielt und Erfolge gefeiert. Allerdings waren die Saisonhöhepunkte nie geglückt. Wäre es bei der EM 2018 in Berlin und bei der WM 2019 in Doha jeweils so optimal verlaufen wie über die Saison hinweg, hätte ich nicht die Notwendigkeit gesehen, wieder einen erfahrenen Trainer anzusprechen. Als Hochleistungssportler kommt es jedoch maßgeblich darauf an, im richtigen Moment topfit zu sein. Gerade im Höhentraining, das der Deutsche Leichtathletik-Verband (DLV) seit geraumer Zeit forciert, muss man die richtige Belastungssteuerung finden. Der Körper darf ausreichend gefordert werden, um nachfolgend eine erhöhte Leistungsfähigkeit zu erzielen. Gleichzeitig muss er auch den höheren Trainingsreiz verarbeiten können. Nur wenn diese Balance abgestimmt ist, schafft man es, sein Trainingsniveau am Tag X abzurufen und die notwendige »Peak Performance« zu erzielen. Teilweise kommt es hier auf Nuancen an, wie etwa darauf, den leistungsstärksten Tag nach der Höhe anzusteuern. Dies erfordert Tests, die ich in zwei Jahren nicht in dem Maße erzielen kann wie ein Trainer mit 45 Jahren Erfahrung. Darüber hinaus war Wolfgang ein angenehmer und freundlicher Mann und konnte als Trainer nicht nur Disziplin und Strenge vermitteln, sondern auch Lob aussprechen.

Zu Hause am Bodensee angekommen, schwangen wir uns sofort auf die Rennräder, um die verpasste Nachmittagstour an unserem Hausberg nachzuholen. Ich gab Nada gerne Vorsprung und freute mich dann, wenn ich sie auf der kurvigen Strecke weiter oben sah und Stück für Stück aufholen konnte. Auf dieser Strecke fuhren wir zuerst ein Stück mit einem 30-minütigen kurvigen Anstieg. Das war quasi unser Aufwärmen. Danach bogen wir bei der Kirche im Bergdorf links ab und pushten einige Kurven sehr steil bergauf. Dort fuhren wir gerne einige Intervalle bis zum Ende des Asphaltweges, denn dann ging es nur für Mountainbikes zum Berggipfel des Pfänders weiter. Nada brauchte für diese letzten 400 Höhenmeter (nicht: Meter) meist zwischen 11:30 und 12 min pro Wiederholung, und ich fuhr das Stück in ungefähr 10 min. Beim dritten Anstieg fing es zu regnen an, und mir war klar, dass uns das Gewitter aus Davos über die Berge eingeholt hatte. So wie ich Nada kannte, wollte sie natürlich noch das dritte Intervall zu Ende fahren, aber ich winkte ihr beim Bergabfahren mit dem Finger nach oben zeigend zu. Die kleineren Tropfen wurden zu Regen und wir stellten uns kurz unter eine Stallung in der Hoffnung, dass er nachlassen würde. Wir hatten Glück und nach 5 bis 10 Minuten wagten wir die Abfahrt auf regennasser Straße.

Beim Abendessen besprachen wir das kommende Jahr und die geplanten Trainingslager, wobei wir uns einig waren, dass wir uns den November und Dezember aufgrund unterschiedlicher Trainings- und Wettkampfpläne nicht sehen würden. Da wir alles auf unseren Sport ausrichten und einander bei der Erreichung unserer Ziele unterstützen, gehören derartige Zugeständnisse zu unserer Beziehung. Wir wissen, dass dies einfach notwendige Strecken des Weges sind und solange wir beide laufen können, gehen derartige Trennungszeiten in Ordnung. Viel schwerer zu ertragen wäre die Tatsache, wenn einer von uns verletzt zu Hause wäre, während der Partner sich gerade im Trainingslager befände. Wir unterhielten uns schließlich über die unmittelbar anstehenden Wochen und ich erklärte meinen Wunsch, zum Ende des Sommers für mein Grundlagentraining wieder nach St. Moritz zu gehen. Seit 2018 trainierten wir dort wieder regelmäßig, nachdem wir bereits in den Jahren 2004 bis 2008 als Nachwuchsläufer unabhängig voneinander im Schweizer Ort trainiert hatten. Wolfgang stimmte dem Plan zu. Wir beschlossen somit, Ende August bis Ende September in den schönen Bergort zurückzukehren. Von diesem Höhentraining in St. Moritz profitierte ich nun.

Arbeitstempo

Die Tempomacher hielten die Geschwindigkeit auch über die nächsten fünf Kilometer konstant. Wieder zeigte die Uhr 3:01 min an, als wir Kilometer 15 passierten, und ich forcierte etwas, um in der Gruppe weiter vorne zu laufen. Einerseits hatte ich so einen guten Überblick, wie die Tempomacher liefen, und andererseits wollte ich bei der Pace eher in der Gruppe, statt hinter ihr laufen. Als wir die *Torres de Serranos* passierten, fielen mir zum ersten Mal die schönen Bauten der Innenstadt auf. Bisher hatte ich mich so auf den Lauf konzentriert, dass ich von meiner Umgebung nichts wahrgenommen hatte. Natürlich blickte ich nur flüchtig auf das Gebäude, da wir immer noch im Tempo von drei Minuten pro Kilometer unterwegs waren. Die Tempomacher sahen sich zur Seite um, inwieweit die Gruppe noch kompakt war, doch es war kein Läufer abgefallen, und wir liefen weiter gemeinsam in Richtung Halbmarathonmarke. Die Strecke führte uns um die Innenstadt, und ich fühlte mich immer besser in den Laufschritt kommen.

Kurz darauf sah ich meinen Freund Vincent hinter dem Banner und freute mich, seine Stimme zu vernehmen. Vincent war viele Jahre in unserer Trainingsgruppe am Bodensee gewesen, bevor er berufsbedingt zuerst nach Afrika und dann nach München zog. Seine Frau ist Spanierin, weshalb die beiden öfter in Valencia sind. Ich schätze seine freundschaftliche Treue, extra für mein Rennen anzureisen. Durch das erhöhte Tempo war mir trotz des kühlen Windes warm geworden und ich nutzte die Gelegenheit, um Vincent meine Handschuhe zuzuwerfen. Ich hörte noch einige Meter weiter seine Anfeuerungen, bevor wir wieder um die Ecke bogen. Kurz darauf passierten wir unseren Manager Dave Klink, der sich bemühte, uns taktische Informationen zuzurufen. Ich wusste, dass Dave für uns an mehrere Punkte des Rennens kommen würde und schätzte seinen Einsatz. Kurz vor dem Halbmarathon bogen wir wieder in Richtung des Parkgeländes, das wir zum Start-Ziel-Bereich wieder entlanglaufen würden. Ich spürte, dass meine Beine nur automatisch den Rhythmus des Rennens annahmen und fühlte eine größere Gelassenheit als noch zu Beginn des Rennens. Es war so, als wäre ich im Arbeitstempo des Marathons und somit im Rennen angekommen. Mein Körper gehorchte mir, ich musste nicht mehr so stark arbeiten und mein Schritt fühlte sich kraftvoll an. So liebe ich das Laufen, dieses Entlanggleiten der Straße in schnellem Tempo, umgeben von der Wettkampfstimmung und meinen Kollegen. Zu diesem Zeitpunkt genoss ich das Rennen so, wie ich es mir gewünscht hatte.

Neben den Pacemakern forcierten natürlich meine Mitstreiter das Tempo. Einer der Spanier machte etwas Druck und natürlich versuchten die Tempomacher, darauf zu reagieren. Gleichzeitig wollten sie merklich ihre Vorgabe nicht vernachlässigen. Zu schnell zu laufen würde sie in Probleme mit den Renndirektoren bringen. Wir passierten eine weitere Verpflegungsstation und ich versuchte, meine Flasche kurz zu schütteln, bevor ich einen Schluck nahm. Philipp Pflieger hatte mir freundlicherweise diesen Tipp gegeben, denn zu diesem Zeitpunkt standen die Flaschen schon eine Weile in der Kälte. Er hatte mir erklärt, dass der Magen manchmal auf die Kälte des Getränks reagiert und man möglicherweise ein ungutes Gefühl bekommt. Während ich auf kleinere Schlucke achtete, fiel mir auf, dass einige Kollegen dies ebenso machten. Ungefähr einen guten Kilometer später sah ich, wie der etwas ungeduldige Spanier links zu den mobilen Toiletten abbog und an einer der Türen zog. Sie war versperrt und er musste seitlich vorbei, um einen Eingang zu finden. »Wie störend für seinen Marathon«, dachte ich. Den Rest des Rennens hörte ich oftmals die Zuschauer an der Strecke seinen Namen rufen, aber er muss anschließend gut 50 bis 100 Meter hinter unserem Feld gelaufen sein, denn das Aufschließen ist bei hohem Tempo schwierig bis unmöglich.

Die Halbmarathon-Marke passierten wir in 64:35 min – knapp eine Minute flotter als der Richtwert, um möglichst sicher in Richtung Olympianorm zu laufen. Ich machte mir keine Sorgen und fühlte mich eher angespornt. Wir liefen das geradlinige Startareal entlang und passierten wiederum die Brücke. Von dort aus ging es kaum merklich etwas bergab. Nun war uns die Strecke durch den doppelten Rundkurs bekannt und wir verließen uns noch etwas auf die Pacemaker. Ich achtete eher auf meinen Schritt, als zu viel auf die Uhr zu sehen. Bisher hatten die Pacer ihren Job gut erledigt und es war angenehm, sich noch etwas auf ihre Taktvorgabe zu verlassen. Aufgrund des nun gewohnten Streckenabschnittes verspürte ich interessanterweise weniger Anstrengung. Auch zu Beginn der zweiten Rennhälfte fühlte ich mich noch verhältnismäßig locker und hoffte, dass dies noch eine Weile anhalten würde.

RUNNER'S WORLD TIPPS

Kapitel 1

- **Rituale geben Sicherheit.**
  Ein klar strukturierter Wettkampfmorgen nimmt Nervosität. Je mehr du vorher festgelegt hast, desto weniger Entscheidungen musst du unter Druck treffen.

- **Iss nichts Neues am Wettkampftag.**
  Nicht »optimal«, sondern bewährt ist entscheidend. Dein Magen ist Teil deiner Leistung.

- **Weniger Warm-up ist bei langen Distanzen oft mehr.**
  Für Halbmarathon und Marathon reicht ein kurzes, lockeres Einlaufen. Ziel ist Wachheit, nicht Ermüdung.

- **Kälte kostet Kraft – unterschätze sie nicht.**
  Gerade Oberschenkel und Waden kühlen schnell aus. Kleidung ist kein Stilmittel, sondern Energiemanagement.

- **Das Anfangstempo fühlt sich fast immer ungewohnt an.**
  Auch bei guter Vorbereitung fühlen sich die ersten Kilometer fordernd an. Das ist normal und kein Warnsignal.

- **Laufe dein Tempo, nicht dein Ego.**
  Orientierung an anderen kann helfen – entscheidend ist, dass sich dein Rhythmus stabil anfühlt.

- **Beginne früh mit Trinken und Energiezufuhr.**
  Warte nicht auf Hunger oder Durst. Kleine, regelmäßige Mengen sind besser als spätes Nachholen.

- **Teste alles im Training – wirklich alles.**
  Schuhe, Socken, Tape, Getränke, Gels. Der Wettkampf ist keine Testumgebung.

- **Ruhe im Kopf spart Energie im Körper.**
  Gedanken über Unkontrollierbares rauben Fokus. Akzeptanz ist Teil der Vorbereitung.

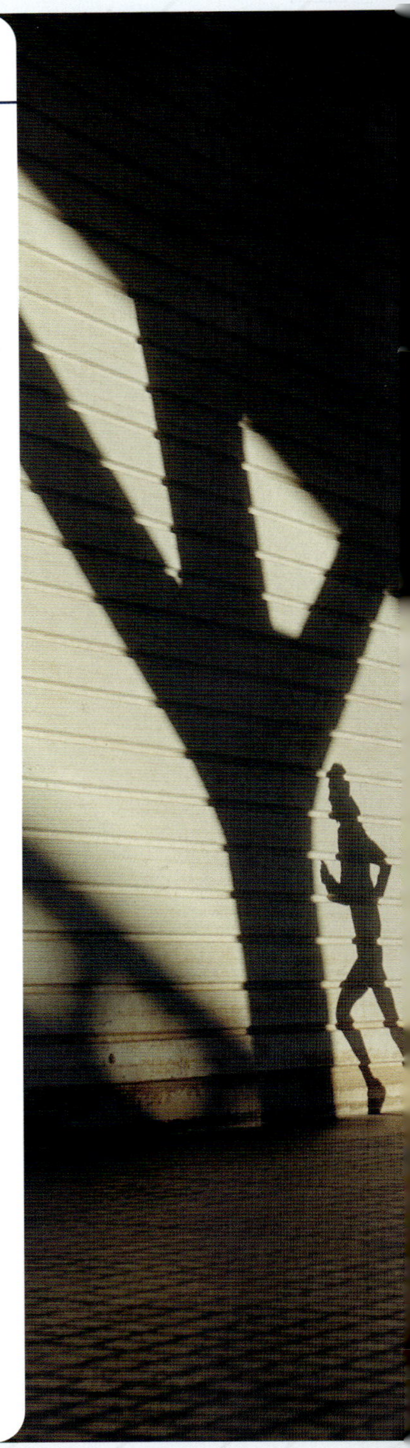

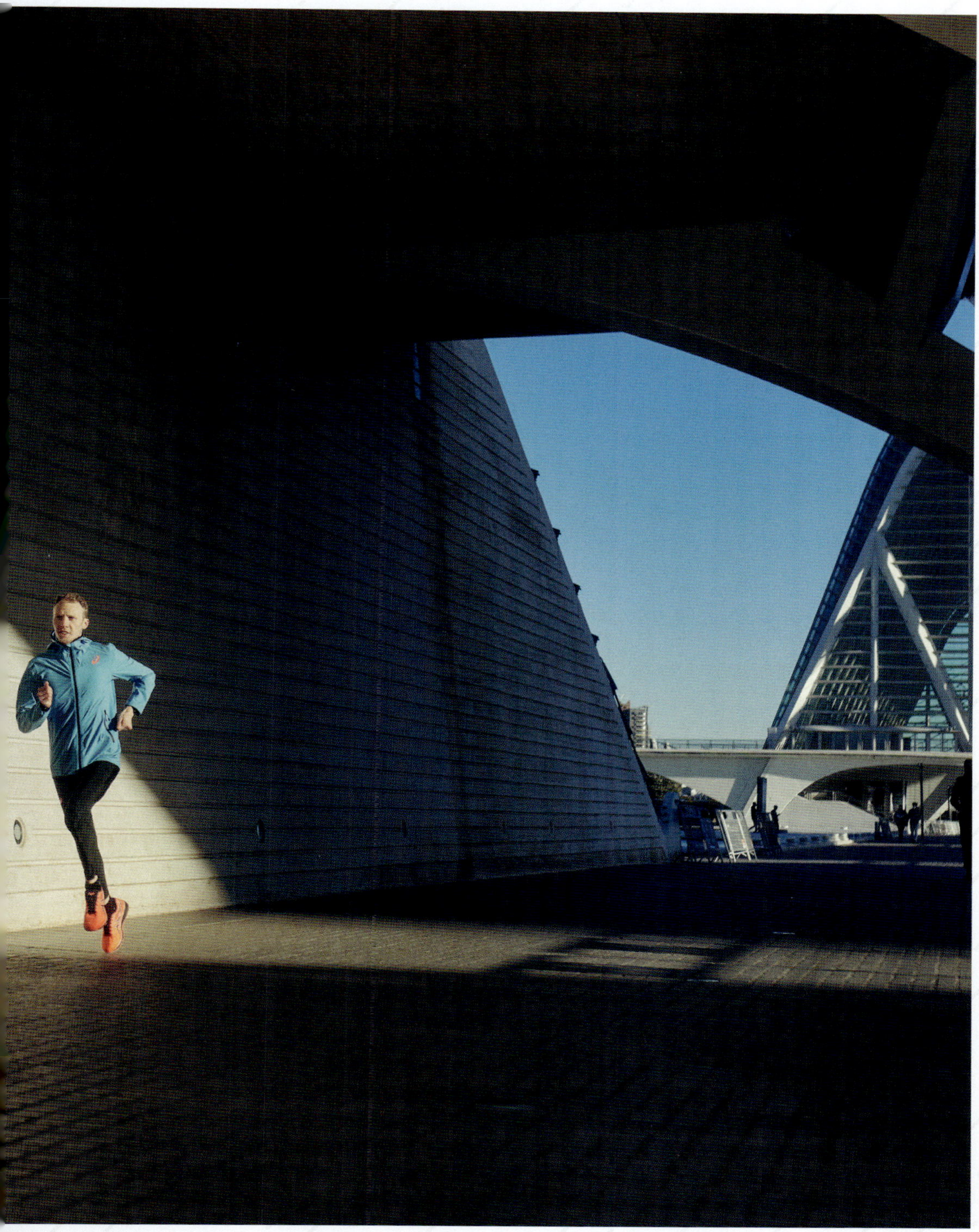

KAPITEL 2

Der Olympianorm entgegen

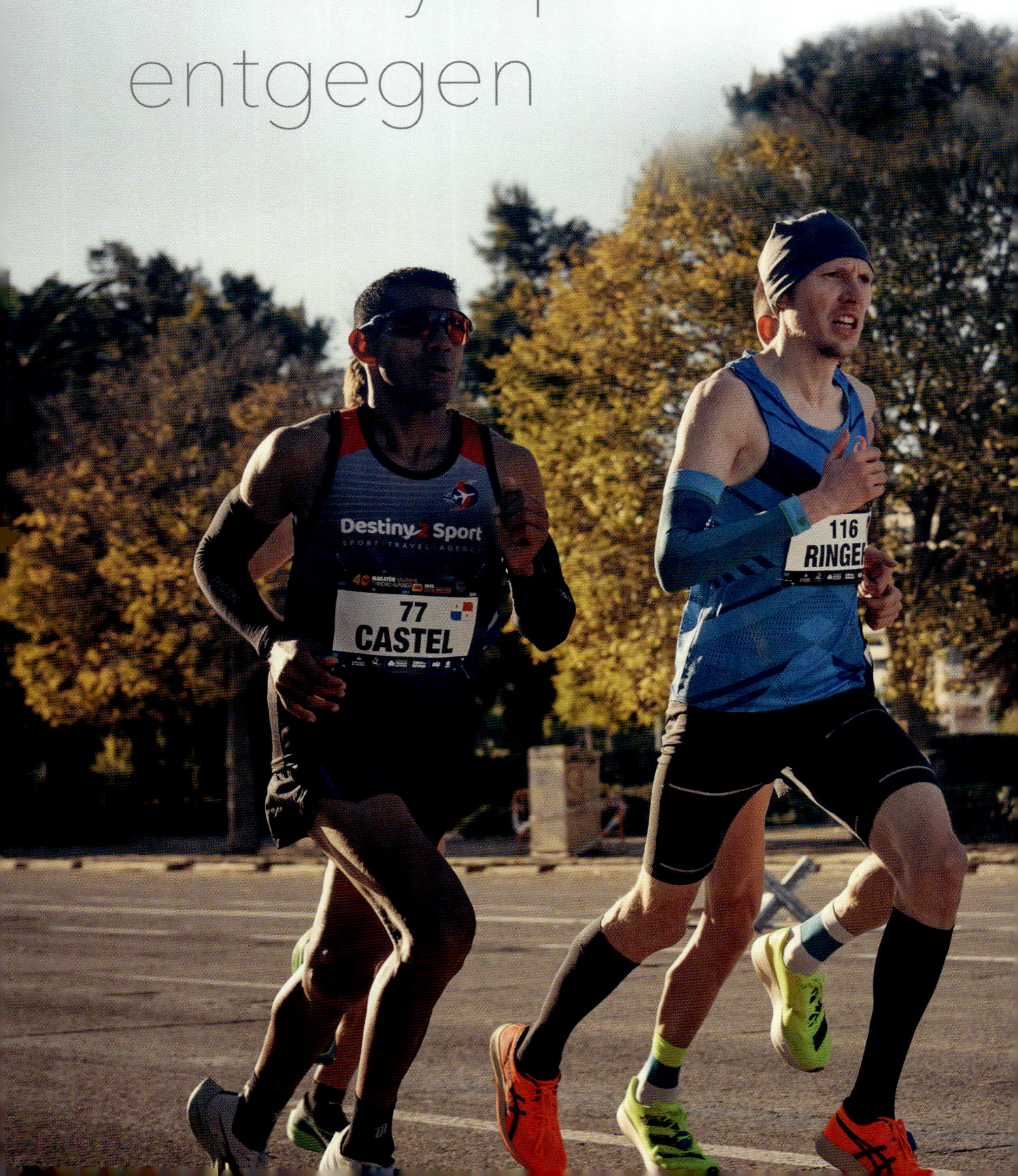

2

Die Strecke führte uns nun zurück entlang des mittigen Stadtparks, der uns mit deutlichem Gegenwind empfing. Ich achtete darauf, wieder am hinteren Ende der Gruppe zu laufen, um noch vom letzten Abschnitt mit Tempomachern zu profitieren. Kaum merklich verlangsamte sich das Tempo, während wir versuchten, kompakt zusammen zu laufen. Uns kamen nun Läufer von vorne entgegen, die alleine gegen den Wind kämpften, nachdem sie von anderen Gruppen abgefallen waren. Auch unsere Tempomacher mussten mittlerweile Ermüdung spüren, denn als ich zur Kontrolle gelegentlich auf meine Uhr sah, zeigte diese mir Kilometer von 3:07 bis 3:08 min an. »Weiter!«, dachte ich, »einfach weiter«!

Wir waren bereits deutlich unter der Normzeit gelaufen und ich wusste, dass diese Passage exponierter war als der darauffolgende Abschnitt um die Innenstadt. Als wir kurz vor Kilometer dreißig eine weitere Verpflegungsstation passierten, fiel mir auf, dass auf den vorderen Tischen noch einige Flaschen standen, was an den Stationen davor nicht der Fall gewesen war.

Lange hatte ich nicht Zeit, mir über dieses Detail Gedanken zu machen, denn kurz vor mir stürzte ein Läufer. Ich wich noch aus, und unsere Gruppe verteilte sich durch den Sturz über die Breite der Straße.

Mein Kollege musste kurz nach der Getränkestation aus dem Tritt geraten sein, was durchaus passieren kann. Ich hatte das Gefühl, dass die neue Schuhtechnik auch Risiken birgt, da man durch die erhöhten Sohlen und deren Vortrieb leichter stolpern kann. Wie automatisch sammelten wir uns, um noch den letzten Kilometer mit Pacer-Begleitung zu nutzen. Direkt hinter der 30-Kilometer-Marke stieg auch der letzte Tempomacher aus und wir waren auf uns allein gestellt. Im Vorfeld des Rennens war mir oft erklärt worden, dass der Marathon ab dieser Marke erst richtig losgehe. In der Vorbereitung hatten wir daher versucht, die Tempoeinheiten auch jenseits von 30 Kilometern Umfang zu laufen. Insofern begleitete mich Nada auf dem Fahrrad an einem stürmischen Novembermorgen. Tatsächlich rang ich am Ende eines nahezu perfekten Trainings, kurz nach Kilometer 32 nach Sauerstoff und spürte das Brennen der Oberschenkel. Ich dachte an meinen ersten dieser Tempoläufe in Rehlingen zurück, als ich gerade erst in das neue Trainingspensum eingestiegen war.

Das »Pfingstsportfest« in der Pandemie

Mein Verein, der LC Rehlingen, veranstaltet traditionsgemäß das international bekannte Pfingstsportfest im Saarland. Hier wird internationale Leichtathletik auf höchstem Niveau geboten, obwohl das Meeting in einem schlichten, geradezu familiären Rahmen organisiert wird. Besonders die Familie Klein, die eng mit der Leichtathletik und dem Verein verbunden ist, arbeitet das ganze Jahr an der Vorbereitung des Meetings. Die Wettbewerbe reichen von Sprung- und Sprintdisziplinen bis zu klassischen Laufdistanzen von 800 bis 3000 Metern. Bereits 2013 lief ich dort die 3000 m in 7:50 min und wurde damals zum ersten Mal zu einem Nationalmannschafteinsatz bei der Team-EM in Gateshead berufen. Seit jeher hatte ich an Rehlingen gute Erinnerungen und freute mich, als mir die Vereinsleitung 2018 Interesse an einem Beitritt kommunizierte.

Ich war damals nach Beendigung der Zusammenarbeit mit meinem langjährigen Trainerteam, Birgit und Eckhardt Sperlich, auf der Suche nach einem neuen Verein. Dies war ein weiterer logischer Schritt, meine professionelle Karriere voranzutreiben und zugunsten des Trainings weniger bei Rolls-Royce Power Systems (MTU) zu arbeiten. Ich hatte beschlossen, nicht nur mein Training selbst in die Hand zu nehmen, sondern meinen Arbeitgebern bei der MTU in Friedrichshafen um etwas mehr Freistellung für das Höhentraining zu bitten. Bis 2018 hielt ich eine Sechzig-Prozent-Stelle in der Firma, die sich auf die Herstellung von Kolbenmotoren, Antriebssystemen und dezentralen Energieanlagen spezialisiert hat. Das Unternehmen hat mich bisher in meinen sportlichen Zielen unterstützt und stellte mir nun mit einem flexiblen Zeitmodell mehr Trainingszeit zur Verfügung. Mit dem LC Rehlingen, meiner Arbeitsstelle bei der MTU und dem Ausrüstervertrag bei ASICS professionalisierte ich ab 2018 mein Umfeld, sodass ich mich auf meine sportlichen Ziele konzentrieren konnte. Im Gegenzug erfülle ich für alle drei Unterstützer bestimmte Verpflichtungen, zu denen für meinen Verein die Teilnahme am Pfingstsportfest gehört.

Dieses Jahr war vieles anders gekommen, als die Leichtathletikwelt geplant hatte. Als im März 2020 die Pandemie das öffentliche Leben zum Stillstand brachte, wurde es auch für die Vereine und Veranstalter immer klarer, dass die geplante Sommersaison nicht im gewohnten Rahmen stattfinden würde. Zu vieles an der Ausbreitung des Virus war ungewiss und machte internationale Reisen unmöglich. Als der Reihe nach Veranstaltungen abgesagt wurden und der Deutsche Leichtathletik-Verband die für Juni geplanten Meisterschaften mit umfassenden Auflagen auf den August verschob, war klar, dass auch das Pfingstsportfest nicht am gewohnten Datum stattfinden konnte. Der Verein bemühte sich sehr, den nationalen Athleten einen Wettkampf zu bieten und kommunizierte dies rechtzeitig. Ich war im Juli noch mit Nada zu ungewohnt frühen Sommerferien nach Schleswig-Holstein gereist, da wir beide mit einem neuen Saisonaufbau ab August planten. Soweit ich zurückdenken konnte, hatte ich im Juli noch nie Urlaub gemacht, da der Sommer für uns Leichtathleten zum Saisonhöhepunkt gehört. Nun genoss ich zwei Wochen auf der Ostseeinsel Fehmarn am Strand, lief kaum, fuhr nur etwas Rad und schwamm. Ich versprach meinem Verein dennoch, mich für die 3000 m als Tempomacher zur Verfügung zu stellen.

Die Deutschen Meisterschaften Anfang August ließ ich ebenfalls das erste Mal seit meiner Jugend bewusst aus. (2018 war ich durch eine Wadenverletzung an der Verteidigung meines deutschen Meistertitels verhindert.) Mit Monatsbeginn lief ich stattdessen nach Lust und Laune. Beim Gespräch mit Wolfgang Heinig hatten wir vereinbart, dass wir das Marathontraining erst ab Ende August gezielt aufnehmen. Bis dahin hatte ich somit »Narrenfreiheit« und trainierte entweder mit Nada oder mit den Nachwuchsläufern vom Bodensee. So reiste ich nach Rehlingen und hoffte, meine Form würde reichen, um das nationale Feld zumindest bis zur zweiten Kilometermarke zu unterstützen. Bisher war ich nicht einmal annähernd 2:50 min pro Kilometer gelaufen und konnte für mein Unterfangen nur auf mein jahrelanges Training hoffen. Mein Freund Tobias Blum, der ebenfalls für den LC Rehlingen startet, und zwei weitere Jungs wollten gerne in Richtung von 8:10 min laufen, und ich versprach, sie so lange wie möglich zu unterstützen. Beim Aufwärmen fühlte ich mich gut und freute mich auf die bevorstehende Aufgabe. Obwohl das Meeting nun, abgesehen von den anwesenden Athleten und Betreuern, zuschauerlos abgehalten wurde, liebte ich das Gefühl, das erste Mal seit zehn Monaten wieder auf der Bahn zu stehen.

Der Startschuss fiel, und ich achtete darauf, das notwendige Tempo für die besprochene Zielzeit aufzunehmen. Natürlich läuft man die erste Runde oft flotter an, um erst einmal ins Rennen zu finden. Ich sah »65 Sekunden« auf der Anzeige und blickte mich um, ob die Jungs dicht genug hinter mir waren, was zutraf. Den ersten Kilometer passierten wir in 2:42 min und ich versuchte, mich noch zurückzuhalten, um unser Ziel für die Jungs nicht zu gefährden. Sie waren allesamt noch nie 8:10 min über 3000 m gelaufen und ich wollte es ihnen ermöglichen, ohne zu überpacen. Die folgenden Runden lief ich daher vorsichtiger, um ihnen Reserven für den letzten Kilometer zu lassen. Unser Vorstandsvorsitzender, Thomas Klein, rief mir für den zweiten Kilometersplit 2:45 min zu. Eigentlich war besprochen worden, mindestens zwei Kilometer zu laufen, doch mich packte die Wettkampfstimmung und ich genoss es, mich selbst herauszufordern. Darüber hinaus spürte ich, dass die Jungs noch Reserven hatten und ich ihnen noch helfen konnte.

Wir wurden schneller, und als wir auf die letzten 400 Meter einbogen, beschloss ich intuitiv, das Rennen mit ihnen zu Ende zu laufen. Ich beschleunigte und deutete den beiden noch einmal an, alles zu geben und an mir dranzubleiben. Auf der Zielgeraden ging ich nach außen, um Tobi und Bob, die direkt hinter mir liefen, Raum zu geben. Auf Bahn zwei lief ich in 8:06 min ins Ziel, direkt gefolgt von meinen Kollegen, die sich über persönliche Bestleistungen freuten. Mit 2:38 min auf dem letzten Kilometer hatte ich sie noch einmal fordern können, in diesen neuen Bereich vorzustoßen. Ihr Jubeln war direkt ansteckend und ich war erleichtert und etwas erstaunt über die Zielzeit. Ohne spezifische Tempovorbereitung im Vorfeld hatte ich ihnen helfen können. Manchmal kommen die besten Leistungen von flexiblem, spontanem und lockerem Training ganz unerwartet. Natürlich kann ich auf viele Jahre Ausdauertraining zurückgreifen, doch dieses wurde nach der WM 2019 in Doha durch mein erstes Verletzungsjahr unterbrochen. Mein Körper reagierte dennoch direkt positiv auf die erstaunlich wenigen Reize. Es ist immer wieder schön, dies zu wissen, wenn man von Verletzungen enttäuscht wird und Geduld sowie mentale Ausdauer gnadenlos getestet werden.

Nach dem Lauf blieb ich noch ein paar Tage in Rehlingen, um mit meinen Vereinskollegen das Event ausklingen zu lassen und die Möglichkeit zu nutzen, mit Tobi noch Dauerläufe zu absolvieren. Zusätzlich konnte ich mit unserer Vereinsleitung das vergangene und kommende Jahr besprechen und ihnen meine Pläne für das Olympiajahr 2021 erklären. Schließlich unterstützte mich mein Verein auf dem Weg zu den Spielen. Einen Tag nach dem Wettkampf schickte mir Wolfgang meinen neuen Trainingsplan, auf dem am folgenden Mittwoch fünfundzwanzig Kilometer in flottem Tempo standen. Das hatte ich in der Form noch nie gemacht und so war ich froh, dass Alex, ein lieber Kollege aus unserem Verein, vorschlug, mich mit dem Fahrrad zu begleiten. Da er die Gegend besser kannte als ich, bot mir dies die Möglichkeit, mich auf die Tempovorgabe zu konzentrieren, statt mir über die optimale Strecke Gedanken zu machen.

Nach einem kurzen Warm-up startete ich also mit Respekt in den ersten langen Tempolauf seit meinem Wiedereinstieg. Trotz des noch ungewohnten Tempos von 3:20 min/km fühlte sich das Training gut an und ich spürte erst im letzten Viertel die Anstrengung. Alex machte einen formidablen Windschatten auf dem Rad und ich war dankbar, dass er mir hin und wieder die Wasserflasche reichte. Auch die Getränkeaufnahme war als Marathonvorbereitung zu üben. Ziemlich froh, die Distanz fürs Erste geschafft zu haben, lief ich aus und spürte, zugegeben, die Ermüdung meiner vorderen Oberschenkelseite. Als Bahnläufer hatte ich noch selten eine Oberschenkelverhärtung direkt beim Auslaufen, eher war ich hier nach der Tartanbelastung mit meinen Waden beschäftigt. Das war also ein neuer Bereich des Marathontrainings, dessen Umstieg mich nun einige Zeit beschäftigen würde.

Passing Thirty

Kurz nachdem wir die Dreißig-Kilometer-Marke passierten, blies der Wind kräftiger frontal. Da wir nun keinen Pacer in der Gruppe hatten, verlangsamte sich das Tempo. Einige meiner Kollegen wollten keine wertvollen Sekunden liegen lassen und forcierten kurz darauf wieder die Pace. Die Gruppe zog sich merklich in die Länge und ich musste darauf achten, den Anschluss zu halten. Am Stadtpark führte uns der Weg wieder in Richtung Innenstadt und ich spürte die muskuläre Ermüdung meiner Oberschenkel. Weder meine Lunge noch mein restlicher Körper machten mir Probleme, doch die Beinmuskulatur wurde merklich härter. Ich versuchte, den Schritt etwas flacher zu halten, um keine Energie zu verschwenden und die Stoßbelastung zumindest ein wenig abzufangen. Meine Uhr zeigte dennoch wieder ein flotteres Tempo an, und ich heftete mich an das Trikot meines Vordermanns.

Wieder kam es bei der Verpflegungsstation kurz vor der 35-Kilometer-Marke zu einem Sturz, in den einige meiner Kollegen verwickelt waren. Sie mussten seitlich an den etwas hervorragenden Tisch gestoßen sein und durch das hohe Tempo gestrauchelt sein. Bevor ich noch meine Flasche erreichte, hatten sie sich aufgerappelt und das Tempo wieder aufgenommen. Ich erkannte, dass dies unter anderem meinem Freund aus Schweden, David Nilsson, passiert war, und hatte Respekt, dass er noch vor mir weiter eilte. Als ich nach meinem Gel griff, sah ich, dass auch hier an den vorderen Tischen noch Flaschen standen. Sie wiesen auf ausgestiegene Läufer hin und auch unsere Gruppe schrumpfte merklich. Ich war fest entschlossen, das Rennen zu beenden. Sollte ich keine gröberen Schwierigkeiten bekommen, war ich nach wie vor auf Kurs für die Norm. Auch unabhängig von dieser Zeit, wollte ich meinen ersten Marathon auf jeden Fall beenden! Ich hatte keine persönliche Bestzeit stehen, die es zu toppen galt. Überdies war es nach einem Verletzungsjahr meine erste Chance, zu zeigen, dass wieder mit mir zu rechnen war. Ich hatte nichts zu verlieren und konnte mich auf die Renngestaltung konzentrieren.

Den nächsten Fünf-Kilometer-Abschnitt passierte ich in 15:28 min, was mich hinsichtlich der Norm motivierte. Mit Blick nach vorne stellte ich fest, dass sich unsere Gruppe immer mehr in die Länge zog. Einige meiner Kollegen hatten bereits etliche Meter gut gemacht und waren dabei, das Tempo Richtung Ziel zu intensivieren. Zu diesem Zeitpunkt konnte ich nicht kontern und achtete stattdessen darauf, meinen Schritt weiter so effizient wie möglich zu setzen. Nun galt es, die kommende Rückenwindpassage zu nutzen. »Gleich wird es leichter«, sagte ich mir selbst entschieden. Ich spürte meinen Rücken bei diesem Gedanken entspannen und konzentrierte mich auf die Läufer unmittelbar vor mir. Kurz darauf spürte ich den Wind erst seitlich und dann von hinten kommend und merkte, wie ich weniger arbeiten musste. Zufrieden spürte ich den Antrieb, mein Schritt wurde länger und ich bekam mehr Luft. Meine Beine fühlten sich dadurch besser an und ich war entschlossen, noch einmal das Tempo aufzunehmen.

Auf dem Weg um die Innenstadt gestaltete sich dieses Unterfangen allerdings immer schwieriger. Auf den letzten sieben Kilometern spürte ich am eigenen Körper, wovor ich gewarnt worden war. Nicht nur meine Oberschenkel machten sich zunehmend bemerkbar, ich spürte insgesamt die Erschöpfung in mir ansteigen. Mir wurde wärmer, und ich wischte kalten Schweiß von meinen Schläfen. Dennoch entschloss ich mich aufgrund der Temperatur, meine Mütze noch zu behalten, da sie mich vor Auskühlung schützte. Die letzte Etappe war angebrochen, und ich war bereit zu kämpfen. Nun galt es, mich den aufkommenden Schmerzen zu stellen. Mental war ich auf diesen Moment vorbereitet gewesen und nun war er gekommen. Wettkampfschmerzen kannte ich schließlich aus jahrelanger Erfahrung. Die Olympianorm im ersten Marathon zu erreichen, war meine Ankündigung gewesen, und ich wollte meinen Worten Taten folgen lassen. Ich biss die Zähne zusammen und versuchte, jede Kilometermarke als Zwischenziel zu betrachten. Wieder zeigte meine Uhr 3:08 min/km an und ich überlegte kurz, ob mein Normziel in Gefahr war.

Zu viel Zeit mit Kopfrechnungen zu verschwenden hatte ich allerdings nicht, da meine Konzentration voll und ganz meinem Körper galt. Auf der Bahn war das anders gewesen. Meist hatte ich anhand der Rundenzeiten kalkuliert, wie ich in der konkreten Situation zu reagieren hatte. Waren meine Mitstreiter langsamer geworden, nahm ich entweder selbst das Heft in die Hand, oder stellte mich auf einen flotten letzten Kilometer ein. Meist achtete ich darauf, sogar in der richtigen Sekunde zu reagieren und rechnete oft nach, wie rasch ich etwa die nächsten 600 Meter laufen musste, um eine Norm oder einen Finaleinzug zu sichern. Das war der Controller in mir, denn ich kann gut mit Zahlen umgehen und bin sogar in Bewegung ein guter Kopfrechner. Oft nutze ich dies, wenn ich meine Konkurrenz einen taktischen Fehler begehen sah oder ich meine Rennposition überdenken musste.

Der Controller in mir

Mit dieser Taktik hatte ich mir 2015 einen Finaleinzug über 5000 m bei den Weltmeisterschaften in Peking erkämpft. Ich hatte mich akribisch auf dieses Rennen vorbereitet, meinen Körper bereits Tage zuvor auf den Zeitunterschied zu China vorbereitet und war früh zu Bett gegangen, um bereits um 5 Uhr morgens wach zu werden. Es war der erfolgreichste Sommer meiner bisherigen Karriere. Zu Beginn der Saison lief ich mein erstes *Diamond-League-Meeting* in Rom, was aufgrund einer Grippe im Mai noch nicht optimal verlaufen war. Danach ging es steil bergauf: Meine Form vor der Grippe kam nicht nur zurück, sie wurde von Rennen zu Rennen besser. Im belgischen Heusden lief ich die WM-Norm und setzte mich mit der Zeit von 13:10,95 min (zu diesem Zeitpunkt) an die vierte Stelle der ewigen deutschen Bestenliste.[1]

1 Vor mir gereiht waren nur mehr Dieter Baumann, Stefane Franke und Hans-Jörg Kunze.

Eine Woche später war ich Deutscher Meister geworden und hatte meine WM-Nominierung fixiert. In China wurde ich in der Folge sehr gut vom Bundestrainer Wolfgang Heinig betreut, der mich auch nach Kräften motivierte.

Ich war gut vorbereitet, doch nun galt es, bei der WM möglichst klug den bereits um 9:30 Uhr morgens stattfindenden Vorlauf zu bestehen. Abgesehen von meinem Schlafrhythmus, achtete ich darauf, keine ungewohnten Speisen zu essen und meine Wettkampfvorbereitung so gewohnt wie möglich zu gestalten. Zwei Tage vor dem Rennen lief ich noch eine kurze Bahneinheit, um mich an die Umstände vor Ort zu gewöhnen. Im Vorfeld machten wir uns über den oft in Peking herrschenden Smog Sorgen, doch die Veranstalter der WM hatten mit sehr strikten Umweltauflagen für erstaunlich klaren Himmel gesorgt. Damit bestand eine Sorge weniger und ich brannte auf das Rennen. Ich war im zweiten von zwei Vorläufen und studierte die Startliste. Während andere Sportler erklären, dass sie sich um Startlisten nicht kümmern, sehe ich mir genau an, mit wem ich im Rennen zu rechnen habe. Von Mo Farah wusste man beispielsweise, dass er Rennen gerne langsam und taktisch gestaltet, um mit seiner Konkurrenz zu spielen. Andere Läufer sind bekannt dafür, gleich von Anfang an ihren Stiefel durchzuziehen und schlagen oftmals eine harte Pace an. Mit mir im Feld waren unter anderem der genannte Brite Mo Farah, der junge Äthiopier Yomif Kejelcha, der für Bahrain startende Albert Rop, der Kanadier Mohamed Ahmed und die beiden Amerikaner Galen Rupp und Ryan Hill. Zuletzt war mit dem für die Türkei startenden Kenianer Ali Kaya zu rechnen. Letzterer hatte mir in der Halle noch den EM-Titel streitig gemacht, während die anderen Läufer mit starken Saisonleistungen gemeldet waren. Unser Vorlauf bestand somit aus einem starken Feld von insgesamt 21 Startern.

Ich stand ausreichend früh auf und lief außerhalb des Stadions ein, während die anderen sich am sonnigen Übungsplatz aufwärmten. Einerseits konnte ich der bereits spürbaren Sonne entgehen und andererseits vermeiden, zu sehr auf meine Konkurrenz zu achten. Mit meiner Akkreditierung konnte ich das Areal verlassen und suchte eine kleine Runde. Im Callroom konnte man anschließend die Anspannung deutlich spüren.

Wir versuchten alle in Bewegung zu bleiben, während wir den ersten Vorlauf auf den Screens ablaufen sahen. Der Lauf war mit 13:45 min recht langsam gewesen. Dies bedeutete, dass wir sicherlich ein schnelleres Tempo einschlagen würden, da noch mehrere von uns über die Zeitregel ins Finale einziehen konnten.[2] Das war jedem von uns klar, darüber musste man sich nicht unterhalten. Durch die Vormittagszeit waren 300 Meter der Bahn noch im Schatten, während die Zielgerade der Hitze exponiert war. Als wir aus dem Callroom entlassen wurden und die Bahn betraten, merkte ich, dass ich noch meine Sportuhr am Arm trug. Ich laufe bei Bahnwettkämpfen nie mit Stoppuhr (ich betrachtete das früher als störend und ein schlechtes Omen) und erschrak kurz. Rasch streifte ich sie mir vom Handgelenk und warf sie hinter den Außenbereich der Bahn. Vor der finalen Startaufstellung war noch kurz Zeit für Steigerungen, bei denen ich immer auf einen lockeren Schritt achte. Als ich zur ersten Steigerung die Gegengeraden entlanglief, sah ich, dass sich eine Mitarbeiterin der Organisation nach meiner Uhr bückte. Als ich ihr wieder entgegenkam, wollte sie wissen, in welchen Korb sie die Uhr legen sollte und deutete auf meine Nummer, die wir seitlich an die Hosen geheftet hatten. Ich drehte mich zur Seite, um sie ihr zu zeigen, und musste über ihre Freundlichkeit lächeln. Ich hatte mir, ehrlich gesagt, wenig Sorgen um die Uhr gemacht und fand es sehr zuvorkommend, wie bemüht die Chinesin war, auf unser Eigentum zu achten.

Obwohl wir angesichts des langsamen ersten Vorlaufs unser Rennen nicht maximal angehen mussten, wurde der erste Kilometer knapp über 2:40 min gelaufen. Ich wusste, dass es bei gleichmäßigem Rennen gut reichen würde, um über die Zeitregel weiter zu kommen, und sortierte mich in der hinteren Hälfte des Feldes ein.

Damit wollte ich mich aus möglichem Gerangel halten und die ersten Runden nutzen, um möglichst gleichmäßig im Pulk mitzuschwimmen. Den zweiten Kilometer passierten wir in 2:43 min und ich fühlte mich locker und voller Energie. Jedes Mal, wenn wir auf die sonnenexponierte Zielgerade kamen, zogen die Jungs das Tempo eine Spur an, um rasch wieder in die Schattenpassage zu kommen. Die Vormittagssonne stach bereits spürbar vom klaren Himmel und wir waren froh, dass das Stadion – angesichts seines netzartigen Baus das »Vogelnest« genannt – noch größtenteils Schatten bot.[3] Kurz nach der Zwei-Kilometer-Marke beschleunigte der zu dem Zeitpunkt führende Amerikaner Galen Rupp, plötzlich spürbar das Tempo und ich musste rasch eine Lücke schließen, um nicht den Anschluss zu verlieren. Ich hing noch am Feld und merkte sofort den Laktatschub in meinen Beinen, als das Tempo auf 2:37 min gedrückt wurde. Auch wenn dies wenige Sekunden Unterschied ausmacht, spürt mein Körper diese Nuancen sehr deutlich. Aus diesem Grund ist es so wichtig, zu Beginn des Rennens nicht zu überpacen.

Bevor ich die zeitlich unnötige Tempoverschärfung zu sehr zu spüren begann, entspannte sich die führende Gruppe wieder und ich schloss eine weitere Lücke. Bei Kilometer vier, den wir in 2:43 min passierten, lag ich noch an 15. Stelle und mir war klar, dass ich

2 Damals zogen die ersten fünf Läufer und die fünf zeitschnellsten Läufer ins Finale ein.

3 Als Detail am Rande, sah ich in der Ankündigung meines Unternehmens, dass die MTU das Notstromaggregat für dieses Stadion entwickelt hatte.

nun reagieren musste. Ich stellte mich mental auf den notwendigen Endspurt ein. Ich wusste, dass die Jungs vorne ziemlich sicher mindestens 2:30 min über den letzten Kilometer hinlegen würden und war bereit, mich in die dafür notwendige Position zu bringen. Das Tempo wurde, wie erwartet, deutlich angezogen und 500 Meter vor dem Ziel startete ich mein Aufholmanöver. Ich achtete darauf, über die folgende Runde mehrere meiner Mitstreiter hinter mir zu lassen und mich so weit wie möglich nach vorne zu schieben. Die Spitze wurde immer schneller und ich beschleunigte meine Schrittfrequenz deutlich, um aufzuschließen. 250 Meter vor dem Ziel gab ich wirklich alles, streckte meine Handflächen wie im Sprint aus und zog so gut ich konnte durch. Den Kopf und Oberkörper so gerade wie möglich haltend, beschleunigte ich über die letzten 100 Meter. Ich achtete nicht mehr darauf, wer vor oder hinter mir war, oder was die elektronische Anzeige im Zielbereich anzeigte.

Ich zog meinen Schritt bis zur Zielgeraden und überholte kurz vor ihr noch Galen Rupp, der offenbar bewusst auspendeln ließ, als er die Zeitanzeige sah. Unsere gesamte Führungsgruppe war innerhalb eineinhalb Sekunden über die Ziellinie gelaufen, was den hauchdünnen Unterschied zwischen der Siegerzeit des jungen Yomif Kejelcha mit 13:19,38 min und dem achten Mann, Galen Rupp mit 13:20,78 min, zeigte. Ich war als Siebter dieses Vorlaufs mit 13:19,84 min, meiner bis dahin zweitbesten Zeit, über die Zeitregel in mein erstes WM-Finale eingezogen und konnte nicht aufhören zu grinsen. Damit war ich als erster Deutscher seit Dieter Baumann 1997 in Athen in ein 5000-m-Finale gelaufen. Hinter mir waren noch drei weitere Läufer ebenfalls ins Finale eingezogen und ich war unglaublich erleichtert und glücklich über mein Ergebnis.

Die finale Etappe

Heute war die Situation ganz anders. Ich wollte und konnte keine Gedanken mehr an die zur Norm notwendigen Kilometersplits verschwenden, so sehr war ich mit meinem Körper beschäftigt. Ich konzentrierte mich stattdessen darauf, einen möglichst ökonomischen Laufschritt zu halten, um nicht zunehmend zu verlangsamen, und suchte mentale Tricks gegen die Schmerzen. Hatte ich etwa zu wenig Elektrolyte aufgenommen, was zur Verhärtung meiner Oberschenkel führte? Ich verdrängte den Gedanken rasch wieder, denn ich hatte mich an sämtlichen Verpflegungsstationen darum bemüht und konnte mir keinen Vorwurf machen. Wieder durch die Innenstadt laufend wusste ich jedenfalls, dass wir uns auf dem letzten Abschnitt des Rennens befanden. Ich motivierte mich, nur noch weniger als zwanzig Minuten vor mir und vorwiegend Rückenwind hinter mir zu haben. Dennoch fielen mir nun am Rande gehende Mitstreiter auf. Sie hatten ihr Rennen zwar leider aufgegeben, mussten sich aber zur nächsten Sammelstelle begeben, um in unser Quartier zurückgebracht zu werden. Ein paar Mal sah ich auch Athleten auf dem Boden sitzen, die es einfach nicht schafften, aus eigener Kraft auch nur einen Meter weiter zurückzulegen. Das ist also Marathon, dachte ich: euphorisierend und spannend, aber gnadenlos hart.

In dem Moment hörte ich meinen Manager Dave mir motivierende Worte zurufen und warf ihm, ohne meinen Blick von der Straße zu wenden, instinktiv meine Mütze zu. Seine weiteren Zurufe verhallten im kalten Wind, der sich nun fast angenehm an meinen Schläfen anfühlte. Dave musste sich bei Kilometer 37 platziert haben und ich war dankbar, dass er mir zugerufen hatte, ich sei noch auf Kurs. Weiter fiel mir auf, dass ich zwar längst von einigen Kollegen der Gruppe abgefallen war, aber selbst zunehmend Läufer überholte. Ich drehe mich nie in Wettkämpfen um und heftete auch diesmal meinen Blick nach vorne. Einerseits motiviert man mit Rückblicken nur die Läufer hinter einem, die dann Verunsicherung und Selbstzweifel wittern. Andererseits kommt man selbst aus dem Laufrhythmus und riskiert womöglich einen Sturz. Der einzige Läufer, der mich noch von hinten kommend passierte, war Bart van Nunen aus den Niederlanden, der ebenfalls dem Management von Dave angehört. Ich versuchte kurz, mich an ihn zu heften, hatte aber keine Energie, sein Tempo an jenem Morgen mitzugehen. Meine Oberschenkel brannten zu sehr und ich hoffte, meine Muskeln würden mich nun auf den letzten Kilometern nicht gänzlich im Stich lassen. Ich versuchte, mich auf meine Armhaltung zu konzentrieren, meinen eigenen Rhythmus zu halten und auf die jeden Moment auftauchende Zielgerade zu fokussieren.

Kurz vor der letzten Verpflegungsstation hörte ich wieder meinen Freund Vincent meinen Namen rufen, dass ich es bald geschafft hatte. Ich versuchte noch einmal, meine Kräfte zu mobilisieren. Vincent ist wirklich ein toller Freund und ich war dankbar, zwischen den für einen Marathon ungewohnt wenigen Zuschauern zumindest zwei bekannte Stimmen ausgemacht zu haben. Auch die Spanier zeigten Sportlichkeit und feuerten ausdauernd alle Läufer an. Bei der finalen Station sah ich meine Flasche nicht und nahm stattdessen einen Becher Wasser, den ich mir über meine schmerzenden Oberschenkel schüttete. Ich hoffte, zumindest ein wenig muskuläre Kühlung zu bewirken und auf der breiten Straße den kürzesten Weg Richtung Ziel zu nehmen. Die letzten beiden Kilometer schleppten sich gnadenlos dahin. Statt zu meinem gewohnten Zielspurt beschleunigen zu können, fühlte ich mich eher wie ein angeschossenes Reh, das sich notgedrungen weiter manövrierte. Ich merkte immer wieder, wie ich die Schultern hochzog, und bemühte mich, eine effizientere Laufhaltung zu bewahren. Ich war über die letzten Kilometer langsamer geworden, aber immer noch mit einem Schnitt von 3:11 min/km Richtung Ziel unterwegs.

Endlich sah ich die Kunstmuseen auftauchen, an deren dekorativem Wasserbett entlang die letzten zwei Kurven zum Zielbogen führten. Ungefähr 800 Meter vor dem Ziel waren zwei Rampen, die einen jeweils hinunter auf die Ebene der Museen führten. Normalerweise würde man sich freuen, noch einmal bergab laufen zu dürfen, aber ich hatte eher Sorge, ob meine Oberschenkel mich noch auffangen würden. Ich befürchtete, zu stürzen und der nachfolgende Pflastersteinboden war mir nicht geheuer. Mit letzten Kräften versuchte ich noch einmal, einen Läufer zu überholen und zu beschleunigen. Die finalen zwei Kurven nahm ich so eng wie möglich und lief endlich auf den Zielbogen zu. Ich blickte auf die Zeittafel und streckte den Schritt etwas, als ich die Zeit im Bereich von 2:10:50 h ticken sah. Den Zielbogen passierend, lief ich sicherheitshalber noch einige Meter weiter, um nicht zu früh stehen zu bleiben. Hin und wieder passiert es ja, dass die Zeit noch bis zu einer bestimmten Bodenmatte weiterläuft, und ich wollte jede Sekunde sichern.

Auf dem blauen Teppich hinter dem Ziel blieb ich etwas unsicher, aber sehr erleichtert, stehen. Hatte ich tatsächlich die Norm erreicht? Ich blickte kurz auf meine Uhr, die mir vorerst das Erreichen der Olympianorm bestätigte. Meine Schultern entspannten sich. Langsam kam ich auch gedanklich an. Ich hatte meinen ersten Marathon mit einer Zeit unter 2:11 h ins Ziel gebracht. Ich ging einige Schritte und überlegte, ob ich zufrieden sein könnte. Von den Volunteers bekam ich eine im Wind knisternde Wärmefolie gegen die Kälte sowie eine FFP2-Maske in die Hand gedrückt. Als ich die ersten Schmerzen überwunden hatte und meine offizielle Zeit von 2:10:59 h erfuhr, waren meine Gefühle gemischt. Einerseits hatte ich, genau wie in der Vorbereitung geplant, ein solides Debüt abgeliefert. Ich war einen Kilometerschnitt von 3:06 Minuten gelaufen, hatte mich ab Kilometer 35 ohne einen zu starken Einbruch den Schmerzen gestellt und war damit nun der dritte deutsche Läufer mit der Olympianorm für Tokio 2021. Andererseits vermutete ich stark, dass diese Leistung für die endgültige Nominierung nicht reichen würde. Ich wusste, dass sowohl Simon Boch als auch der hinter mir mit 2:12:15 h ins Ziel kommende Philipp Pflieger noch viereinhalb Monate Zeit hatten, einen Marathon zu laufen. Auch Arne Gabius und Tom Gröschel hatten Ambitionen auf einen Olympia-Startplatz deutlich gemacht. Simon Boch war bei der Halbmarathon-WM im Oktober starke 61:36 min gelaufen und ich traute ihm bei seinem angekündigten Debüt ebenfalls zu, sogleich die Norm zu laufen. Die Konkurrenz war in Deutschland stark geworden und mir war klar, dass ich trotz solidem Debüt und der Norm diese noch deutlicher unterbieten musste.

Ich holte aus dem Start-Ziel-Bereich meinen Beutel und zog mich in unserem Management-Zelt um. Einen Riegel aus meinem Rucksack fischend, machte ich mich auf den Weg zum eineinhalb Kilometer entfernten Hotel. Für die an sich kurze Distanz hatten die Veranstalter keinen Shuttlebus bereitgestellt, aber der Weg fühlte sich wie eine halbe Ewigkeit an. Jeder Schritt schmerzte tierisch. Wenn sich die Oberschenkelmuskulatur zu sehr verhärtet, zieht der Quadrizeps bekannterweise an den Sehnen der Knie und dieses Stechen spürte ich nun deutlich. »Meine Güte«, dachte ich, »nie wieder so, bitte,« Nie hatte ich nach einem Bahnwettkampf derartige Schmerzen verspürt. Während man auf der Bahn meist deutlich erschöpfter ins Ziel fällt und ich nach 5000 Metern oft auf die Knie oder sogar gänzlich zu Boden ging, verfliegt diese Kraftlosigkeit so schnell, wie sie einen trifft. Hier war die Situation anders: Ich ging zwar im Ziel direkt weiter, aber ich hätte nicht mehr auslaufen können und die Nachwirkungen waren gerade enorm.

Gleichzeitig musste ich, über mich selbst lächelnd, den Kopf schütteln. Ich hatte schon harte Läufe in meinem Leben hinter mich gebracht und wusste zu gut, dass sich auch diese unangenehmen Schmerzen wieder legen würden. Mir wurde wieder bewusst, dass ich diesen Marathon, aus einem Verletzungsjahr kommend, lediglich drei Monate vorbereitet hatte. Im Ausdauerbereich gibt es – saubere Arbeit vorausgesetzt – keine Wunder und keine Abkürzungen. Die Prozesse im Körper brauchen schlicht ihre Zeit und verlangen damit neben Konsistenz und einer positiven Einstellung sehr viel Geduld. Mit diesen Gedanken und der Motivation, mein Potenzial noch bei Weitem nicht gezeigt zu haben, schleppte ich mich Schritt für Schritt dem Hotel entgegen. Ich würde im Normzeitraum, genau wie die anderen deutschen Jungs, einen weiteren Marathon angreifen. Dessen war ich mir zu diesem Zeitpunkt sicher und freute mich bereits insgeheim, dort mehr Trainingsbasis und Tempohärte mitzubringen.

Regeneration nach dem Rennen

Zurück im Hotelzimmer angekommen, duschte ich ausgiebig, da meine Muskulatur beim Weg zum Hotel ausgekühlt war, und ließ mich anschließend aufs Bett fallen. Ich verspürte vorerst keinen Hunger, da mein Magen noch vom Rennen, den ganzen Getränken und Riegeln aufgewühlt war. Ich blickte nur kurz aufs Handy, wo sich viele Nachrichten sammelten, und sah, dass mein Freund Vincent mir geschrieben hatte. Auf sein Angebot, sich in einem kleinen Café nahe dem Hotel zu treffen, stimmte ich freudig zu, da ich ihm für seine Anfeuerungen unglaublich dankbar war. Ich raffte mich vom Bett auf und eine halbe Stunde später saßen wir vor einem wohltuenden Cappuccino und Sandwiches. Vincent, der selbst bereits mehrere Marathons gelaufen war, wollte meine eigene Erfahrung des Rennens hören und war froh, als ich ihm erzählte, wie sehr mich seine bekannte Stimme motiviert hatte. Er selbst war in Frankfurt und Berlin gelaufen und hatte selbstverständlich seine Rennen dort vor einer anderen Zuschauerkulisse erlebt als wir heute. Wir tauschten Erfahrungen aus und er war sehr an meiner Getränkeaufnahme und meinen Trainingserfahrungen der letzten Monate interessiert. Vincent war seit 2017 mit Blanca, einer Spanierin, zusammen und kannte daher die lokalen Traditionen und Vorlieben bestens. Als ich ihm erzählte, dass ich extra um ein »*very early dinner*« um 20 Uhr gebeten hatte, musste er zustimmend lachen.

Zurück im Hotelzimmer konnte ich wahrlich nicht mehr vom Bett aufstehen. Angesichts der vielen Nachrichten, die per *WhatsApp*, *Facebook* und *Instagram* kamen, beschloss ich, eine individuelle Rennanalyse zu teilen. Ich entschied mich für ein Video in meiner »Story«, damit ich sämtliche Fragen und meine Erfahrungen erklären konnte. Zu dieser Zeit hatte ich bereits erfahren, wie Amanal und Philipp gelaufen waren und war selbstverständlich von Amanals starkem Wettkampf sowie Philipps Kampfgeist beeindruckt.

Ich bin immer der Meinung, dass gute Konkurrenz im eigenen Land stark macht und respektiere jede Leistung, die man sich mit viel Arbeit erlaufen hat. Somit gratulierte ich zuerst Amanal zu seinem damaligen neuen deutschen Rekord von 2:07:18 h, der Eindruck machte, mich aber nicht überraschte.[4] Amanals Stärken liegen seit Längerem im Ausdauerbereich und ich hatte mit ihm, seit er aus Eritrea[5] nach Deutschland gekommen war, genügend gemeinsame Trainings absolviert, um dies zu wissen. Ich freute mich mit ihm über diesen Erfolg, denn er hatte ihn wahrlich verdient und wir hatten uns über Jahre gemeinsam gesteigert. Philipp, den ich aus meiner frühesten Leichtathletik-Jugend durch Landes- und nationale Wettkämpfe gut kenne, gratulierte ich zu seiner neuen Bestzeit, obwohl ich wusste, dass er angesichts der verpassten Olympianorm nicht ganz zufrieden war.

Anschließend berichtete ich über mein Rennen, deren Etappen ich zu rekonstruieren versuchte. Die Erfahrungen waren natürlich noch sehr präsent und ich weiß, dass sich die meisten Zuhörer für Kilometersplits und die Dynamik unserer Gruppe interessierten. So ließ ich die statistischen Details nicht aus, vor allem da die zeitliche Rennanalyse der Veranstaltungsseite bis zur Halbmarathonmarke aufgrund technischer Defekte komplett fehlerhaft war. Nada und meine Mutter hatten zu Beginn des Rennens einen ziemlichen Schock erlitten, als meine Startnummer nicht in der abrufbaren Zeitdatenbank mit Splits zu sehen war. Um sicher zu gehen, dass ich auch gestartet und keine kleine Katastrophe erfolgt war, hatte Nada sogleich unserem Manager Dave geschrieben, der sie beruhigen konnte. Natürlich gab sie diese Information weiter und ab 22 Kilometern war ich technisch »zu sehen«. Ich erzählte vom deutlichen Anziehen des Tempos nach zehn Kilometern durch die Pacer und die Verwirrung über die diesbezüglich »fehlende« Gruppe. Philipp und mir war damit nicht viel anderes übriggeblieben, als die Pace anzunehmen und zu hoffen, hiervon zu profitieren.

Besonders interessiert waren die Leute an meinem Schuhmodell und dem Getränkesponsor. Ich berichtete, dass ich mit dem ASICS MetarRacer und dem Schweizer Nahrungsergänzungshersteller »Sponser« nicht gerade »Mainstream« unterwegs war. Im Vergleich zu Nike und Adidas war ASICS Ende 2020 noch nicht mit der nächsten Prototypen-Generation breit am Markt, und auch der MetaRacer hatte noch Entwicklungspotenzial. Einzig die amerikanische Athletin Sarah Hall hatte für den *London-Marathon* im Oktober 2020 die Genehmigung erhalten, ein einem (noch nicht erhältlichen) individuellen Prototyp zu laufen, wo sie starke Zweite hinter der damaligen Weltrekordlerin Brigid Kosgei wurde. Ich erklärte, dass ASICS mit uns Athleten bereits in engem Kontakt über die neuen Schuhentwicklungen stand und das Ergebnis sicher bald am Markt sein würde. Außerdem gab ich zu, mit meiner Getränkeaufnahme noch etwas experimentiert zu haben und hier noch mehr Erfahrung zu brauchen. Ich hatte das »Competition«-Sportgetränk von Sponser dem damals omnipräsenten Maurten Pulver vorgezogen, da ich die Konsistenz von letzterem gewöhnungsbedürftig fand.

4 Mittlerweile laufen Amanal und ich Zeiten von 2:04 h, respektive 2:05 h auf der Marathondistanz, woran man die deutliche Entwicklung innerhalb von fünf Jahren erkennt!

5 Amanal stammt ursprünglich aus Eritrea, aus der Hafenstadt Assab. Als Kind floh er mit seiner Mutter und seinen Schwestern in die äthiopische Region Tigray, die bekannterweise in den letzten Jahren einige politische Unruhen erlebt hat. Vor über zehn Jahren kam er allein nach Deutschland und ist seit jeher ein fester Bestandteil des Bundeskaders geworden.

Ich erzählte von meinen muskulären Verhärtungen in den Oberschenkeln zwischen Kilometer 33 und 37 und wie ich mich mit dem Erreichen der Olympianorm motiviert hatte. Gleichzeitig war ich diese Belastung der Quadrizeps-Muskulatur im Wettkampf aus meiner Bahnzeit, wo wir stärker die Waden beanspruchen, nicht gewohnt. Klar hatte ich Laktat in den Beinen über mehrere Bahnrunden ins Ziel tragen müssen, aber der Unterschied war, dass ich beim Marathon zu 95 Prozent im aeroben Bereich unterwegs gewesen war. Ich erklärte, dass mir dieser Unterschied in der letzten Etappe des Rennens besonders bewusst geworden war, da ich weder mit der Atmung noch im restlichen Körper Schmerzen empfunden hatte; einzig die Oberschenkel machten mir deutliche Probleme. Wie jeder Bahnläufer weiß ich die unterschiedlichen Bereiche von Laktat gut zu unterscheiden, weshalb ich wusste, dass dies nicht der Grund für Kilometersplits von 3:15 bis 3:17 min statt der bis dahin regelmäßigen 3:05 min/km waren. Ich erzählte von meiner verhältnismäßig kurzen Vorbereitung und dem Plan, mich im Frühjahr zu steigern.

Aus diesem Grund fand ich es auch angemessen, mitzuteilen, dass meine Leistung für eine Olympia-Nominierung in Tokio vermutlich nicht ausreichen würde und ich weitere Ziele hatte. Gleichzeitig konnte ich nach meiner ersten Orientierungslosigkeit im Ziel erkennen, was ich angesichts des bisherigen Trainings heute geleistet hatte. Als Sportler ist man regelmäßig dazu verleitet, von einem Event und von einem Zeitziel zum nächsten zu hetzen, und ich wollte meine Normerreichung auch genießen. Insofern freute ich mich sehr über die positive Resonanz und versuchte, mich mit negativen Kommentaren emotional nicht zu beschäftigen. Es wird immer jene geben, die einem Leistungen nicht gönnen. Ich behaupte jedoch, dass es einen guten Sportler auszeichnet, wenn er den Erfolg anderer anerkennt und sich hiervon beeindrucken und mitreißen lässt. Neid ist verschwendete Energie, denn es wird immer Leute geben, die zu gewissen Zeiten besser sind, als man selbst! Ich erkläre meine Ziele meist öffentlich, denn das gibt mir positive Energie. Meine Wünsche auszusprechen erlaubt mir, sie realer werden zu lassen. Wenn ich das Ziel nicht erreiche, ist das mein Problem. Man muss damit umgehen, denn ich weiß, es ist »nur« ein sportlicher Wunsch gewesen. Ich habe meinen Vater viel zu früh an Krebs verloren, und diese schmerzhafte Erfahrung hat mir gezeigt, welche Werte im Leben am meisten zählen. Ebenso unendlich schmerzhaft und nicht in Worte zu fassen war die Stillgeburt meiner Tochter im Oktober 2025. Ich bin mir sicher, dass beide unseren Weg »von oben« verfolgen und solange meine Familie gesund ist, haben wir das wichtigste Ziel erreicht.

RUNNER'S WORLD TIPPS

Kapitel 2

- **Finde deine mentale Motivation selbst – besonders gegen Rennende.**
  Verlass dich nicht auf äußere Reize. Die entscheidenden Kilometer läufst du allein in deinem Kopf.

- **Vergiss die Elektrolyte nicht und verpflege dich konsequent.**
  Auch bei kühlem Wetter braucht der Körper Nachschub. Warte nicht auf Durst oder Hunger.

- **Bahnrennen sind eine sehr gute Marathonvorbereitung.**
  Auch ein 3000-m- oder 5000-m-Rennen kann helfen – selbst taktisch gelaufen. Es müssen nicht immer persönliche Bestzeiten sein.

- **Du darfst rechnen – aber nicht ständig.**
  Kurze Checks sind sinnvoll. Dauerndes Kopfrechnen kostet Fokus und Energie.

- **Suche offenen Austausch im Team und lokalen Support.**
  Vertraute Stimmen, klare Absprachen und ehrliches Feedback helfen mehr, als man denkt.

- **Teste deine Schuhe vorab und entscheide individuell.**
  Als Hobbyläufer hast du den Vorteil, frei wählen zu können. Nutze ihn – auch wenn gute Schuhe teuer sind.

- **Bleib cool: Es ist »nur« ein Rennen.**
  Es darf wichtig sein, aber es definiert dich nicht als Läufer oder Mensch.
- **Konkurrenz kann antreiben.**
  Sieh starke Leistungen anderer nicht als Einschüchterung, sondern als Inspiration. Gute Gegner machen Rennen besser.

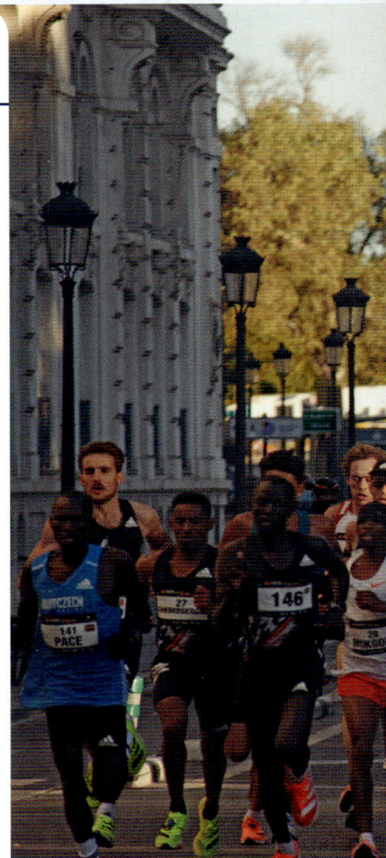

Valencia 2020.

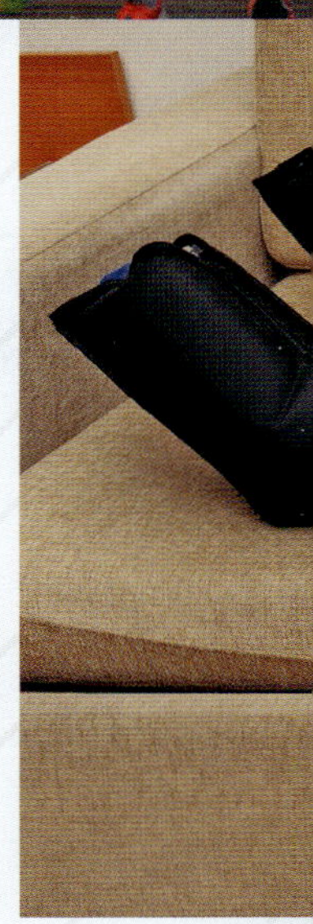

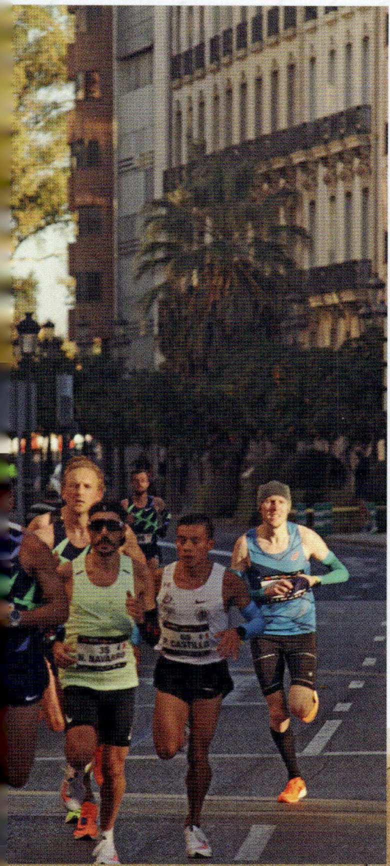

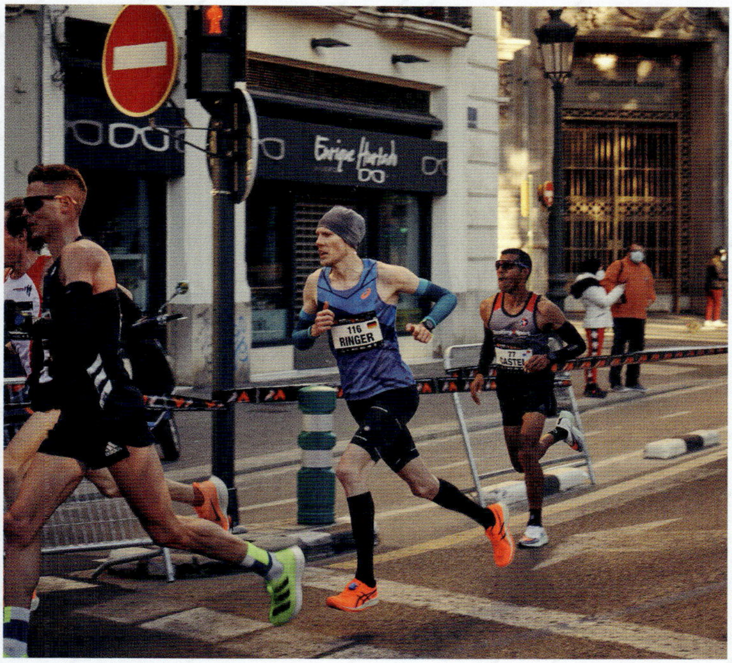

Valencia bei km 30.

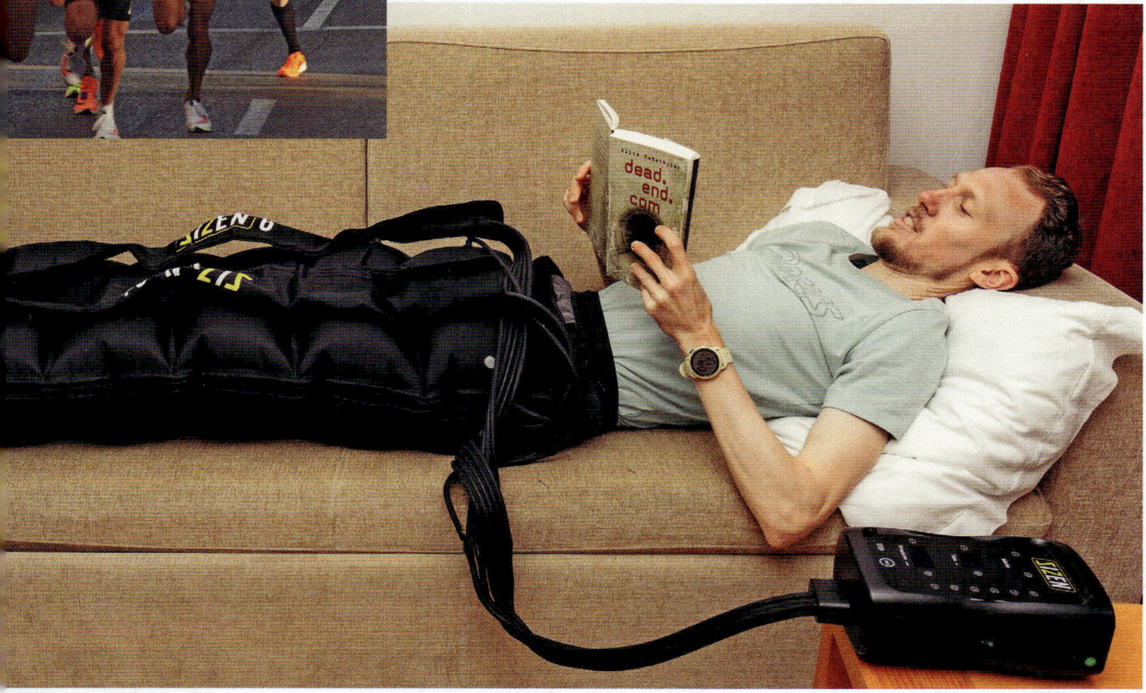

Regeneration.

KAPITEL 3
Trainingslager als Marathonläufer

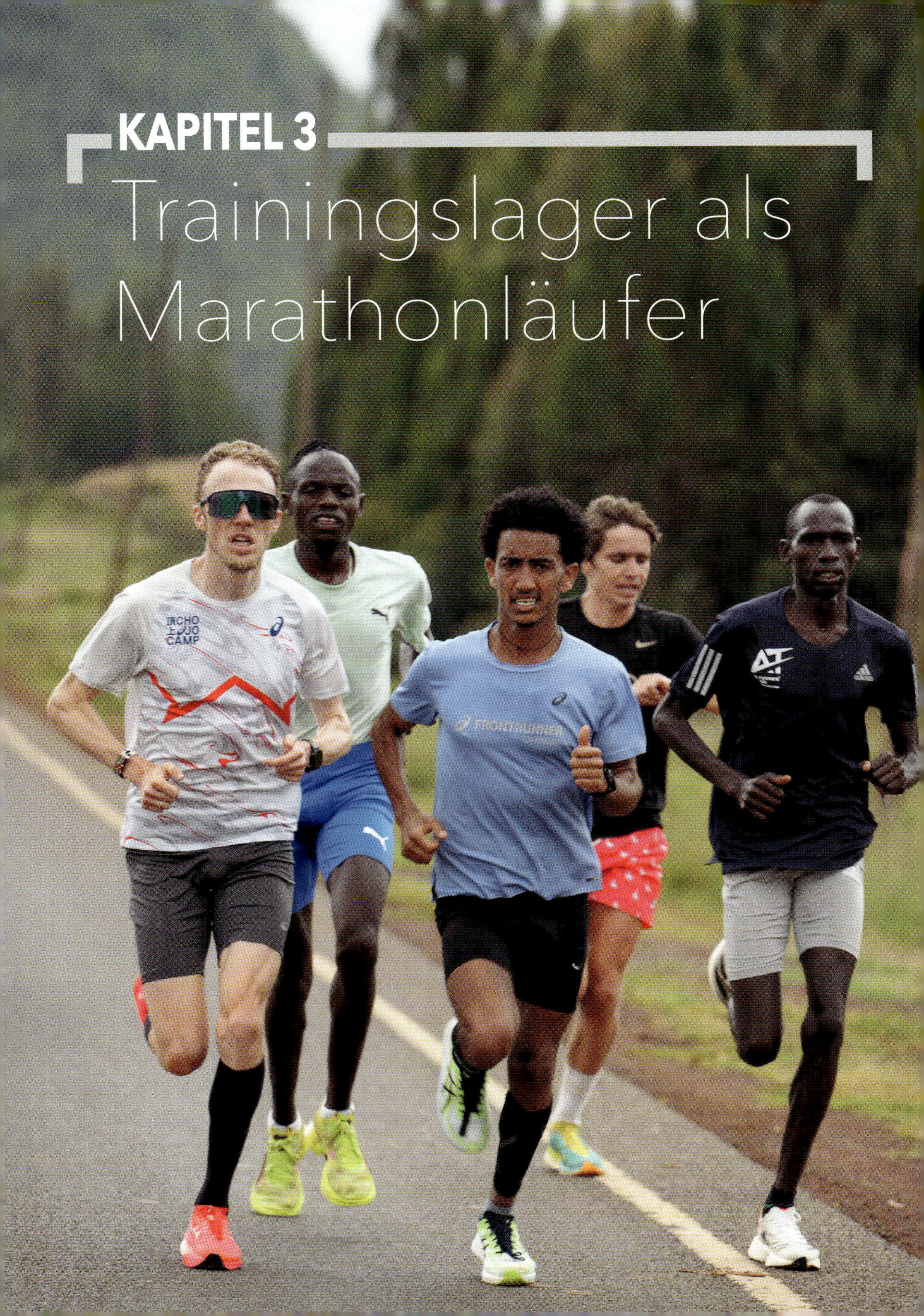

3

Der Deutsche Leichtathletik-Verband forciert seit einigen Jahren das Höhentraining für das Team der Mittel- und Langstreckenläufer über mehrere Monate im Jahr. In diesen sogenannten Höhenketten soll der Effekt von Hypoxitraining im Rahmen der gezielten Vorbereitung auf Jahreshöhepunkte genutzt werden. Diese Maßnahmen waren einer der Gründe, weshalb ich mit meinem Arbeitgeber vereinbarte, in bestimmten Monaten lieber geblockt zu arbeiten, um über das restliche Jahr eine gezielte Vorbereitung an verschiedenen Orten zu nutzen. Während man im Winter an entferntere Orte wie Kenia, die USA oder Südafrika im Team reist, kann man im Sommer auch in den Alpen Europas trainieren. Obgleich der Reise-Aspekt natürlich wunderschön ist, verlangt einem das Training in der Höhenluft mehr Energie und Regeneration ab.

Ich habe seit 2018 von dieser Initiative sehr profitiert und über die Jahre meine Ausdauer auf vormals ungewohnt niedrige Laktat- und Pulswerte senken können. Dies ist insbesondere im Marathon, wo man mit niedrigem Laktatwert laufen sollte, von großem Vorteil. Da das Höhentraining somit einen integralen Bestandteil unserer Vorbereitung ausmacht, möchte ich die genannten Orte etwas beschreiben und erklären, warum diese Reisen einen wichtigen Baustein meiner Jahresvorbereitung ausmachen.

Abgesehen von den beeindruckenden Landschaften von Iten, Flagstaff, Dullstroom und St. Moritz ist der stichhaltigste Grund, warum wir uns in dünner Höhenluft fordern, dass Hypoxietraining über längere Zeit zu einer verbesserten Ausdauerleistung führt. Aufgrund des verringerten Luftdrucks in der Höhe nimmt der Sauerstoffpartialdruck im Körper ab, und die Konzentration von Sauerstoff im Blut reduziert sich. Gegen diese grundsätzlich negativen Rahmenbedingungen reagiert der Körper für uns Sportler mit sehr positiven Anpassungsmechanismen. Als Folge des Sauerstoffmangels im Blut, bildet die Niere vermehrt Erythropoetin (ein Stoff, der dem Körper bei Doping verbotenerweise künstlich zugeführt wird). Das führt zu einer vermehrten Bildung von Erythrozyten, die als Blutzellen für den Sauerstofftransport im Körper notwendig sind. Diese werden auch rote Blutkörperchen genannt, da sie den roten Blutfarbstoff Hämoglobin enthalten, welcher Sauerstoff bindet. Durch die erhöhte Konzentration von Erythrozyten kommt es, zusammen mit einer verbesserten Durchblutung der Muskulatur, insgesamt zu einer verbesserten Sauerstoffaufnahme und einem rascheren Sauerstofftransport im Körper. Dies bewirkt eine verringerte Ermüdung in der Muskulatur bei Anstrengung, da eine verbesserte Sauerstoffzufuhr die Akkumulation von Laktat[1] in den Muskeln verringert: Man kann somit

---

1 Laktat wird vom Körper zur Glykolyse, dem Abbau von Glukose zur Energiegewinnung, selbst im Ruhezustand gebildet (etwa 0,7–0,8 mmol pro Kilogramm Körpergewicht und Stunde). Laktat in der Muskulatur ist daher Teil eines effektiven Energiestoffwechsels. Bei der aeroben Energiegewinnung kann der Körper Laktat fortlaufend abbauen, weshalb die Konzentration nicht überschüssig ansteigt und die Ausdauerleistung nicht abfällt. Ziel ist es, die aerobe Schwelle so gut wie möglich auszubauen, um länger in einer bestimmten Geschwindigkeit mit ausreichender Energieversorgung, d.h. »aerob«, zu laufen.

länger in einem bestimmten Anstrengungsgrad laufen. Diese Anpassung des Körpers an den Sauerstoffmangel (Hypoxie) und die daraus folgende erhöhte Belastbarkeit wird als Hypoxietraining seit Jahrzehnten im Ausdauerbereich genutzt.

Beim Training in der Höhe, von dem man grundsätzlich erst ab rund 1500 Metern über Meereshöhe profitiert, ist allerdings Vorsicht geboten. Um den beschriebenen Adaptierungsprozess des Körpers zu erreichen, kann man nicht sein gewohntes Training auf regulärer Höhe abspulen und hoffen, dass sich der Körper mit der Zeit adaptiert. Vielmehr ist es wichtig zu bedenken, dass der Körper durch die verringerte Sauerstoffzufuhr, vor allem anfangs, einem exogenen Stress ausgesetzt wird und entsprechend Zeit zur Anpassung benötigt. Beachtet man diesen Faktor nicht ausreichend und gibt man dem Körper nicht die Möglichkeit eines ungestörten Anpassungsprozesses, so erreicht man genau das Gegenteil einer erhöhten Leistungsfähigkeit. Der Körper befindet sich dann im ständigen Kampf, ausreichend Sauerstoff für Stoffwechselprozesse zur Verfügung zu stellen, und statt eines Wachstums der Zelle – genauer gesagt der Mitochondriendichte in ihr – fällt deren Dichte ab. Dies hat zur Folge, dass die Zellen weniger Energie bereitstellen können. Mit anderen Worten begibt man sich auf das dünne Eis des Übertrainings, dessen Wirkungen sich über Wochen und teils sogar Monate im Körper rächen können. Statt besonders leistungsfähig und energetisch fühlt man sich schlapp, kraftlos und müde. Laktat akkumuliert sich unglaublich rasch in der Muskulatur und man hat das Gefühl von rascherer Anstrengung bei Bewegung.

Unser damaliger Trainer, Wolfgang Heinig, erklärte uns diesen Prozess einmal metaphorisch. Man müsse sich die Zelle wie eine Blume vorstellen, die bei richtiger Pflege in der Höhenluft besonders schön aufblühe. Gibt man ihr aber nicht den Raum und die Pflege durch eine aneinander Reihung harter Einheiten, oder schlicht zu flotter Dauerläufe, so könne sich die Blume nie richtig entfalten. Statt aufzublühen, falle sie in sich zusammen, bevor sich aus der Knospe überhaupt eine Blüte entwickeln könne, und brauche lange, um sich zu erholen. Eine zu frühe Belastung vor der erfolgten Höhenanpassung bedinge diesen Zustand ebenso wie kontinuierlich zu starke Trainingsreize. Seit dieser Metapher bin ich achtsam hinsichtlich der Zellanpassung und sehr vorsichtig, wenn ich an Höhentraining herangehe. »Denk an die Mitochondrien«, muss ich mir selbst immer wieder sagen, wenn ich Trainingskollegen antreffe, die verlockend schnelle Einheiten hinlegen oder im Dauerlauf ständig die Pace drücken, da sie meinen, nicht so langsam laufen zu »können«. Tatsächlich entwickelt der Körper nur dann ein vergrößertes Zellvolumen, wenn Anstrengung und Entlastung in einem angemessenen Verhältnis zueinanderstehen. Obgleich dies notwendigerweise eine sehr individuelle Beurteilung voraussetzt, gibt es doch bestimmte Anhaltspunkte, an denen man sich selbst messen kann. Keinesfalls sollten sich im Höhentraining zu hohe Laktatwerte kumulieren, weshalb ich mein Training bereits vor der Anreise gut mit meinem Trainer abstimme.

Das erste Trainingslager

St. Moritz ist eher bekannt als Nobelort für Wintersport, doch das Dorf bietet Läufern im Sommer wunderschöne Laufrouten entlang seiner Seenkette und Trails. Für uns Läufer bietet die Graubündner Berglandschaft daher statt Après-Ski und Hüttengaudi ein kilometerweites Plateau in sauerstoffarmer Höhenluft. Durch Selbstversorgung in Apartments und gemeinsame Einkäufen mit Kollegen kann man trotz der höheren Preise das gute Angebot von Kraftraum, Pool und Bahn nutzen und sehr umfassend in der Höhe trainieren. Durch die große Vielfalt an Trails entlang der glitzernden Gewässer wurde der Ort als Sommertourismus-Chance erkannt und mit dem Schweizer und Welt-Leichtathletikverband für die Leichtathletik optimiert.

1967/68 wurden inmitten des Ortes erste Einrichtungen für ein Höhen-Trainingszentrum in Vorbereitung auf die Olympischen Spiele in Mexiko-Stadt 1968 geschaffen; inmitten des Ortes gibt es eine Laufbahn, es bestehen auch Räume für Kraft- und Athletiktraining sowie eine geräumige Schwimmhalle. Letzteres erschließt den Ort nicht nur für Triathleten, sondern bietet uns auch alternatives Ausdauertraining. Der Schweizer Verband unterstützt bisher proaktiv die Bedingungen internationaler Top-Athleten mit Sportlerpässen. Diese gewähren Zutritt zu den genannten Einrichtungen sowie Tickets für bestimmte Seilbahnen. Ich bin natürlich nicht vom Schweizer Tourismusverband engagiert, aber ich trainiere unglaublich gerne dort. Neben den abwechslungsreichen Laufrouten bietet sich besonders in den Sommermonaten die Gelegenheit, mit Läufern anderer Nationen zu trainieren. Vor allem diese Abwechslung zum Trainingsalltag und den gegenseitigen Austausch genieße ich sehr. Nicht selten habe ich so interessante Ansätze aus der Trainingswissenschaft erhalten. Schließlich macht es einfach Spaß, sich gegenseitig bei Tempoeinheiten zu unterstützen und ein gemeinsamer Dauerlauf vergeht immer wie im Flug.

Ende August 2020 fuhren wir in einem recht beladenen Auto Richtung St. Moritz, und ich freute mich, in mein erstes richtiges Trainingslager seit der letzten Sommersaison zu reisen. In dieser hatte ich mich auf die ungewöhnlich spät angesetzte WM 2019 in Doha ebenfalls viele Wochen in St. Moritz vorbereitet und war dennoch zu früh in Form gewesen. Ich hatte die perfekte Sommerform nicht ganz bis Oktober halten können und war im 5000-m-Vorlauf ausgeschieden. Während meiner Fersenverletzung war ich im Winter mit einigen DLV-Athleten zum Skilanglauf-Trainingslager in Balderschwang gewesen, was ich bereits einige Male zuvor sehr schätzen gelernt hatte. Ich lief gerne klassisch Langlauf, da dies für mich am besten mit der beim Laufen beanspruchten Muskulatur kompatibel ist und meine Adduktoren und Fußkanten nicht so strapaziert wie Skating. Ich habe vom guten Ausdauertraining und der körperlichen Abwechslung, die das Langlaufen für uns Läufer vermittelt, immer wieder profitieren können. Ob das Langlaufen für meine Fersenirritation zuträglich war, sei dahingestellt, aber als Ausdauerathlet ist man auch in Verletzungsphasen bemüht, sich mit viel alternativer Ausdauer einigermaßen fit zu halten. Doch aus der Vorweihnachtszeit wurde Januar und meine Ferse schmerzte weiter.

Ich erinnere mich recht gut an den Valentinstag, an dem ich Nada eine Woche vor ihrer Hamstring-Operation ins Restaurant einlud, doch ich konnte nur an den schmerzhaften Dauerlaufversuch des Nachmittags denken. Ich war in meiner Karriere noch nie länger als zwei Wochen verletzt gewesen und die Situation war für mich frustrierend neu. Nada laborierte auch an ihrem Hamstring-Riss, dessen Sehne schließlich mehrfach refixiert werden musste. Wir sehnten uns nach unserem gewohnten Laufalltag und unserem Arbeitsrhythmus zwischen den Trainingslagern. Für einen Läufer ist eine Verletzung wie für alle Sportbegeisterten eine psychische Herausforderung. Nicht laufen zu können, ist die gefühlte Höchststrafe. Die Ärzte waren etwas ratlos, was man zur Heilung meiner Ferse noch machen könnte, und ich bin kein Freund von ständigen Injektionen mit Entzündungshemmern. Auch unser Orthopäde des Vertrauens zuckte irgendwann mit den Schultern und meinte, womöglich wäre das Beste, meinen Fuß zwei Monate lang von jeglicher Belastung zu verschonen.

So war die einzige Trainingsreise, die ich in diesem von der Pandemie geprägten Jahr gemacht hatte, Anfang März zur Reha ins pfälzische Herxheim. Wir waren auf Anraten vieler Läuferkollegen nach Herxheim gefahren und hatten es wahrlich nicht bereut. Der Inhaber dieser Reha-Einrichtung, Johannes Eisinger, war in seiner Jugend ein talentierter Läufer gewesen und hatte seine Karriere aufgrund von Verletzungen frühzeitig beenden müssen. Gerade aus diesem Grund und seinem großen Interesse an der deutschen Profi-Laufszene, ist es ihm ein besonderes Anliegen, für Läufer mit seiner Einrichtung zur Seite zu stehen. Seit Sabrina Mockenhaupt sind über Jahre die besten deutschen Läufer zu ihm gekommen und wurden bestens versorgt. Einer meiner Kaderkollegen, Hendrik Pfeiffer, war etwa bis unmittelbar vor seinem hervorragenden Marathon in Sevilla in Herxheim zum Training dort. Johannes hat ein gutes Netz an Ärzten, Physiotherapeuten und einem Einlagenspezialisten. Er bemüht sich, in der Anfangsphase von Verletzungen sofort den konkreten Problemen auf den Grund zu gehen. Ein Plan zur Wiedererreichung der Leistungsstärke erfordert auch Verletzungsprophylaxe und viel Geduld.

Während wir ursprünglich vorgehabt hatten, drei Wochen zu bleiben, wurden daraus durch das Eintreffen der Pandemie in Europa ganze neun Wochen! In der ersten Zeit dort trainierte ich ausschließlich alternativ, da ich meiner Ferse nach den schmerzhaften Versuchen im Winter die nötige Ruhe geben wollte. In der Reha hatten wir neben der umfassenden Ausstattung an Trainingsgeräten wie Ergometern, Crosstrainern, einem kleinen Pool und AlterG-Laufbändern[2] auch den großen Vorteil, ohne ständige Fahrten nahezu jeden Tag physiotherapeutische Betreuung zu erhalten. Faktisch braucht man gerade in diesen trüben Phasen mindestens genauso umfassende Betreuung wie im täglichen Trainingsprozess. Leider ist das Sportsystem oft nicht so ausgerichtet, und man muss sich regelmäßig selbst durchschlagen, um seinen Weg zurück zu kämpfen. Auch nach fünfzehn Jahren erfolgreicher Nationalmannschaft spürte ich dies leider sehr deutlich. Sobald man verletzt war, rief keiner mehr an und interessierte sich für den Status. Dies fing die Reha in Herxheim gut auf und erlaubte mir, im Frühjahr 2020 voller Hoffnung wieder einen sanften Laufeinstieg zu finden.

Natürlich könnte ich noch ein ganzes Kapitel über diese Erfahrung schreiben, die wir mit einigen anderen DLV-Läufern geteilt hatten und wofür wir dankbar waren. Dank dieses Aufenthaltes waren wir nun im Herbst auf dem Weg nach St. Moritz und voller Hoffnung, für das kommende Olympiajahr hiervon zu profitieren. Ich würde mein erstes marathonspezifisches Training abspulen und Nada sehr viel alternative Ausdauer trainieren, um möglichst bald wieder in den gewohnten Rhythmus einzusteigen. Natürlich macht es unbeschreiblich mehr Spaß, wenn wir beide laufen können und gemeinsam auf der Bahn oder im Kraftraum arbeiten. Wir haben uns beim Laufen kennengelernt und es geht uns beiden besser, wenn wir gemeinsam im Training sind. Gleichzeitig sind wir so professionell, dass wir auch diese Zeit annehmen und einander unterstützen – sie mich im Training und ich sie bei der Heilung oder ihrer juristischen Karriere. So planten wir es auch für unseren Aufenthalt in St. Moritz und waren froh, in jenem international schwierigen Jahr diese kurze Reise machen zu können. Durch eine Bekannte hatten wir den Kontakt zu einem Sportler erhalten, der während seines Urlaubs seine Wohnung in St. Moritz vermietete. Er war in unserem Alter und freute sich auf eine Radetappe in Spanien, während wir seine sportlich eingerichtete Wohnung in St. Moritz bewunderten. Besonders die zentrale Lage sowie der Blick auf den See waren wunderschön, und wir fühlten uns direkt wohl. Nada verstaute unsere mitgebrachten Lebensmittel und ich trug die Koffer von der Parkgarage hoch. Wir bezogen sein Gästezimmer, räumten rasch die Sportkleidung aus und gingen noch eine Runde Laufen und Radfahren. Merklich kühler, aber mit hervorragender Luft, empfing uns St. Moritz in seiner ganzen Schönheit. Mein Lauf fühlte sich befreiend und trotz der Autofahrt gut an und ich genoss es, die ersten Schritte meines lang ersehnten Höhentrainings zu machen. Zufrieden aßen wir zu Abend und besprachen die kommenden Tage, da es vorerst einen Wetterumschwung geben sollte. Es war das erste Trainingslager in St. Moritz als Marathonläufer, dem in den folgenden Jahren noch viele weitere folgen sollten. Bei diesen wurde ich meist

---

2 Das sind sogenannte anti-gravity-Laufbänder, in denen man in eine spezielle Hose schlüpft, um dann mit prozentual einstellbarer Luftfüllung des Laufbandes Unterstützung zu erhalten. In der Regel macht dies nur Sinn, wenn man bereits mehr als 70 % des Körpergewichts tragen kann, denn vorher würde man die Heilung eher beeinträchtigen.

von meiner belgischen Trainingsgruppe um unseren Coach Tim Morieau begleitet, der ich im Sommer 2021 beitrat.[3] Hier möchte ich die ersten Eindrücke meines Lebens als Marathonläufer schildern, die in den weiteren Aufenthalten in St. Moritz, Flagstaff und Iten selbstverständlich noch routinierter wurden.

Neuer Trainingsrhythmus

In den ersten Tagen unseres Aufenthalts brach tatsächlich schlechteres Wetter im Bergland ein. Während ich bei den Dauerläufen öfter nass wurde, trainierte Nada indoor alternativ und ich gesellte mich zur Athletik oder Stabilisation nach den Läufen zu ihr. Angesichts des Wetters waren wir sehr dankbar für die guten Schweizer Sportanlagen und nutzten auch das Schwimmbad. Grundsätzlich macht mir etwas Regen nicht viel aus. Wenn es nicht gerade wie aus Kübeln gießt, kann das auch erfrischend sein. Für Wettkämpfe bevorzuge ich sogar Regenwetter vor Hitze, womit man als Athlet auf der Bahn im Sommer jedoch umgehen muss. Der offizielle Einstieg in mein Marathontraining bestand dabei aus einer achtsamen Steigerung meiner Kilometerumfänge und progressivem Tempotraining, nur teilweise davon auf der Bahn. Da ich mich im Sommer noch bei ein paar kürzeren Intervallen auf der Bahn an der Wade verletzt hatte, wollten wir besonders vorsichtig sein. Meine ersten Programme auf Tartan bestanden daher aus vielen lockeren 200-m-Läufen in zügigem Tempo mit lediglich 100 Metern Trabpause dazwischen. Das war für den Beginn meiner Vorbereitung ideal, um mich später auf längere Bahneinheiten vorzubereiten.

Der Fokus des Trainings lag jedoch im Gelände. Dort absolvierte ich Fahrtspiele[4], Tempowechsel-Programme, gesteigerte Dauerläufe und meine ersten langen Läufe von 30 Kilometern und mehr. Teilweise hatte ich Peter Herzog und Abraham Tadese als Trainingspartner, zwei Marathonläufer aus Österreich und der Schweiz, und freute mich über die abwechslungsreichen Läufe mit ihnen. Peter war schon sehr weit in seiner Marathonvorbereitung, da er bereits Anfang Oktober bei dem unter Covid-Auflagen stattfindenden *London-Marathon* startete, und wir bemühten uns, passende Einheiten für ein gemeinsames Training zu finden. Außerdem trafen wir uns regelmäßig abends im Schwimmbad, wo Peter nicht zum Schwimmtraining, sondern eher zur Regeneration im warmen Wasser vorbeikam. Das war seine einzige »Physiotherapie« im Höhentraining. Beim Training selbst hat man oft weniger Zeit, sich über unser Lieblingsthema, die Leichtathletik, auszutauschen, und so unterhielten wir uns dort mehr. Peter erzählte von seiner etwas spät angepeilten Laufkarriere. Meist führt erfolgreiches Jugendtraining zu erfolgreichen Läufern, aber im Marathon erlebt man – anders als auf der Bahn – hin und wieder interessante Quereinsteiger mit überraschendem Ausdauertalent.

Bei den schnellsten marathonspezifischen Einheiten begleiteten mich Nada und meine Mutter auf den Fahrrädern, letztere auf ihrem E-Bike. Das war zwecks der für mich neuen Aufnahme von Getränken im Training sehr wertvoll, denn in meiner Bahnkarriere hatte ich das in der Form nie gebraucht. Mein langjähriger Trainer, Eckhardt Sperlich, war sogar gegen »ständiges Trinken« beim Training gewesen. Seiner Ansicht nach sollte man den Körper auch daran gewöhnen, während der Belastung ohne Getränke auszukommen. Genauso viel Wert hatte er auf morgendliche Nüchternläufe gelegt, die man zwar nicht täglich, aber so oft sich die Gelegenheit bot, in den Rahmenplan integrieren kann. Durch diese jahrelange Vorgabe war es mir 2018 möglich gewesen, in meinem ersten langen Tempolauf überhaupt Arne Gabius ohne ein einziges Elektrolytgetränk 32 Kilometer lang Tempo machen zu können. Nun war für mein eigenes Marathontraining die Situation natürlich anders und ich musste mich

3 Siehe hierzu Kapitel 4.

4 Das sind Dauerläufe mit unterschiedlichen kurzen Intensitätsspitzen, wie etwa integrierten Minutenläufen, Tempowechsel-Programmen, oder sogenannte »Pyramiden« mit gestaffelt zügigen Etappen.

daran gewöhnen, auch im Training mit Kohlenhydratgetränken umzugehen. Auf dem Markt gibt es hier mittlerweile sehr viel Auswahl. Dennoch muss man sich im Training herantasten, welche der Zuckermischungen man überhaupt verträgt. Dazu kommt, dies bei größerer Anstrengung auszuprobieren, da der Magen hier empfindlicher reagiert. Ich verwende seit meinem Umstieg auf den Marathon die Produkte der Schweizer Marke Sponser, an die ich mich gut gewöhnt habe.

Wir waren sehr zufrieden, ein Apartment mit Selbstverpflegung zu haben. Wir kochen gerne und vielseitig und es schmeckt besser, wenn man umsichtig mit Gewürzen verfeinert. Wir haben in den letzten Jahren einige neue Rezepte und Zutaten kennengelernt. Obgleich dies bei langen Einheiten etwas Vorbereitung erfordert, finden wir mittlerweile Mahlzeiten, die in nicht allzu langer Zeit zubereitet sind. Wir probieren gerne Neues aus und verwenden dabei auch internationale Gewürze. Nada findet öfter Inspirationen, von denen ich mich gerne überraschen lasse. Meine Mutter kocht auch sehr fein, aber doch traditioneller. Den einzigen Widerspruch, den ich leiste, ist die Schärfe der Mahlzeiten, denn ich tue mir eher schwer damit. Mittlerweile kann ich ein grünes Curry oder Sushi mit Wasabi essen, was ich früher niemals angerührt hätte. Verschiedene Beilagen zu verwenden, ist ein weiterer Aspekt, auf den ich mittlerweile achte. Neben den Klassikern wie Nudeln, Kartoffeln und Reis esse ich nun auch liebend gerne Quinoa, Couscous, Bulgur, Buchweizen, Hirse, Süßkartoffeln, Polenta, Hülsenfrüchte, wie etwa Mungobohnen oder Kichererbsen, sowohl in reiner als auch in Salat- oder Auflaufform. Wir essen gerne Huhn, Rind und Fisch als Proteinquellen, wobei ich selbst auch Schweinefleisch nicht ablehne, aber deutlich seltener esse.

Ohne zu lange auf den Aspekt der Ernährung eingehen zu wollen, möchte ich Folgendes erwähnen: Ich werde vor allem von Freizeit-Athleten oft gefragt, ob ich mich als Leistungssportler in eine Richtung einschränke(n muss). Dies kann ich klar verneinen, denn ich bin weder Vegetarier noch Veganer, noch verzichte ich grundsätzlich auf bestimmte Lebensmittel. Vielmehr achten wir darauf, die Mahlzeiten aus frischen Zutaten vorzubereiten, viel Gemüse, Proteinquellen und komplexe Kohlenhydrate zu integrieren und von Fertigprodukten Abstand zu nehmen. Das heißt aber nicht, dass ich ein Problem damit hätte, mir ein Eis zu gönnen oder einen Burger zu genießen. Wichtig ist eher, auf den Körper zu hören und zwischen den Mahlzeiten nicht ständig zu essen. Natürlich esse ich zeitlich ausreichend vor dem zweiten Training noch einen kleinen Snack, etwa in Form von Datteln, Keksen, Bananenchips oder etwas dunkler Schokolade. Energie- oder Proteinriegel benötige ich eigentlich nur nach härteren Einheiten, damit man rascher regeneriert. Dies vermeidet muskuläre Verhärtungen, wenn nach dem Training etwas Zeit bis zur warmen Mahlzeit vergeht. Außerdem schätze ich, wie auch im Training, in meiner Ernährung die Abwechslung und achte darauf, genug zu essen. Der Körper benötigt in hohen Belastungsphasen mehr Kalorien, weshalb ich beispielsweise in Kenia vor langen Morgenläufen mit einem Riegel oder einem Stück Brot aufbrach. In meiner Jugend habe ich, wie andere auch, sicherlich zu oft genascht, aber der Körper adaptiert sich auch hier mit den Jahren und man findet sein angenehmes Maß. Da ich aber gerne Süßes esse, achte ich darauf, vor den wichtigen Wettkämpfen hier achtsamer zu sein. Während ich Gels erst seit meinem Wechsel auf den Marathon benutze, brauchte ich dennoch nicht viel für das Marathontraining umzustellen.

Tempodauerlauf als Marathonläufer

Neue Kerneinheiten im Training waren für mich als ehemaligen Bahnläufer die gesteigerten und flotten Dauerläufe mit einer bisher ungewohnten Länge. Natürlich hatte ich flotte Dauerläufe als Bahnläufer zur Genüge trainiert, neu war schlicht deren Umfang. Gerade beim ersten längeren Tempolauf in Rehlingen hatte ich gleich mehrere Tage noch eine Verhärtung meiner Oberschenkelmuskulatur gespürt. Als Bahnläufer war ich grundsätzlich ebenfalls hohe Kilometerumfänge und zusätzlich viel Intensität gewohnt.[5] Doch die Laufumfänge waren durch mehrmals tägliches Laufen sowie Intervalle entstanden und nicht durch längere, durchgehend intensive Läufe. Während ich auf der Bahn mit Wadenverhärtungen zu kämpfen hatte, war mir diese intensive Ermüdung der Oberschenkel neu.

Grund für diesen Unterschied ist mitunter der veränderte Fußaufsatz, der auch eine notwendige Veränderung des Laufstils bedingt. Während man auf der Bahn über den Mittel- bis Vorfuß läuft und so auch die Fliehkraft der Spikes nutzt, rollt der Fuß im Marathon recht ökonomisch über den Mittelfuß ab. Durch das deutlich unterschiedliche Tempo fordert der Straßenlauf die Wadenmuskulatur weniger als den Quadrizeps. Mein Verband, der DLV, hat natürlich auch in St. Moritz gute Vernetzungen mit Physiotherapeuten, und so konnte ich zu einer professionellen Behandlung. Die Therapeutin vor Ort, Anke, wandte gerne die in der Schweiz beliebte Methode des »Dry Needling« an, um muskuläre Verhärtungen zu lösen. Dabei sticht man mit feinen, hierfür hergestellten Einwegnadeln die angespannte Muskelfaszie, dass sie gezwungen wird, nachzugeben. Dies ruft im Idealfall ein gewisses Zucken des Muskels hervor, bevor er nachlässt. Obgleich man die Nachwirkungen noch eine Weile spürt, vermindern sich Blockaden rascher, denn Massagen halfen nur kurzfristig.

Das Training selbst war neben der Euphorie, endlich wieder durchstarten zu können, schlichtweg Arbeit, die es zu erledigen galt. Auch berühmte Trainer haben hier nicht viel Neues erfunden. Aus Erfahrung weiß ich, dass meistens nicht besonders ausgefallene Einheiten, aber ein klug gestaltetes Trainingssystem zu wesentlich besseren Ergebnissen führt, als möglichst alle Bereiche integrieren und steigern zu wollen. Gerade anfangs achtete ich darauf, mich bei den Einheiten locker zu fühlen und mir nicht zu viel vorzunehmen. Wolfgang gab oft keine konkreten Tempovorgaben, was mir bei dieser Steuerung half. In meiner Bahnkarriere begannen wir unsere herbstliche Grundlagenphase mit Tempoläufen auf bestimmten Waldrunden. Diese Programmvariationen ersetzten im Herbst das Bahntraining, das erst später im Winter integriert wurde. Oft geht es schlicht darum, die richtige Einstiegsbelastung zu finden, wobei man sich eher konservativ einordnen sollte. Über mehrere Wochen hinweg steigert man sich automatisch, wobei Witterung und Tagesgefühl zu bedenken sind. Einzelne Einheiten nicht zu streng zu bewerten, ist ebenso wichtig, wie ein System zielgerichtet einzuhalten und mit etwas Geduld den Prozess der Steigerung abzuwarten. Einige international erfolgreiche Läufer bevorzugen möglichst vergleichbare Einheiten an bestimmten Wochentagen. Obgleich die Tatsache, dass der Körper gewohnte Prozesse besser im muskulären Gedächtnis speichert, für diesen Ansatz spricht, ist eine gewisse Variation sinnvoll. Persönlich genieße ich mehr Abwechslung in den Programmen, da es eine Vielzahl von Möglichkeiten gibt, sich zu fordern, und ich gerne Neues ausprobiere.

Selbstverständlich gehören auch Athletik- und Krafteinheiten, ruhigere Dauerläufe und Koordination ins Programm. Doch auch hier gilt es, erst vorsichtig Übungen, Gewichtsstufen oder Belastung zu integrieren, statt sich in allen Bereichen steigern zu wollen. Durch mein Jugendtraining kann ich auf vergangene Erfahrungswerte zurückgreifen, was ohne diesen Vorteil durch einen erfahrenen Trainer substituiert werden kann. Meist habe ich mir bei zu gewollten Sprüngen oder Kraftübungen am Anfang der Wintervorbereitung Verletzungen geholt, da der Körper Anpassungszeit benötigt. Insofern trainierte ich in St. Moritz wieder fleißig nach dem neuen System, achtete aber auf die Höhe und die Reaktion meines Körpers. Hypoxietraining zum Einstieg ist nicht die Zeit für extravagante oder ausgefallene Trainingsein-

5 Hier hatte ich oft sogar deutlich höhere Umfänge als in meiner ersten Marathonvorbereitung abgespult! So hatte ich 2015 im Trainingslager an der Ostseeluft von Zinnowitz vor meiner 5000-m-Bestzeit Kilometerumfänge bis zu 185 Kilometer verzeichnet, wovon mehrere Einheiten von einer deutlich höheren Intensität waren.

heiten. Dies hatte ich nur zwei Jahre zuvor schmerzhaft erfahren müssen, und die damalige Saison war mir noch eindringlich in Erinnerung.[6]

Laktatbasiertes Training

Ich hatte 2018 eine Lektion gelernt und nahm mir vor, konsistent, aber mit einer gewissen Portion Vorsicht meine erste Marathonvorbereitung zu gestalten. Besonders freute mich, dass mit Peter Herzog und Tadesse Abraham zwei erfahrene Marathonläufer vor Ort waren, mit denen ich mich austauschen konnte. So verabredete ich mich etwa mit Peter zu 4 × 3 Kilometern in Marathonpace mit einem Kilometer Laufpause im Gelände. Ich wartete dehnend bereits am Treffpunkt auf ihn, doch er war noch nicht zu sehen. Peter ist achtsam, pünktlich zu gemeinsamen Trainings zu erscheinen, wie ich selbst auch. Aus der Ferne sah ich ihn alsbald in raschem Tempo auf meine Mutter und mich zulaufen. Natürlich hatten wir die Einheit gemeinsam durchgeplant, denn Peter hatte noch vorab 17 Kilometer in mittlerem Tempo zu erledigen. Da ich noch nicht so weit in der Vorbereitung war, hatten wir vereinbart, dass ich seine zweite Hälfte mit dem erwähnten Programm laufe. Peter hatte seinen Rucksack mit der notwendigen Trinkflasche beim Stadion deponiert, die ihm meine Mutter dann vom Rad reichen würde. Da er offenbar aufgehalten worden war, aber rechtzeitig bei uns sein wollte, war das geplante mittlere Tempo dann zu einem flotten Tempo geworden. Keuchend entschuldigte er sich und ich schlug vor, die Einheit etwas langsamer anzugehen. Er winkte grinsend ab und wollte das geplante Programm wie angedacht durchziehen, und so liefen wir los.

Mit Peter an der Seite rollte es sich wesentlich angenehmer als allein. Wir pushten uns bei der Belastung nicht mehr als nötig, aber konzentrierten uns auf das Tempo. Meine Mutter kennt durch jahrelange Radbegleitung, wann wir angesprochen oder verpflegt werden wollten. Peter war gleich beeindruckt von ihrem Fachwissen. Auch wenn sie selbst nie aktiv Leichtathletik betrieben hatte, ist ihr sportliches Interesse sehr hoch und sie verfolgt viele Sportereignisse und ist bestens über Ergebnisse informiert. Wir liefen unsere Runden am Flugfeld und die Einheit war Maßarbeit. Ich erinnere mich, wie ich als Bahnspezialist doch etwas beeindruckt über Peters Ausdauerniveau und sein gesamtes Pensum in St. Moritz gewesen war. Ein paar Monate später würde ich merken, dass die hohe Kilometerzahl und die bedacht eingefügten Intensitäten sich auch bei mir normalisierten. Die Länge derartiger Einheiten wirkte dann nicht mehr abschreckend, sondern gewohnt und gleichzeitig jedes Mal aufs Neue verlockend.

Eine besonders harte Einheit dieses Trainingslagers war ein gesteigerter 28-km-Lauf in etwa 3:20 min/km mit Radbegleitung. Ich musste berücksichtigen, dass ein gesteigerter Tempodauerlauf in Höhenluft noch eine größere Herausforderung war als auf Meeresebene und hatte dementsprechenden Respekt vor der Einheit. Ich frühstückte zeitig, bereitete meine Flaschen vor und erledigte meine morgendliche Fuß- und Rückengymnastik, bevor wir ins Dorf zur Bahn aufbrachen. Der Beginn sollte verhalten sein, doch meist läuft man den ersten Kilometer zu forsch an. Das ist nicht weiter schlimm, wenn man sich anschließend zurückhält und bewusst das Tempo drosselt. Es wäre sinnwidrig, einen gesteigerten Lauf gleich durchweg schnell »durchziehen« zu wollen. Ab der zweiten Runde um den See hatten wir vereinbart, hinunter zum Flugfeld nach Samedan zu laufen, wo Nada mich auf den geteerten Wegen begleiten konnte. Kurz vor dem steilen Stück bergab am Dorfende nahm ich meine ersten Schlucke aus der Trinkflasche. Ich fing an, mich an diese energiereichen Belohnungen im Training zu gewöhnen. Während ich dort den Schotterweg neben der Straße hinunterlief, fuhr Nada das Straßenstück mit ihrem Fahrrad, blieb aber auf meiner Höhe. Auch hier merkte ich durch das forsche Tempo noch deutlich die Stoßbelastung auf meinen Quadrizeps, wusste aber, dass sich mein

6 Siehe Kapitel 6.

Körper nach und nach daran gewöhnen musste. Auf dem Flugfeld angekommen, fiel mir der Lauf zunehmend leichter. Nada fuhr entweder neben oder schräg vor mir, um den Wind etwas abzuhalten, und ich spulte die Kilometer progressiv herunter. Bei Kilometer 25 wusste ich, dass ich nicht zu viel Laktat haben konnte. Ich lief neben meiner Partnerin in dieser schönen Landschaft, mein Schritt rollte wie automatisiert und ich fühlte, dass ich noch länger so laufen könnte. Ich beschleunigte die letzten drei Kilometer weiter und merkte, wie gut ich mich fühlte. Am Ende des Laufes nahm ich ihr sofort erwartungsvoll den Rucksack mit dem Laktatgerät ab und wartete nach der Abnahme vom linken Ohr gespannt auf meinen Wert. Vorab muss man das Ohr nicht nur reiben, sondern ich streife zwei Mal den Schweiß vom Ohr ab, um einen möglichst exakten Wert zu erhalten.[7] Das Gerät zeigte 1,8 mmol Laktat an und ich grinste Nada an. Bei diesem ersten gesteigerten Tempo in der Höhe unter 2 mmol Laktat und damit aerob geblieben zu sein, erfüllte mich mit Stolz. Natürlich wussten wir beide, dass dies nicht ausschließlich auf meine bisherige Arbeit zurückzuführen war, sondern vor allem das Ergebnis meiner jahrelangen Ausdauerarbeit als Bahnläufer war, von der ich im Marathon noch stark profitiere. Dennoch war es zufriedenstellend zu sehen, dass mein Körper auf neue Trainingsreize ansprach.

Alternativtraining

Abseits vom Lauftraining gehe ich auf Trainingslagern entweder Radfahren, integriere seit 2020 den Crosstrainer oder hocke mich bei schlechtem Wetter auf den Ergometer. In meiner Bahnzeit schwamm ich viel, mittlerweile gehe ich seltener schwimmen, obwohl es die Muskulatur gut lockert. Während einige Läufer gerne Aquajogging in ihr alternatives Training integrieren, kraule ich tatsächlich gerne. Zwei bis drei Kilometer in verschiedenen Programmen lockern meine Beine und bieten gleichzeitig ein gelenkschonendes Ausdauertraining. Ich kraule ausreichend gut, um mich hier auch fordern zu können, sollte ich nicht nur eine lockere Einheit als Ergänzung absolvieren wollen. Als ich im Trainingslager von Monte Gordo 2015 Schmerzen an der Ferse hatte, verzichtete ich auf einige der intensiven Bahnläufe zugunsten des Wassers. Während die Trainingsgruppe ihr Programm erledigte, forderte ich mich mit zeitlich ähnlichen Schwimm-Intervallen. Das Gleiche erledigte ich 2022 auf dem Rennrad mit Bergintervallen, als mein Fuß vor der so wichtigen Europameisterschaft schmerzte. Statt über die Irritation zu laufen, trainierte ich umfangreich alternativ. Auch wenn man oft meint, seine Form zu verlieren, wollte ich 2015 unbedingt an den Hallenwettkämpfen und 2022 bei der Europameisterschaft teilnehmen und wusste, dass meine Füße hier jeweils einsatzbereit sein mussten. Es war immer ein schwieriger Grad, die absolut notwendigen Kerneinheiten zu finden, die man laufen sollte. Dennoch ging dieser Plan jedes Mal gut auf und ich fuhr sogar Siege ein. Flexibel im Kopf zu bleiben und auf Alternativtraining umzusteigen, gehört als kompetitiver Athlet zum Sport.

In unseren vielen Trainingsaufenthalten in St. Moritz fuhren wir regelmäßig in das eine Stunde entfernte italienische Bergdorf Chiavenna. Der große Vorteil dieser längeren Trainingsfahrt ist, für bestimmte Einheiten auf Meereshöhe trainieren zu können. Während im Höhentraining auf eine angepasste Geschwindigkeit der Intervalle zu achten ist, kann man hier für bestimmte Programme die gewohnte bzw. sogar eine saisonbedingt härtere Laufgeschwindigkeit wählen. Der Höheneffekt, den man im Hypoxietraining gewinnt, geht dadurch nicht verloren, aber es ist möglich, die Beine muskulär auch an Wettkampfgeschwindigkeiten zu gewöhnen. Selbstverständlich kenne ich Athleten, die ihr gesamtes Pensum in der Höhenluft erledigen und damit gut fahren. Persönlich

7 Laktatgeräte variieren manchmal lästig im Wert, vor allem wenn sich zu dem notwendigen Blutstropfen etwas Schweiß dazu mischt. Aus diesem Grund ist es wichtig, bei der Abnahme sehr hygienisch vorzugehen. Ich bevorzuge in Gesellschaft das Ohr, da am Finger mehr Bakterien sein können und der Wert durch die Handbewegung beim Laufen auch ungenauer ist. Hierfür lohnt sich der Einsatz von etwas Desinfektionsmittel, das ich beim Ohr jedoch weglasse.

habe ich mit dem Einstreuen weniger Einheiten auf Meereshöhe allerdings gute Erfahrungen gemacht und die Kurzaufenthalte in Italien sehr genossen. So wiederholte ich diese Trainingsprogramme in den folgenden Jahren mit meiner belgischen Trainingsgruppe, wenn wir uns gegenseitig zu Intervallen forderten und Feuer für die Anstrengung aufkam. Grundsätzlich kann ich mich auch gut allein für harte Einheiten motivieren, doch mit einer gut gelaunten Gruppe Jungs macht es deutlich mehr Freude. Das Schönste an diesen Einheiten waren allerdings die leckere Pizza und der Cappuccino nach erledigter Arbeit. Nach einem dieser Programme entdeckten wir im Mai 2019 ein wunderbares Restaurant, das Antipasti, diverse Fleischsorten, frisches Marktgemüse und Vollkornpolenta frisch zubereitete. An bestimmten Tagen gab es auch einen Markt, auf dem man den besten italienischen Käse, Cantuccini und weitere Spezialitäten zu einem günstigen Preis einkaufen konnte. So waren wir oft mit beladenen Einkaufstaschen – und einem Eis im Magen – die Stunde ins »etwas« teurere St .Moritz zurückgefahren.

Viareggio

Ein weiteres Trainingslager, das wir in Italien absolvierten und das mir in meiner jahrelangen Marathonvorbereitung sehr half, waren zwei Aufenthalte in Viareggio. Wir analysieren immer gerne retrospektiv die Trainingslager und besprechen vorausschauend, wie wir Läufer gerne agieren, die weitere Planung. Man kennt die Trainingsentwicklung über die Jahre hinweg und kann die absolvierten Einheiten oder die Arbeit an bestimmten Orten perfekt einschätzen. Ich schätze die Anerkennung sowie den Rat meiner Partnerin, und es ist schön, die Etappen eines Trainingsjahres gemeinsam durchzudenken. Für mich waren die meisten Trainings in dünner Höhenluft hervorragend gelaufen und meine Trainingswerte hatten sich jedes Mal fein verbessert. Allerdings musste ich immer wieder feststellen, dass die bedeutendsten Marathons der internationalen Höhepunkte bei sommerlich hohen Temperaturen stattfinden, die eine andere Herausforderung darstellen. Hierfür ist es notwendig, den Körper auf diese Belastung in der Hitze vorzubereiten, was in der Höhe durch kühlere Temperaturen meist nicht möglich ist. Aus diesem Grund integriere ich seit 2022 auch bewusst Hitzetraining in meine Saisonplanung, um gezielt die internationalen Höhepunkte zu simulieren.

Im Olympia-Sommer 2024 war ich nach mehrwöchigen Aufenthalten mit meiner belgischen Trainingsgruppe in St. Moritz vor der Entscheidung, dies in München, wo wir seit 2023 lebten, zu probieren, oder zehn Tage in den Süden zu reisen. Da Nada in ihrer Jugend den Küstenort Viareggio mit seinen umliegenden Wäldern geschätzt hatte, beschlossen wir, in die nordwestliche Toskana zu reisen. Es war Ende Juli und mein Rennen in Paris waren nur drei Wochen entfernt. Ich wusste, dass es eine Gratwanderung war, mich zehn Tage einer Hitze von über 30 Grad auszusetzen. Als weitere Herausforderung musste ich mich angesichts der extrem hügeligen Strecke von Paris, die ich mehrfach mit meinem Coach besucht hatte,[8] einem profilierten Training stellen. Da Küste, Wald, Hitze und Hügel nicht immer einfach zu finden sind, war ich dankbar, diese Kombination in Viareggio vorzufinden. Der Ort liegt am Rande eines recht dichten Pinienwaldes, dessen Wege zwar an wenigen Stellen sandig, aber insgesamt hart und geeignet für uns Läufer sind. Vor allem schützen sie einen bei der zweiten Einheit vor der brutalen Julihitze. Im Hinterland, das wir auch mit den Rennrädern befuhren, schlängeln sich größere Pfade die umliegenden Berge empor. Auch dies nutzte ich zweimal für ein anspruchsvolles Bergantraining. Statt kurzen Hügelläufen, die wir als Bahnläufer oft über 200–400 Meter in den Herbstmonaten integrierten,[9] achtete ich diesmal auf längere, kontinuierliche Anstiege, da mir dies in

8 Siehe dazu noch Kapitel 8.

9 Siehe Kapitel 4.

Paris bevorstehen würde. Morgens standen wir oft sehr früh auf, um noch etwas der enormen Hitze zu entgehen.

Eines Morgens brachen wir zu einer wichtigen Einheit über 2 × 10 km in Marathonpace auf, wobei die zweiten 10 km davon gesteigert waren. Ich lief dieses Training auf einer recht geraden, an die Wiener Hauptallee erinnernden Straße, deren Asphalt von mehreren Bodenunebenheiten gekennzeichnet war. So musste ich mich nicht nur auf die Geschwindigkeit von 3:00 min/km konzentrieren, sondern auch auf den Boden achten. Vermutlich lenkte mich dies etwas von der gnadenlos steigenden Außentemperatur und Sonneneinstrahlung ab. Gleichzeitig reichte mir Nada in bestimmten Abständen meine Gels und Getränke, denn auch das musste ich in der Wärme üben. Über die zweiten zehn Kilometer fühlte ich mich sogar besser und beschleunigte. Bei Kilometer 7 spürte ich nach der Wende einen kurzen Schwindel, nahm noch einmal einen Schluck des Kohlenhydratgetränks zu mir und dachte an Paris. So powerte ich die Einheit zu Ende und war mit dem erzielten Laktatwert sehr zufrieden. Schweißüberströmt bedankte ich mich für die »Pacing-Duty« und wechselte vor dem Auslaufen meine Kleidung. Mehr als diese schnelle Einheit setzte mir allerdings muskulär das Bergtraining zu, und ich verbrachte oft den restlichen Tag in der gekühlten Unterkunft, bevor ich mich in den Abendstunden zu Nada an den Strand wagte. Der fünfzehnminütige Weg dorthin schien mir so beschwerlich, dass ich lieber das Rad nahm …

So vergingen diese Tage sehr schnell und obgleich es ein beliebter Urlaubsort war, genossen wir den Strand nur abends oder als kurze Belohnung nach den Läufen. Da wir oft zu müde waren, in Restaurants zu gehen und dort lange zu warten, hatten wir das Glück, eines Mittags ganz zufällig ein einheimisches Lokal zu finden, das von den Hafenarbeitern vor Ort stetig besucht wurde. Ganz unvermittelt nahmen wir Platz und die mollige Kellnerin sprach uns etwas überrascht auf Italienisch an. Wir mussten zugeben, keine Einheimischen zu sein (in Radklamotten und meinem Äußerlichen vielleicht nicht so überraschend, wobei Nada oft als Italienerin durchgeht) und fragten, ob wir dennoch bleiben durften. Sie lachte und drückte uns zwei Speisekarten in die Hand, die wir ungefähr entziffern konnten. Nach nur kurzer Zeit aßen wir die besten Frutti di Mare, die wir uns wünschen konnten, und die Pasta war vorzüglich. Die restliche Woche genossen wir noch ein paar Mal den unkomplizierten Imbiss auf einfachen Hockern neben den lokalen Arbeitern, die automatisch das tägliche Menü bestellten, das wir auch probierten. Nach Hitzetrainings ist natürlich nicht nur auf eine ausgewogene Ernährung zu achten, sondern vor allem auf eine unmittelbare Verpflegung während und nach dem Training. Unmittelbar vor den Spielen achtete ich in der italienischen Hitze besonders auf Elektrolyte und nahm auch Salztabletten vor härteren Einheiten. Obwohl dies paradox klingen mag, helfen diese, den Natriumverlust durch das Schwitzen auszugleichen und die Flüssigkeitsaufnahme zu verbessern, was gleichzeitig die Leistungsfähigkeit steigert. Nach Viareggio waren es nur noch zwei Wochen bis zu den Spielen in Paris, bei denen ich meine neue Marathonform unter Beweis stellen wollte.[10]

Kenia

Ein Ort in Afrika, den wir aufgrund seiner Magie für uns Läufer sehr oft bereisten, ist die kenianische Hochebene jenseits von Eldoret, das sogenannte Uasin Gishu County. Während meist von »den kenianischen Lauftalenten« gesprochen wird, ist dies der Ort, von dem die meisten internationalen Berühmtheiten des Landes stammen und wo gemeinsam trainiert wird. Es ist vor allem der Volksstamm der Kalenjin, der mit den Maasai verwandt ist und zu dem u. a. nandisprachige Gemeinschaften gehören; deren Bezeichnung wörtlich übersetzt »Ich sage (zu dir)« bedeutet. Seit den 1940er- und 1950-Jahren schlossen sich

10 Siehe Kapitel 8.

diese Gemeinschaften unter der Sammelbezeichnung Kalenjin zusammen und machen heute laut kenianischer Volkszählung (2019) rund 6,36 Millionen Kenias aus. Laufen ist in Kenia Nationalsport Nummer 1.

Hier gelten international erfolgreiche Läufer als Helden, als Aushängeschilder und Stolz ihres ganzen Landes. Kinder werden bereits früh zum Laufen motiviert, Teenager sehen international aktive Leichtathleten als Idole an und träumen von einer Karriere im Stadion und auf den Straßen der Marathon Majors.

Im kenianischen Hochland treffen sich frühmorgens noch vor Sonnenaufgang große Gruppen von Läufern verschiedenen Alters und Leistungsvermögens wie selbstverständlich zum gemeinsamen Training. Oft sieht man sie von ihren morgendlichen Einheiten bereits um 8 Uhr morgens zurückkehren, die mitunter gefährliche Sonneneinstrahlung trotz dunkler Haut klug vermeidend. Nach einer längeren Pause folgt am späten Nachmittag oft die zweite Einheit, die regelmäßig deutlich ruhiger gehalten wird als die morgendliche. Diese Einheit stellt nur einen Baustein ruhiger Ausdauerarbeit dar und wird öfter in extrem ruhigem – für manche Europäer undenkbar lockerem – Tempo zurückgelegt. In Kenia wird Laufen gelebt, gefeiert, gefördert und stellt gleichzeitig ein soziales Netz für Menschen aus starker Armut zur Verfügung. Läufer werden hier geachtet und bewundert, nicht als arbeitsscheue oder egozentrische Sportamateure angesehen. Man wird für die harte Arbeit geschätzt, die man im Training und für notwendigen Erfolg aufwendet, und ist als internationaler Athlet ebenso in der Gruppe willkommen. Nie würde man Läufer mit dämlichen Sprüchen belästigen; einzig die Kinder laufen einem in Scharen schreiend nach, was natürlich mehr auf unsere Hautfarbe zurückzuführen ist. »Mzungu, Mzungu![11]« tönt es dann, oder: »Give me sweets, give me your watch!«

Im Ort Iten, wo wir DLV-Athleten neben anderen internationalen Läufern regelmäßig trainieren, ist die Passion zum Laufsport besonders wahrnehmbar. Auf 2400 Metern über Meereshöhe ist der Hypoxieeffekt für die Ausdauerleistung besonders groß, während die das Dorf umgebenden Trails und Asphaltstraßen kilometerweites Dauerlaufterrain bieten. Seit den späten 1970er-Jahren haben sich Iten und Kaptagat zu international renommierten Laufzentren etabliert und eine Reihe von berühmten Athleten hervorgebracht. Beide Orte liegen in unmittelbarer Nähe der Stadt Eldoret, Iten im County Elgeyo-Marakwet und Kaptagat im County Uasin Gishu. Da Laufen der Hauptsport ist, ziert den Eingang des Dorfes ein berühmter Bogen mit der Aufschrift: »Welcome to Iten, Home of the Champions«. Der Ort liegt auf einer Anhöhe zwischen einer stark befahrenen Straße von Eldoret und dem in der entgegengesetzten Richtung liegenden Bugar Forest. Der Blick des Dorfes erstreckt sich atemberaubend über das gigantische Great Rift Valley, während es – abgesehen von der Bewaldung des etwas südlich liegenden Rimoi National Reserve – von bebautem Ackerland umgeben ist. Die Menschen leben hier einfach, der Komfort der Globalisierung ist nur fragmentarisch angekommen und bietet neben dem Lauftourismus lediglich eine Handelsplattform für Agrargüter. Das Dorfzentrum ist umgeben von brüchigen Betonbauten, alten, teils offenstehenden Lehmhäusern, traditionellen Dorfhütten, einem großen, ungepflegten Fußballfeld neben der St. Patrick School und einer Reihe von spärlich ausgestatteten Shops. Lebensmittel erwirbt man entweder auf dem Markt oder in kleineren Lebensmittelläden, wo Kühlschränke Mangelware darstellen. Kommt man als Europäer zu Besuch, ist es ratsam, seinen Einkauf in der modernen und international ausgestatteten *Rupa Mall* im fünfzig Minuten entfernten Eldoret vorzunehmen und in Iten nur trockene Lebensmittel zu erwerben. Leider haben wir festgestellt, dass unsere europäischen Mägen etwas sensibler auf Lebensmittel vor Ort reagieren als jene der Kenianer.

11 Das Wort aus der Sprache Swahili steht in der heutigen Zeit für Leute mit »weißer Haut« oder bedeutet »Hellhäutiger«. Ursprünglich hieß »mzungo« nämlich »jemand, der umherläuft« – ein »Wanderer« oder »Reisender«. Heute bedeutet das oft gerufene »Mzungu, karibu!« so viel wie »Willkommen, Fremder!« oder »Willkommen, Weißer!«

Eine besondere Rolle in der Förderung des Laufnachwuchses von Iten ist die christliche St. Patrick's High-School, die über Jahrzehnte von Brother Colm O'Connell, einem irischen Missionar und Leichtathletik-Coach, geprägt wurde. Er kam 1976 nach Iten, um an der Schule Geografie zu unterrichten, und war später auch Headmaster (u. a. 1986–1991). Die Kenianer nennen ihn liebevoll »The Godfather of Kenyan running«, denn er hat bereits mehrere Generationen von Läufern, darunter den 800-m-Weltrekordhalter David Rudisha, an die Weltspitze geführt. Wie die Bewohner des Ortes lebt Brother Colm recht bescheiden und achtet neben der sportlichen Entwicklung seiner Schützlinge auf deren akademische Ausbildung. Er ist bekannt dafür, den Sport der intellektuellen Erziehung nicht voranzustellen, sondern beides auf natürlichem Wege zu verbinden. Keinesfalls wird man zum Lauftraining gezwungen, die Teilnahme ist freiwillig. Viele Schüler spielen auch Fußball oder üben sich in Kunst und Gesang. Den Schülern wird die physische und intellektuelle Disziplin gemeinsam vermittelt, denn beides erlaubt ihnen, der oft bitteren Armut zu entkommen. Das Gros der Bewohner Itens und seines Umlandes ist Landwirte, Händler und Transportfahrer. Verlässt man den Kern von Eldorets, wird einem wieder bewusst, warum internationale Ökonomen davon sprechen, dass die Globalisierung Afrika bisher keinesfalls in zufriedenstellendem Ausmaß erreicht hat.[12]

Die Straßen des Flughafens Eldoret, wo man aus Nairobi kommend landet, sind beidseitig gesäumt von brüchigen, mit Werbung bemalten Häusern, Plastikmüll, dürftigen Gehwegen, an kleinen Pflöcken angebundenen, zerrupften Schafen oder Kühen und den verschiedensten, bunt gemischten Handelsständen. Sogleich fallen einem die renovierungsbedürftigen Straßennetze, der teils lebensgefährliche Verkehr, der umherliegende Müll, Staub und Sand sowie die mit Werbeslogans bemalten, schiefen Hauswände auf. Während Eldoret auch internationale Stadtteile hat – darunter feinere Hotels und moderne Shopping-Malls –, muten die Vororte regelrecht wild an.

Vorrangregeln werden nur willkürlich eingehalten, das die Straßen querende Weidevieh nur selten vor Autos geschützt und Händler preisen auf Papptischen aufgebahrte Ware an. Die zum Verkauf angepriesenen Möbel stehen in der staubigen Hitze des Straßenrandes und kleine Kioske bieten neben Getränken, Mobiltelefonen und Tabak auch WLAN-Karten und Alkohol an. Zwischen den bemalten Häusern mit ihren grellen Werbeslogans hocken Frauen verschiedenen Alters vor randvoll gefüllten Eimern mit roten Zwiebeln, Karotten, Kartoffeln und Tomaten, während ihre Kolleginnen auf kleinen, selbst zusammengestellten Feuerplätzen Maiskolben und kleine Fleischspieße grillen. Die Autos erinnern an die 1970er bis 1990er-Jahre, ihre Sitzkissen lassen einen gefühlte 25 Zentimeter einsinken und die Türen sind nur mit Glück dicht verschließbar. Der öffentliche Transport besteht, neben teils fünffach besetzten Motorrädern, aus den klassischen »Matatus«, einer Art Kleinbus, in die sich regelmäßig zwischen zehn und fünfzehn Passagiere zwängen.

Hat man seine ersten Eindrücke erst einmal verdaut und sich dann angesichts der wunderschönen afrikanischen Landschaft auf dem Weg nach Iten wieder angefangen, zu entspannen, erlebt man neben lebensgefährlichen Überholmanövern und deutlich spürbaren Schlaglöchern so manch interessante Polizeikontrolle. Natürlich sehen die Beamten genau, dass Europäer transportiert werden und verlangen oft eine ansonsten nicht bestehende »Maut«. Manchmal wollen sie schlicht ihre Befugnisse durch Ad-hoc-Kontrollen demonstrieren. In Iten kennen sie uns internationalen Läufer mittlerweile gut und verlangen neben Geld auch schlicht ein paar Laufschuhe für ihre Frauen und Kinder. Als ich im Winter 2021 mit einem kenianischen Fahrer kurz vor dem Gelände des Flughafens Eldoret erneut angehalten wurde, war die Reaktion auf meine Frage, ob er nun unseren gültigen

12 Siehe etwa Joseph Stiglitz, *Globalization and Its Discontents* (W. W. Norton & Company, 2002), der die unzufriedenstellenden Auswirkungen der Globalisierung auf Afrika bereits 2002 (!) ökonomisch beschreibt.

PCR-Test sehen wolle, ein schelmisches Grinsen unseres Fahrers: »No Richard, just taking some bribes.«[13]

Geduldig wartete er ab, bis ich den Beamten genervt ein paar hundert kenianische Schillinge zusteckte, damit wir rechtzeitig den Flughafen erreichten. In Iten selbst geht es etwas angemessener zu, und die Händler und Marktfrauen hauen einen nicht derart übers Ohr. Nada musste im November 2020 beispielsweise ihren Laptop reparieren lassen, und nach ein paar Stunden besorgtem Abwarten in einem heruntergekommenen Händlershop war der Laptop für umgerechnet fünfzig Euro perfekt repariert.

Die Erfahrungen eines Trainingslagers in Kenia hängen davon ab, wie man sich auf die Gegebenheiten des Landes einlässt und sich mit der Kultur, den Menschen und der Natur auseinandersetzt. Vor allem läuferisch kann man sich inspirieren lassen und sich den Kenianern anschließen oder ihre Trails ausfindig machen. Nutzt man, wie so mancher Europäer, stur um 10 Uhr vormittags und 16 Uhr nachmittags ausschließlich die asphaltierten Straßen für seine Läufe und lebt ansonsten abgeschottet im Hotelkomplex, so wird man wenig von den Kenianern lernen oder ihre Athletenkultur schätzen. Die Kenianer sind ein sehr freundliches Volk, begeistern sich über den Besuch von uns »Mzungus« und sind größtenteils hilfsbereit und gastfreundlich. Bei unserem ersten Besuch wurde ich unmittelbar von meinem kenianischen Freund Cornelius Kangogo, den ich bei mehreren internationalen Rennen angetroffen und auch als Pacer schätzen gelernt hatte, zum Essen eingeladen.[14] Die Familien haben nicht viel, aber sie teilen mit uns Läufern. So wie es bei uns unfreundliche Menschen gibt, kann einen auch so mancher Kenianer ignorieren, bewusst hinhalten oder einem eins aufbinden. Abseits der sehr respektvollen Lauf-Community darf man nicht vergessen, dass die Menschen hier oft Not leiden, weshalb man so manches Verhalten rational erklären kann. Trotz stetigem Wirtschaftswachstum lebt ein beträchtlicher Teil der Bevölkerung Kenias unterhalb der Armutsgrenze.[15] Vor allem Kinder sind hiervon betroffen und oftmals mangelernährt. Bei allem Fokus auf unser Training schmerzt es, Kleinkinder in dreckigen Klamotten am Straßenrand spielen zu sehen. Genauso schwer tut man sich, Zehnjährige, die auf den Feldern schuften müssen, zu beobachten oder ihnen an Ständen gebratenen Mais abzukaufen. Richtiges Spielzeug ist Mangelware, weshalb sich ein paar Kinder tierisch über einen von Wolfgangs mitgebrachten Fußbällen freuten.

Seit unserem ersten Aufenthalt im November 2018 hat sich zwar das Straßennetz verändert, doch die Infrastruktur von Eldoret und Iten blieb nahezu dieselbe. Staubige Straßen, renovierungsbedürftige Häuser und willkürliche Müllverbrennung mitten im Ort gehören ebenso ins Landschaftsbild wie die wunderschönen rot gefärbten Trails, die exotischsten Pflanzen, freilaufende Äffchen und ein schier endloser Himmel über dem atemberaubenden Great Rift Valley. Die Mischung zwischen der fesselnden Natur, den freundlichen Einwohnern, den diszipliniert und hart arbeitenden Athleten, der bunten Kulinarik und der bestehenden Armut ergibt Eindrücke, die man als Läufer nicht missen sollte. Die Welt der internationalen Leichtathletik ist mittlerweile so tief mit dem Land verwurzelt wie seine Bekanntheit für fesselnde Safaris und wunderschöne Kunst. Als Schattenseite gilt die nach wie vor bestehende Korruption als politisch komplexes Strukturproblem, das durch die starke Involvierung der Politik[16] einem deutlichen

13 »Nein, Richard, er möchte nur etwas Schmiergeld.«

14 Wie ich noch berichten werde, hat uns Cornelius beim 10.000-m-Europacup in London 2018 Tempo gemacht und mich zur deutlichen Bestzeit geführt (siehe Kapitel 6).

15 Die UNO definieret die internationale Armutsgrenze lange als ein tägliches Einkommen von 1,90 US-Dollar pro Person kaufkraftbereinigt, 2011 PPP). Die Weltbank hat diese extreme Armutsgrenze 2022 auf 2,15 US-Dollar (2017 PPP) aktualisiert.

16 Im Sommer 2025 kam es zu mehreren Aufständen der Jugend gegen den amtierenden Präsidenten Ruto, dem vielfach eine korrupte Politik vorgeworfen wird und der Nachwuchsgeneration Bildung und Aufstiegschancen verweigert. Hierbei kam es auch zu mehreren Eskalationen und Gewaltakten der Polizei. Siehe etwa die Berichterstattung vom 25.5.2025: What to *Know About the Antigovernment Protests in Kenya* (NYT).

Wirtschaftswachstum im Wege steht. Ebenso steht Kenia derzeit wegen seines mangelhaften Kampfes gegen Doping im Visier. Als ich mit Nada auf den Mountainbikes des Hotels das erste Mal die Hauptstraße hinab in den Ortskern von Iten rollte und relativ blauäugig fragte, ob hier angesichts der brachliegenden Bauten und zusammengewürfelten Geschäfte tatsächlich das Dorfzentrum wäre, wurde mir wiederum bewusst, dass wir in unserem schlicht eingerichteten Hotel sehr privilegiert wohnten und vor allem sicher waren. Nicht, dass man sich als Frau oder Europäer jemals allein oder auf dem Fahrrad unsicher gefühlt hätte. Vielmehr sind aufgrund der bestehenden Armut Diebstahl und Hehlerei die deutlich größeren Probleme.

Das bekannte *Kerio View Hotel* am Rande eines Felsens vor dem Rift Valley stellt seit seiner Errichtung im Jahr 2002 einen Fixpunkt unseres Aufenthalts für uns deutsche, aber auch für andere internationale Athleten dar. Das Hotel wurde in jenem Jahr vom belgischen Bauunternehmer Jean-Paul Fournier gegründet und wird seitdem von ihm geleitet. Jean-Paul spricht als Flame perfekt Deutsch und hat dadurch nicht nur bei Wolfgang einen Stein im Brett, sondern parliert liebend gerne mit den internationalen Gästen seines Hotels. Eines Abends erzählte er uns seine gesamte Lebensgeschichte, von seinem Bauunternehmen in Belgien und von seiner Entscheidung, hier in Iten jenes Grundstück zu erwerben, auf dem er mit Sicherheit das beste Hotel bis nach Eldoret erbauen ließ. Jean-Paul ist durch und durch Geschäftsmann. Er weiß allerdings, dass wir als Stammgäste über Wochen, auch damals in der Pandemie, das Geschäft am Laufen hielten und gewährt uns einen fairen Preis, der neben der Nächtigung sämtliche Mahlzeiten abdeckt.

Das Frühstück ist mit Toast, Porridge, Tee und Kaffee grundsätzlich recht simpel gehalten, das Highlight stellen definitiv die exotischen Früchte sowie hin und wieder selbst gebackene Kuchen dar. Cyrus und Rufus, die Köche, sind auch bereit, Eier mit Speck oder Pancakes frisch zuzubereiten. Mittags und abends kann man entweder à la carte Standardmenüs des Hauses wählen oder man stellt sich sein Menü mit bekannten Zutaten selbst zusammen. Meist wählen wir letztere Variante, da Cyrus uns mittlerweile kennt. Erklärt man ihm neue Rezepte, kann er diese, oft zu unserem Erstaunen, mit den spärlich vorhandenen Küchenutensilien perfekt umsetzen. Sind zu viele Gäste anwesend oder wird eine kenianische Gesellschaft neben uns erwartet, gibt es regelmäßig ein Buffet, denn die Mitarbeiter der Küche wären schlicht überfordert, fünfzig Einzelbestellungen aufzunehmen. Obwohl vor allem die DLV-Läuferinnen lieber ihre eigenen Speisen bestellen, sind die aufgetischten Buffetspeisen auch bunt und vielseitig und bieten manchmal Gerichte, die man in der Form noch nie probiert hat. Achtung ist vor unbekannten Soßen geboten, denn man will am nächsten Tag schließlich problemlos laufen.

Als Läufer sind wir aus Erfahrung achtsam. Besonders mittags empfiehlt es sich, aufgrund der zweiten Einheit einfach zu essen, denn durch die Höhenluft und die ungewohnten Bakterien vor Ort reagiert der Magen doppelt so sensibel. Achtet man nicht auf diesen Aspekt, sind Bauchschmerzen beim Nachmittagsdauerlauf ein regelmäßiger Begleiter. Aufpassen gelernt haben wir vor allem mit der Milch, die die Kenianer gerne warm genießen. Weiter haben wir festgestellt, dass sie besser frisch aus der Verpackung beziehungsweise aus dem Kühlschrank kommen sollte, um nicht den gefürchteten Durchfall zu verursachen. Andererseits gibt es Lebensmittel vor Ort, wie Mangos, Bananen, Avocados sowie verschiedenes lokales Gemüse, die unvergleichbar intensiv und frisch schmecken. Die erwähnten Früchte kann man auch zu günstigem Preis vor Ort erwerben und längst hat sich »Mango Crumble« als beliebter Nachtisch etabliert.

Im Gegensatz zu anderen Athleten, die in Kenia ‚sicherheitshalber' vegetarisch essen, lieben wir auch das Fleisch, besonders das frische Huhn und ein Stück »dry-fried« Fisch aus dem Lake Victoria. Das Rind schmeckt je nach Saison unterschiedlich, nach einer bestehenden Dürrephase hat man eher ein Stück harte Flachse auf dem Teller, auf das man lieber verzichten kann. In einer wetter- und wirtschaftlich besseren Phase sind die Tiere nicht ganz so verhungert und geben ein leckeres Stück Fleisch ab. Cyrus macht auch seine berühmten »Chicken Nuggets«, die er direkt aus den frisch abgeschnittenen Hühnerschenkeln zubereitet und die den uns bekannten Nuggets deutlich voraus sind. Salat kann man essen, wenn er gut gewaschen ist; sicherer ist es, das Gemüse gekocht zu verzehren. Auch gewisse Beilagen, wie etwa Ugali, sind ein Highlight. Der traditionelle Maisbrei hat eine ähnliche Zusammensetzung wie Polenta, ist aber fester in der Konsistenz, und Chapati, ursprünglich aus Indien und nach Kenia eingebrachte Fladen, werden in eigenen Pfannen frisch zubereitet. Letzteres eignet sich als Brotersatz oder als Zuspeise zu anderen Mahlzeiten, ist aber auch in süßer Form, ähnlich einem Stück Pfannkuchen, genießbar. Natürlich kann man weitere Beilagen wie Reis, Nudeln, Kartoffeln und Bohnen bestellen, auch die Kochbananen, Plantains genannt, sind eine populäre Beilage.

Der Gebäudekomplex besteht aus einem Haupthaus mit dem großräumigen Restaurant inklusive verdeckter Küche und einem Konferenzraum, einem Office, mehreren Bungalows, einem Gebäude, in dem auf drei Stockwerken kleinere Gästezimmer untergebracht sind, sowie einem Garten-, Wasch- und Arbeitshaus. Außerdem gibt es ein Gym und einen Raum für Physiotherapie. Eine kleine Hütte am Eingangstor ist Tag und Nacht mit einem Wächter besetzt, der Eintritt ist bereits mit 100 kenianischen Schilling[17] für die meisten Bewohner Itens nicht erschwinglich. Zwischen den Gebäuden schlängelt sich ein mit hübschen Steinen und Palmen umsäumter Pfad, links und rechts reihen sich im Garten Palmen und afrikanische Tierstatuen. Wir genießen nach harten Einheiten gerne die eindrucksvolle Aussicht über das Great Rift Valley. Diese Riftzone erstreckt sich von Ostafrika über mehrere Ländergrenzen hinweg nach Südwestasien und ist Teil eines Rift-Systems, das sich über viele Millionen Jahre entwickelte (je nach Abschnitt seit rund 25 bis 35 Millionen Jahren).

Da das Hotelgelände am Rand eines Felsens liegt, erstreckt sich das Tal vor dem Betrachter Hunderte Kilometer weit. Die gegenüberliegenden, viele Fahrstunden entfernten Siedlungen sind nur mit nächtlicher Beleuchtung wahrzunehmen. Der Abstieg ins Valley gestaltet sich über mehrere Trassen, auf denen ebenfalls noch Orte und bebaute Felder mit Abgrenzungen aus der bekannten roten Erde liegen. Einer dieser Orte ist Tambach, vor einigen Jahren für uns Läufer durch seinen »Dirt-Track« (Laufbahn ohne Tartan) bekannt. Da die Leichtathletikbahn in Iten von der ehemaligen Top-Läuferin Lornah Kiplagat[18] privat besessen wird und der Zutritt ziemlich teuer ist, nutzten viele Athleten diesen natürlichen Rundkurs für ihr Training. Seit 2024 hat das näher gelegene Kamariny-Stadion wieder eröffnet und dient nun dem Gros der lokalen Trainingsgruppen. Wenn es regnet, kann man dieses allerdings nicht nutzen, da der Boden zu aufgeweicht ist. Als ich im Januar 2021 das erste Mal in Tambach frühmorgens 400-m-Läufe in Begleitung von Wolfgang machen wollte, musste ich feststellen, dass während der Pandemie hier kein Mensch trainiert hatte. Unkraut, Schlaglöcher und Bodenunebenheiten machten ein sicheres Training nahezu unmöglich. Ich absolvierte an dem Tag die Läufe mit deutlich verminderter Geschwindigkeit trotzdem.

Im *Kerio View* Hotel kann man sich wohlfühlen, zwischen den Trainings entspannen und trotz einer

17 Dies entspricht umgerechnet etwa 0,78 Euro.

18 Sie ist in Kenia geboren, startete aber später in ihrer Karriere auch für die Niederlande und ist seit ihrem Karriereende Betreiberin des *High Altitude Training Centre (HATC)*, einer Trainingsanlage mit Unterkunft. Weiter oben, am Torbogen von Iten gelegen, steht es in gewisser Konkurrenz zum *Kerio View* von Jean-Paul.

gewissen Langeweile nach mehreren Wochen Aufenthalt zur Ruhe finden. Abgesehen von den auf dem Gelände umher turnenden Äffchen, tauchen immer wieder neue Gäste im Hotel auf. Manchmal sind dies international bekannte Athleten, mit denen man durch die begrenzte Größe des Restaurants leicht ins Gespräch kommt. Abgesehen von bekannten Mittel- und Langstreckenläufern findet sich auch so mancher internationale Coach oder Athletenmanager im *Kerio View* zu einem abendlichen Bier oder Dinner ein. Neben Brother Colm erschien am Tisch neben uns auch Renato Canova, ein bekannter italienischer Marathon-Coach, der neben Europäern wie dem Norweger Sondre Moen[19] auch einige kenianische Athleten trainiert. Offenherzig und gesprächig wie seine Landsleute erzählt Canova gerne von seinen Erfahrungen in der Trainingswissenschaft, der Verwendung von Hypoxie im Ausdauerbereich sowie seinen bisherigen Erlebnissen mit afrikanischen und europäischen Läufern. Gerne hebt er hier schmunzelnd die Unterschiede hervor und würde vermutlich, hätte man Zeit und Geduld ihm zuzuhören, mehrere Stunden über seine Athleten erzählen. Von ihm haben wir schon verrückte Stories über Verbandsermessen und Dopingskandalen gehört. Wir fanden seine vorgeschlagenen Trainingseinheiten sehr interessant und oft ganz schön extrem in der Umsetzung. Als ich mich auf die Weltmeisterschaft in Doha vorbereitete, integrierte ich sporadisch einzelne seiner Vorschläge und lief dabei meine beste 10-km-Trainingszeit.

Canovas Monologe über die Trainingszustände aktueller und vergangener Athleten sind fast schon legendär. Eine seiner Lieblingsfragen an uns europäische Athleten war: *»Can you tell me the difference in attitude between European and Kenyan athletes?«*[20] Auf unsere Antwort, es sei das sonnen bedingt frühmorgendliche Training, machte er eine abschweifende Handbewegung. Mit einem sehr italienischen Akzent rief er: »Ahh nooo! The difference is: when you tell a European to go run, at say 3:00 minute pace for a specific distance, he will say ‚But Coach, that's too tough up here', and will do the workout, but at a reduced speed. The Kenyan will just go ahead and run the assigned pace as long as sustainable, and eventually stop.[21] But the next time, he will go again and get ahead a bit further, until, after some trial and error, alas, he will finish the distance in the assigned time.«[22]

Eine andere Canova-Erzählung handelte von den in den 1990er-Jahren besuchten russischen Trainingszentren, in denen die Nutzung verbotener Mittel vom Laborchef fast schon als international anerkannt dargestellt und ihm schamlos nahegelegt wurde. Canova erzählte, dass dieses Netzwerk an staatlich unterstütztem Doping vermutlich munter weiter betrieben worden war, zumal im November 2015 russische Anti-Doping-Agentur RUSADA von der Welt-Anti-Doping-Agentur (WADA) für nicht konform erklärt wurde und der Leichtathletik-Weltverband IAAF (heute World Athletics) den russischen Verband ARAF suspendierte.

Schließlich mussten wir schmunzeln, als Canova bei einem im April 2021 von ASICS veranstalteten Straßenlauf vom Kommentator vor Ort einige Fragen zu seinen Athleten, wie Julien Wanders und Sondre Moen, gestellt bekam. Als Canova begann, eingehende Berichte der Trainings und Splitzeiten vergangener Marathons abzuliefern, wurde er nach

19 Mit 2:05:48 h ist er als ehemaliger Europarekordhalter im Marathon international nach wie vor gut dabei.

20 »Kannst du erklären, was der Unterschied in der Trainingseinstellung zwischen einem europäischen und einem kenianischen Athleten ist?«

21 In Canovas Akzent war das eher ein »Stoppe«.

22 »Ach nein. Sagst du einem Europäer er solle, sagen wir eine bestimmte Distanz in 3:00 min/km laufen, so wird er sagen: ‚Oh nein, das ist zu hart hier in der Höhe!' Er wird das gesamte Training zwar absolvieren, aber in reduzierter Geschwindigkeit. Der Kenianer andererseits, wird das vorgegebene Tempo für die Distanz anschlagen und so lange laufen, bis er stehen bleiben muss. Doch das nächste Mal wird er etwas weiterkommen, bis er, nach einigen Versuchen, schlussendlich die gesamte Distanz im vorgegebenen Tempo absolviert hat.«

einigen Minuten vom Veranstalter mit den Worten unterbrochen: »*Sorry Mr. Canova, I absolutely hate to interrupt you, but the women's race is just starting, so we thank you for the detailed analysis, but we must move on.*« Wir lachten, da Canova selbstverständlich noch eine Stunde über seine Trainingswissenschaft erzählt hätte.

Hat man auf einem mehrwöchigen Aufenthalt in Iten das Bedürfnis, in einem modernen Café zu sitzen oder etwas amerikanische Küche zu genießen, so lohnt sich hin und wieder der Trip nach Eldoret. Abgesehen von Hotels mit Pools und Cafés gibt es dort mittlerweile die sehr moderne *Rupa Mall*, die mehrere Lunchmöglichkeiten und einen großräumigen, gut ausgestatteten Supermarkt bietet. Regelmäßig haben wir dortige Aufenthalte mit einem Training im kostenlos zugänglichen Stadion von Eldoret oder einem Longrun von Iten aus verbunden. Das gebuchte Matatu kostet für mehrere Stunden natürlich auch seinen Preis, weshalb es sich lohnt, dies zu verbinden. Gesa, die bereits seit über zehn Jahren regelmäßig mit Wolfgang nach Kenia reist, erzählte uns, wie begeistert sie war, als die Mall erstmals eröffnete. In ihren ersten Aufenthalten in Iten gab es keine Möglichkeit, aus dem Hotel woanders hinzufahren oder gewisse Lebensmittel wie Frischkäse, Brot oder Joghurt, zu besorgen. Das *Kerio View* hatte bis vor ein paar Jahren kein umfassend funktionierendes WLAN, und die erwerblichen Karten für mobile Daten im kenianischen Netz waren ebenso noch nicht verfügbar. Somit war man noch vor einigen Jahren ziemlich abgeschieden in Iten. Nun funktioniert das WLAN-Netz übrigens einwandfrei.

Sehr schön ist es allerdings auch, ohne mobile Geräte mit Kollegen außerhalb des Hotels zu lunchen, Kaffee zu trinken und sich zu unterhalten.
Im Gegensatz zum kostenpflichtigen Stadion von Lornah Kiplagat in der höheren Lage von Iten ist das Stadion in Eldoret frei zugänglich und hinter einem recht wilden, staubigen Marktplatz gelegen. Man sieht den Unterschied der frequentierten Nutzung recht deutlich, da das Stadion wesentlich verwilderter anmutet und der Innenrasen statt der kleinen Ziegen inmitten von Lornahs Bahn eher Gestrüpp beheimatet. Der Tartanbelag in Eldorets weist klare Gebrauchsspuren auf, während sich auf der Tribüne entlang der Zielgeraden Unkraut schlängelt. Das Areal ist umgeben von einer Mauer und einem drahtigen Zaun. An diesem versammelten sich vor allem neugierige Markthändler, wenn die Mädchengruppe von Wolfgang ein 400-Meter-Intervallprogramm absolvierte. Gleichzeitig trainieren hier wesentlich mehr einheimische Läufer als auf Lornahs Bahn, was sehr motivierend ist.

Besonders die kenianischen Frauen dominieren nicht mehr nur die Langstrecke, sondern haben auch die kürzeren Distanzen für sich entdeckt. Dies manifestiert sich in eindrucksvollen Sprints für Mittelstreckenwettkämpfe auf der Bahn von Eldoret und in der internationalen Favoritenrolle der Kenianerin Faith Kipyegon über die 1500-m-Distanz.

Die Bezahlung bei »Lornah's Track» nimmt meist Zeit in Anspruch, denn in bürokratischen Angelegenheiten sind die Kenianer bedächtig. Man sollte im Rahmen des Aufenthaltes immer in ausreichendem Maß Geduld, Zeit und Bargeld mitbringen. Der Kraft- und Athletikraum von Jean-Paul ist klein, aber fein, und die Geräte und Spinning-Ergometer reichen für das unsere Laufeinheiten abrundende Alternativtraining. Kenianer integrieren zwar Athletik, seltener aber alternatives Training, wie Spinning, in ihre Grundlagenarbeit. Derartiges Ergänzungstraining kennt man eher von afrikanischen Athleten mit Kontakt zu einem europäischen Coach oder Management. Nicht nur Geoffrey Kamworor, mehrfacher Sieger der Cross- und Halbmarathon-Weltmeisterschaften sowie des *NYC-Marathons*, sah man mehrere Wochen nach einem erschreckenden Motorradunfall fleißig am Ergometer strampeln. Auch im *Kerio View* nutzt so mancher Athlet eines europäischen Managements JPs Spinningräder. So sahen wir über einige Novemberwochen auch eine Kenianerin mit Wadenproblemen, die neben ihren Läufen fleißig am Ergometer arbeitete. In Valencia absolvierte sie trotz deutlich verminderten Laufpensums den Marathon in 2:20:57 h.

Da Iten keinen weiteren Pool besaß und jene in den Hotels von Eldoret früher ebenfalls nur für eine kurze Abkühlung dienten, verzichteten wir früher in Kenia mehrere Wochen auf unsere sonst gewohnten Schwimm- und Aquajogging-Einheiten. Anfangs vermisst man dies, da wir zu Hause oft das Training mit lockeren Pooleinheiten abrunden. In der Pandemie hatten wir das erste Mal in unserer Leichtathletik-Karriere viele Monate auf Schwimmtraining verzichtet. Mittlerweile bietet das Schwimmbad neben der *Rupa Mall* auch perfekte Optionen für Schwimmeinheiten – vorausgesetzt, man gewöhnt sich an kühlere Temperaturen oder nimmt seinen Neoprenanzug mit.

Statt die Beine allerdings viel im Wasser zu lockern, gibt es in Iten einheimische Physios, die unsere von den vielen Hügeln und Kilometern verhärteten Muskeln behandeln. Während man sich bei so manchem internationalen Physio fragt, warum man in einer halben Stunde nur eine Körperregion bearbeitet, schaffen die Kenianer in fünfzig Minuten den gesamten Körper. Sie gehen tief in die Muskulatur, weshalb man öfter die Zähne zusammenbeißen muss, doch die Behandlungen sind absolut wirksam. Im Gegensatz zu vielen Europäern wissen die Kenianer, wie wichtig unsere Hamstring- und Glutealmuskulatur für uns Läufer ist, und scheuen nicht davor zurück, mit Handtüchern die dort verlaufenden Muskelketten auszustreichen. Danach sind die Waden, Füße, der Rücken und manchmal auch die verhärtete Bauchmuskulatur dran. Durch die Bauchmuskulatur verläuft etwa der Ansatz des Psoas, den wir Läufer als Hebemuskel im kenianischen Gelände oft überanspruchen. Das Einzige, das man bei den Physios beachten muss, ist wiederum der Faktor Geduld. Hat man seine Entscheidung allerdings getroffen, im Leben ein paar gute Marathons laufen zu wollen, so ist man gut beraten, sich in Geduld zu üben! Während man über die Trainingsaufenthalte in Kenia ein eigenes Buch schreiben könnte, solle hier ein Eindruck für uns Läufer vermittelt werden, während ich die harte Arbeit noch im Kontext direkter Vorbereitungen schildern möchte.

RUNNER'S WORLD TIPPS

Kapitel 3

- **Sinn von Höhentrainingslagern:**
  Höhe ist kein »Zaubertrick«, sondern ein Reiz, der deine Ausdauerleistung verbessern kann – wenn du ihn klug dosierst.

- **Hypoxietraining wirkt – aber nur mit Anpassungszeit.**
  In den ersten Tagen bist du nicht »unfit«, sondern dein Körper ist im Umbau. Genau deshalb gilt: am Anfang lieber bremsen als beweisen.

- **Europa reicht oft völlig aus.**
  Alpenorte wie St. Moritz (oder andere Lagen ab etwa 1500 Metern über Meeresspiegel) können denselben Zweck erfüllen wie Fernreisen – mit weniger Stress und besserer Planbarkeit.

- **Hitzetraining ist ein eigener Baustein.**
  Höhe ist meist kühl. Wenn dein Wettkampf heiß wird, musst du Wärme separat vorbereiten. Dosiert und mit Respekt – Hitze ist nicht »Härte«, sondern Belastung.

- **Geduld an der aeroben Schwelle ist Training.**
  Wer ständig »ein bisschen schneller« läuft, landet schnell im Graubereich. Der große Ausdauerfortschritt entsteht oft genau dort, wo es sich zu leicht anfühlt.

- **Ernährung: ausgewogen statt kompliziert.**
  Frische Lebensmittel, genug Energie, genug Protein – und in harten Phasen auch genug Kohlenhydrate. Dazu: Vitamine/Mikronährstoffe nicht unterschätzen, besonders auf Reisen.

- **Trainingspartner sind ein Turbo – wenn man offen bleibt.**
  Gemeinsame Einheiten machen nicht nur schneller, sondern oft auch klüger: Austausch, andere Routinen, neue Perspektiven.

- **Self-care ist keine Kür.**
  Physiotherapie, Massage, Mobility, Bälle/Tools – das ist nicht Luxus, sondern Wartung. Gerade in der Höhe (und bei steigenden Umfängen) entscheidet Regeneration, ob dein Körper Trainingsreize umsetzen kann.

- **Alternative Einheiten zählen.**
  Rad, Ergometer, Schwimmen, Crosstrainer: Wer flexibel bleibt, kann Belastung steuern, Verletzungen vermeiden und trotzdem Ausdauer aufbauen.

- **Die beste Einheit ist die, die dich morgen wieder gut trainieren lässt.**
  Das ist der Maßstab, der in der Höhe besonders gnadenlos ehrlich wird.

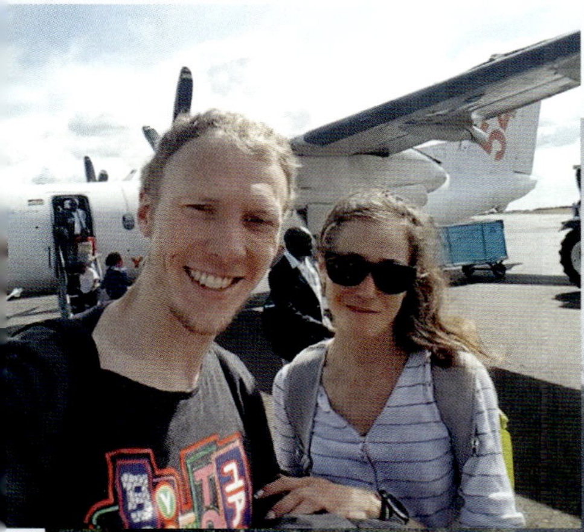

Inlandsflug, Kenia
(Nada ist übel).

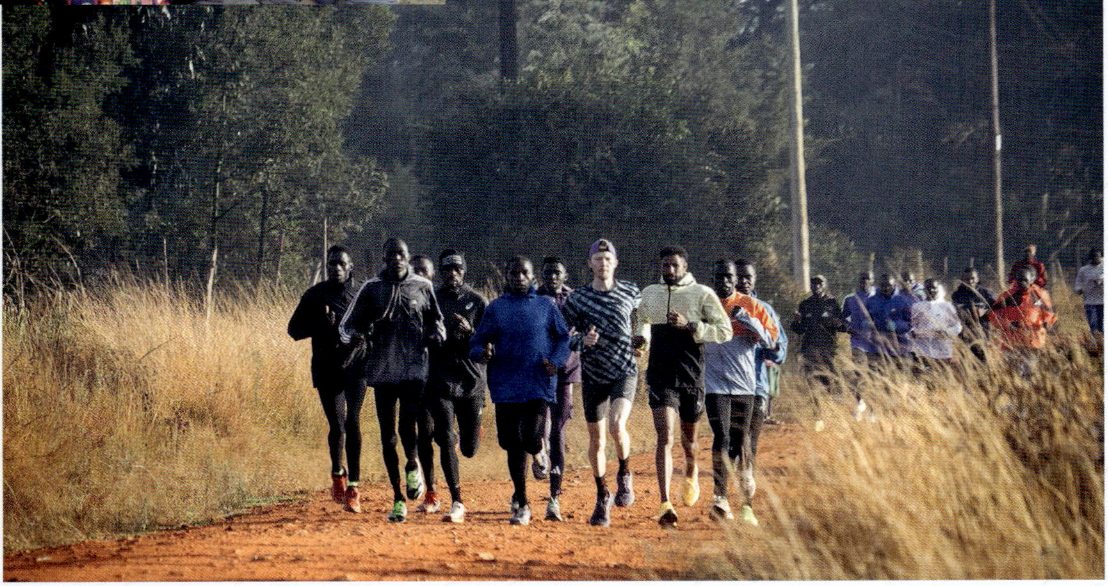

Dauerlauf in Kenia.

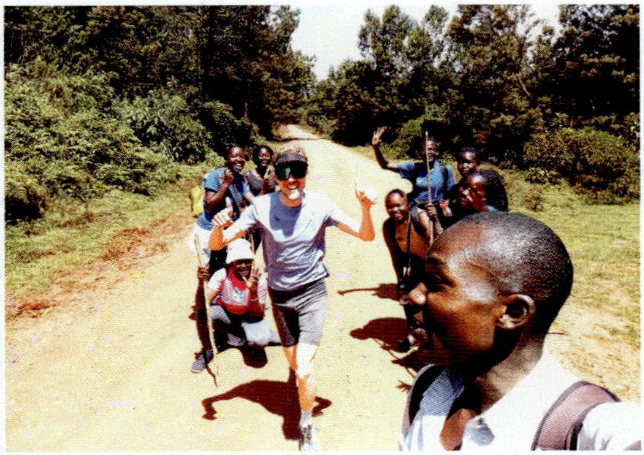

Laufen im kenianischen Wald.

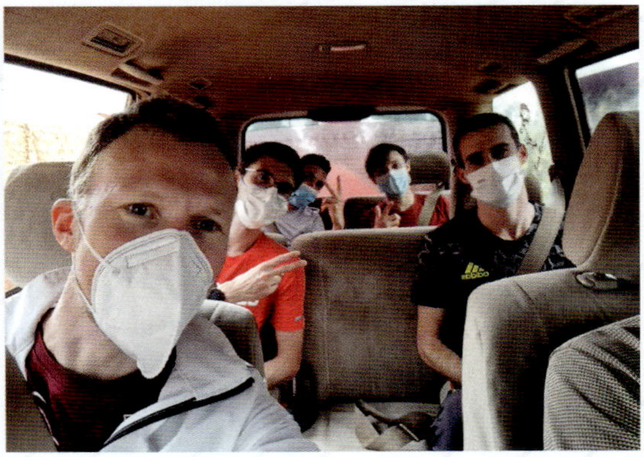

Im Matatu 2021.

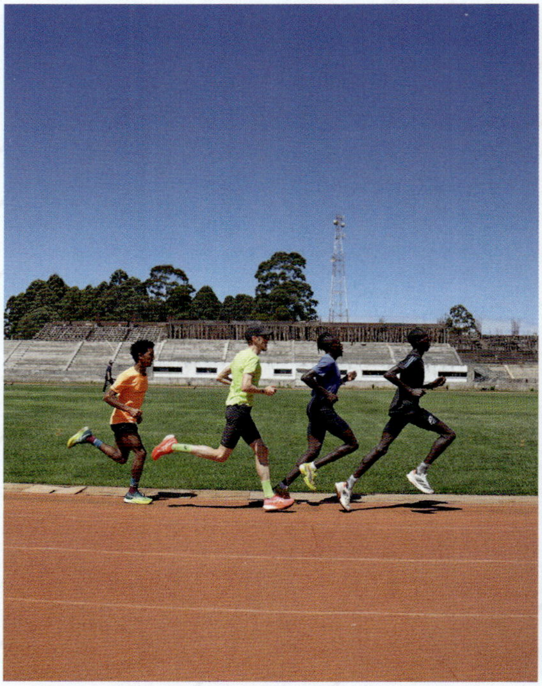

Im Kipchoge Keino Stadion.

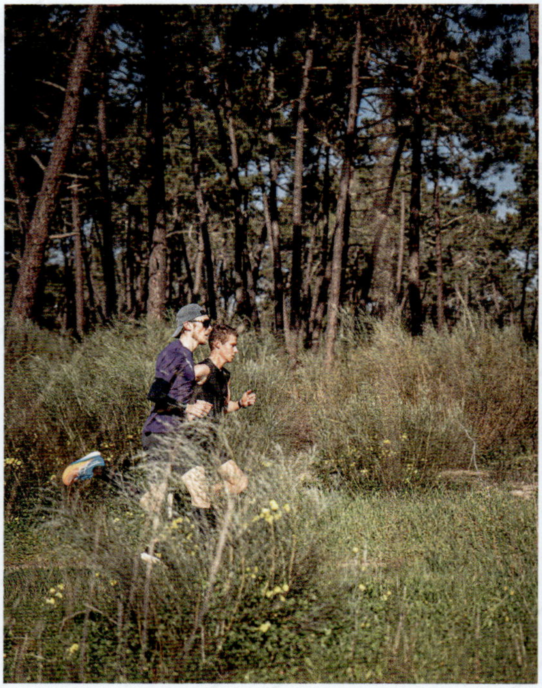

Portugal, Monte Gordo: Workout mit Dieter Kersten.

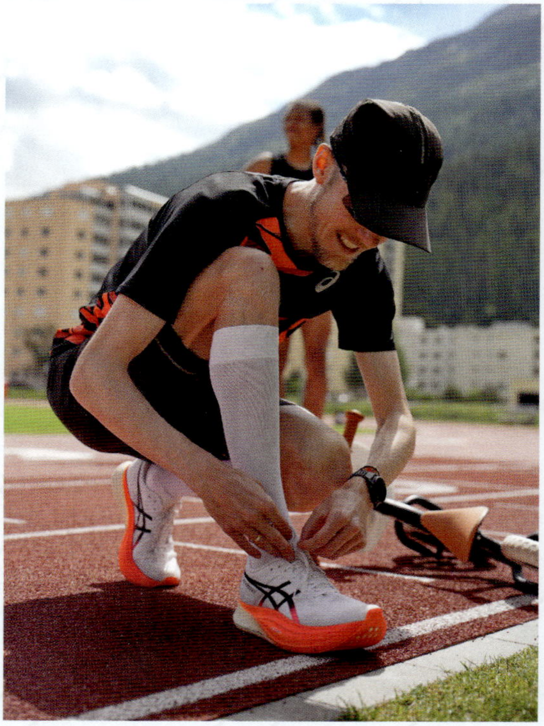

Im Trainingslager in St. Moritz.

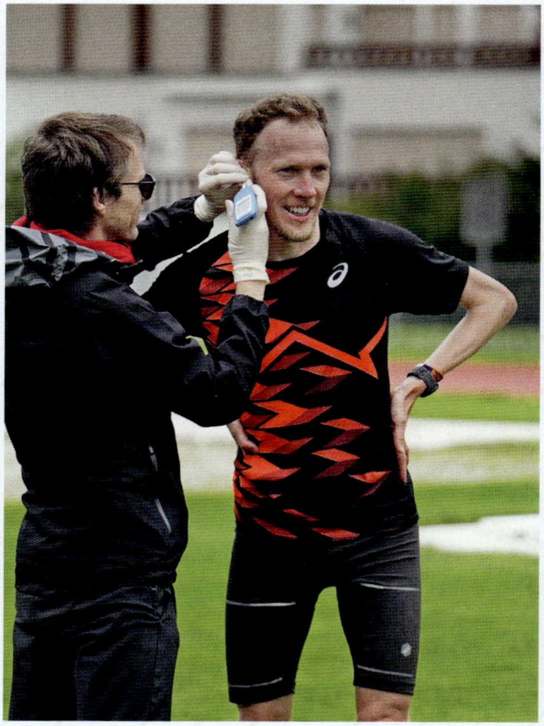

Laktatabnahme durch Trainer Tim Moriau.

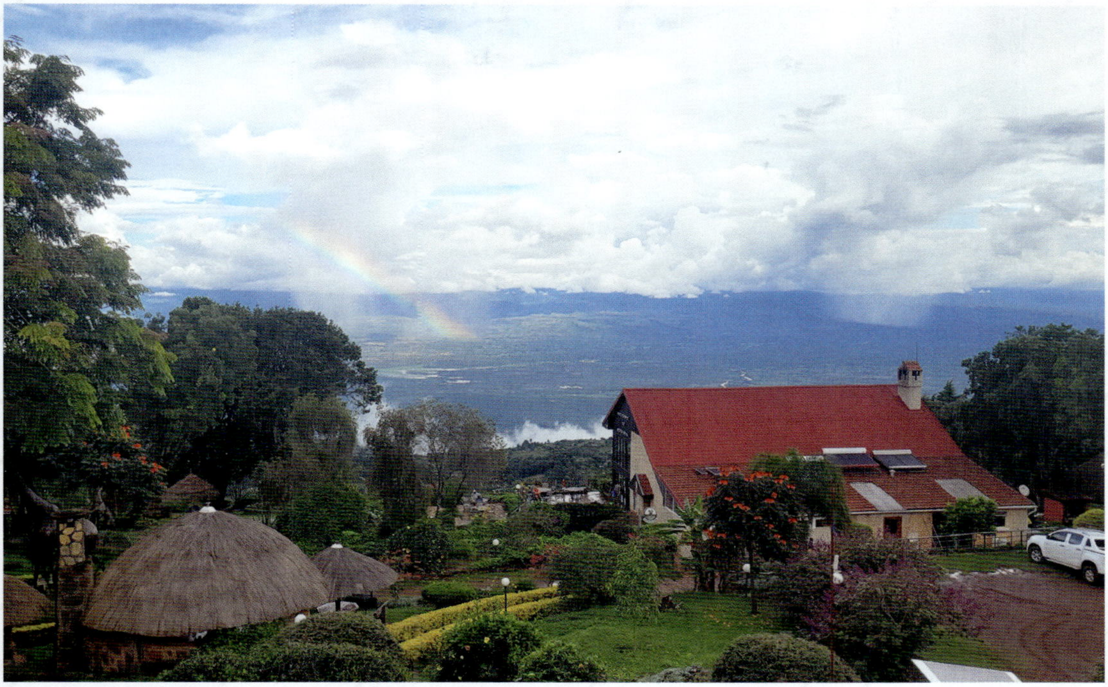

Kerio View-Hotel in Iten, Kenia.

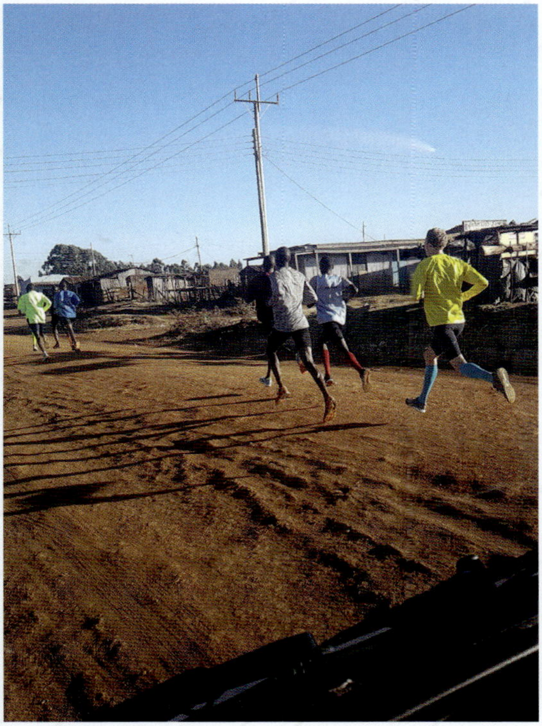

Training mit den Besten.

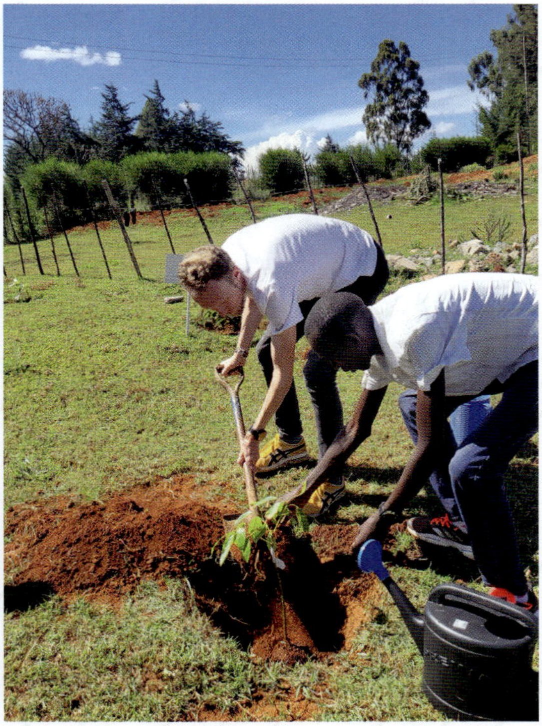

Beim Avocadobaum-Pflanzen.

KAPITEL 4

Neuer Trainings-zyklus Richtung Olympia 2021

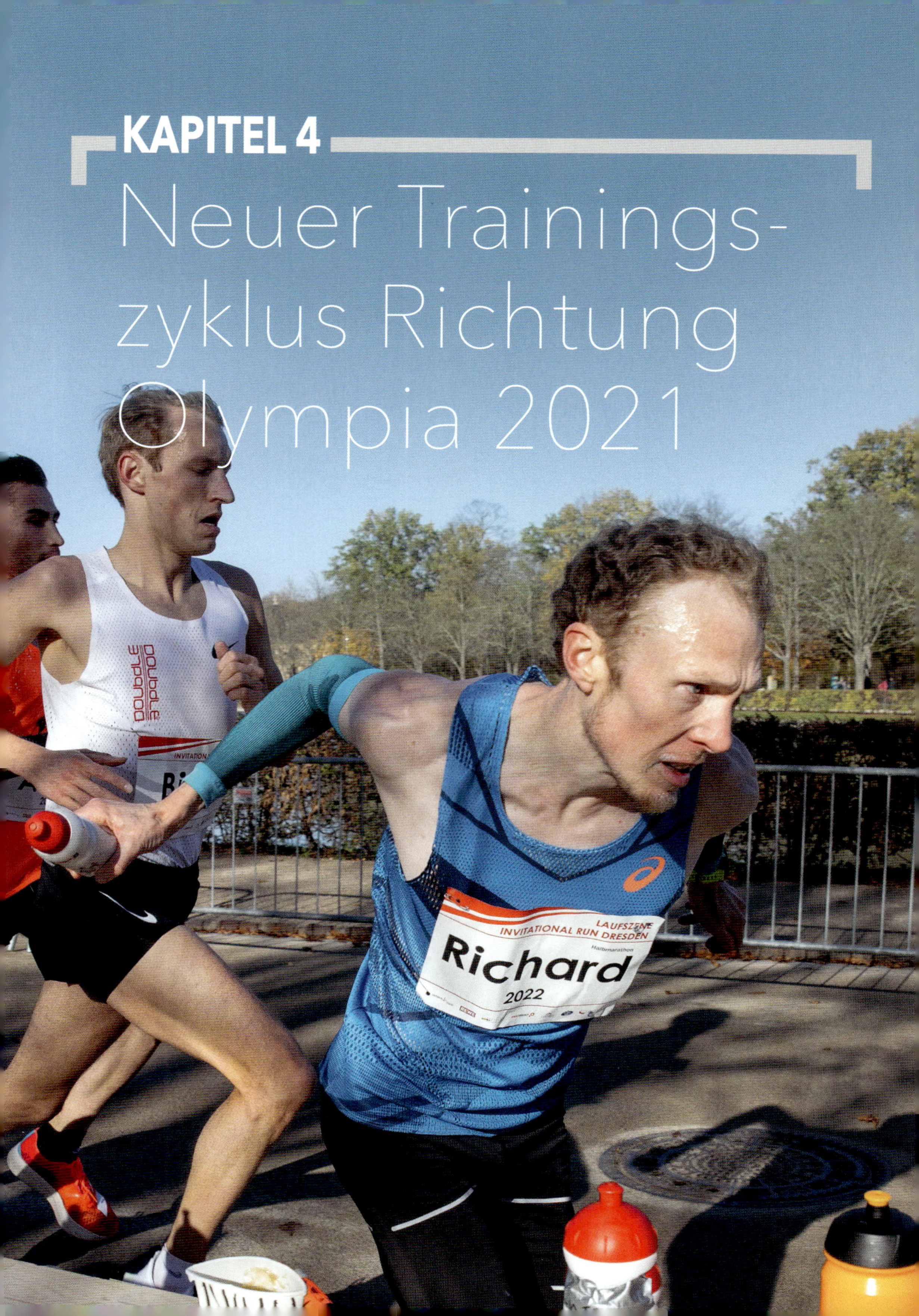

4

Seit meiner frühen Kindheit brachte mich meine Mutter zu Leichtathletik-Wettkämpfen und Jugendläufen. Es war Teil meiner Erziehung, an Crossläufen, kürzeren Bahnläufen und Stadtläufen teilzunehmen. Für diesen Zweck fuhr mich meine Mutter quer durch die Region und motivierte mich, so schnell wie möglich durch die Ortskurven zu flitzen. Bei uns am Bodensee gab es damals wirklich viele Kinderläufe, von 800-m-Läufen bis 3 km war alles dabei. Seit Dieter Baumann 1992 Olympiasieger über 5000 m wurde, begeisterte mich meine Mutter recht zwanglos und spielerisch dafür, einmal für Deutschland an der Startlinie zu stehen.[1] Mit zehn Jahren trat ich zuerst dem TuS Meersburg bei und wechselte 2005 dann zur Trainingsgruppe von Birgit und Eckhardt Sperlich beim VfB Friedrichshafen. Diese waren bis zur Europameisterschaft in Berlin 2018 mein Trainerteam.

Die Zeit war unschätzbar wertvoll für meine Entwicklung, denn ich wurde behutsam aufgebaut. Wir durften nicht überpacen; für zu schnelles Training gab es kein Lob, sondern eine Abmahnung, und wenn wir wirklich einmal an die Grenzen gingen, dann war dies so selten, dass ich mich eher freute, mich richtig anstrengen zu können. Einzig bei Sprints wurde es uns erlaubt, maximal »Stoff« zu geben, und meine Grundschnelligkeit wurde auch als Ausdauerathlet trainiert. Besonders Wert legte das Trainerteam auf Koordination, Kraft und unseren Laufstil, woran man als Läufer zwar immer arbeiten kann, was aber gerne vernachlässigt wird. Schnell laufen kann man erst, wenn der Stil gut ist; das war das Credo.

Da ich in der Jugend selten an die Erschöpfungsgrenze ging, hatte ich auch nach der U20-EM und der U23-WM noch ausreichend Steigerungspotenzial. Natürlich macht es als junger Athlet keinen Spaß, hinterherzulaufen und zu wissen, dass so mancher Konkurrent viel härter »trainieren darf«. Oft war ich noch verunsichert und ärgerte mich, dass das Training so locker war. Ich musste mich bis nach der U23-Klasse gedulden, um international beachtliche Zeiten und Platzierungen zu erzielen. Rückblickend war genau dies der beste Weg, als Langstreckenläufer über Jahrzehnte die hohen Kilometerumfänge zu bestehen und von Jahr zu Jahr neue Bestzeiten zu erzielen. Oft werde ich gefragt, wie ich mich motiviere oder wie lange ich noch auf diesem Niveau laufen möchte. Ich kann nur antworten, dass ich den Prozess an sich liebe und nicht das Gefühl habe, mich fürs Training aufraffen zu müssen.

Natürlich gibt es gute und schlechte Tage, und hin und wieder denkt man sich: »Oh, wow, wie bin ich das damals gelaufen?« – vor allem, wenn sich das Training gerade hart anfühlt. Doch insgesamt hat mich der ruhige Aufbau, die vielen Kilometer in verschiedenen Tempobereichen, sehr belastbar gemacht. Ich hatte nie einen längeren Ausfall, da wir das Training nie als

1 Seit meinen ersten Starts führte sie hierfür sogar ein Tagebuch, in dem Dieter Baumanns Bestzeiten über die Jahre vermerkt waren, und verglich diese mit meinen Leistungen im selben Alter.

Wettkampf ansahen. Das rechne ich meinen Trainern hoch an. Fühlen sich die Einheiten regelmäßig zu hart an, geht man vermutlich über angemessene Laktatwerte hinaus und trainiert sich stetig, aber sicher in den Keller. Die Erfahrung hat mich gelehrt, dass ich trotz vermeintlich zu lockerem Training im Wettkampf alles in mir hatte, was ich brauchte. Beim Umstieg auf den Marathon spürte ich allerdings den sehr veränderten Jahreszyklus und die regelmäßige Ermüdung durch längere Läufe. Diese machten sich, anders als harte Bahneinheiten, auch noch Tage später bemerkbar. Im folgenden Kapitel sollen diese Veränderungen etwas veranschaulicht werden. Als ich 2020 den Umstieg nach langjähriger Bahnkarriere plante, war ich bereits Olympionik, zweifacher EM-Bronzemedaillengewinner, 15-facher Deutscher Meister und WM-Finalist. Ich ahnte wenig davon, dass ich diese Bilanz im Marathon toppen sollte.

Ein neuer Herbstzyklus

Statt herbstlicher Crossläufe waren nun Straßenläufe angesagt, um sich an Tempohärte und den ungewohnten Asphaltbelag zu gewöhnen. Während uns die Geländeläufe im Herbst als Bahnläufer Abwechslung in der Vorbereitung und Ausdauer-Krafteinheiten boten, ist man als Marathonläufer vielmehr auf den Tag X im Herbst und im Frühjahr fokussiert. Sämtliche Läufe dienen ausschließlich dessen Vorbereitung und werden meist im Rahmen höherer Umfänge absolviert. Keinesfalls ist es das Ziel, hier bereits eine perfekte Performance abzuliefern. So war der zweite Halbmarathon meiner Karriere mehr eine Orientierung und diente dazu, die letzten Nuancen der Vorbereitung für Valencia zu bestimmen. Während man sich für die Cross-EM meist über eine bestimmte Leistung bei internationalen Läufen für den Verband empfiehlt, sind Vorbereitungsrennen für den Marathon daher nicht immer von gleicher Aussagekraft. Mitunter werden Athleten aus einer anstrengenden Vorbereitungsphase in den Wettkampf geschickt, weshalb nicht jeder mit lockeren Beinen an den Start geht. Dennoch möchte man natürlich bei den »Vorbereitungswettkämpfen« auch Motivation und Selbstbewusstsein tanken, weshalb ich mit dem Anspruch, ein gutes Zeugnis abzuliefern, im Herbst 2020 in Richtung Ostdeutschland fuhr. Ziel war der *Dresden-Halbmarathon*, der drei Wochen vor Valencia ausgetragen wurde.

Bei Sebastian Hendel, einem guten Freund, DLV-Athlet und mittlerweile ebenfalls erfolgreichen Marathonläufer, fühle ich mich immer willkommen. Wir verstehen uns sehr gut und auch unsere Partnerinnen, Nada und Kristina, trainieren gerne gemeinsam. Da er für gemeinsame Trainings leider ein paar Stunden zu weit entfernt wohnt, versuchen wir, entweder ein gemeinsames Trainingslager oder zumindest gemeinsame Rennen zu finden. Sebastian war bereits als jüngerer Athlet ziemlich reif und ich habe mich gefreut, dass er in meiner verletzungsbedingten Abstinenz 2018 den deutschen 5000-m-Titel holen konnte. Seine Frau Kristina und er wurden sehr jung Eltern und ich habe großen Respekt, wie sie diese Aufgabe mit ihrem Training vereinbaren. Ihr Sohn, Jonathan, nennt mich seit einem gemeinsamen Trainingsaufenthalt in St. Moritz 2019 »Onkel Richard«. Nach meiner Ankunft gingen Sebastian und ich auf einen lockeren Lauf und unterhielten uns über das bisher komplizierte Jahr 2020. Wir hatten uns seit der Saison 2019 nicht sehen können und während ich mit meiner Fersenverletzung beschäftigt gewesen war, wurde Sebastian von Achillessehnenproblemen ausgebremst. Lange war es unklar gewesen, ob die Deutsche Meisterschaften überhaupt ausgetragen werden können, man hatte sich auf einen Termin im August geeinigt. Diese waren für Sebastian und mich dennoch zu früh gekommen. Unser Freund Mohamed Abdilaahi, der damals noch recht jung war und sich seit dem 11. Juli 2025 mit einer Zeit von 12:53,63 min deutscher Rekordhalter nennen darf, holte bereits damals den 5000-m-Titel mit starkem Endspurt. Wir mögen »Mo« beide sehr gerne und erzählten uns, wie unser bisheriges Aufbautraining Richtung Olympia 2021 verlaufen war.

Sebastian hatte zwar ebenso viel an seiner Grundlage gearbeitet wie ich und sich auf den *Dresden-Halbmarathon* gefreut, doch mit einem Kleinkind kommen doch unerwartet öfter Erkältungen oder Infekte zur Unzeit. Kristina und er wollten verständlicherweise nicht geschwächt starten, aber ich war ihm sehr dankbar, dass er mich dennoch am Sonntag zum Event begleiten wollte. Die beiden bemühten sich, mich mit einem eigenen Zimmer vor einer Ansteckung zu schützen, obwohl sie sich schon wieder besser fühlten. Notwendige Vorsichtsmaßnahmen bei Erkältungen in der Familie vor einem Wettkampf kennen bestimmt viele Athleten. Nada und ich schlafen dann meist in verschiedenen Zimmern, meiden körperlichen Kontakt, trennen Geschirr und sind stets bemüht, zu lüften. Wenn es ein wichtiges Rennen für einen von uns ist, weiche ich mitunter zu meiner Mutter aus. Während Menschen abseits des Sports dies übertrieben finden mögen, sehen wir das ganz professionell und verstehen einander in diesem Punkt. Als Athlet ist man neben Gesundheitsmaßnahmen und Hygiene für sämtliche Entscheidungen auch in der Freizeit verantwortlich. Das bedingt, auf gewisse risikoaffine Aktivitäten gänzlich zu verzichten, Freunden vor manchen Terminen absagen zu müssen und auf die Gesundheit an jedem Tag zu achten. Zu langes Frieren, unnötig langes Stehen oder extreme Witterungen sollten – außer es ist im Training unvermeidlich – so weit wie möglich vermieden werden. Fährt man längere Strecken ohne sichere Mahlzeiten, achten Athleten meist automatisch darauf, selbst vorzusorgen.

An jenem Sonntagmorgen im November 2020 hieß es, mich für meinen ersten Wettkampf seit der WM in Doha warm zu laufen. Zwölf Monate waren seit meinem 5000-m-Lauf im Wüstenemirat vergangen, und ich brannte darauf, endlich zurück im Wettkampfmodus zu sein. Trotz der schweren Schicksale, die das Jahr 2020 mit sich brachte, und der vielen individuellen Schicksale, muss ich zugeben, dass mir die Verschiebung der Spiele sportlich gesehen entgegenkam. Es war die erste Saison, in der ich eine hartnäckigere Verletzung hatte, und ausgerechnet zu diesem Zeitpunkt schien die Welt monatelang still zu stehen. Auch die verpasste DM im August beschäftigte mich nicht zu sehr, da sie nicht wie eine reguläre Meisterschaft mit begeisterten Zuschauern abgehalten wurde. Außerdem hatte ich ein Jahr Zeit, mich auf mein seit Langem geplantes Marathondebüt mental einzustimmen. Endlich war der erste Testwettkampf auf dem Weg dorthin gekommen. Ich frühstückte standardgemäß meine Brötchen mit Butter und Honig und packte sicherheitshalber ein belegtes Brötchen und einen Riegel für die Zeit nach dem Rennen ein. Wolfgang hatte mich gebeten, auch den Aspekt der Getränkeaufnahme zu üben, obgleich ich das für einen Halbmarathon eigentlich nicht gebraucht hätte. Im April 2019 hatte ich mein Debüt auf dieser Strecke beim traditionellen *Berlin-Half (GENERALI BERLIN HALF MARATHON)* gegeben und nichts getrunken.

Halbmarathon in Dresden

Die Veranstalter des Dresdener Citylaufs, des *Laufszene Invitational Run*[2], hatten selbstverständlich eine Reihe von COVID-Maßnahmen zu beachten, weshalb das Event als reines Elite-Rennen in abgegrenztem Rahmen stattfand. Neben den Athleten hatten auch die Betreuer einen negativen Test vorzuweisen, weshalb Sebastian sich vorab testen ließ. Die Strecke führte über eine 2,5-km lange Runde durch den Großen Garten von Dresden, weshalb man den Start-Ziel-Bereich mehrmals überquerte und die aktuelle Zeit sehen konnte. Außerdem hatten sich die Renndirektoren bemüht, die Strecke durch zwei langgezogene Geraden und enge Kurven möglichst schnell zu gestalten. Natürlich war sie durchweg flach, weshalb Wind und etwas Gedränge um die engen Kurven die einzigen Herausforderungen darstellten. Die Veranstalter hatten sich erkennbar Mühe gegeben und wir wollten es ihnen mit einem soliden Rennen danken.

2 Traditionell fand das Rennen auf einem Kurs durch die Dresdner Innenstadt statt, was in jenem Jahr nicht möglich war.

Neu für uns war die Maskenpflicht auf dem gesamten Areal und sogar zum Start des Rennens. Umkleidemöglichkeiten gab es nur begrenzt, da dies sonst nicht dem Reglement entsprochen hätte. Bevor ich mit Aaron Bienenfeld einlaufen ging, deponierte ich meine morgens vorbereiteten Flaschen bei der Meldestelle, damit diese rechtzeitig an der Verpflegungsstation platziert werden konnten. Wir trabten unsere drei Kilometer ein, erledigten die Gymnastik und dann war jeder auf sich fokussiert. Ich war bisher erst einen kompetitiven Halbmarathon gelaufen und hatte für diesen eine reguläre Tapering-Phase eingebaut. Diese Woche hatte ich bereits 140 Kilometer und zwei flotte Einheiten in den Beinen. An jenem Mittwoch hatte ich noch einen Dauerlauf über 35 km in 3:13 min/km absolviert und war mit Auf- und Abwärmen auf 40 Kilometer gekommen. Ich war somit gespannt, was mein Körper am darauffolgenden Sonntag zu leisten fähig sein würde.

Der Startschuss fiel und wir durften uns nach 400 Metern der Masken entledigen. Die nassen Fetzen zierten kurz die Seiten des Parkrandes, ehe sie von den Organisatoren rasch entfernt wurden. Stimmungsaufhellend war, dass die Veranstalter am Rand der Strecke ein paar Zuschauer gestattet hatten. Trotz der Maskenpflicht spürte man ihre Begeisterung, endlich wieder an einem Rennen teilhaben zu dürfen, und sie schenkten uns ihre lautstarke Aufmerksamkeit. Aaron und ich hatten bereits vor dem Rennen vereinbart, uns gegenseitig abzuwechseln, sollte kein anderer Läufer fürs Tempo sorgen – denn Pacer gab es nicht. Ein weiterer Nachteil der Pandemie war es, aufgrund limitierter Budgets keine Wettkampfprämien zu erhalten. Als Läufer waren wir derart angewiesen auf Rennen, dass wir über einen Fahrtkostenersatz dankbar waren. Ein Sieg war daher finanziell weniger wichtig als einen soliden Wettkampf abzuliefern. Dennoch hatte ich keine Lust, aus einer hohen Trainingswoche kommend für den Rest des Feldes Pacemaker zu spielen. Aaron hielt sein Wort, und über die ersten 15 Kilometer hinweg wechselten wir uns in der Führungsarbeit ab. Ich hatte mit Wolfgang besprochen, etwa 63 bis 64 min[3] anzupeilen, um mich vor dem Marathon nicht zu verausgaben. Direkt im Anschluss an Dresden würde mein Training für Valencia weitergehen, denn es waren die letzten Wochen, in denen Intensität und Umfänge hochgehalten werden konnten.

So liefen wir bis zur 10-Kilometer-Marke noch verhältnismäßig ruhig und gleichmäßig. Meine Uhr zeigte 29:42 min, doch auf deren Anzeige verlasse ich mich bei Straßenläufen, anders als im Training, nicht zu sehr. Selten stimmen die Uhren exakt mit den Kilometermarkierungen der Strecke überein, die regelmäßig AIMS vermessen ist und deren Zeitnehmung ausschließlich zählt. Wichtiger waren mir die Rundensplits, welche zwischen 7:26 bis 7:35 min recht konstant waren. Es störte mich nicht, etwas mehr an der Spitze zu laufen als Aaron, der schließlich seinen ersten Halbmarathon lief. Einzig irritiert war ich davon, dass sich hinter uns ein Pulk von ungefähr zehn Männern gebildet hatte, die in vogelartiger Windschattenformation von unserer Tempoarbeit profitierten. Ich beschloss, sie noch eine Runde gewähren zu lassen, bevor ich einen kurzen Ausbrecher machte. Direkt um die enge Kurve biegend, nahm ich die Gelegenheit der kurzen Unregelmäßigkeit, um Aaron ein Zeichen zu geben, das Tempo zu verschärfen. Er reagierte sofort und wir zogen das Feld auseinander. Die Zuschauer applaudierten lauter, denn nun war etwas Bewegung in die Gruppe geraten. Ich fühlte mich locker genug, die Runde sogar herauszustoppen und stellte zufrieden fest, dass wir die letzten zwei Kilometer in einem 2:55-min/km-Schnitt gelaufen sein mussten. Ich erinnerte mich intuitiv an ein Rennen, in dem ich derart konstant, nicht von einer Sportuhr, sondern von Nada, über Splits informiert wurde.

3 Für alle, die nicht regelmäßig in diesen Bereich laufen: 3:00 min/km ergibt ziemlich genau 63 Minuten.

IFAM Oordegem 2017

Es war Mai 2017, wir hatten unsere bis dato jeweils besten Hallensaisons abgeliefert und waren eben in die Freiluftsaison eingestiegen. Ich war Anfang Mai in den USA das erste Mal ernsthaft über 10.000 m gestartet, mit der Hoffnung, die WM-Norm für London sogleich abhaken zu können. Ein hervorragender Laktattest aus Leipzig hatte auf diese realistische Möglichkeit hingedeutet. Martin Sperlich, mein damaliger Trainingspartner, und mir hatte dieser Test leider körperlich sehr zugesetzt und die Nachwirkungen der vielen Laufbandkilometer des Tests waren Fußschmerzen im Trainingslager von Zinnowitz. Mit reduzierten Kilometern und viel alternativem Training hofften wir dennoch auf die WM-Norm in Stanford. Das Rennen selbst war langsamer als prognostiziert, der Pacer stieg bereits nach zwei Kilometern aus und ich übernahm frühzeitig die Spitze. Durch die Führungsarbeit und etwas Wind auf der Gegengeraden konnte ich über die letzten Runden nicht mehr mobilisieren. Mit 28:05 min flog ich enttäuscht nach Deutschland heim. Es war mir eine Lehre gewesen, dass ein Leistungstest eben nur ein solcher bleibt und man sich lieber gezielt und mit Vertrauen auf das Training und die Normerreichung konzentrieren sollte. Nada hatte sich gleichzeitig beim traditionellen Meeting in Pliezhausen, das für seine sogenannten krummen Strecken bekannt ist, über die seltener gelaufenen 1000 m gesteigert.[4] Während das Rennen in 2:40 min von den 800-m-Mittelstreckenläuferinnen gewonnen wurde, freute sie sich über ihre individuelle Steigerung bei Regenwetter und windigen Bedingungen. »Krumm« bedeutet, dass in Pliezhausen statt den klassischen 400, 800, 1500 und 5000 Metern vielmehr 300, 600, 1000 und 3000 Meter als Wettkampftest geboten werden. Da die Saison im Mai noch jung ist und man sich gerade erst an kürzere, härtere Bahnläufe gewöhnt, stellt dies eine ideale Chance dar, sich ohne spezifischen Zeitdruck einem Tempotest zu unterziehen.

Mit dem Wissen, sich über 1000 m nach dem Oster-Trainingslager gut gesteigert zu haben, kann man mit konkreterer Zielvorstellung in ein 1500-m-Rennen starten. Ich hatte die Zeit nach Stanford genutzt, um mich nach einer Regeneration vollkommen auf meine damalige Spezialdisziplin, die 5000 m, zu konzentrieren. Da das Rennen in Stanford bereits am 2. Mai stattfand, hatten wir knapp dreieinhalb Wochen Zeit, mein Training auf die kürzere Langdistanz umzustellen. Diese kann man zwar aus einer aeroben Basisarbeit laufen, allerdings nicht ausschließlich, weshalb wir noch einige Intensitäten einbauten. Da ich bereits seit Beendigung der Hallensaison mit dem international beliebten IFAM-Meeting in Oordegem als »Back-up« für die 5000-m-WM-Norm geplant hatte, beschlossen wir kurzerhand, die Reise nach Belgien anzutreten. Die Organisatoren empfingen mich als Bronzemedaillengewinner der Europameisterschaften von Amsterdam (2016) und Belgrad (2017)[5] sehr freudig und wir konnten Nada noch über 1500 m nachmelden.

Da wir als einzige Läufer unserer Trainingsgruppe in die Meldeliste von Oordegem eingingen, entschieden wir uns dazu, mit einem Mietauto nach Belgien zu reisen und wechselten uns mit dem Fahren ab. Wir hatten traditionell das Ostertrainingslager im schönen Ostsee Ort Zinnowitz verbracht, wo der DLV seit Jahren einen Standort für Jugendtraining hat. Zinnowitz ist neben einer Bahn-, einem Kraftraum, einer Turn- und Schwimmhalle umringt von wunderschönen Kiefernwäldern, die sich bei angenehmem Meeresklima perfekt zu endlosem Dauerlauf-Terrain erstrecken. Da ich im Frühjahr empfindlich auf die Pollen im Süden reagiere, bot der Ostseeort über Jahre die Möglichkeit, für den intensiven Ostertrainingsblock auszuweichen. Nada war nach 2015 das zweite Mal mit uns in Zinnowitz, diesmal als Athletin unserer Trainingsgruppe und als Vereinsmitglied. Wir hatten beide sehr gute Programme abgeliefert und brannten auf

4 In Staffelrennen der Frauen werden statt der 1000 m meist 3 × 800 m gelaufen. 1000 m bieten allerdings eine sehr gute Orientierung für anstehende 1500-m-Rennen. Für 800-m-Spezialistinnen sind sie ein »Ausdauertest«.

5 In Amsterdam erreichte ich 2016 über 5000 m die Bronzemedaille und in Belgrad gewann ich Anfang März 2017 Bronze über 3000-m-Indoor.

die kommenden Wettkämpfe. Sie war in der Halle das erste Mal seit Längerem über 1500 m gestartet und nach einer Erkältung recht entspannt, was das Ergebnis ihres anstehenden Wettkampfs betraf. Während sie das Rennen als Standortbestimmung für ihre 5000-m-Form sah, hatte ich insgeheim vor, die WM-Norm von 13:22,50 min für London anzugreifen. 2016 war als Olympia- und EM-Jahr von taktischen Rennen geprägt gewesen und ich war seit zwei Jahren in keinem kontinuierlich schnellem 5000-m-Rennen gelaufen. Dementsprechend vorsichtig hatte Eckhardt das Rennen als erste Orientierung eingestuft. Ich hoffte bereits früher als er, die Norm für London über meine Lieblingsdistanz abhaken zu können. Nach der langen Autofahrt waren wir froh, abends im Hotel essen zu können, und spazierten noch bei der sich erst um 22 Uhr senkenden Sonne die abgelegene Dorfstraße entlang. Wir realisierten, dass wir hier im Norden spät abends noch in der Dämmerung laufen würden.

Den Renntag verbrachten wir nach dem Auftakt wie gewohnt im kühlen Hotelzimmer, denn draußen war es für Mai unerwartet heiß. Unsere Rennen waren ab 21:20 Uhr angesetzt, weshalb wir gegen 19:30 Uhr ins Stadion fuhren. Ich erinnere mich noch an Nadas Gesichtsausdruck angesichts des mit Läufen randvoll gefüllten Events. Oordegem ist eines der ersten international beliebten Meetings des Leichtathletik-Kalenders und rühmt sich, »Bestzeiten am Fließband« zu bieten. Alle paar Minuten ist ein Rennen je nach Niveau zwischen A- und D-Lauf eingeteilt, ständig tönt ein Startschuss oder der Pfiff zur Startaufstellung. Überall sind Athleten am Auf- und Abwärmen; dazwischen laufen Trainer, Betreuer und Familienmitglieder, die von allen Seiten der Bahn und vom Zuschauerrang lautstark anfeuern. Sobald ein Rennen beendet ist, werden die Läufer regelrecht vom Boden der Bahn aufgelesen, da sich bereits auf der Gegengerade die Starter für das nächste Rennen aufreihen. Nicht nur vor der Box mit der plakatierten Zeitnehmung, sondern auch vor dem Kiosk und den Toiletten steht man Schlange, und auf dem gesamten Areal liegen in kleinen Grüppchen Rucksäcke, Spiketaschen und Blackrolls verstreut. Es riecht nach einer Mischung aus lauer Frühlingsnacht, Grillstandfeuer, Schweiß und Mentholcremes. Musik, die aus hoch aufgestellten Boxen tönt, sorgt für die Abrundung der unglaublichen Stimmung. Hier werden Rennen nicht taktisch gelaufen, hier wird für Bestzeiten und internationale Normen gekämpft, werden »Hasen« als Tempomacher eingesetzt und zu spät erscheinende Läufer nicht berücksichtigt. Ich kannte derartige Events seit Jahren, doch Nada, die sich über die letzten Jahre hinweg auf ihr Doktorat und Referendariat konzentrierte, musste kurz ihre Reizüberflutung verdauen.

Was ich immer zuerst erledige: Ich kontrolliere die Meldelisten und die Startzeiten und mache einen Ort aus, falls man sich verlieren sollte. Beim Ein- und Auslaufen tragen wir natürlich kein Handy bei uns, und manchmal muss man sich sehr schnell im Getümmel finden. Wir erfuhren, dass Nadas Rennen eine Zeitverzögerung haben würde, und ich instruierte sie, sich nicht zu früh aufzuwärmen. Wir hockten uns mit den Taschen ins Gras, und ehe wir noch viel mehr reden konnten, hatten sich mehrere bekannte Läufer zu uns gesellt. Ich rede gerne mit Kollegen, und mich hält ein anstehender Wettkampf nicht davon ab, etwas sozial zu sein. Ich kenne genügend Läufer, die sich lieber mit Kopfhörern in den Ohren von äußerem Kontakt abseilen; ich gehöre trotz aller Konzentration nicht dazu. Selbstverständlich würde ich nicht unnötig lange mit jemandem, womöglich sogar stehend, im Gespräch verweilen, aber ein bisschen Smalltalk hier und da stört mich keineswegs. Ich achtete allerdings auf die für Nada notwendige Zeit, zum Aufwärmen zu gehen und erklärte ihr, welche Runde ich traditionell dafür hinter dem Stadion wähle. Nach einer halben Stunde machte sie sich zum Einlaufen auf, während ich auf die Rucksäcke aufpasste, gleichzeitig zur Bahn auf die stattfindenden Läufe schielend. Vor allem die

Läufe meiner deutschen Kollegen nahm ich wahr. Ich entschloss mich, nochmals den Zeitrahmen zu kontrollieren, und hatte kurz einen Stich in der Magengrube, als mir mitgeteilt wurde, dass Nadas 1500-m-Rennen mittlerweile doch »wieder auf Zeitkurs« sei. Bevor ich mich noch über das Hin und Her ärgern konnte, sah ich es als meine Aufgabe an, Nada hinter dem Parkplatz zu suchen, wo ich ihr empfohlen hatte, Gymnastik und Steigerungen in Ruhe abseits der Bahn zu machen. Ich fand sie gottlob und versuchte ganz ruhig mitzuteilen, dass sie leider doch sofort zum Stadion traben und in ihre Spikes schlüpfen musste. Ich lief mit ihr zur Startaufstellung und erklärte ihr, sicherheitshalber in Spikes noch zwei ganz lockere Steigerungen zu machen. Ich spürte ihre Anspannung angesichts der verkürzten Aufwärmphase und hoffte, dass dies ihr Rennen nicht beeinflussen würde.

Aufgrund meines eigenen Rennens musste ich die letzten zehn Minuten vor ihrem Start nutzen, um mich selbst warm zu machen, und bat meinen eben angetroffenen Bundestrainer, ihr Rundenzeiten zuzurufen. Er willigte freundlich ein, doch Nada erzählte mir nach dem Rennen, dass sie ob der Geräuschkulisse keine einzige Rundenzeit vernommen hatte. Ich lief auf meiner gewohnten Strecke abseits des Stadions ein und versuchte, meine Schultern zu entspannen. Ich war wegen ihrem Rennen mindestens so aufgeregt wie wegen meinem eigenen und achtete darauf, rechtzeitig an den gedrängten Rand der Laufbahn zurückzukehren. Die Frauen waren bereits in ihrer zweiten Runde und Nada lief in einer Gruppe von vier mir unbekannten Läuferinnen. Sie hatte einen lockeren Gesichtsausdruck, und ich hoffte, sie würde für die kurzen 1500 m wachsam genug reagieren. Wir Langstreckler tendieren dazu, einen Tick zu vorsichtig zu starten, da wir das extreme Anfangstempo einiger Mittelstreckenspezialisten schlicht nicht vertragen. Als sie bei 1000 Meter in 2:57 min vorbeilief, schrie ich sie so laut, wie ich konnte, an, nun aufzudrehen. Ich wusste nicht, ob sie meine Stimme im Lärm gehört hatte, aber sie beschleunigte tatsächlich deutlich und überholte auf den nächsten 500 Metern noch einige Konkurrentinnen. Auf den letzten 100 Metern war der Lärmpegel zu groß, als dass sie mich vernehmen würde, aber ich feuerte sie dennoch an. Ich blickte abschätzend auf die Anzeige, als sie ins Ziel einlief, und wusste, dass sie mit etwa 4:22 min ihre damalige Bestzeit gelaufen war.

Nun war es an der Zeit, mich wieder auf mein eigenes Rennen zu konzentrieren, also wollte ich bereits mein Renntrikot überstreifen. Als ich zu unserem Ablageplatz kam, waren allerdings unsere Rucksäcke nicht mehr an der Stelle, wo wir sie abgelegt hatten. Ich spürte kurz eine leichte Panik in mir aufsteigen, beschloss aber, strategisch vorzugehen und sofort Nada am anderen Ende des Stadions zu suchen. Nach hektischen fünf Minuten im Gedränge fand ich sie endlich. Statt sie wegen ihres Rennens zu loben, schimpfte ich, wo denn unsere verdammten Rucksäcke wären. Etwas zerknirscht erklärte sie, dass sie diese sicherheitshalber auch zum 1500-m-Start-Ziel-Areal mitgenommen hatte. Erleichtert riss ich den Rucksack vom Boden hoch und machte mich mit Nada im Schlepptau bereits in Richtung der 5000-m-Startlinie auf.
Als Nada ihre Stimme zurückfand, fragte sie, ob sie angesichts der langsamen 1000-Meter-Marke wenigstens unter 4:30 min geblieben war. Von der unnötigen Rucksackaktion genervt erklärte ich etwas forsch: »Mann, du bist noch Bestzeit gelaufen: 4:22 min, also etwa 85 Sekunden über die letzten 500 Meter. Aber pass jetzt auf meinen Rucksack auf, während ich nochmal Steigerungen mache!« Ich wusste, dass sie sehr erleichtert war, und wies sie nach den Steigerungen etwas ruhiger an, noch kurz auszulaufen, da ich nun hier Gymnastik machen würde. Ich bat sie, mir anschließend deutliche Rundenzeiten in Richtung Norm zu geben. Während ich mich final vorbereitete, versuchte ich meine Anspannung über den »vermissten« Rucksack, der ja auch meine Wettkampfspikes enthalten hatte, abzuschütteln und mich auf den baldigen

Start zu konzentrieren. Die Stadionbeleuchtung ging angesichts der hereinbrechenden Dunkelheit an, und es war meine »Primetime«: das A-Rennen über 5000 m stand an.

Als wir uns beim schrillen Pfiff zur Startaufstellung begaben, entdeckte mich mein spanischer Konkurrent Ilias Fifa. Gegen ihn war ich im legendären Sprintfinish unseres 5000-m-Laufs bei der EM in Amsterdam der Zielfotoauswertung zufolge unterlegen.[6] Ich hatte mich ansonsten – auf die Hundertstelsekunde – zeitgleich hinter ihm und dem Spanier Adel Mechaal mit Bronze zufriedengeben müssen. Ich habe dieses Zielfoto wieder und wieder angesehen und bin bis heute der Meinung, dass es keinen klaren Sieger gegeben hatte. Den Regularien zufolge ausschlaggebend ist jedoch die Schulter, weshalb manche Sprinter auch den Kopf nach vorne strecken oder den rechten oder linken Arm vorwerfen. Fifa, der mich vermeintlich abgenickt hatte, grüßte mich freundlich. Ilias Fifa wurde zwar 2018 wegen Handels von illegalen, leistungssteigernden Medikamenten nachträglich gesperrt, in diesem Moment empfand ich seine lockere Begrüßung jedoch sehr herzlich. Es passiert eben leider, dass auch freundlich wirkende Sportler sich nachträglich als Betrüger herausstellen, was natürlich besonders enttäuschend ist. An den offiziellen Ergebnislisten änderte das nichts – eine Aufwertung meiner EM-Medaille aus 2016 gab es bis heute nicht.

Der Startschuss fiel und die zwei Afrikaner im Rennen stürmten allen voran los. Ich sortierte mich eher in der Mitte des Feldes ein, denn mit dieser Geschwindigkeit wäre der Lauf vermutlich unter 13:00 min gewonnen worden. Ebenfalls geschockt vom Anfangstempo meiner Konkurrenten, rief mir Nada gleich in der ersten Runde zu: »62! Das reicht absolut, bleib unbedingt dort!« Ich wusste nun, wo sie stand, und versuchte, mich im Rennmodus zu entspannen. Runde um Runde hörte ich ihre beruhigende Stimme: »63, 64, perfekt! Du machst das absolut klasse, bleib locker.« So fühlte ich mich trotz des anstrengenden Tempos sicher. Die Nacht war klar und windstill, doch das Rennen war alles andere als still: Wir wurden von allen Seiten der Bahn angefeuert, denn nach uns würden noch die B- und C- sowie später in der Nacht die D-Läufe folgen, weshalb sich der Sportplatz nicht leerte. Auf der Zielgeraden hatten nun einige Trommler ihre Instrumente für unser Rennen ausgepackt, und ich konzentrierte mich, zwischen den schrillen »Allez, allez!«-Rufen der Franzosen und Belgier und den Trommelschlägen, auf meinen eigenen Rhythmus.

Mir kamen einige Läufer, die sich anfangs etwas übernommen hatten, entgegen, und ich überholte sie auf der Außenbahn laufend. Während ich mich bei der 3000-Meter-Marke, die ich in 8:04 min passierte, noch gut fühlte und die Tempohärte problemlos annahm, spürte ich zwei Runden später das Laktat in meine Beine kriechen. Ich motivierte mich mit dem folgenden letzten Kilometer und versuchte, meine Schultern nicht hochzuziehen. Ich wusste, dass das Tempo nach dem monatelangen Fokus auf die 10.000 m noch eine Herausforderung darstellte. Gleichzeitig war ich zuvor schon mehrmals in diesem Bereich – sogar flotter – gelaufen, und etwas Laktat würde mich nicht davon abhalten, den Normkurs so lange wie möglich aufrechtzuerhalten. Nada rief nun lauter, bis auf die Zehntel, meine Zeiten durch, musste aber über die Rufe der anderen Zuschauer schreien. Ich spürte, wie sie vor Aufregung etwas näher auf Bahn vier gekommen war. Obwohl ich die Afrikaner, dicht gefolgt von Ilias Fifa, vor mir in Sichtweite hatte, kam ich nicht nah genug an sie heran, um von ihrem Windschatten zu profitieren. Der letzte Kilometer war

6 Siehe www.wikipedia.org/wiki/2016_European_Athletics_Championships_%E2%80%93_Men%27s_5000_metres : »It was ruled that the fast closing Fifa won, Mechaal second and Ringer third, all given the same time 13:40.85 min accurate to a hundredth of a second. Henrik Ingebrigtsen was the odd man out, given a time of 13:40.86 min. In fifth place, Amdouni was only .09 behind the winner. In comparison to these championships, fifth place in the 100 metres was .12 behind the winner.«

angebrochen, und auf Nadas »64 hoch, auf geht's Richard, komm jetzt!« wusste ich, dass ich etwas an Tempo eingebüßt hatte.

Zwei Runden vor dem Ziel traf mich die Anstrengung in vollem Ausmaß. Ich motivierte mich mit dem Gedanken, die Ziellinie nur noch einmal zu passieren, um auf der letzten Runde meine Reserven ausspielen zu können. So näherte ich mich den letzten 600 Metern und versuchte, meinen Blick auf die Afrikaner vor mir zu fokussieren. Nada rief mir eine weitere Zwischenzeit durch, aber meine Ohren waren wie belegt. Bis auf die zwei Runden zwischen 3,8 und 4,6 Kilometern war ich beinahe auf die Zehntelsekunde gleichmäßig der WM-Norm entgegengelaufen. In dieser finalen Phase durfte sie mir einfach nicht mehr entgleiten! Ich spürte ein Rauschen in meinen Wangen, meine Arme wurden schwerer. »Komm Richard, du musst noch einmal anziehen für London«, schoss es mir durch den Kopf. Ich kämpfte gegen die zehrende muskuläre Müdigkeit. Endlich bog ich auf die letzte Runde ein und biss determiniert die Zähne zusammen. Es war immer mein Talent gewesen, hier noch einmal zu einer langen Steigerung Richtung Ziel zu mobilisieren und ich wusste, dass dies für die Norm auch nötig wäre. Einmal noch die Gegengerade, ein letztes Mal hörte ich Nadas Zurufe und zog auf den letzten 100 Metern meinen Schritt auf dem Vorfuß durch. In 13:20,05 min überquerte ich als Vierter die Linie, lief noch einige Meter und ging zu Boden.[7] Ich muss mich wirklich selten im Ziel hinlegen, aber heute war so ein Tag, denn wir waren im Training noch nicht für dieses Temponiveau unterwegs gewesen. Sekunden später beugte sich Nada über mich und gratulierte mir zur erfüllten WM-Norm. Sie musste kurz meine Beine hochnehmen, denn mir war übel, das Laktat hatte meinen ganzen Körper im Griff.

Erst zwei Minuten später war ich bereit, aufzustehen und sie dankend und stolz über unsere Leistungen zu umarmen.

Als wir Eckhardt anriefen, spürte ich sein Erstaunen, nicht nur über Nadas Steigerung, sondern auch darüber, dass es mit der Norm »bereits« geklappt hatte. Er gab zu, dass er nicht gleich im ersten Rennen mit dieser Zeit gerechnet hatte, da die richtig knackigen Einheiten noch folgen sollten. Ziemlich erschöpft konnte ich nur grinsen und deutete Nada mit den Augen rollend an, dass er mit uns zufrieden war. Eckhardt lobte selten, aber seine Worte des Erstaunens zeigten uns, dass wir Birgit und ihn positiv überrascht hatten. Ich erzählte Nada, dass ich mich ohne sie nicht getraut hätte, gleich die Norm anzugehen, und dass mich ihre Vorsicht zu Beginn sicherlich vor einem schlimmeren Laktat-Schock bewahrt hatte. Sie berichtete, dass die Afrikaner tatsächlich die ersten 400 Meter gleich in 58 Sekunden gelaufen waren. Sie lächelte und ich erklärte, dass mich sicherlich die Regelmäßigkeit meines Laufes bereits zu Beginn der Saison zu dieser zufriedenstellenden Zeit gebracht hatte. Meistens ist unser Training tatsächlich so ausgelegt, dass wir uns über die Saison hinweg von Rennen zu Rennen steigern, weshalb mich nur ein derart konstanter Lauf bereits zur Norm hatte führen können. Nachdem ich ausgelaufen und geduscht hatte, war der Essensstand im Stadion bereits leer gekauft, denn es war nach 23 Uhr. Wir beschlossen, uns hiervon nicht die Laune verderben zu lassen und stattdessen einfach zum nächstgelegenen McDonald's zu fahren; alles andere hatte ja bereits geschlossen. Zu unserer freudigen Überraschung hatte dieser belgische Ableger nicht die gewohnt lappigen Burger-Buns und Nuggets, sondern etwas bessere Versionen mit echten amerikanischen Buns und sogar Auberginen auf dem Fleisch. Wir ließen uns das selten gewählte Fastfood bei einem mitternächtlichen Radler schmecken.

7 Bei derartigen Meetings kommt es nicht auf die Platzierung, sondern auf die erreichte Zeit an. Vor mir hatten Stephen Kissa aus Uganda und Frederick Kipkosgei mit 13:13,00 min und 13:13,16 min, sowie Ilias Fifa in 13:17.39 min das Ziel erreicht.

Die Entscheidung in Dresden

Ich war fest entschlossen, diesen Halbmarathon trotz der ungewohnten Renngestaltung und dem notwendigen taktischen Antritt, ebenfalls so gleichmäßig wie möglich zu absolvieren. Mein kurzes Intermezzo hatte die Größe der Gruppe etwas reduziert. Da ich danach früh im Rennen wieder die Regelmäßigkeit suchte, waren Aaron und ich allerdings nicht allein geblieben. Mit uns konnten noch vier Jungs mithalten, einer davon Björn Koreman aus den Niederlanden, den ich durch meinen Manager Dave kannte. Die anderen zwei Konkurrenten starteten für Schweden, doch ich hatte sie beide noch nie bei internationalen Rennen gesehen. Ich dachte an Wolfgangs mahnende Worte zur Herangehensweise und Zielsetzung dieses Halbmarathons und reduzierte die Geschwindigkeit etwas. Dieses Rennen war eine Standortbestimmung und kein Rekordversuch, denn ich wusste, was die nächste Trainingswoche bereits an Programmen enthielt. Trotz der Aufmerksamkeit auf ein kluges Rennen war ich konzentriert auf meinen Schritt. Ich achtete auf Arm- und Rückenhaltung, denn letztere war meine Schwachstelle, vor allem bei windigen Bedingungen. Die Drosselung des Tempos erlaubte mir, etwas besser nach der bei der Verpflegungsstation bereitstehenden Trinkflasche zu greifen, denn ich hatte in den ersten Runden festgestellt, wie komplex sich dies bei unserem Tempo gestaltete. Ich musste mich jedes Mal deutlich nach rechts lehnen, denn der Tisch war etwas tief, und beim ersten Mal war mir die Flasche fast aus der Hand geglitten. Bei diesem Rennen wäre mir das zwar egal gewesen, aber beim Marathon könnte dies muskulär mitunter entscheidend sein.

Wir passierten Kilometer 16, während Björn und die Schweden stetig in unserem Windschatten hingen. Ich beschloss, mich zu ihnen umzudrehen und sie auf Englisch sarkastisch zu fragen, ob sie mich für einen Tempomacher hielten, oder ob sie auch einmal etwas beitragen wollten. »I'm not a pacer, maybe you wanna hit the front for once too guys?", fragte ich und blickte mich um. Björns Augen weiteten sich etwas und er stammelte nur: »But your PB is much better than mine!« Ich fand seinen Respekt zwar nett, war aber doch zufrieden, als er dann eine Runde die Führung übernahm. Na bitte, geht doch! Aaron ist Jahrgang 1997 und hatte seinen Beitrag zur Genüge geleistet, weshalb ich kein schlechtes Gewissen hatte, Björn zumindest für eine Runde nach vorne zu schicken. Ich spürte, wie einer der Schweden abfiel und entschloss mich, gleich Druck zu machen. Wohl wissend, dass wir nun zu viert waren, hoffte ich, die Tempoarbeit selbst zu Ende zu bringen, denn wir waren derzeit auf einem Kurs unter 63 Minuten. Das Rennen fing an, sich muskulär bemerkbar zu machen, und ich spürte meinen Atem lauter werden. Auch Aaron wirkte mittlerweile deutlich angestrengter, aber in seinem Blick sah ich die Entschlossenheit, sein Debüt formidabel zu finishen.

Die letzte Runde war angebrochen und noch einmal achtete ich darauf, in den Kurven nicht zu viel Geschwindigkeit zu verlieren, dabei aber nicht zu knapp an den Absperrgittern zu laufen. Diese haben teilweise kleine herausragende Halterungen am Boden, über die ich schon gute Läufer stolpern sah. Ich versuchte, mir meine Kraft gut einzuteilen, denn Aaron lieferte ein Toprennen ab, und auch Björn würde seine Bestzeit deutlich verbessern. Den Schweden konnte ich nicht einschätzen, doch ich rechne immer damit, dass jeder meiner Konkurrenten zu einem unerwarteten Endspurt ansetzen kann. Wir bogen in die letzte Kurve vor der Zielgeraden ein und ich beschleunigte deutlich aus dieser heraus. Nun hieß es, meinen Schritt durchzuziehen und auf keinen Fall locker zu lassen. Dennoch musste ich mir ein paar Körner (warum auch immer man Körner sagt) für die letzten Meter aufheben, falls mir die anderen an den Fersen klebten. Es war mein erster ernster Lauf seit Doha und selbstverständlich wollte ich hier meine Marathonambitionen untermauern. Ich spürte zwar, dass ich ein paar Meter Abstand erlaufen hatte, blieb aber auf dem Vorfuß und zog durch. Auf den letzten Metern wusste ich, dass der Sprint gereicht hatte und freute mich über die angezeigte Zielzeit von 62:27 min.

Diese Zeit hatte unsere Erwartung übertroffen, denn sie war nicht allzu weit von meiner Bestzeit von 62:10 min aus dem Jahr zuvor entfernt, die ich in einem sehr flachen Laufschuh gerannt war.[8] Ich drehte mich zu Aaron, der sechs Sekunden hinter mir ins Ziel lief, und gratulierte ihm mit einem Handschlag. Er war für sein junges Alter ein fantastisches Debüt gelaufen und ich freute mich, dass sich unser gemeinsames Training und sein Fleiß so ausgezahlt hatten. Der Schwede Mohammadreza Abootorabi und Björn Koremann liefen auf die Plätze dahinter. Beim Auslaufen unterhielt ich mich mit Björn, der sich als sehr netter Kerl herausstellte. Er hatte vor, seinen Marathon in Wien zu laufen, da er nicht mehr in das Rennen in Valencia aufgenommen worden war. Mir wurde erneut bewusst, welche Erwartungen auf Valencia lagen, da es immer ein enorm stark besetztes Rennen war. World Athletics, der Leichtathletikweltverband, hatte aufgrund der Pandemie den Olympia-Qualifikationszeitraum vom 6. April bis 30. November 2020 ausgesetzt, und Valencia war das erste reine Eliterennen, das wieder für die Spiele zählen würde. Das Rennen war somit gespickt mit Topläufern verschiedener Nationen, die alle ihr Ticket für Tokio lösen wollten.

Die letzten Wochen vor dem Marathondebüt

Als ich Wolfgang, der noch in Kenia arbeitete, am Telefon hatte, wusste ich sein Lob sehr zu schätzen. Er hatte nach der umfangsorientierten Woche mit dem ersten 30+-Lauf in gesteigerter Intensität, nicht mit einer derartigen Zeit gerechnet. Ich berichtete vom Rennverlauf, und er war sehr zufrieden, dass ich mich nicht versteckt, sondern gearbeitet hatte. An seiner Stimme und der Besprechung der weiteren Tage spürte ich, dass er mit meinem Fitnessstatus nach so kurzer Zeit zufrieden war und der Normangriff nun realistischer wurde. Dennoch war er eine halbe Weltreise entfernt, und es lag an mir, die Arbeit in der Kälte weitgehend ohne Trainingspartner oder Team zu Ende zu bringen. Bis Valencia waren es nun exakt vier Wochen, weshalb dem Halbmarathon auf jeden Fall noch ein Intensitätsblock folgen musste. Insofern war ich Sebastian extrem dankbar, als er anbot, noch einige Tage bei ihnen im Vogtland zu bleiben. Er versicherte, dass er mich entweder laufend oder mit dem Fahrrad unterstützen würde. So fuhren wir direkt nach dem Rennen in ihr Haus und ich sorgte für eine möglichst gute Nachbereitung des Rennens.

In jenem Herbst hatte ich zum ersten Mal einen mobilen Lymphomat erhalten, den ich vom Start der Vorbereitung an regelmäßig nutzte. Ich erinnere mich zu gut, als ich im Jahr 2017 das erste Mal nach dem Vorlauf der Hallen-EM in Belgrad in einer derartigen Lymph-Hose lag und anschließend das wohltuende Gefühl meiner Beine genoss. Das ist noch nicht ewig her, doch mittlerweile kann ich mir mein Marathontraining gar nicht mehr ohne ein derartiges Gerät vorstellen. Selbstverständlich gibt es die vielseitigsten Modelle und Größen, doch für unsere regelmäßigen Trainingslageraufenthalte war es mir wichtig, einen kleineren mobilen Lymphomat zu besitzen. Diesen hatte ich zu meiner Dresden-Reise mitgenommen, obgleich Sebastian lachend erklärte, für Regenerationsgeräte selbst gesorgt zu haben. Natürlich! Ich war ja auf dem Weg zu einem Läuferpaar, dessen Wohnung, genau wie unsere, mit Sport- und Regenerationsgeräten zur Genüge ausgestattet war. Im Leistungssport kommt es, wie so oft im Leben, darauf an, sein Potenzial zu vermarkten und Sebastian ist wirklich gut darin, seine bisherigen Erfolge an potenzielle Unterstützer zu vermitteln. Überhaupt bin ich beeindruckt davon, wie er als junger Vater finanziell für seine Familie sorgt und gleichzeitig den Leistungssport verfolgt.

8 Ich war im Frühjahr 2019 noch mit dem sehr flachen ASICS Tartherzeal gelaufen! Seitdem hat es viele neue Varianten von »Supershoes« gegeben, die Carbon- und Schaumstoffsohlen aufweisen, doch damals hatte ich diese noch nicht zur Verfügung.

Auch seine Frau Kristina ist eine talentierte Läuferin, erledigt neben der Sorge um Sohn Jonathan den Haushalt und gestaltet sogar noch professionelle Maniküren. Mittlerweile studiert Kristina Modedesign. Die beiden wechseln sich mit den Trainingszeiten meist ab, damit Jonathan betreut ist. Ihre Tage sind daher ziemlich durchgeplant, damit beide auf ihr Trainingspensum kommen. Wir schafften dennoch täglich ein gemeinsames Mittagessen, das Abendessen wurde für uns individuell gestaltet. Sebastian trainiert nachmittags meist nach Kristina, und ich verstand die diese Organisation ziemlich gut. Zwar ist ein Kind nicht mit beruflichen Verpflichtungen vergleichbar, aber vom Tagesablauf erinnerte es mich an die Jahre, in denen Nada, wie so viele berufstätige Athleten auch, eine intensive Stelle in der Kanzlei und das Training unter einen Hut bringen musste. Dennoch war es unser Ansporn, international wettbewerbsfähig zu sein, weshalb ein Vollzeitjob für mich ausgeschlossen war. Auch mit einer Teilzeitstelle muss man strikt darauf achten, dass die Regeneration nicht zu kurz kommt. Sebastian war noch mit seinem Studium beschäftigt, weshalb er auch 2025 trotz Qualifikation aus eigener Entscheidung nicht bei der WM in Tokio startete. Er möchte zuerst seine Ausbildung beenden, weshalb ich umso dankbarer war, mit ihm zehn Tage trainieren zu können. Leider wurde er damals von Achillessehnenproblemen zurückgeworfen, weshalb wir eher gemeinsame Dauerläufe statt intensiverer Einheiten absolvierten.

Wolfgang hatte mir bereits angekündigt, dass er Dresden direkt am nächsten Tag von einem 30-km-Lauf gefolgt wissen wollte. Ein bisschen blauäugig stimmte ich zu. Nach dem Rennen hatte ich auf alle möglichen Regenerationsmaßnahmen geachtet: Ich hatte mich direkt nach dem Interview umgezogen, hatte einen Riegel gegessen und war ausgelaufen. Danach hatte ich vor der Heimreise geduscht und am restlichen Tag ausreichend Energie zu mir genommen. Ich hatte den Lymphomat genutzt, mich mit der Blackroll behandelt, meine Ferse sicherheitshalber gekühlt, etwas gedehnt und war früh zu Bett gegangen. Der nächste Morgen war sonnig, aber frisch, und ich war mental bereit für die vorgegebenen 30 Kilometer. Sebastian erklärte freundlicherweise, dass er sein Training auf den Nachmittag verlegen und mich mit dem Rad begleiten könne, was ich ihm hoch anrechnete. Ich begann mit 4:25 min/km wirklich vorsichtig und ließ meine Beine langsam warm werden, bevor ich ab dem dritten Kilometer unter 4 min lief. Anfangs waren die Beine noch rostig, doch nach einigen Kilometern kam ich gut in Schwung. Sebastian und ich hatten uns ohnehin noch so viel zu erzählen, dass mir der Lauf recht kurzweilig vorkam. Meinen Beinen leider nicht, und nach 20 Kilometern begann ich, die Kilometer richtig herunterzuzählen. Bei einem Standard-Longrun ohne intensive Tempovorgabe fange ich sicher nicht an, die Kilometer mental abzuhaken, weshalb ich merkte, dass sich mein Körper gegen die Länge dieses Laufes wehrte. Meine spätere Trainingsgruppe um Tim Moriau folgte auch einem anderen Ansatz, um von umfangbasiertem Training zu profitieren. Hierzu berichte ich etwas später.

Natürlich konnten wir nicht irgendwo am Feldrand stehen bleiben, und so lief ich etwas genervt von der Vorgabe mit Schmerzen zu Ende. Ein Blick auf meine Sportuhr sagte mir, dass ich mit 4:04 min/km gegen Ende doch noch langsamer als zur Hälfte des Laufes gewesen war. Ich dehnte und duschte – zu mehr war ich an dem Tag nicht mehr fähig. Jonathan wollte gern etwas spielen, und ich war froh, dass er schlichtem Vorlesen zustimmte. Meine Beine hatten nicht mehr viel Lust, im Garten ums Haus zu tollen, und ich wusste, dass ich den Nachmittag und den Folgetag brauchte, um wieder frischer zu werden. Ich telefonierte mit Wolfgang und erzählte ehrlich, wie sich der Lauf angefühlt hatte. Er verstand mich und meinte, dass es eine Erfahrung gewesen war, weshalb man die letzten zehn Tage im Gesamtkontext sehen müsse. Es waren noch drei Wochen bis Valencia und er hatte absichtlich den Umfang ungewohnt hoch ausfallen lassen. Wir beschlossen, die nächste Bahneinheit auf Donnerstag zu verlegen und für Mittwoch einen mittleren Dauerlauf zu planen.[9] Bereits bei diesem ging es mir wesentlich besser, und ich musste lachen, als Jonathan bei der darauffolgenden Athletik neben mir auf der Matte mitturnte. Er kannte dies von seinen Eltern gut, aber ich hatte natürlich andere Übungen, die er zu imitieren versuchte.

Am Donnerstag stand das gemeinsame Bahntraining an, denn die Trainingsgruppe von Sebastians Vater kam auch ins Stadion. Ich genoss die Atmosphäre einer Trainingsgruppe und scherzte vor allem mit den jugendlichen Läufern. Kristina läuft meistens mit den Jungs ein, was für sie ein flotteres Tempo ist, das sie aber nicht weiter stört. Sebastians Vater Udo hatte für die Gruppe ein Programm zusammengestellt, das sich an meinen geplanten 400-m-Intervallen orientierte, sodass wir Teile des Trainings gemeinsam liefen. Kristina wechselte sich mit dem jungen Athleten, Tom Förster,[10] ab und die anderen Nachwuchsläufer freuten sich, mich als Trainingspartner zu haben. Angesichts des Umfangs meiner Läufe war das Tempo nicht zu schnell, und so harmonierte die Gruppe ziemlich gut. Ich kann mich zwar auch alleine zu Bahnprogrammen motivieren, da dies Teil meiner Arbeit ist, aber die Umgebung der Gruppe hob klarerweise meine Stimmung und Motivation. Es machte deutlich mehr Spaß, mit den Jungs aus Udos kleiner Gruppe zu laufen. Das Novemberwetter spielte mit und schenkte uns ausreichend Sonne. Derartige Trainingstage liebe ich einfach, weshalb ich dankbar war, nach dem schwierigen Jahr wieder meiner Leidenschaft zusammen mit Freunden nachgehen zu können.

Unsere frühere Trainingsgruppe baute auf dem Prinzip der »Tempotreue« auf, sodass es keine Intention gibt, das Training unbedingt flotter als nach Vorgabe machen zu wollen und die Gruppe mitzureißen. Obwohl man sich als individueller Athlet durchaus herausfordern und sich in ein neues Territorium vorwagen kann, ist es besser, in einer Gruppe möglichst harmonisch zu bleiben. Einerseits ist es meist nicht klug, unbedingt flotter als geplant laufen zu wollen, da die Vorgaben an der aeroben Schwelle orientiert sein sollten. Andererseits sollten die Trainingspartner entweder ein ähnliches Niveau haben oder das Programm so angepasst sein, dass man sich individuell verbessern kann. Ist ein Läufer in der Gruppe stark unterfordert, während ein anderer mit leeren Beinen heimfährt, macht ein gemeinsames Training keinen Sinn. Weiterhin haben wir die Erfahrung gemacht, dass etwas konservativere Vorgaben, mit einem kontinuierlichen und verletzungsfreien Aufbau, zielführender sind, als sich auf ein paar wenige harte Einheiten zu versteifen.[11] Dies bedeutet zwar, dass das Training insgesamt nicht rekordverdächtig aussehen mag, wohl aber durch seine Konsistenz zum Erfolg führen wird. Ein amerikanischer Trainer hat diesen Ansatz mal mit den Worten zusammengefasst: »I'd rather have them do a larger number of B+ trainings, than just focus on three or four A+ workouts.« Nichts anderes verfolgte unsere Gruppe damals, und ich orientiere mich auch heute noch an diesem System.

Grundsätzlich kenne ich Athleten, die über Jahre auf die gleichen Programme zurückgreifen, um auf ihre anaerobe Arbeit zu kommen, und damit durchaus gut fahren. Meiner Ansicht nach gibt es eine grundsätzliche Basisarbeit, die zu erledigen ist, und keine Spezialeinheiten, die einen zu einem besseren Athleten machen. Vielmehr kommt es auf ein ausgewogenes Gesamtkonzept an. Gleichzeitig ist über Jahre natürlich eine gewisse Entwicklung im Training nicht nur förderlich, sondern auch notwendig. Im Winter vor der EM in Berlin 2018 brannte ich danach, mich weiterzuentwickeln. Ich wollte nicht mehr dem

9 Locker ist für mich 4:00 bis 4:20 min/km, mittleres Tempo eher 3:55 bis 3:40 min/km, darunter gehe ich von flotten Dauerläufen aus.

10 Tom wurde in den Jahren 2022 und 2023 Deutscher U23-Meister über 10-km-Straße.

11 Als Nada noch in Wien trainierte, lief sie trotz der Arbeitsmüdigkeit des Referendariats oft harte Programme nach Vorgabe. Es waren teils so enorme Einheiten dabei, dass ich mich wunderte, wie sie das schaffte. Beim Wettkampf selbst war sie oft nicht mehr in der Lage, ihr Leistungsvermögen abzurufen. Ihren internationalen Sprung schaffte sie erst mit lockeren Einheiten in unserer Gruppe, die über Monate hinweg mehr Laufumfang zuließen!

gleichen Schema – im wahrsten Sinne des Wortes – folgen, denn ich war ein erwachsener Mann geworden und hatte eigene Ideen. Meine Trainer gaben mir zu wenig Mitsprache über mein Training oder lehnten neue Ideen ab. Ich war genervt von wiederholten Standards, als ich den Trainingsplan in Portugal sah, und suchte das Gespräch. Ich wollte mitreden, neue Programme integrieren und einen professionellen Rahmen schaffen. Weiter wollte ich mich bei mehr internationalen Rennen zeigen, wofür man notwendigerweise in ein Management eingebunden sein muss. Ich hatte mit Dave Klink und seinem Management Bizz-Sports einen kompetenten, verlässlichen Ansprechpartner, der auf mich selbstständig zugekommen war. So sehr ich mir seine Vernetzung und Kooperation mit meinem Trainerteam wünschte, lehnten diese ab. Als ich im Januar 2018 in einem Gespräch ihr Missfallen an meinen Ideen und an einer Professionalisierung durch Blockierung meiner Arbeitszeiten an der MTU sah, sank mein Herz. Mir wurde klar, dass wir getrennte Wege gehen würden. Es waren prägende, schöne Jahre, aber ich habe es nicht bereut, meinen ersehnten Weg in die internationale Leichtathletik zu gehen.

Diese Freiheit erlaubte es mir, Wolfgang mitzuteilen, dass ich vor meinem ersten Marathon nicht drei Wochen nach Kenia reisen und von dort nach Valencia reisen wollte. Die Höhe Kenias ist immer ein Risiko, und man weiß nie sicher, wie der Körper unmittelbar nach einem derartigen Block reagiert. Zusätzlich hatte ich bei meinem ersten Kenia-Aufenthalt mit Wolfgang im November 2018 leider schlechte Erfahrungen mit der Sonne, dem holprigen Untergrund[12] und auch der Ernährung gemacht.[13] Obwohl ich Kenia nach 2020 mehrfach bereist und sehr profitiert habe, wollte ich vor dem ersten Marathon kein Risiko eingehen.

So genoss ich es, mir in den zehn Tagen bei Sebastian und Kristina Motivation für meinen letzten Trainingsschliff zu holen. Ich genoss es, mit Jonathan zu spielen und freute mich bereits auf die Familie mit Nada. Einziger Wermutstropfen war, dass wir uns leider – nicht anders als in Kenia – am Freitag eine Magenverstimmung von einer Pizza holten. Diese hatte Pilze enthalten und etwa eine Stunde nach dem Essen fing nicht nur mein, sondern auch Kristinas Bauch, schmerzhaft an zu rumoren. Wir verbrachten alle keine gute Nacht. Am nächsten Tag war ein Tempowechselprogramm vorgesehen, doch beim Aufstehen wusste ich, dass dies heute keinen Sinn machen würde. Ich rief Wolfgang an, der etwas schelmisch anmerkte, dass man sich also auch in Deutschland den Magen verstimmen konnte. Dennoch war er natürlich einverstanden, das Programm auf den kommenden Montag zu verlegen. Ich konnte zwar dauerlaufen, fühlte mich aber schwach und war reif genug, in so einem Zustand kein Programm zu forcieren.

Nachdem ich am Sonntag an den Bodensee zurückgefahren war, standen die letzten zwei intensiven Wochen vor der geplanten Taperingwoche an. Auf der Autofahrt rief ich direkt meinen Freund Elias an, um zu fragen, ob er mich möglicherweise bei einem der kommenden Longruns begleiten könnte. Elias ist ein sehr guter Freund aus Vorarlberg,[14] der für sein Alter nicht nur reif, sondern auch verlässlich und generös ist. Ich war dankbar für dieses Netz an Freunden, die mich für den größten Teil meiner Marathonvorbereitung zu Hause in Deutschland und Österreich nach Kräften unterstützten. Elias willigte trotz der tristen Wettervorhersage sofort ein, und ich wusste, dass die kommende Woche es in sich haben würde. Neben zwei Longruns absolvierte ich ein Tempowechselprogramm über 21 km, sowie

12 2022 hat mir dieser wiederum einen kleinen Strich durch die Rechnung gemacht. Siehe Kapitel 6.

13 Ich werde im nächsten Kapitel etwas mehr darauf eingehen und wie ich diese Risiken bei meinen weiteren, doch weitaus längeren, Kenia-Aufenthalten besser steuerte.

14 Nada und ich zogen im Herbst 2018 für zwei Jahre nach Bregenz, da Nada einige Zeit in St.Gallen als Postdoc war, bevor wir vom Bodensee für ihre finale Habilitationsstelle am Max-Planck-Institut für Innovation und Wettbewerb 2023 nach München zogen.

eine weitere Bahneinheit. Am Ende der Woche standen zehn Einheiten zu Buche, wovon drei Intensität aufwiesen und ich nur eine Einheit auf unserem Spinning-Bike verbrachte. Eine Woche später war ich stolz, die letzten Tage solide trainiert zu haben und freute mich, dass der Großteil der Vorbereitung geschafft war.

Vor dem letzten Longrun am Mittwoch in der Marathonvorwoche bot mir meine Mutter Radbegleitung an. Als wir aufwachten, säumte der erste Schnee die Dorfstraßen, und die Sonne wollte sich nicht blicken lassen. Meine Mutter, entschlossen, mir zu helfen, packte sich warm ein, um die folgenden zwei Stunden nicht vor Kälte vom Rad zu fallen, und wir zogen los. Ich rutschte anfangs fast mit jedem Schritt und redete kaum, um mich auf den unebenen Untergrund zu konzentrieren. Schnee würde es in Valencia auch bei niedriger Temperatur nicht geben und ich dachte daran, dass mich dieser Lauf abhärten würde. Dennoch war ich extrem vorsichtig, nicht unnötig auszurutschen. Der Abdruck wurde in der zweiten Stunde besser, aber ich spürte meine Gedanken zur Gruppe nach Kenia abschweifen, wo auch mein Freund Amanal Petros weilte, der sich für drei Wochen in Kenia zur Marathonvorbereitung entschieden hatte. Ich hoffte inständig, die richtige Entscheidung getroffen zu haben. Rasch verwarf ich den Gedanken wieder, da ich die Entscheidung lange bedacht hatte. Ich erinnerte mich an Wolfgangs Worte, den ersten Marathon konservativ anzugehen und mir erst für den zweiten Marathon höhere Ziele zu stecken. Ich hatte keinen Druck, da ich als Alternativplan für Olympia noch die Bahn hatte und die meiste Arbeit ohnehin bereits hinter mir lag. Heute ging es nur darum, noch einmal Kilometer in die Beine zu bekommen. Meine Mutter war merklich froh, als wir ankamen, und wir verbrachten den restlichen Tag im warmen Haus bei Wintersport-Übertragungen. Meine Mutter ist nicht nur Leichtathletik-, sondern ein genereller Sportfan, und wir bewundern die Biathleten und Kombinierer.

Am Sonntag war es zwar nochmals klirrend kalt, aber mir wurde beim letzten Tempodauerlauf in 3:03 min/km durchaus warm. Ich wusste zwar, dass ich mit dem kürzlich zugelassenen ASICS MetaRacer laufen würde, wollte aber für den Lauf noch einen Prototypen anziehen. Durch die Kälte, die ungewohnten neuen Sohlen und meine zu dünn gewählten Socken rieb ich mir leider die vorderen Fußballen auf. Ich spürte dies bereits im Lauf, entschied mich aber weiter zu laufen. Am Nachmittag wurden die Schmerzen der Fußballen stärker und ich spürte das Blut in ihnen pochen. Ich ärgerte mich über meinen Fehler – eine Woche vor dem Marathon – und cremte sie ein. Ich beschloss außerdem, die Nachmittagseinheit wegfallen zu lassen und auf den nächsten Tag zu warten. Nach dem Lauf am Montag schmerzten die Fußballen weiter und ich wurde nervös. Ich fuhr zu unserem Physiotherapeuten Olli Klenk, der mir neben einer Behandlung die Idee gab, meine Füße mit entsprechenden Fußpads abzukleben. Wie bei Blasenpflastern auch, gibt es dünne Klebepads, die aufgeriebene Sohlen schonen. Ich besorgte sie umgehend und war Olli dankbar für seine Hilfe. Abends telefonierte ich mit Nada in Kenia, die zusätzlich darauf hinwies, dass ihr bei einem Ödem im Fuß Kalt-Warm-Wechselbäder sehr geholfen hatten. Um die besten Ergebnisse mit diesen Fußbädern zu erzielen, müssen die Unterschiede zwischen Kälte und Wärme deutlich sein, sodass man hier und da die Zähne zusammenbeißen muss. Natürlich darf man das warme Wasser nicht zu heiß machen, aber die Füße sollen jeweils schön stechen. Ich wandte beide Maßnahmen an und massierte die Sohlen abends mit Hirschtalg. Ausgerechnet in der Marathonwoche musste mir am Sonntag so ein Fehler passiert sein!

Bei der kurzen Abschlusseinheit am Mittwoch fühlten sich meine Füße nach den Anwendungen deutlich besser an und ich trabte etwas beruhigter aus. Anschließend war es Zeit, den Koffer strategisch zu packen und die wichtigsten Utensilien, wie gewohnt, im Handgepäck zu verstauen. Ich hatte schon einmal im Trainingslager meinen Koffer nicht erhalten, weshalb man immer zumindest ein paar Laufschuhe und Shorts bei sich haben sollte. Auch meine Energiepulver für die Getränkeflaschen verstaute ich seitlich im Rucksack. Nada hatte mir einen kleinen Glücksbringer geschenkt, den ich in mein Portemonnaie steckte und nochmal einmal prüfte, ob ich Bargeld parat hatte. Für mich ist es immer wichtig, meine Rennen gut vorbereitet zu haben und so wenig wie möglich dem Zufall zu überlassen. Ich plane auch öffentliche Transportmittel voraus und sehe meist nach, wo sich das Hotel befindet, dessen Adresse ich ohnehin Tage zuvor in das Online-System ADAMS der Welt-Anti-Doping-Agentur (WADA) eintragen muss. Als Kaderathlet bin ich verpflichtet, den Anti-Doping-Behörden meine täglichen »Whereabouts«, also Übernachtungs- und Trainingsorte, mitzuteilen. Im höchsten Kader muss man zusätzlich eine Stunde am Tag angeben, in der man jedenfalls für eine Kontrolle zur Verfügung steht. Ansonsten ist es Kontrolleuren natürlich auch möglich, zum Training zu kommen, aber meist läuten diese doch zu Hause oder im Hotel an.

Wettkampfreisen

Am Donnerstag war es Zeit für die Reise nach Valencia. Nach der Ankunft im Hotel wurden wir damals über die COVID-Regularien vor Ort aufgeklärt, unsere Temperatur abgenommen, ein weiterer Abstrich gemacht und dann die Instruktion gegeben, abseits des Trainings allein auf dem Zimmer zu bleiben. Das Essen wurde ausschließlich auf einem Tablett oder der »Brown-Bag« auf die Zimmer gebracht und war für alle Athleten standardisiert. Ich machte mich auf eine lockere Runde zum Auslaufen und bewunderte die schöne spanische Stadt. Am nächsten Tag war ein kurzes Fotoshooting mit meinem Sponsor ASICS angesetzt, um die neue Kollektion vorzustellen. Bei den Fotos und Videos stellten wir bereits fest, dass es etwas windig war und der Wind auch für das Wochenende angekündigt war. Natürlich spielt das Wetter für uns Läufer immer eine Rolle, manche nennen es eine weitere Konkurrenz. Ein Marathon kann in Regen oder Wind deutlich andere Ergebnisse bringen als bei windstillen, kühlen und sonnigen Konditionen. Dieser moderate Wind beunruhigte mich aber nicht weiter, denn wir würden in bestimmten Zielgruppen laufen, die Bedingungen würden für alle Läufer gleich sein. Dies ist auf der Bahn nicht immer so, denn vor allem bei taktischen Rennen »opfert« sich keiner gerne, um bei windigen Bedingungen das Feld anzuführen. Die Vorhersage für Sonntag war ansonsten jedoch mit kühlen acht Grad und Sonne optimal.

Im Hotel traf ich meinen langjährigen kenianischen Freund Victor Chumo, mit dem ich mich bei einigen Straßenrennen schon duelliert und in Kenia trainiert hatte. Wir freuten uns sehr, einander zu sehen, und vereinbarten, nachmittags noch gemeinsam zu laufen. Victor ist ein großes Talent und trainierte bei der kenianischen Armee. Leider hatte er das Pech, in den Vorjahren von Knieproblemen ausgebremst worden zu sein. Victor ist unglaublich klug, und ich liebe es, mit ihm über verschiedene Trainingsansätze zu philosophieren und seine Trainingsberichte aus Kenia zu hören 2019 wurde er von Global Sports Communication gefragt, ob er ins Camp des NN Running Team in Kaptagat wechseln und als Pacemaker für Eliud Kipchoge bei der INEOS 1:59 Challenge mitwirken wolle, und wäre hier auch ohne die Knieprobleme zu größeren Leistungssprüngen fähig gewesen. Dies zeigte mir wieder, dass auch im besten Umfeld die Verletzungsfreiheit der entscheidende Faktor bleibt und man hierauf nicht genug Wert legen kann. Ich fragte Victor, ob er auch genug Betreuung erhielte, denn das NN Running Team ist ein von der NN Group und Nike gesponsertes Team, das von Global Sports Communication mit aufgebaut wurde, was er grundsätzlich bejahte. Dennoch trainiert er, wie viele Läufer aus seinem afrikanischen Umfeld, bei Verletzungen ausschließlich im Kraftraum, ohne Ergometer, Crosstrainer oder Einheiten im Wasser zu integrieren.

Aufgrund der verminderten Laufumfänge war er am Sonntag als Pacer am Start, da er derzeit noch nicht im Vollbesitz seiner Kräfte war und keinen Marathon laufen wollte. Er erzählte mir, dass er ursprünglich vorgehabt hatte, das Rennen der Frauen zu begleiten, doch der bekannte Schweizer Läufer Julien Wanders, der seit Jahren in Kenia lebt und trainiert, bat ihn stattdessen, den Halbmarathon auf unter 60 Minuten zu führen. »So you know, Richard, I have already run under 60 minutes myself, but tomorrow I will lead the boys as long as I am currently capable of!« Ich fragte ihn, wie das bisherige Jahr aus seiner Perspektive gewesen war und er erzählte mir, was Nada ebenso berichtet hatte: Statt Angst vor dem Virus zu haben, fürchteten die Kenianer vielmehr die wirtschaftlichen Folgen, die der ausbleibende Tourismus und sonstiger Austausch für wirtschaftlich ärmere Länder bedeutete. »When there are no races in Europe, Richard, there is no income for us. So we train, we wait, we hope this goes by sooner rather than later.« Während wir liefen, überlegte ich, dass Victors Form trotz der Verletzung gar nicht so schlecht war, er als Tempomacher allerdings schlicht mehr Geld erhielt, als in seinem eigenen Rennen Fünfter oder Sechster zu werden. Als würde er meine Gedanken lesen, fügte er leise hinzu: »You know, I have to feed my family. My son is so much joy, we love him so much.« Wenn das Virus für uns Europäer schon zu wirtschaftlichen Einbußen mangels Rennen geführt hatte, musste es für die meisten Kenianer ohne soziales Sicherheitsnetz deutlich schlechter stehen. Ich sprach ihm Mut zu und wir wünschten uns jeweils viel Glück für den Wettkampf.

Am Samstagabend war es Zeit, die finalen Rennvorbereitungen zu treffen. Ich legte mein Wettkampfdress und die Schuhe bereit, kontrollierte die Wetter-App und stellte neben meinem Handywecker einen weiteren Alarm auf meiner Sportuhr ein. Ich hatte mir für das Abendessen und für mein Frühstück zusätzliches Brot und eigene Getränke besorgt. Ich bereitete die Getränkeflaschen für das Rennen vor und telefonierte anschließend noch mit Nada und Dave. Da ich weiß, dass die Spanier das Abendessen in der Regel sehr spät servieren, bat ich, wie beschrieben, um das »very early dinner«. Ich wollte nicht zu spät ins Bett, da ich vor einem wichtigen Rennen Wert auf meinen Schlaf lege. Insofern bat ich die Hotelmitarbeiter auch gleichzeitig um das Frühstückstablett, damit ich nicht davon abhängig war, wann dies morgens an meine Türe geliefert würde. Letzteres war ohnehin kalt und ich wollte lieber mit der Sicherheit einschlafen, dass es bereit wäre, wenn ich früh aufstand. Die Situation war natürlich nicht gerade motivierend, aber ich erinnerte mich daran, dass viele Läufer nicht in dieses Rennen gekommen waren und ich die Chance hatte, meine geleistete Arbeit zu zeigen. Ich aß den Reis mit meinem Brot und prüfte noch einmal alle organisatorischen Faktoren. Unabhängig davon, ob man gut einschlafen kann, lege ich mich vor Rennen rechtzeitig ins Bett und mache einfach die Augen zu. Auch wenn man nicht direkt schläft, regeneriert sich der Körper im schlichten Ruhen, weshalb ich mich hier auch im Wachzustand nicht unter Druck setze. Ich hatte alles für die Vorbereitung Mögliche getan und meine Magengrube erinnerte mich daran, wie schön Wettkampfvorfreude war. Die Motivation, schnell zu laufen, zeigte ich am nächsten Morgen mit meiner ersten Olympianorm im Marathon.

RUNNER'S WORLD TIPPS

Kapitel 4

- **Halbmarathons klug planen.**
  Ein Halbmarathon muss nicht immer am Limit gelaufen werden. Als Vorbereitung liefert er wertvolle Hinweise zu Tempo, Verpflegung und Belastbarkeit – auch aus einer hohen Trainingswoche heraus.

- **Kollegialität trägt durch große Ziele.**
  Gegenseitige Unterstützung im Training, bei Rennen oder als Radbegleitung kann entscheidend sein. Große Leistungen entstehen selten im Alleingang.

- **Bahnrennen gezielt nutzen.**
  Auch im Marathonaufbau behalten Bahnrennen ihren Wert. Sie schulen Tempogefühl, Rhythmus und mentale Wachheit – nicht jede Bahnleistung muss eine Bestzeit sein.

- **Balance zwischen Arbeit, Alltag und Training ist kein Luxus.**
  Regeneration beginnt nicht erst nach dem Lauf. Schlaf, Organisation, Stressmanagement und bewusste Pausen sind Teil des Trainingsprozesses.

- **Zyklen denken – nicht einzelne Einheiten.**
  Training wirkt im Zusammenspiel über Wochen und Monate. Entscheidend ist nicht die perfekte Einheit, sondern ein stimmiger Jahresaufbau mit klaren Phasen.

- **Flexibilität ist Stärke.**
  Krankheit, Wetter, Reisen oder kleine Fehler gehören dazu. Wer Programme anpasst, statt sie durchzudrücken, bleibt langfristig leistungsfähig.

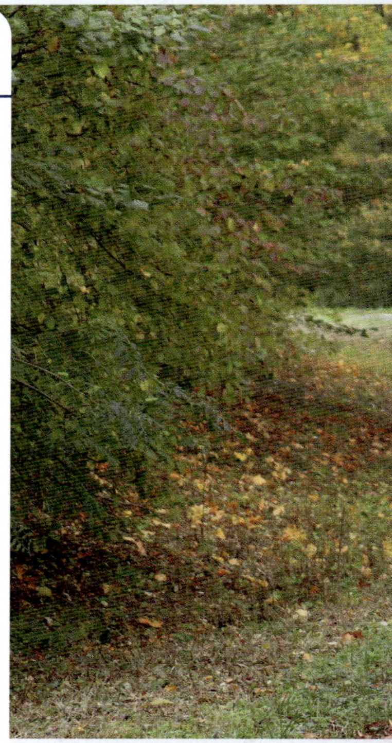

Longrun mit David Schönherr.

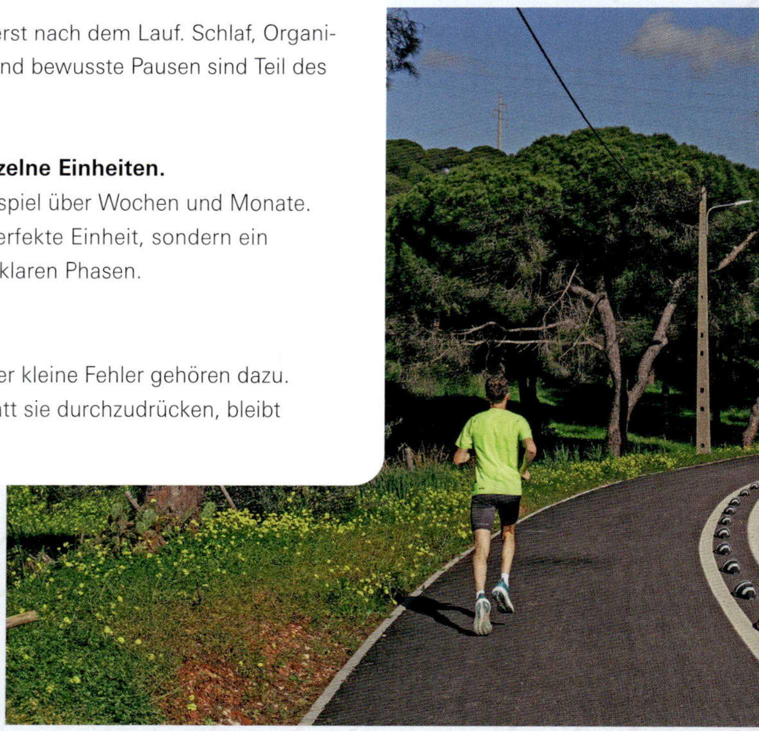

In Monte Gordo, Portugal.

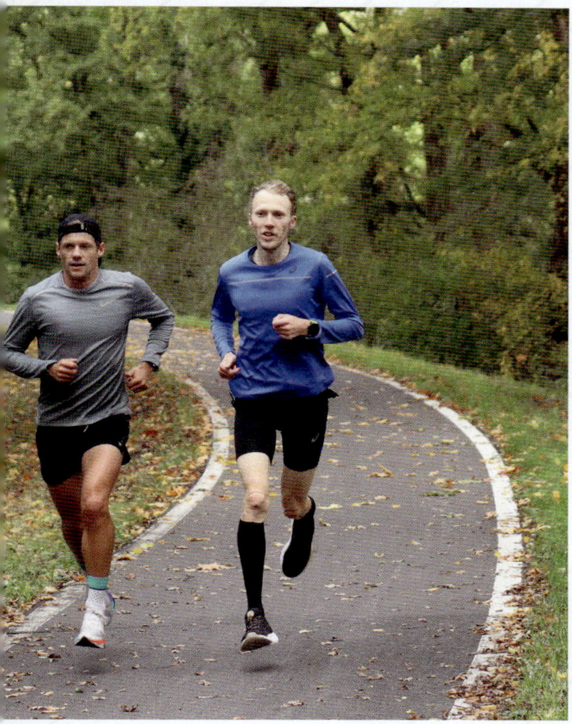

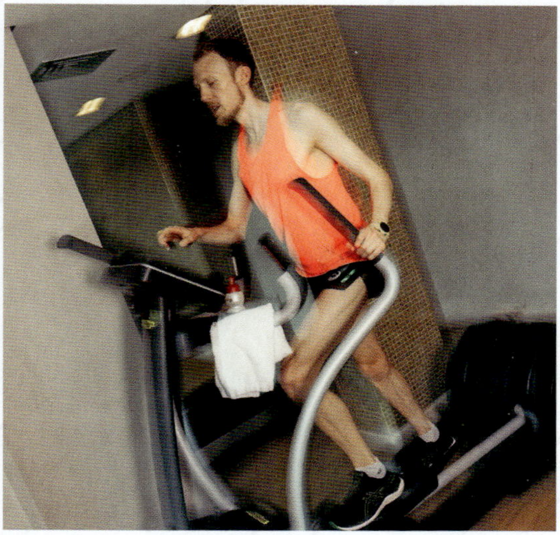

Alternativtraining auf dem Crosstrainer.

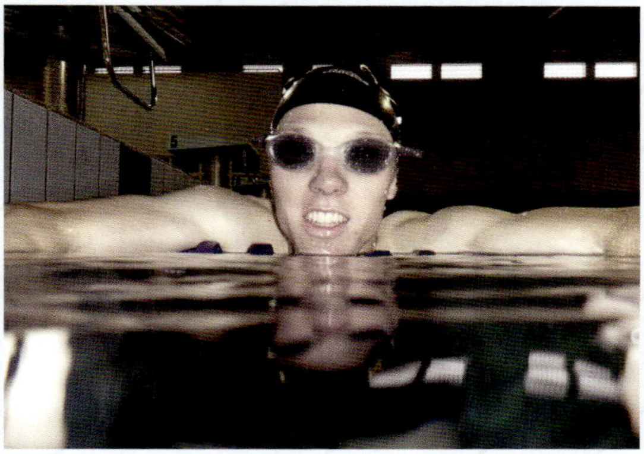

Ergänzungstraining im Wasser.

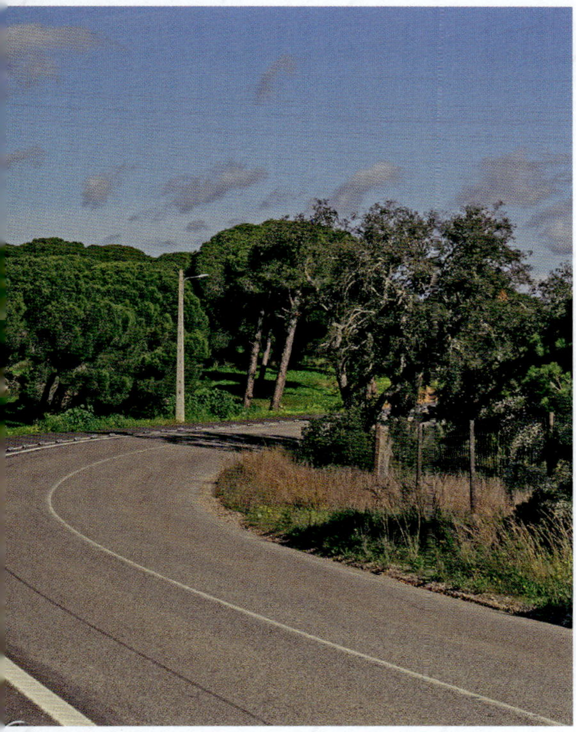

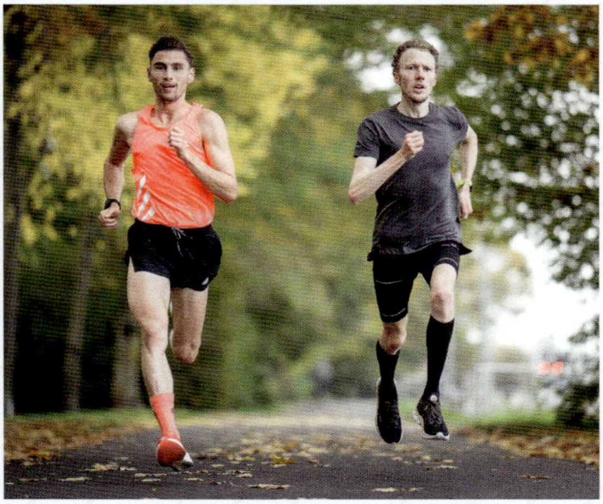

Marathonpace mit Aaron Bienenfeld.

KAPITEL 5

Schnelligkeit aus meiner Zeit als Bahnläufer

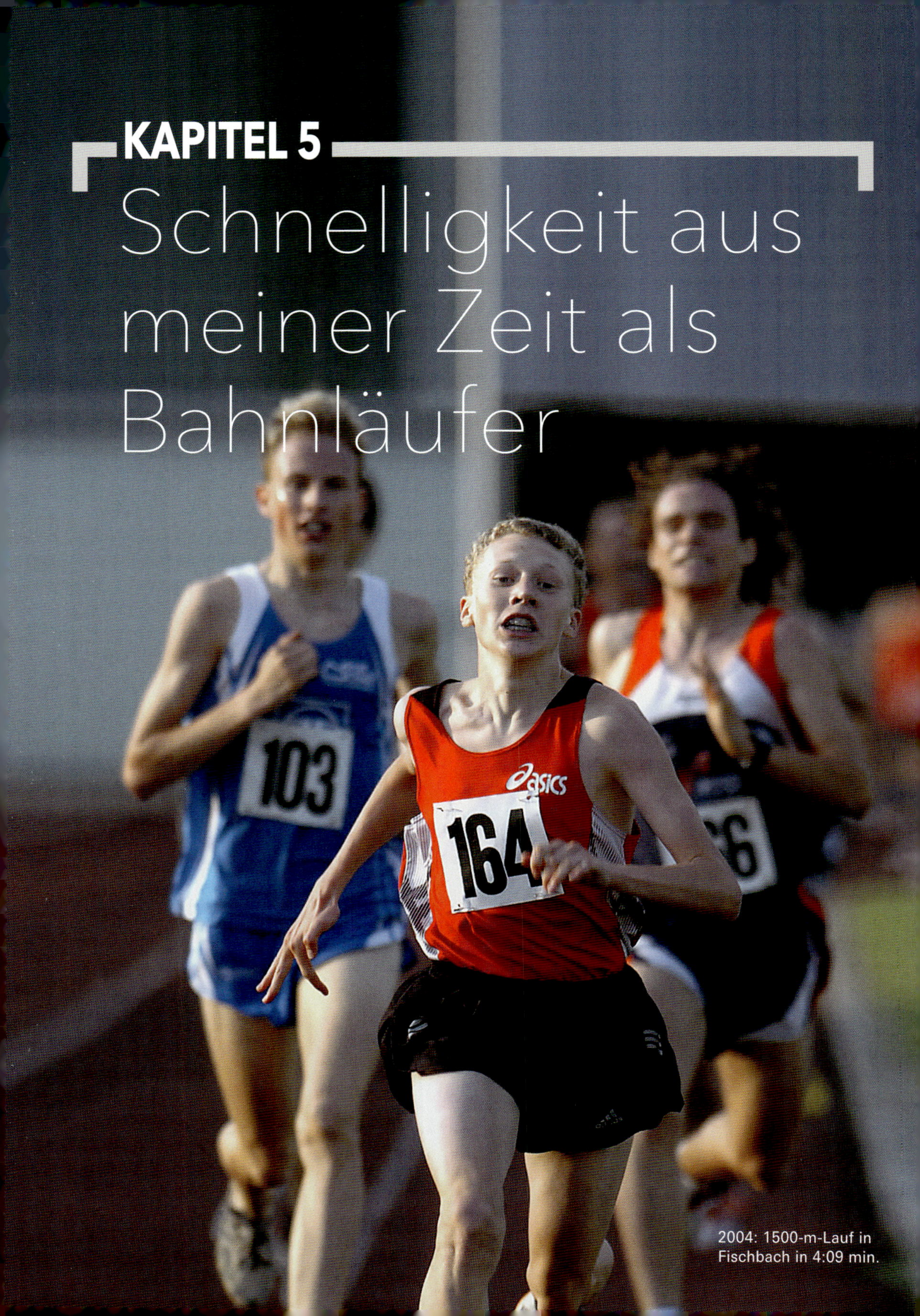

2004: 1500-m-Lauf in Fischbach in 4:09 min.

5

Der erste Marathon war vollbracht, und kurz nach Silvester 2020 flogen wir nach Kenia. Für mich stand nach einer Regenerationsphase nun der Aufbau zu meinem zweiten Marathon an, mit der Hoffnung, meine Zeit aus Valencia noch einmal zu verbessern. Mir war dort im Ziel sofort bewusst, dass die Normerfüllung bei der zunehmend starken deutschen Konkurrenz nicht ausreichen würde, um ein sicheres Ticket für Tokio in der Tasche zu haben. Gleichzeitig war ich top motiviert, denn das Debüt war geglückt, und nun hieß es, meine Marathonkarriere richtig in Gang zu bringen. Ich hatte keine Sorge mehr vor der Sonne oder Magenproblemen, denn zwischen der Rückreise und einem Frühjahrsmarathon würde ausreichend Zeit liegen. Zusätzlich wusste ich, dass sowohl Amanal als auch Sondre Moen in Iten sein würden. Ich hatte Wolfgang klar kommuniziert, dass ich früh morgens mit deren Gruppen trainieren wollte und nicht erst um 9 oder 10 Uhr, wenn seine Frauengruppe meist zum Training startete. Gleichzeitig stand ein neues Umfangsniveau an, und ich würde einige Wochen vollen Fokus wahren müssen.

Gleich die erste Einheit auf der Aschebahn in Tambach, die ich bereits kurz erwähnte, ging schwer von der Hand. In der Pandemie war die Bahn nicht gepflegt worden und Gestrüpp und Erdhaufen zierten die Runden. Ich hatte mich für eine frühe Abfahrt mit Wolfgang entschieden, damit er rechtzeitig für die Mädels zurück wäre. Meine Beinstreckung war marginal, ich kam kaum auf Speed. Ich dachte nur ans Vollenden dieser 400-m-Einheit und den Wechsel auf die Tartanbahnen von Eldoret. Jedenfalls beende ich auch nicht optimal laufende Einheiten und so begnügte ich mich mit mittelmäßigen Zeiten, ohne mich zu sehr daran aufzureiben. Ich schüttelte im Camp nur den Kopf, als sich Nada erkundigte, wie es gelaufen war. Dennoch kann ich auch Formtiefs einordnen, ohne mich verrückt zu machen, und beschloss, der Höhenluft ihre Zeit zu geben.

Meine innere Ruhe, frühe Bett- und Morgenzeiten, gesunde Ernährung und anregende Abendgespräche über Leistungen und Wettkämpfe taten ihre Wirkung, und schon zwei Wochen später rollte ich 2–3-Kilometer-Läufe im Tempo des Anfangsprogramms! Ich liebte es, mit der Gruppe zu laufen, die Stimmung der afrikanischen Morgensonne mit uns im Arbeitstempo aufzusaugen und wünschte mir, das öfter zu haben. Daheim trainierte ich schließlich mittlerweile vorwiegend alleine und der Vibe der Gruppe war ein ganz anderer. So schoben wir uns Woche für Woche voran, erledigten neben lockeren Abendläufen ausreichend Grundlagenarbeit im GA2-Tempobereich[1] und achteten auf ein paar wenige, harte Spitzen. Letztere reichten von Hügelsprints bis zu intensiven Intervallen auf der knallharten, etwas schmutzigen Bahn Eldorets.

1 Das ist allgemein der Grundlagenausdauerbereich zwischen 1,5 mmol/l und 4 mmol/l Laktat.

Die Hügelläufe dienten nun meist als Vorbereitung für eine längere Einheit am nächsten Tag. Als Luxus belohnten wir uns gelegentlich mit einem Menü in der *Rupa Mall*, sonst blieben wir in Iten und genossen das einfache Leben und die Landschaft des Rift Valleys. Die letzten Tage ließen wir etwas ausklingen, um die Beine vor dem Abflug wieder lockerer zu bekommen, und Anfang März war es Zeit für den Heimflug.

Zurück in Deutschland, hieß es, den Rhythmus wieder aufzunehmen und in Richtung eines April-Marathons zu planen. Dessen genaue Fixierung war gar nicht so einfach, denn immer noch fielen zahlreiche Straßenläufe den Pandemieauflagen zum Opfer. Mein Manager Dave suchte eine möglichst sichere Planung, was sich als komplex herausstellte. Ursprünglich hatten wir uns für den *Hamburg-Marathon*, der traditionell im April abgehalten wird, entschieden. Just als ich im Auto war, rief Dave an und erklärte mit monotoner Tonlage, dass der Lauf verschoben wurde. Dave versprach, nach Alternativen zu suchen, und trotz eines angesetzten Marathonrennens in Dresden blieb ich bei meinem Plan, im April zu laufen. Kenia hatte zu gut geklappt, als dass ich nun den Plan kurzfristig umwerfen wollte. Gleichzeitig beschlossen wir, dass Dresden ein gutes Vorbereitungspflaster wäre und ich dort wieder einen Halbmarathon zur Formbestimmung laufen könnte.

Gesagt, getan und so war ich Ende März wieder auf dem Weg nach Dresden, um dort meinen zweiten Halbmarathon in Vorbereitung auf Tokio zu laufen. Das Rennen war diesmal gemischter besetzt, aber die Strecke hatte sich nicht verändert. Mit der Zuversicht ausgezeichnet trainiert zu haben, beschloss ich, eine Bestzeit zu versuchen, und freute mich auf das Rennen. Bevor die Halbmarathonläufer allerdings auf die Strecke geschickt wurden, sollte der exklusiv ausgetragene Marathon stattfinden. Der Wind bauschte schon früh morgens kräftig auf und ich war froh, mein eigenes Marathonrennen zumindest zeitlich auf den April gelegt zu haben. Ich fühlte mich bereit für etwas Speed, aber nicht in der Stimmung, für die gesamte Distanz auf dem doch kleinen Rundkurs. Die Regensburger Gruppe um Simon Boch hatte für ihn einen Plan zurechtgelegt und er war fest entschlossen, diesen zu umzusetzen. Ich bewunderte, wie Simon trotz zunehmend schrumpfender Spitzengruppe Runde für Runde auf Olympianorm-Kurs blieb. Als sein letzter Teamkollege ausstieg, blieb er so gut er konnte im Marschtempo, während die wenigen Anwesenden ihn lautstark anfeuerten.

Auf den letzten neun Kilometern war es für ihn ein Kampf gegen Wind und Uhr, und ich sah immer wieder zur Strecke, während ich mich selbst aufwärmte. Simon kämpfte tapfer und wurde tatsächlich mit einer Zeit von 2:10:48 h belohnt, die die Regensburger Läufergruppe lautstark bejubelte. Just als ich um die Ecke zum Zelt bog, um die Wettkampfschuhe anzustreifen, hörte ich, wie sie Simon zuriefen: »Sogar ein paar Sekunden schneller als Richard! Ha!« Ich grinste, wohlwissend, dass er mich vorerst auf den vierten Platz in Deutschland verdrängt hatte. Lachend rief ich ihnen entgegen: »Hallo, hier ist Richard auch!« Ich genoss, wie sie etwas zusammenzuckten, und winkte noch einmal energisch, bevor ich mich startklar machte. Voller Energie und mit einer ausreichenden Portion Ehrgeiz startete ich mit den Halbmarathonläufern in den Rundkurs. Ich versteckte mich nicht, der Wind hatte schließlich auch Simon nicht zu viel abverlangt, und forcierte von Runde zu Runde, die Kurven jeweils ausreichend eng laufend. Ich spürte das Blut in meinen Wangen pulsieren und sah an der Zwischenzeit, dass ich auf Bestzeitkurs war. So führte ich entweder das Feld an, oder ließ mich doch zurückfallen, um ausreichend Energie für den Schlussspurt zu sparen. Wir bogen auf die letzte Runde ein und ich übernahm die Führung. Diesen Sieg hier wollte ich mir nach der guten Zeit in Kenia nicht nehmen lassen und zeigen, dass meine Marathonshape nach oben wies. Ich achtete auf eine gerade Armhaltung und zog durch. Die letzten Meter halfen mir meine langjährigen Erfahrungen auf der Bahn, und ich packte meinen gewohnten Sprint aus. Die Hände nun flach streckend, erhöhte ich die Frequenz über die letzten Meter noch einmal, um die Jungs sicher zu distanzieren. In 61:31 min überquerte ich die Ziellinie. Knapp hinter mir kam Nils Voigt mit zwei Sekunden Abstand, hinter ihm Amanal, gefolgt von Koen Naert und Sondre Moen, dahinter Samuel Fitwi und Hendrik Pfeiffer.

Den Sieg genoss ich fast mehr als die Zeit, wobei ich wusste, dass dies eine Generalprobe Richtung Marathon war. Immer wieder werde ich gefragt, wie ich derartige Zielspurts nach so vielen Kilometern in einem Tempo unter 3:00 min/km noch auspacken kann. Ich weiß, dass ich mittlerweile mehr Bekanntheit im Marathon denn als Bahnläufer habe, doch die Vorbereitung auf derartige Steigerungen stammt aus meiner Zeit als 3000- und 5000-m-Läufer. Im Gegensatz zum Marathon erfordert die Vorbereitung als Bahnläufer viel mehr Fingerspitzengefühl, und die vielen Wettkämpfe sind eine deutlich größere Herausforderung, als ich es nun bei Straßenläufen erfahre. Natürlich bleiben die Distanzen und die umfangreiche Vorbereitung immer die größte Challenge, doch die Saisonplanung für Bahnläufer, vom herbstlichem Grundlagentraining über Hallenwettkämpfe in die Freiluftsaison, ist und bleibt komplex. Zur Veranschaulichung dienen etwa unsere Hallenvorbereitungen der Jahre zuvor.

Monte Gordo als Hallenvorbereitung

Den aeroben Grundstein für die Hallensaison 2015, wie auch den rund um meine Bronzemedaille 2017, legten wir im herbstlichen Ausdauertraining zu Hause am Bodensee. Die Arbeit an der spezifischen Schnelligkeit erfolgte allerdings jeweils in Monte Gordo. Das portugiesische Örtchen am Meer bietet uns Läufern neben dem angenehmen Klima zwei Pinienwälder, deren rechter Ableger eine Sportanlage mit 400-Meter-Bahn und einem Kraftraum aufweist. Dahinter befindet sich ein Schwimmbad mit mehreren Bahnen und bei Bedarf auch Platz zum Aquajoggen. Direkt neben dem Schwimmbad gibt es eine kleine Praxis von Physiotherapeuten, wo Eckhardt uns gleich zu Beginn mit Terminen versorgte. Zwar bekam ich damals nicht die gleiche DLV-Physio-Betreuung wie heute, aber mein Training war aber mindestens so intensiv. Im Austausch mit anderen Athleten schmunzelten wir darüber, wie ungewohnt viel Massageöl die portugiesischen Physios verwenden, aber so ist jedes Land unterschiedlich in der muskulären Pflege. Die Waldwege führen teils am Meer, teils an einer Flussmündung entlang, und für längere Läufe biegen wir auch oft ins rustikalere Hinterland, in die sogenannten Flamingo-Runde.[2] Über die Jahre lernte ich in Monte Gordo wirklich viele Strecken kennen und war in allen Trainingslagern sehr gerne dort.

Da wir mit zwei bis drei Wochen Aufenthalt nicht unbegrenzt Zeit hatten und zu Hause meist mehrere Grad unter Null herrschten, war die Dichte der intensiven Einheiten kompakter als am Bodensee. Mental ist man in diesem Zeitraum der intensiven Wettkampfvorbereitung ohnehin auf das Training fokussiert und kann sich ohne sonstige Verpflichtungen zwischen den Einheiten viel effizienter erholen. Da Nada 2015 in einem anderen Hotel

2 An den Salzseen tummeln sich die hübschen Vögel dort nämlich gerne.

untergebracht war, versuchte ich damals, zwischen den Einheiten so viel Zeit wie möglich mit ihr zu verbringen, was den strengen Augen meines Trainerteams missfiel. Da sie das erste Mal vor Ort war, zeigte ich ihr den Strand und die Umgebung und begleitete sie nach meiner eigenen Morgeneinheit auf dem Fahrrad bei einem ihrer Dauerläufe. Statt mich aufgrund weniger Mittagsruhe müde oder überanstrengt zu fühlen, motivierte mich ihre Präsenz extrem. Monte Gordo war der Start in die meisten Jahre meiner Bahnsaisons und dieses Jahr spulte ich ein Bestleistungsprogramm nach dem anderen ab. Timo Benitz, ein guter Freund vom Bodensee und selbst ein exzellenter Mittelstreckenläufer, meinte nach einem Wettkampf im Sommer 2015: »Richard, das ist ja klar, dass du jetzt so gut drauf bist! Deine neue Freundin ist ja ein Wettbewerbsvorteil!« Ich musste über Timos Aussage lachen, wenn ich heute mein Trainingstagebuch aus Monte Gordo 2015 ansehe, denn die Aussage kann ich nur unterschreiben.

Damals war Nada noch nicht Teil unserer Trainingsgruppe, aber wir besprachen die Bahneinheiten meist mit ihrem Trainer, der einverstanden war, das Training mit meiner Teamkollegin Regina Neumeyer abzustimmen. So verbrachten wir zumindest läuferisch auch Zeit auf der Bahn zusammen, und ich freute mich, wenn ich die Mädchen genauso fokussiert arbeiten sah wie uns. Sonst war unser Rhythmus anders als jener der meisten deutschen Trainingsgruppen vor Ort. Ich habe bereits erwähnt, dass Eckhardt großen Wert auf morgendliche Nüchternläufe legte und im Trainingslager hatten wir hierfür gut die Gelegenheit. So liefen wir morgens um Punkt 7:40 Uhr vom Hotel aus los, auf Zu-spät-Kommende wurde nicht gewartet. Nachmittags um 15:30 Uhr folgte dann die zweite Einheit, mitunter auch die intensiveren auf der Bahn oder Tempoläufe im Wald. Ein Jahr später hatten sich ein paar Läufer aus anderen Trainingsgruppen unserem Rhythmus angeschlossen, und es war fast ein Klassiker, dass unser Freund Amanal Petros die morgendliche Pünktlichkeit zumindest anfangs selten einhielt. Aus diesem Grund musste er öfter gleich zu Beginn zwei Kilometer in mindestens 3:40 min/km zurücklegen, um zu uns aufzuschließen. Er beschwerte sich hierüber natürlich nicht. Als er aber über seine chronische Unpünktlichkeit aufgezogen wurde, lachte er nur und meinte: »Ihr Deutschen habt eure Uhr, wir Afrikaner haben die Zeit!« Mittlerweile ist Amanal, über dessen Freundschaft ich später noch mehr erzählen möchte, als deutscher Staatsbürger auch viel »deutscher« in dieser Hinsicht geworden und hat mehrfach den nationalen Rekord im Marathon geknackt.

Während die meisten Einheiten in Monte Gordo[3] ausgezeichnet liefen, blieb ich im Trainingslager 2015 nicht von kleinen Problemen verschont. Diesmal störte mich meine Ferse, die ich an einem der Absperrungsseile bei einer Schwimmwende aufgerieben hatte und die sich folglich entzündete. Wir entschieden uns daraufhin, gut Rücksicht zu nehmen, und ich ging als Alternative zu den Morgenläufen gelegentlich ins Wasser. Genau wie die anderen fuhr ich nüchtern zum Schwimmbad und zog meine Längen, um zur gleichen Zeit wie die Gruppe beim Frühstück zu sitzen. Da die Ferse auch nach einer Bahneinheit mit Spikes schmerzte, erledigte ich die darauffolgende Bahneinheit sicherheitshalber als intensiveres Schwimmprogramm. Zu Hause am Bodensee traf ich mich nämlich öfter mit einer Gruppe guter Amateurschwimmer zu abendlichen Schwimmeinheiten, weshalb ich durchaus einige Programme im Kopf parat hatte. Ich trieb meinen Puls mit 100-m-Intervallen oder Pyramiden im Wasser gut hoch und verbrachte insgesamt mindestens so viel Zeit im Wasser, wie ich gelaufen wäre. Das dankte mir die Ferse mit einer Besserung in der darauffolgenden Woche, und mit etwas Geduld konnte ich zu einer der zentralen WA-Einheiten meinen gewohnten Laufschritt endlich schmerzfrei durchziehen.

»WA« steht für Wettkampfausdauer und zeichnet Läufe in wettkampfspezifischer Geschwindigkeit auf der Bahn aus. Da dies für Mittelstreckenziele ein sehr

3 Zuvor waren wir bereits dreimal in Monte Gordo gewesen.

flottes Tempo ist, kommt es eher auf die jeweilige Geschwindigkeit als auf die Anzahl der Wiederholungen an. Meist handelt es sich um Läufe von einigen hundert Metern variierender Geschwindigkeit mit für uns Läufer ungewöhnlich langen Pausen zwischen fünf und zehn Minuten. Unsere längste Distanz in der Gruppe waren hier 1000 m, wobei ich auch Trainer kenne, die als Vorbereitung für die 1500 m die Geschwindigkeit bis zu 1200 Meter im Training laufen lassen! Anders als bei repetitiven Einheiten, wo man sich die Energie über eine Vielzahl von Wiederholungen, aber kürzeren Pausen gut einteilt, geht man bei einer derartigen WA-Einheiten an seine laktaziden Grenzen. Das ist durchaus gewünscht. Der Körper muss an derartige Werte und Muskelreize auch gewöhnt werden, wenn man diese im Wettkampf abrufen möchte.

Vor diesen Einheiten lag immer etwas Spannung in der Luft und man spürte die Nervosität, das Tempo zu treffen bereits beim Einlaufen zwischen uns. Meine Trainingspartner Maximilian Dersch, Martin Sperlich und einige Kollegen aus Sindelfingen wechselten sich mit mir in der Führungsarbeit ab und so pushten wir uns gegenseitig durch das Programm. Während Maxi der Schnellkraftläufer unter uns war, deckte Martin eher die mittleren Bandbreiten ab und ich führte über die finalen 1000 Meter. Der erste Lauf war bei uns im Training meist zum »Einrollen« gedacht und sollte nicht zu forsch gelaufen werden. Wichtiger war es, erst ein Tempogefühl zu bekommen, das einem für die anderen Läufe einen Anhaltspunkt gab. Da man die Muskulatur an die Schnelligkeit heranführt, dient dies auch der Verletzungsprophylaxe. Danach ging es richtig los: Der folgende Lauf wurde meist in ähnlicher Geschwindigkeit, aber über eine deutlich längere Distanz gelaufen. Im Kopf bricht man sich so ein Programm mit langer Pause gut in Einzeletappen herunter. Dann ist man nach der Pause fast schon heiß auf den nächsten harten Lauf. Wird man fest, weiß man immerhin, dass eine lange Pause folgt. Natürlich muss man auch hier auf ein möglichst gleichmäßiges Laufgefühl achten, denn wie bei einem submaximalen 400-m-Lauf baut sich ein anfangs eingelaufenes Laktat nicht so rasch ab, dass der Lauf in gleichmäßigem Tempo zu Ende gebracht wird. An jenem Nachmittag unterboten wir jedoch unsere bisherigen »Trainingsbestzeiten« und konnten nicht zufriedener sein.

Tests im Trainingslager

Das Abendessen, das wir angesichts der harten Läufe etwas früher aßen, genossen wir nach der feinen Einheit besonders und ich freute mich auf das Dessert. Allerdings spazierte bei meiner zweiten Runde die deutsche Anti-Doping-Behörde in die Aula. Mir war klar, dass ich als Kaderathlet zur Kontrolle musste. Allerdings ist man als Sportler keinesfalls verpflichtet, alles stehen und liegen zu lassen – solange die Kontrolleure zustimmen und man unter Beobachtung bleibt. Genauso wie man am Platz selbstredend sein Training – unter den wachsamen Augen der Kontrolleure – vollenden kann, musste ich nicht auf mein Dinner verzichten. Ich löffelte meinen Nachtisch und folgte den Kontrolleuren in das Zimmer, das ich mit Martin teilte. Die Kontrolleure entscheiden meist, ob Blut und Urin oder nur Letzteres zur Kontrolle benötigt wird. Außer ich muss bereits dringend zur Toilette, entscheide ich mich regelmäßig zuerst für die Blutabnahme. Die meisten Kontrolleure sind geübt darin, die Nadel ordentlich zu setzen, und man erfährt nachträglich per Datenbank auch praktischerweise seine Blutwerte. Bei einem Wettkampf kam es allerdings einmal vor, dass sich die Zuständigen schmerzhaft »verstochen« haben und auch nach dem dritten Versuch kein Tropfen Blut kam. Den Regularien zufolge bin ich berechtigt, nach drei Versuchen dies auf dem Formular zu vermerken, und die Kontrolleure haben von weiteren »Versuchen« der Blutabnahme abzusehen.

Jeder Sportler, der dies liest, weiß selbstverständlich, wie die Urinprobe abläuft, aber ich erlaube mir dennoch kurz zu erklären, dass der Tester einem beim Vorgang zusehen muss. Es gab tatsächlich in der Vergangenheit Leute, die ihren Urin mit jenem von anderen Personen ausgetauscht haben beziehungsweise dies durch ein Nichtbeobachten der Zuständigen durchführen konnten, was selbstverständlich nicht passieren darf. Die begleitende Person muss aus diesem Grund vom gleichen Geschlecht sein. Dennoch kann es manchmal schwer sein, locker zu lassen. Nach Wettkämpfen besteht andererseits vielmehr die Schwierigkeit darin, aufgrund der Dehydrierung den Becher mit mindestens 90 Milliliter zu füllen. Der Urin sollte nämlich nicht zu dünnflüssig sein, was mit einer Dichteprobe (spezifisches Gewicht) gemessen wird. Ich trinke meist viel Apfelschorle, da sie besser treibt als pures Wasser. Auch nach der WA-Einheit hatte ich gerade etwas Probleme, den Becher zu füllen, doch dies ist eben das Los der Kontrolleure: Sie müssen Geduld mitbringen. Gleichzeitig bin ich froh, regelmäßig kontrolliert zu werden, denn dies unterstützt schließlich einen sauberen Sport. Leider scheint es oft, als wären die Betrüger finanziell einen Schritt voraus. Dies betrifft nicht unbedingt die angewandten Mittel, sondern anscheinend auch die eingesetzten Quantitäten beziehungsweise Dosierungen.

Vor allem in den letzten Jahren ist immer öfter ans Licht gekommen, dass einige Coaches oder Hintermänner das Konzept von Mikrodosierungen in einem vermeintlichen »Graubereich« praktizieren. Die Welt-Anti-Doping-Agentur (WADA) stellt uns Sportlern keine eigene Medikamenten-Datenbank zur Verfügung, wohl aber die jährlich aktualisierte Verbotsliste zur Verfügung. Je nach Land kann man die konkrete Zulässigkeit bestimmter Medikamente über Datenbanken wie NADAmed (Deutschland) oder Global DRO prüfen. Wichtig ist, dass es keine generellen Kategorien gibt wie »sämtliche Nasensprays« oder »alle Sprays der Marke X«. Vielmehr ist regelmäßig eine besondere Darreichungsform, Applikationsart oder ein bestimmter Inhaltsstoff verboten. Es ist auch möglich, dass dieser in einem bestimmten Zeitabstand vor einem Wettkampf zuletzt eingenommen werden sollte – etwa bei Stoffklassen, für die es empfohlene »Washout Periods« gibt. Dies betrifft nicht nur Medikamente im engeren Sinne, sondern kann auch anregende Stoffe in Teesorten oder aufputschende und sogar relaxierende Substanzen betreffen. Durch abgeschlossene Anti-Doping-Verfahren wissen wir, dass dies einerseits zu Sperren für Wettkämpfe führen kann. Andererseits zeigen manche Studien und Fälle, dass das Konzept der Mikrodosierung leistungsförderlicher Substanzen über einen längeren Zeitraum bestimmten Athleten auch zu entsprechenden Leistungssprüngen verholfen haben kann. Früher waren die Testverfahren derart gestaltet, dass man bis zu einer betreffenden Menge das Mittel entweder nicht feststellen konnte oder als nicht leistungsfördernd ausmachte. Die Veröffentlichung einiger Untersuchungen (u.a. zur erschwerten Nachweisbarkeit sehr kleiner Dosen) und dokumentierte Kommunikation in Einzelfällen legen nahe, dass einige Wirkstoffe auch in regelmäßigen, sehr geringen Mengen zu betrügerischen Leistungen verhelfen können.

Insofern ist es zu begrüßen, dass die Testauswertungen verfeinert werden konnten. Darüber hinaus gibt es für Athleten auf internationalem Niveau in regelmäßigen Abständen Analysen der Blutwerte, damit man Unregelmäßigkeiten in einem sogenannten Athlete Biological Passport (Blutpass) feststellen kann. Sollte etwa ein auffälliger Wert bei Hämoglobin/Retikulozyten nicht durch ein Höhentraining oder sonstige legale Maßnahmen erklärbar sein, könnten hier Hinweise auf EPO- oder Eigenblutdoping bestehen. Die konkrete Auswertung obliegt natürlich qualifiziertem Fachpersonal, das mittlerweile auch sehr geringe Dosierungen analysieren kann. Gleichzeitig erweist sich hier das Problem, dass wir täglich einer Vielzahl äußerlicher Einflussfaktoren ausgesetzt sind. Es ist bereits vorgekommen, dass Athleten durch künstliche Zusatzstoffe ein positives Testergebnis aufwiesen. Obgleich dies von dopenden Athleten mitunter als Verteidigungsmaßnahme zum Vorwand genommen wird, kann es durchaus sein, dass unschuldige Athleten hiervon betroffen waren. Aus diesem Grund bin ich extrem vorsichtig, welche Nahrungsergänzungsmittel ich in meinem Körper zuführe beziehungsweise einnehme. So wurden wir etwa sogar gewarnt, keine Magnesiumpulver aus Drogeriemärkten einzunehmen, sondern eher Produkte von zertifizierten Nahrungsergänzungsherstellern zu nutzen, die nachweislich dem WADA-Code folgen und diesen unterschrieben haben.[4] Andere Mittel einzunehmen wäre fahrlässig und kann für Sportler fatale Folgen haben.

An jenem Abend in Monte Gordo gestaltete sich der Test problemlos, und die Kontrolleure reisten nach getaner Arbeit direkt wieder ins kalte Deutschland zurück. Wir blieben noch einige Tage, und ich genoss sie in jener Manier, wie es Frischverliebten zu eigen ist. Ich lud Nada auf Eiscreme und Abendspaziergänge ein und ging dabei das Risiko ein, missbilligende Blicke meines Trainerteams auf mich zu ziehen. Obgleich ich sonst Wert auf ihre Meinungen gelegt hatte, war mir das in unserem ersten gemeinsamen Trainingslager herzlich egal. Mochten sie denken, was sie wollten! Ich wusste, dass unsere frische Beziehung meiner sportlichen Leistung keinen Abbruch tun würde. Nada musste aufgrund ihres Referendariats früher nach Wien abreisen, und wir versuchten, Termine zu finden, um uns baldmöglichst wiederzusehen. Dies gestaltete sich herausfordernder als gedacht, da an den Wochenenden Hallenwettkämpfe oder die letzten wichtigen Trainingseinheiten anstanden. So dachten wir daran, dass sie vielleicht nach Düsseldorf zu einem meiner 3000-m-Rennen fliegen könnte, beschlossen dies aber vorerst nicht mit unseren Trainern zu besprechen. Als sie mit einer größeren Gruppe Athleten abgereist war, nutzten Martin und ich die letzten zehn Tage in der Wärme, um noch weitere kürzere Einheiten zu absolvieren. Wir wussten, dass sich das anschließende Training zu Hause aufgrund der Kälte eher als Basistraining gestalten würde, und nutzten die Tage für Schnelligkeit.

Hallensaison 2015: Düsseldorf und Karlsruhe

Am Bodensee angekommen, empfing uns der erwartete Schnee. Wir ließen insofern den Umfang des Trainingslagers nachwirken und begnügten uns vermehrt mit Dauerläufen. Allzu viel Zeit war ohnehin nicht, bis wir in Karlsruhe und Düsseldorf in die Hallensaison einsteigen würden, und das intensivere Training musste auch wirken können. So nutzte ich die Zeit, um Arbeit nachzuholen, Wintersport zu verfolgen und morgens zu trainieren. Mit Nada telefonierte ich jeden Tag. Seit dem zu frühen Tod meines Vaters nur ein Jahr zuvor, lebte ich bei meiner Mutter, damit das Haus nicht allzu leer war. Wir wollten uns in dieser Zeit gegenseitig unterstützen. Nada erzählte mir eine Woche nach der Rückreise von Fußschmerzen, die sie plagten. Dies bereitete mir Sorgen und ich bat sie, diesbezüglich einen Orthopäden zu konsultieren. Als sie nicht mehr auftreten, geschweige denn laufen konnte, war ein MRT der logische Schritt, der ein diffuses Ödem im Mittelfußknochen ergab. Für einen Läufer eine bittere Diagnose, denn dies bedeutet mindestens acht Wochen Laufverbot. Sie war angesichts ihres formidablen Trainings in Monte Gordo zutiefst enttäuscht, ihre Hallenambitionen sogleich abschreiben zu müssen, und ich wünschte, sie persönlich trösten zu können. So überlegte ich strategisch, wann eine Wienreise möglich wäre, da sie keinesfalls nach Düsseldorf reisen konnte. Wir planten, das Wochenende vor oder nach den Deutschen Hallenmeisterschaften anzupeilen.

Kurz darauf waren Eckhardt, Martin und ich unterwegs nach Düsseldorf, wo für mich die 3000 m und für Martin die 1500 m auf dem Programm standen. Wir flogen am Mittwochabend nach meiner Arbeit direkt von Friedrichshafen nach Düsseldorf, wo wir eine Nacht im Hotel verbringen konnten. Das renommierte *PSD-Bank Meeting Düsseldorf* bot uns deutschen Läufer die Möglichkeit, uns zu Beginn der Hallensaison vor heimischem Publikum gegen die Weltspitze

4 Die Inhaltsstoffe sollten der Kölner Liste entsprechen.

zu messen.[5] Das Schöne an Hallenwettkämpfen ist, dass das Publikum etwas näher an der Bahn sitzt und das gesamte Setting durch die kürzere Stadionrunde viel kompakter ist als draußen. Vergleicht man eine gefüllte Halle etwa mit dem Berliner Olympiastadion, wirken auch deutlich weniger Zuschauer stimmungsmäßig mehr. Man nimmt ihre Präsenz deutlicher wahr und die Lautstärke ist in Innenräumen höher. Gleichzeitig haben wir Athleten in der Halle mit deutlich schlechteren Luftverhältnissen klarzukommen, und besonders über die Mittelstrecken spürt man die Trockenheit intensiv in der Lunge. Düsseldorf hatte rund 2000 Karten verkauft und die Athletenfelder waren international top besetzt. Für Martin und mich war es abseits der deutschen Meisterschaften der erste Hallenwettkampf auf derartigem Niveau, da wir die Halle zugunsten von Crossläufen bisher ausgelassen hatten. Insofern spürten wir deutlich die Spannung auf unsere Rennen. Da das Meeting am Donnerstagabend stattfand, hatte ich mir von der Arbeit den Tag frei genommen und mitgeteilt, dass ich Freitagnachmittag wieder in der Firma wäre.

Eckhardt hatte insgeheim den Plan, uns direkt am Samstagabend über dieselben Distanzen in Karlsruhe starten zu lassen. Um uns nicht zu sehr unter Druck zu setzen, hatte er den dortigen Meeting-Direktor, Martin Wacker, gebeten, dies noch nicht in der Meldeliste zu veröffentlichen, falls wir uns nach dem ersten Rennen nicht mehr startbereit fühlten. Den Donnerstag verbrachten wir mit dem gewohnten lockeren morgendlichen Auftakt und einem ruhigen Nachmittag im Hotel, bis es Zeit war, in die Halle zu fahren. Diese war schön erleuchtet und die Zuschauerparkplätze bereits gut gefüllt. Mein Herz pochte, ich war bisher meist im viel kleineren Glaspalast in Sindelfingen über die 200-m-Runde gelaufen. Im Athletenbereich hingen bereits die Meldelisten aus, und ich warf sicherheitshalber noch einen finalen Blick darauf. Mit mir am Start waren Paul Kipsiele Koech, Vincent Rono und Nixon Chepseba aus Kenia, der marokkanische Läufer Othmane El Goumri, der Südafrikaner Johan Cronje, der Brite Jonathan Hay, der tschechische Mittelstreckenläufer und Rekordhalter Jakub Holuša, mein Freund Andreas Vojta aus Österreich und meine deutschen Kollegen Clemens Bleistein und Nico Sonnenberg. Martins Rennen war zehn Minuten vor meinem, weshalb wir individuell aufwärmten. Ich meide die Hallenluft und die vielen Leute generell, weshalb ich die kalte Winterluft um das Stadion vorzog.

Zurück in der Halle streifte ich meine winterliche Laufkleidung ab, prüfte nochmals den Zeitraum der Meldestelle und erledigte meine Gymnastik. Für die Steigerungen gab es eine Gerade im Innenraum, auf der einige der afrikanischen Läufer sogar aufgewärmt hatten. Der deutsche Winter ist für sie nachvollziehbar ein Temperaturschock und auch in der Wärme der Halle waren sie noch in ihren langen Tights und Sleeves unterwegs. Die Meldestelle versammelte uns und ich nutzte die Zeit, um meine Spikes zu schnüren. Ich machte automatisch einen Doppelknoten und steckte das Ende der Schuhbänder vorne fest, damit seitlich nichts abstand und ich nicht Gefahr lief, dass sie sich lösten. Aus dem Bereich unter den Tribünen konnten wir einen Blick auf die stattfindenden Läufe erhaschen und ich erkannte kurz Martin vorbeilaufen, sah aber den Zieleinlauf von innen nicht. Die Lautsprecheransagen und die anschwellende Stimmung der Zuschauer hallten zu uns herein. Bevor ich noch übermäßig nervös wurde, war es Zeit für unser Lineup. Im grell beleuchteten Innenraum angekommen, war nur mehr Zeit für zwei bewusst sehr lockere Steigerungen, bevor wir in Bestzeitreihenfolge an die Startlinie zur Kameravorstellung gerufen wurden. Das Publikum begrüßte höflich die internationalen Topathleten und applaudierte motivierend für uns deutsche Läufer. Mein Herz pochte; ich liebe Wettkämpfe und wollte endlich loslaufen.

Der Startschuss fiel und das Feld sortierte sich über die erste Runde. Ich blieb noch vorsichtig, da Eckhardt mich gewarnt hatte, nicht zu forsch zu beginnen. Die vier Afrikaner hatten sich sogleich an die Spitze gesetzt und ich hielt mich noch eher inmitten des Feldes auf.

5 Leider gibt es heute dort keine Laufbahn mehr, weshalb vorrangig technische Disziplinen abgehalten werden.

Ich spürte, dass Vincent Rono als Tempomacher ein sehr flottes Anfangstempo wählte, was ein Blick auf die 400-m-Marke bestätigte. Ich blieb locker und vertraute auf meine Intuition, dass eine mittige Position anfangs die beste Wahl wäre. Während die Spitze die Kilometermarke in 2:32 min passierte, war ich mit 2:37 min gut auf Hallen-EM-Normkurs. Der Deutsche Leichtathletik-Verband hat das Ermessen, die internationalen Normen eigens noch etwas verschärfen zu dürfen, weshalb sie meist unter dem internationalen Richtwert liegen. Für die anstehenden Titelkämpfe in Prag lag dieser für uns deutsche Läufer bei 7:54,50 min über 3000 m und bei 3:41,00 min über 1500 m.[6] Das Tempo fühlte sich flott, aber nach sechs Runden noch nicht zu hart an, weshalb ich mich ein, zwei Plätze nach vorne schob. Wie erwartet, wurde die Spitze auf dem zweiten Kilometer langsamer und ich machte einige Meter auf sie gut. Mein Atem ging tief und ich spürte schmerzhaft die trockene Hallenluft. Es war etwas wärmer als ich es bei kleineren Hallenwettkämpfen bisher gewohnt war und meine Fußsohlen brannten bereits in den harten Spikes.

Als die Jungs bei 5:10 min auf den letzten Kilometer gingen, war ich sehr wachsam, da ich mit einer nochmaligen Tempoverschärfung des vorderen Feldes rechnete. Vincent Rono stieg eine Runde später aus und ich lief mit etwas Abstand hinter den drei Afrikanern. Die Lautstärke in der Halle erhöhte sich und ich hörte den Stadionsprecher meinen Namen rufen, nahm aber von der inhaltlichen Aussage nicht mehr viel wahr. Laktat machte sich zuerst in meinen Armen bemerkbar und ich versuchte, so nah wie möglich aufzuschließen, bevor die Spitze ihren Endspurt ansetzen würde. Das Tempo fühlte sich nicht mehr locker an und ich hoffte, noch über die letzten 400 Meter mobilisieren zu können. Wir passierten diese Marke und ich dachte an die Freiluftbahn, wo wir auf unsere letzte Runde gehen würden. »,Komm Richard, 300 Meter noch, zieh durch!«, motivierte ich mich. Die drei Afrikaner waren einige Sekunden vor mir und ich bemühte mich, die Lücke zumindest nicht größer werden zu lassen. Ich war nur nach vorne fokussiert, denn Eckhardt hatte mir seit meiner Jugend eingebläut, mich niemals in Rennen um- oder auch nur zur Seite zu drehen. So zog ich meinen Schritt, als würde ich auch von hinten gejagt werden, und passierte ein paar Sekunden hinter dem Führungstrio die Linie.

Da ich einen flüchtigen Blick auf die Uhr geworfen hatte, vermutete ich, unter der Norm geblieben zu sein. Gespannt wartete ich auf die offizielle Auswertung. Unsere Namen erschienen einige Sekunden später der Reihe nach, und meine 7:51,77 min bedeuteten für mich Bestzeit und Hallen-EM-Norm. Das Publikum honorierte dies mit (einem) Applaus, für den ich mich mit einem erleichterten Grinsen bedankte. Mein Freund Andreas Vojta war Zehntelsekunden hinter dem Südafrikaner Cronje mit 7:59,95 min ins Ziel gekommen, was für ihn ebenfalls eine internationale Normerfüllung bedeutete. Mein Freund Andreas Vojta war Zehntelsekunden hinter dem Südafrikaner Cronje mit 7:59,95 min ins Ziel gekommen, was für ihn ebenfalls eine internationale Normerreichung bedeutete. Clemens und Nico hatten diesmal die Norm leider noch nicht erreicht, aber wir waren eben erst den ersten Wettkampf der noch jungen Hallensaison gelaufen. Nachdem ich etwas zu Atem gekommen war, wurde ich von einem Reporter nach dem Gefühl während des Rennens gefragt und dankte noch einmal dem unterstützenden Publikum. Sehr erleichtert und von der tollen Stimmung euphorisiert, trabte ich anschließend auf der Innengeraden in der Halle aus. Nach dem Rennen wollte ich nicht das Risiko eingehen, bei nächtlichem Frost eine Erkältung einzufangen. Nach einem späten Abendessen im Hotel versuchten Martin und ich baldmöglichst zu Bett zu gehen, da wir für das anstehende zweite Rennen ausreichend regenerieren wollten. Martin war zwar mit 3:45 min Hallenbestzeit gelaufen und hatte sich auch mutig gezeigt, aber die EM-Norm verpasst.

6 Selbstverständlich sind diese Normen durch neue Schuhtechnik und internationale Dichte, inklusive eines neuen Ranking-Systems (siehe Kapitel 9), deutlich verschärft worden. Damals waren das reguläre Standards.

Wir liefen morgens vor dem Frühstück am Ostufer des Rheins unseren lockeren Dauerlauf und erzählten uns die jeweiligen Eindrücke vom Rennen. Martin braucht morgens immer etwas zum Warmwerden, weshalb ich ihm im Trainingslager öfter mal einen halben Kilometer Vorsprung gebe. An diesem Morgen war das nicht möglich, da wir keine vereinbarte Strecke hatten, und so liefen wir anfangs sehr gemütlich und wurden erst gegen Ende unserer zwölf Kilometer deutlich flotter. Wir ließen uns das Hotelfrühstück gut schmecken, da man vor Rennen an den »Süßigkeiten« beim Frühstücksbuffet eher vorbeigeht. Der kurze Inlandsflug war praktisch und problemlos, und Eckhardt setzte mich direkt vom Flughafen bei der Arbeit in Friedrichshafen ab, während er nach Immenstaad fuhr, wo er bei Airbus arbeitete. Am Bodensee gibt es neben der MTU, einer Tochter der Rolls Royce Gruppe, zwei andere große technische Arbeitgeber: die ZF Friedrichshafen AG[7] und einen Standort von Airbus in Immenstaad. Diese drei Unternehmen, als Motoren-, Automobil- und Flugzeuglieferanten allesamt aus der technischen Branche, zählen zu den größten Arbeitgebern der Region. Die MTU, bei der ich 2009 als Werkstudent anfing zu arbeiten, ist, im Bereich der Antriebs- und Energiesysteme in der Schifffahrt, dem Bergbau und der Landwirtschaft einer der international führenden Hersteller. Mittlerweile ist einer der Hauptbereiche die Energieversorgung über Generatoren und Notstromsysteme – unter anderem für Rechenzentren, in denen auch KI-Anwendungen laufen. Ich bin im betriebswirtschaftlichen Controlling für die Budgetierung beschäftigt und habe das große Glück, dass mein Arbeitgeber von Anfang an meinen Weg im Leistungssport unterstützt hat. Das seit 2018 gewählte Arbeitsmodell habe ich bereits beschrieben, doch während meiner aktiven Hallensaisonen arbeitete ich noch 25 bis 30 Stunden die Woche. Freitagnachmittag bedeutet für die meisten Mitarbeiter ein eher früheres Arbeitsende, weshalb ich am späteren Nachmittag oft der Letzte war, der unser Büro verließ. Ich empfand dies ganz angenehm, da ich mich allein im Büro sehr gut konzentrieren kann und noch in Ruhe arbeite, ohne Meetings oder Zeitdruck, rechtzeitig ins Training zu kommen. An diesem Freitag konnte ich besonders gründlich alles abschließen, denn Martin und ich sollten abends nicht zu den anderen ins Training gehen, sondern für den morgigen Wettkampf abends die Füße hochlegen. Ich nutzte den Abend, um unseren langjährigen Physiotherapeuten Henrik Zieger einen Besuch abzustatten, und er bemühte sich, meine Muskulatur nach dem Wettkampf auszustreichen. Henrik redet wenig, doch ich weiß, dass er dann sehr konzentriert ist und mit den Händen jegliche Verspannungen spürt, ohne dass ich ihn darauf hinweisen muss. Eckhardt hatte mit uns Samstagmittag einen Treffpunkt zur Abholung vereinbart, denn nach Karlsruhe war es keine zu lange Autofahrt. Morgens machte ich auf einer kurzen, aber recht verschneiten Runde meinen gewohnten Auftakt und spürte in meine Beine hinein. Sie fühlten sich erstaunlich gut an und ich freute mich auf einen weiteren spannenden Wettkampfabend unter dem Hallendach.

Das Karlsruher Indoor Meeting in der Messehalle[8] war traditionell sogar noch ein wenig größer als Düsseldorf und die Stimmung war vergleichbar belebt. Die war mit 4.600 Zuschauern ausverkauft, eine Reihe von Topstars war angekündigt und wir fühlten uns dankbar, ein Teil dieses sportlichen Highlights sein zu dürfen. Ich spürte im Martins Auto Anspannung, da er sich die Norm zum Ziel gesetzt hatte. Da er aus dem Sommer eine Bestzeit von 3:40 min vorweisen konnte, war dies auf keinen Fall unrealistisch und ich hoffte für ihn, dass es diesmal ein flotteres Rennen werden würde. Selbst wenn man in guter Form ist, kann über die 1500 m in der Halle aufgrund des engeren Kurvenradius viel passieren. Anfangs gibt es oft noch mehr Gerangel als draußen und

7 Die ZF ist einer der weltweit größten Automobilzulieferer und ein international kompetitives Unternehmen auf dem Gebiet der Antriebs- und Fahrwerktechnik.

8 Aufgrund von Brandschutzmaßnahmen musste das Meeting von der Europahalle in die Messe Karlsruhe (Messehalle 2) verlegt werden, wofür kurzfristig ein mobiler Hallenboden in der Messehalle installiert wurde.

es ist deutlich schwieriger zu überholen. Man muss nicht nur weiter laufen, der Radius ist durch die kürzeren Geraden noch ungünstiger, weshalb man für den finalen Kick oft auf Bahn zwei oder drei ausweichen muss. Insofern ist es entscheidend, rechtzeitig in eine kluge Position zu gelangen, ohne dabei die Konkurrenz unsportlich zu behindern. Ich selbst konnte mit der Normerfüllung befreiter ins Rennen starten, wusste aber, dass ich einen EM-Startplatz womöglich noch gegen die nationale Konkurrenz verteidigen musste.

Wir checkten im Hotel ein und legten uns zur Erholung kurz schlafen, während Eckhardt sich um den finalen Zeit- und Meldeplan kümmerte. Mit Paul Kipsiele Koech und Johan Cronje waren zwei der Starter aus Düsseldorf mit mir am Start, während Vincent Rono wieder für die Pace sorgte. Als weitere Läufer gemeldet waren der Russe Yegor Nikolayev[9], der Pole Lukasz Parszczynski, der international sehr erfahrene Jesús España, Youness Essalhi aus Marokko, die Franzosen Simon Denissel und Abdelkader Mahmoudi sowie meine beiden deutschen Kollegen Florian Orth und Homiyu Tesfaye. Homiyu, der wie Amanal aus Äthiopien zu uns nach Deutschland kam, war in Düsseldorf über 1500 nur knapp an der EM-Norm gescheitert und wollte nun über die längste Hallendisziplin dieses Ziel erreichen. Mit Florian Orth war ich seit meiner Jugend bereits in diversen Wettkämpfen, von Regional-, Landes- und Bundesebene, an der Startlinie gestanden, und nun waren wir beide in der Allgemeinen Klasse Anwärter für internationale Startplätze. Wie in Düsseldorf, wärmte ich an der frischen Luft auf und hörte vom Gelände die Lautsprecheransagen nach außen hallen. Dies bewirkte noch mehr Vorfreude, gleich selbst wieder vor heimischem Publikum in der Arena zu stehen. Das Prozedere zurück unter dem Hallendach war Routine, und kurz darauf hieß es wieder, sich an der Startlinie einzureihen.

Das Rennen begann diesmal etwas verhaltener und ich sortierte mich erst nach 300 Metern bei einer kleinen Lücke nach innen ein. Meine Beine liefen anfangs wie von selbst und ich spürte die angenehme, schnelle Energie des Rennens. Die Zuschauer klatschten im Takt, vermutlich für Renaud Lavillenies nächsten Stabhochsprung, aber ich hatte beinahe das Gefühl, es galt unserem Laufschritt. Diesmal lief ich direkt in der Spitzengruppe mit, was deutlich leichter schien als noch in Düsseldorf, wo ich mein eigenes Tempo finden musste. Der erste Kilometer war mit 2:36 min perfekt und ich hoffte, dass wir in diesem Bereich bleiben würden. Ich spürte kurz Florian Orth an meine Schulter kommen, doch er blieb hinter mir. Ich konzentrierte mich auf das Trikot meines Vordermanns, jetzt hieß es, in der Gruppe kräfteschonend mitzuschwimmen, bis wir zum finalen Kick ansetzen würden. Ich fühlte mich gut und nahm meine Umgebung nur marginal wahr. Ich hörte nichts mehr von der Lautsprecheransage, stattdessen genoss ich die Geräuschkulisse des Publikums, die das Hallenstadion vollständig ausfüllte. Bei der Zwei-Kilometer-Marke gelang es mir, auf die Uhr zu schielen, die mit 5:12 min meine Intuition eines gleichmäßigen Tempos bestätigte. Vincent Rono beendete seine Tempoarbeit, doch wir drifteten noch zwei weitere Runden relativ gleichmäßig dem Ziel entgegen.

Instinktiv spürte ich den Antritt kommen und wollte eine Lücke zulaufen, die der Russe vor mir entstehen ließ. Just in dem Moment ging er nach innen, weshalb ich kurzfristig meinen Schritt abbremsen musste, um nicht mit ihm zu kollidieren. Entschlossen, die Lücke zu Kipsiele Koech nicht größer werden zu lassen, mobilisierte ich erneut und überholte den Russen auf der Gegengerade. Ich achtete darauf, seitlich genug Platz zwischen uns zu lassen, um anschließend deutlich anzutreten. Er sollte arbeiten müssen, wollte er sich an meine Fersen heften. Lautstark vom Publikum angefeuert, gingen wir auf die letzten 400 Meter und ich biss, so gut ich konnte. Ich heftete meinen Blick auf Paul Kipsiele Koech, der knapp vor

9 Russland wurde erst im November 20215 We tverband (damals IAAF, heute World Athletics) für sein systematisches Dopingsystem von internationalen Leichtathletikwettkämpfen (vorläufig) gesperrt. Obgleich dieses System natürlich nicht pauschal auf jeden russischen Athleten zutraf, wurde es staatlich unterstützt und in großem Stil durchgeführt.

mir lief, und gab alles, um seinen Zielspurt mitzugehen. Für einen ganz kurzen Moment hoffte ich, mich noch an ihm vorbei zu schieben, doch der Kenianer hatte über die letzten 50 m die besseren Reserven. Wir schlugen im Ziel miteinander ab, und ich heftete sofort meinen Blick gespannt auf die Zeittafel. Kipsiele Koech hatte das Rennen mit 7:45,41 min gewonnen und ich war mit 7:46,18 min an zweiter Stelle erneut Bestzeit gelaufen. Hinter dem drittplatzierten Nikolayev (7:48,36 min) erreichte mein Kollege Florian Orth mit 7:49,48 min das Ziel und jubelte über seine Normerfüllung. Homiyu hatte der längeren Distanz doch Tribut zollen müssen und das Rennen vorzeitig beendet. Aus etwas Entfernung sah ich Eckhardt an, der mir unter der Tribüne ein lobendes »Thumbs-up« signalisierte. Zufriedener konnte ich mit dem Start dieser Hallensaison nicht sein, und ich trabte zusammen mit Florian aus.

Der Drive von Meisterschaften

Meine wichtigsten Hallensaisonen waren sicherlich die Jahre 2015 bis 2018, deren Highlights die Hallen-Europameisterschaften in Prag und Belgrad sowie die Hallen-Weltmeisterschaft in Birmingham waren. Über die drei Meisterschaften steigerte ich mich in meiner Form, wobei ich bei den Weltmeisterschaften in Birmingham, mit Aussicht auf den Finaleinzug und eine Top-8-Platzierung, frustrierenderweise disqualifiziert wurde. Es wäre definitiv ein Höhepunkt meiner Karriere gewesen, aber ich hatte beim Passieren eines anderen Läufers den Arm gehoben, um ihn nicht zu berühren. Das war versehentlich als Verstoß gewertet worden und auch ein Einspruch des deutschen Verbandes konnte die britischen Schiedsrichter nicht mehr umstimmen. In Prag 2015 war ich als europäischer Jahresschnellster ins Rennen gegangen, hatte dann aber dem hohen Tempo des Türken Ali Kaya Tribut zollen müssen und war auf den fünften Platz abgerutscht. Nach zwei extrem flotten Kilometern war ich auf den letzten 800 Metern schmerzhaft eingegangen und wurde noch von drei anderen Läufern passiert. Komplett entkräftet hatte ich die Ziellinie passiert und war zu Boden gegangen, was ich wirklich selten und ungern tue. In Belgrad wollte ich 2017 diesen Fehler nicht wiederholen und war das Rennen taktisch klüger gelaufen. So lief ich schonender in der Mitte des Feldes, bis ich 800 Meter vor dem Ziel selbst antrat. Eine winzige Sekunde dachte ich auf der letzten Runde, es könnte sogar für den Titel reichen, doch die Sprints der 1500-m-Spezialisten Henrik Ingebrigtsen und Adel Mechaal waren zu dominant. Jedenfalls konnte ich mich nach der Freiluft-Bronzemedaille von 2016 in Amsterdam über 5000 m nun über meine zweite internationale Medaille freuen und genoss die Siegerehrung in der wunderschön modernen Sporthalle Serbiens. Diese Siegerehrung war definitiv die Krönung meiner Hallenläufe. So gerne hätte ich auch ein Jahr später in Birmingham meine Sprintschnelligkeit gezeigt.

Obgleich internationale Medaillen für mich an oberster Priorität stehen, möchte ich betonen, dass die Deutschen Meisterschaften, sowohl in der Halle als auch im Freien, für mich von 2011 bis 2019 definitiv jedes Mal ein absoluter Saisonhöhepunkt waren und ich keine dieser Erfahrungen missen möchte. Von 2014 bis 2017 war ich über 5000 m viermal in Folge Deutscher Meister und musste nur 2018 verletzungsbedingt aussetzen, bevor ich mir 2019 in Berlin den Titel zurückholte. Im Pandemiejahr erfolgte, wie berichtet, mein Umstieg auf die Königsdisziplin Marathon. Bevor ich allerdings hierüber und über die Spiele in Tokio weiter berichte, möchte ich noch ein paar der Erfahrungen aus den damaligen Saisons schildern.

Titelkämpfe

Blicke ich über die Jahre auf mein Wintertraining zurück, so ist der Standardsatz »Der Fortschritt für den Sommer wird im Winter gelegt« durchaus zutreffend. Nach den Wettkämpfen in Düsseldorf und Karlsruhe ging es weiter an die Arbeit. Es war eisig zu Hause am Bodensee und wir achteten darauf, uns in dem winterlichen Wetter nicht zu verletzen oder zu erkälten. Wir nutzen die Woche nach Doppelbelastungen oder Wettkämpfen als regenerative, vom Trainingsumfang »tiefe Woche«. Eckhardt arbeitete abseits von Trainingslagern, wo schon mal zwei oder mehrere intensive Wochen anstehen können, mit dem Konzept von mittlerer, hoher und tiefer Woche. Im Gegensatz zu vielen Amateursportlern wiederholt sich also die Trainingswoche nicht Woche für Woche mit lediglich verändertem Inhalt der Belastungen, sondern folgt diesem Be- und Entlastungrhythmus. In ruhigeren Wochen konnte ich auch Dauerläufe mit Schwimmeinheiten ersetzen, aber ich mache selten komplett trainingsfreie Tage. Unsere Saisonpausen sind demgegenüber mehrere Wochen lauffrei und je nach Laune sogar sportfrei. Ich achte noch heute darauf, in diesen sogenannten »tiefen« Wochen nicht noch zusätzliche alternative Einheiten einzuschieben, denn auch dies ist ein Reiz für das Herzkreislaufsystem und die Muskulatur. Insofern hatte ich morgens oder abends mehr Zeit als sonst, da wir aufgrund der Berufe unseres Trainerteams unter der Woche zwischen 18 und 20 Uhr trainierten.

Ich telefonierte im Winter 2015 jeden Abend mit Nada, der es aufgrund ihrer Verletzung leider nicht gut ging. Es machte mich unglaublich traurig, sie so verzweifelt zu erleben, und ich wollte sie so bald wie möglich besuchen. Die Hallensaison ist im Gegensatz zur Freiluftsaison mit 4 bis 5 Wochen sehr kurz. Man wird durch eine zu intensive Woche, einem schlecht nachbereiteten Wettkampf oder eine Krankheit schnell die Hallensaison verpassen. Nach Düsseldorf und Karlsruhe hatte Eckhardt vor, ein intensives Trainingswochenende zu gestalten und in der darauffolgenden Woche für die 1500 m zum Gugl Indoor nach Linz zu fahren. Danach war ein weiteres Wochenende für Training reserviert, bevor es zu den Deutschen Meisterschaften ging. Anschließend nominiert der Verband traditionell die finalen Teilnehmer der europäischen Hallentitelkämpfe, die meist 14 Tage nach den nationalen Meisterschaften stattfanden. Ich schlug Nada vor, nach Linz zu ihr zu kommen, da ich dann schon ein gutes Stück der Strecke gereist sein würde. Im Job wurde ich zwischenzeitlich nicht »verschont« und ich bemühte mich trotz der Hallensaison, meine Motivation zu zeigen. Während ich meist nach der Morgeneinheit rasch zu Hause esse, um mittags bei der Arbeit zu sein, essen wir auch manchmal als Team in der Betriebskantine. Ich mag meine Kollegen sehr gerne und höre ihren Geschichten aus anderen Hobbies an. Einige sind sportlich, andere haben die verrücktesten Haustiere, sind in Vereinen oder karitativ tätig. Sie wollen oft von meinen Wettkämpfen detaillierte Berichte, aber oft will ich auch ihre Geschichten hören!

Der einzige doch beträchtliche Nachteil, den ich als Leistungssportler in einem geteilten Büro mit fünf Kollegen hatte, war die Erkältungszeit im Winter. Ich konnte im und nach dem Training so gut Acht geben, wie ich wollte, mir nach dem Schwimmtraining extra lange die Haare föhnen und mich gesund ernähren: Sobald ein Kollege krank oder erkältet zur Arbeit kam, hatte ich ein Problem. Leider passierte dies häufiger und so verspürte ich ausgerechnet am Ende dieser so feinen Woche tatsächlich Halskratzen. Es war Samstagmorgen, als mir das Schlucken Schmerzen bereitete, weshalb ich Birgit und Eckhardt anrief. Statt der letzten flotten Einheit vor dem 1500-m-Rennen in Österreich rieten sie mir zu einem Dauerlauf und viel Ruhe. Meine Mutter begleitete mich auf dem Fahrrad durch den morgendlichen Bodenseenebel, obgleich ich nicht so locker dahin rollte wie sonst. Ich fühlte mich schlapp, hatte Kopfweh und war froh, dass sie mich mit Gesprächen vom miesen

Laufgefühl ablenkte. Eine Bahneinheit wäre an diesem Tag wirklich nicht drin gewesen. Den restlichen Tag verbrachte ich mit Hühnersuppe und Zwieback beim Wintersportschauen. Ich hatte mich auf die kürzeren 1500 m sehr gefreut und wollte ursprünglich meine Hallenbestzeit angreifen. Gleichzeitig wusste ich, was ein so intensiver Wettkampf über die Unterdistanz verlangt und wie weit man für diese Schnelligkeit über die aerobe Schmerzgrenze hinaus läuft. So sah ich für das Rennen, das in drei Tagen anstand, rot.

Ich lief am Sonntag nochmal lockere zwölf Kilometer und sprach mit Eckhardt ehrlich über mein Laufgefühl. Kurzerhand beschlossen wir, mich aus dem Rennen zu nehmen. Gleichzeitig erklärte ich ihm, wie gerne ich meine Freundin besuchen wollte, weshalb ich ihn bat, mich bis Linz im Auto mitzunehmen. Von dort war es mit dem Zug nicht mehr weit. Sein knappes »Wie du meinst« zeigte mir, was er von meiner geplanten Wien-Reise inmitten der Hallensaison hielt, aber ich ließ mich hiervon nicht von meinem Plan abbringen. Die nächsten zwei Tage regenerierte ich so gut ich konnte, blieb bei meinen Suppen, und am Mittwoch war ich wieder so stabil, die achtstündige Reise anzutreten. Als ich abends in Wien aus dem Zug stieg und Nada langsam auf mich zuging, waren meine Gefühle stark gemischt: Einerseits freute ich mich unglaublich, sie wiederzusehen, andererseits tat mir ihr langsamer Schritt im Herzen weh. Hoffentlich würde der Fuß rasch heilen. Ich war noch nie in der österreichischen Hauptstadt gewesen und hatte diese nicht so groß erwartet. Wir fuhren mit der U-Bahn zur Dachgeschosswohnung, die sie sich mit ihrer Schwester teilte, und unterhielten uns über die letzten Wochen. Sie erklärte mir, wo ich am nächsten Tag trainieren könnte, denn von ihrer Wohnung waren es nur fünf Laufminuten zum grünen Prater. Ich erinnere mich zu gut, dass ich als bekannter deutscher Läufer auch vom einen oder anderen österreichischen Leichtathleten »gesichtet« wurde, weshalb tags darauf die gesamte Lauf-Community wusste, dass ich das erste Mal in Wien war. Ich verabredete mich für das Wochenende mit Andreas Vojta zu einem Bahnprogramm, das wir im damals noch bestehenden Dusika-Hallenstadion absolvierten. Nada kam mit und war zum Zusehen verdammt, während ich mir wünschte, sie könnte hier ebenfalls ihre Runden drehen. Gleichzeitig spürte ich im Programm, dass die Erkältung etwas Substanz und vor allem Schnelligkeit gekostet hatte.

Nada verbrachte viel Zeit im Schwimmbad und ich konnte dies gut nachvollziehen. Ich verstand, dass sie ihre Ausdauer anderweitig aufbauen wollte, bat sie aber, nicht zu viel zu trainieren, da der Beinschlag beim Kraulen auch eine Belastung für den Fuß sein kann. Ich weiß, dass es als Ausdauerathlet sehr schwer ist, absolut nichts zu trainieren. Eckhardt hatte allerdings auf der Autofahrt mit mir über ihre Diagnose gesprochen und vor zu viel alternativem Training gewarnt. Obwohl Eckhardt aus der technischen Branche kommt, hat er als erfahrener Trainer einen unerwartet hohen medizinischen Kenntnisstand. In der Vergangenheit konnte ich mich oft auf seinen Rat verlassen und hatte mich dadurch über die Jahre hinweg gut entwickelt. So machte ich mir Sorgen, während sie versuchte, mir noch ein bisschen von der schönen Innenstadt zu zeigen. Einmal musste sie vor Schmerzen stehen bleiben, und wir entschlossen, sofort die öffentlichen Verkehrsmittel nach Hause zu nehmen. Sie versprach mir, bis Ende des Monats so wenig wie möglich zu trainieren. Ich motivierte sie mit der Aussicht auf ein gemeinsames Trainingslager im Frühling.

Am Sonntag reiste ich heim an den See und fühlte mich wieder bereit für eine gewohnte Trainingswoche. Es waren noch fünf Tage bis zu den Deutschen Meisterschaften, ich hatte sicherlich ein paar Körner liegen gelassen, aber meine Ambitionen auf den deutschen Hallentitel stiegen täglich. Die letzten Jahre hatten wir zugunsten einer Cross-Saison von einer Hallenvorbereitung abgesehen. Im letzten Jahr hatte mich Eckhardt dennoch recht spontan in das Hallenrennen über die 3000 m geschickt, um eine Standortbestimmung zwei Wochen vor den deutschen Cross-Meisterschaften zu erhalten. Dies war keine gute Idee gewesen, ich war das ganze Rennen über vom ungewohnten Tempo überfordert und nur auf den sechsten Platz gelaufen. Danach hatte ich mich sogar medial rechtfertigen müssen, warum ich so schlecht gelaufen war, und das hervorragende Ausdauertraining erst mit einem deutlichen Sieg bei den deutschen Crossmeisterschaften im März 2014 klarstellen können. Aus diesem Grund wusste ich die Halle ernst zu nehmen, denn reines Grundlagentraining reicht hier nicht aus. Die Leichtathletik-Welt ist klein, und das Gerede größer, als man dem Wettkampf selbst Bedeutung geben würde. Durch meine bisherigen Rennen in Karlsruhe und Düsseldorf hatte ich die Bestätigung, gut in Form zu sein, und vertraute nach einer guten Abschlusseinheit auf mein Potenzial.

Deutsche Meisterschaften haben regelmäßig eine besondere Spannung und sind im Vorfeld mit höheren Ambitionen als Meetings verbunden. In der Jugend stellten die sommerlichen Titelkämpfe das absolute Jahreshighlight dar, während sie später zu einem bedeutenden Schritt Richtung internationaler Meisterschaften wurden. Im Winter bietet eine gefüllte Hallen-DM eine entsprechende Kulisse und eine sehr willkommene Abwechslung zu den eiskalten Trainings im Freien. Mir war bewusst, dass Florian Orth und ich als Favoriten gehandelt wurden, doch auch die Konkurrenz hatte sich bereits in guter Form präsentiert. Auf engen Hallenkurven kann, wie erwähnt, immer viel passieren und eine gute Form muss man entsprechend wachsam umsetzen. Martin hatte mit mir in Monte Gordo exzellent trainiert, aber noch nicht das optimale Rennen getroffen. Entsprechende Aufregung spürte ich beim Einlaufen und versuchte bei der Gymnastik, ausschließlich bei mir selbst zu bleiben. Besonders die Halle bedeutet oft eine kleine Reizüberflutung nach einigen ruhigen Monaten Wintertraining. Umso wichtiger ist es, aktiv auf das eigene Programm konzentriert zu sein. Endlich auf der blauen Laufbahn, erledigte ich zwei lockere Steigerungen, bevor wir an die Linie gerufen wurden. Während der knappen Vorstellung dehnte ich kurz meinen Kopf nach links und rechts und knackste meinen Rücken, eine Eigenschaft, die ich teils unbewusst mache, wenn ich nervös bin.
Das Rennen begann extrem verhalten. Keiner von uns wollte sich für die Pace opfern und so taktierten wir die ersten Runden, deutlich langsamer als die Frauen laufend.[10] Nachdem wir den ersten Kilometer in 3:08 min passiert hatten, verlor Florian die Geduld und beschleunigte deutlich. Clemens Bleistein und ich folgten – das Rennen war eröffnet. Florian war entschlossen, das Rennen nun forscher werden zu lassen, und ich spürte Clemens direkt an meiner Schulter. Mit 2:55 min/km waren wir nun deutlich flotter, aber bei weitem noch nicht in unserer regulären Geschwindigkeit für ein 3000-m-Rennen unterwegs, was einen klaren Endspurt über den letzten Kilometer bedeuten würde. Florian drückte aufs Tempo und ich beschloss, auch etwas für die Führungsarbeit zu unternehmen. Unvermittelt ging ich an ihm vorbei, jedoch nicht so energisch, wie es mir noch in Düsseldorf gelungen war. Ich spürte Florians Atem in meinem Nacken und wusste, dass ich das Rennen noch keinesfalls in der Tasche hatte. 600 Meter vor Schluss kam sein Gegenantritt, und ich heftete mich mit der Kraft, die ich noch aus mir herausholen konnte, an seine Fersen. Durch eine kurze Berührung an meinem Spike wusste ich, dass uns Clemens gefolgt war. Florian lief beherzt der letzten Runde entgegen, und 300 Meter vor Schluss hatte ich kurz Zweifel, ob ich überhaupt noch an ihm dranbleiben konnte. Meine Arme waren bereits schwer wie Blei und ich fühlte nicht die gewohnte Fähigkeit, Kräfte zu mobilisieren.

Das laute Glockenläuten zur letzten Runde ließ mich wie aus meinem Selbstmitleid erwachen und ich biss die Zähne zusammen: »200 Meter, Richard, es ist deine Chance, endlich diesen Titel zu erlangen!«, schoss es mir kurz durch den Kopf. Ich schloss auf und war wieder direkt an Florians Fersen, während ich damit rechnete, Clemens noch im Schlepptau zu haben. Ich nahm die Kurve wie einen Anlauf, um auf der letzten 50-Meter-Geraden noch einmal meine letzten Reserven auszuspielen. Aus der Kurve auf Bahn zwei laufend, hatte ich nur Augen für die Zielgeraden. Florian und ich waren nun Brust an Brust und ich

10 Anmerkung der Autorinnen: Frauen laufen viel seltener derart taktisch. Bei jenen Deutschen Meisterschaften, an denen Nada teilnahm, war das Rennen von Anfang an schnell.

bereitete mich auf meinen ersten »Dip« ins Ziel vor. Auf den letzten knappen Metern vor dem Ziel geriet Florian aus dem Tritt und ich sah ihn im Augenwinkel etwas straucheln. Dennoch lehnte ich meine Brust soweit ich konnte nach vorn und gewann mit hauchdünnem Vorsprung meinen ersten Hallentitel. Direkt hinter uns einlaufend errang Clemens den dritten Platz.[11] Wir verschnauften, uns alle auf die Knie stützend, und blickten wie automatisch zur Zeitanzeige hoch. Die Zeiten kamen mit 8:29,57 min, 8:29,61 min und 8:29,95 min herein; der Rest des Feldes war ebenfalls binnen Sekunden hinter uns gefolgt. Den letzten Kilometer hatten wir in etwa 2:27 min zurückgelegt. Eckhardt erzählte mir, dass er für die letzten 600 Meter 1:22 min händisch gestoppt hatte. Ich stand mit wackeligen Beinen auf und umarmte Florian kurz, der natürlich gerne den Sieg für sich beansprucht hätte, mir aber fair zurück auf die Schulter klopfte. Wir waren in Form, die EM in Prag konnte kommen.

Ebenso spannend und noch emotionaler waren die Deutschen Meisterschaften 2017, bei denen auch Nada Achte wurde.[12] Glücklich über das Rennen feuerte sie mich anschließend lautstark zum zweiten von meinen insgesamt drei Hallentiteln über die 3000 m an. Das Rennen war ebenso taktisch geprägt, und über die letzten 800 Meter fürchtete ich den Antritt des 1500-m-Spezialisten Timo Benitz, mit dem ich eng befreundet bin. Energisch forcierte ich das Tempo über die letzten vier Runden stetig und zeigte vor lautstarkem Publikum in Leipzig mit einer 26-Sekunden-Schlussrunde, dass auch Langstreckenläufer sprinten können. Im Ziel war ich selbst überrascht, welchen Sprint ich aus Sorge vor Timos Antritt hingelegt hatte. Dieser konnte mir über die längere Strecke trotz des taktischen Rennens nicht folgen und ist hinter Florian Orth Dritter geworden.

11 2018 und damit drei Jahre später, war ich mit Clemens bei der Hallenweltmeisterschaft in Birmingham, wo er starker Achter im Finale wurde. Ich erwähnte bereits, dass ich bei diesen Meisterschaften frustrierenderweise im Vorlauf, zusammen mit Paul Chelimo disqualifiziert wurde, und damit meine Hallen-Ambitionen beendet waren.

12 Bei der DM 2017 war sie noch 9:22 min über 3000 m gelaufen, während ich sie nur zwei Jahre später mit 9:01 min zur Hallen-Europameisterschaften nach Glasgow coachte. Ein Highlight war, dass sie im Finale lief, worauf wir beide stolz sind.

Hallen-EM als Zwischenschritt

Zwischen den Deutschen Meisterschaften und den kontinentalen Titelkämpfen liegen in der Regel zwei Wochen. Die meisten Athleten nutzen diese Phase, um noch einmal gut zu arbeiten und sich auf das Event gezielt vorzubereiten. Für uns Sommerathleten ist die Hallensaison bewusst kurz und auch von Seiten des Verbandes optional. Ein deutscher Meistertitel, eine Kaderförderung oder schlicht eine gute Form verpflichten keineswegs zu einem Start, denn Hauptfokus ist und bleibt der Sommer. Dennoch bietet die Halle neben der erwarteten Spannung, den engeren Zuschauerrängen und der schönen Atmosphäre die Möglichkeit, auch im Winter an der Schnelligkeit zu arbeiten. Weiter kann man die lange Wintervorbereitung technisch in zwei grobe Zyklen einteilen. Der Grundlagenphase im Herbst folgt etwas Intensität im Januar und Februar, das internationale Zwischenziel steht meist Anfang März an. Anschließend erlaubt diese Planung, den Körper wieder zur Ruhe kommen zu lassen, um in einem erneuten Umfangsblock Richtung Sommer zu starten. Der März und April sind dann wieder der Ausdauer gewidmet und Intensität kommt erst wieder Anfang Mai. Zyklen-Einteilungen sind für uns Athleten extrem wichtig, um uns gezielt auf anstehende Höchstleistungen vorzubereiten und gleichzeitig das richtige Maß an Be- und Entlastung zu finden. Natürlich gibt es Läufer, die traditionell auf die Halle verzichten, wozu auch viele Topstars gehören. Das bedeutet nicht, dass sie auf eine Zyklen-Einteilung verzichten, aber ihre Reize anders verteilt setzen. So wird von manchen etwa der gesamte Winter für umfangbasiertes Training genutzt, um im Idealfall eine höhere Ausdauerbasis oder ein neues Grundniveau zu etablieren. Damit besteht manchmal in der Halle die Gelegenheit, ein wenig eher auf Medaillen zu schielen als bei einem Event, bei dem die gesamte internationale Konkurrenz am Start ist. Das ist keineswegs als Abwertung der Hallen-Europameisterschaften gedacht, denn öfter trumpfen die dort erfolgreichen Läufer in der Freiluftsaison genauso auf. Es besteht schlicht ein etwas kleineres Feld und das bietet damit auch Newcomern die Möglichkeit, sich zu zeigen.

Unser bisheriger Fokus galt der ausreichenden Ausdauerarbeit mit einigen Crossläufen zur körperlichen Kraft- und mentalen Wettkampfvorbereitung. So hatte Eckhardt uns über viele Jahre in der Jugend vorsichtig an die notwendigen gesteigerten Umfänge herangeführt, um im Sommer internationale Normen der Allgemeinen Klasse zu erreichen. Zu viel laktazide Arbeit im Winter kann eine fragile jugendliche Ausdauerbasis schnell wieder zunichte machen, vor allem für uns Langstreckenläufer. Die muskuläre Adaptation an die notwendigen Umfänge dauert hier Jahre. Zeit, in der es gilt, geduldig und stetig zu arbeiten, ohne auf kurzfristige Erfolge zu schielen. So hatten wir auf verlockende Jugendmedaillen zugunsten dieses langfristigen Rahmens verzichtet. Mit 24 Jahren lief ich das erste Mal 13:30 min über 5000 m und ein Jahr später deutlich darunter. Ein notwendiger Schritt, um in die internationalen Spitzenrennen zu gelangen und mich für höhere Ziele im Erwachsenenalter bereit zu machen. Dementsprechend hatte ich 2015 noch nie eine internationale Hallensaison bestritten, führte aber sogleich die Europäische Jahresbestenliste an. Ich kann mit Erwartungshaltungen recht gut umgehen. Ich weiß, dass viele zum Höhepunkt noch fitter werden, wollte aber meine Position in eine Medaille umsetzen.

Prag 2015

Eine Woche vor der EM feierte ich meinen 26. Geburtstag. Ich hatte ein paar Freunde zum Bowlen eingeladen und wollte Nada noch jene Leute vorstellen, die sie nicht bereits in Monte Gordo kennengelernt hatte. Da der Geburtstag auf einen Samstag fiel, hatten wir für den Morgen eine letzte intensive Einheit geplant. Ich freute mich riesig, dass Nada kam, und sie begleitete mich Freitagabend zu unserem Krafttraining, durfte aufgrund der Fußverletzung jedoch nur etwas Oberkörperstabi machen. Samstagmorgen wachte ich auf und hatte wie verhext starke Rückenschmerzen. Ich hatte so eine starke Blockade im unteren Rücken, dass ich nur vorsichtig die Treppe zur Küche hinunterging. Meine Mutter jammerte sofort angesichts der anstehenden EM und reichte mir, statt zu frühstücken, sofort den Hörer, um unseren Physio anzurufen. Leider fuhr ich anschließend, statt ins Training, erst zur Behandlung. Bis zum Nachmittag konnte ich mich zumindest so weit bewegen, dass ein lockerer 10-km-Lauf möglich war. An Läufe auf der Bahn wäre nicht zu denken gewesen. Ich war froh, überhaupt gelaufen zu sein. Ich wollte mir von dieser muskulären Blockade, die ich mir im Krafttraining tags zuvor zugezogen hatte, keinesfalls den Geburtstag ruinieren lassen.

Obgleich es meiner Mutter vielmehr recht gewesen wäre, mich auszukurieren und auf den Bowlingabend zu verzichten, freute ich mich darauf. In versammelter Runde, mit etwas Radler im Bauch und einer dicken Schicht Wärmecreme am Rücken, feierte es sich dann auch tatsächlich besser und ich traute mich sogar, zu einer Bowlingkugel zu greifen. Interessanterweise rollte ich diese so gut wie selten zuvor, vermutlich da ich einen extrem geraden Rücken machte und sehr achtsam auf meine Armbewegung war. So räumte ich einen Zehner nach dem anderen ab. Zu meiner Freude freundete sich Nada mit meiner langjährigen Trainingskollegin Regina Neumeyer an und ich genoss es, die beiden zusammen zu sehen. Für mich war endlich der Punkt gekommen, eine Partnerin zu haben, die meine Leidenschaft fürs Laufen teilte und so sehr für diesen Sport brannte wie ich selbst.

Die Halle in Prag war anders als jene, die ich bis dahin gewohnt war. Um die Laufbahn spannten sich blaue Banner, über die sich mehrere Etagen an Zuschauerreihen steil gegen das Hallendach erstreckten. Das Ganze erinnerte mich eher an eine Basketballhalle als an die gewohnt tiefer gesetzten Leichtathletik-Arenen. Beim Begutachten der Tribünen dachte ich bereits daran, wie ich Eckhardt bei vollen Rängen überhaupt hören würde, denn in Düsseldorf und Karlsruhe hatte er mir Anweisungen zugerufen. Der erste Rang der emporgehobenen Tribünen war für Veranstalter, Presse und VIP-Gäste reserviert, und ich vermutete, dass Eckhardt als Heim- und nicht Bundestrainer keinen Zutritt erhalten würde. Zuerst stand jedenfalls der Vorlauf an, den es für einen Finaleinzug mit einer Top-3-Platzierung oder einer schnellen Zeit zu bestehen galt. Ich hatte keine Gelegenheit, Nada vorher zu treffen, und so sahen wir uns kurz am Halleneingang, wo sie mir viel Glück für das Rennen wünschte. Ihrem Ticket zufolge saß sie sehr weit oben in den Rängen, aber ich wusste ihre reine Anwesenheit zu schätzen. Das Rennen war anders als bei den Deutschen Meisterschaften, denn es zählte nicht nur die Platzierung, sondern man konnte sich auch noch über die Zeit für das Finale qualifizieren. Daher war es sehr flott, dennoch setzte ich mich drei Runden vor Ende des Rennens an die Spitze des Feldes und gewann meinen Vorlauf in 7:52 min souverän.

Am Abend des Finales war die Halle noch voller als bei den Vorläufen und die Stimmung wirkte auf uns Läufer dementsprechend euphorisierend. Wir waren zwölf Männer im Finale, wobei kein tschechischer Läufer unter uns war. Dementsprechend neutral schätzte ich das Publikum ein, meine Konkurrenz aber durchaus hoch ein. Für die Türkei war Ali Kaya am Start, ursprünglich in Kenia als Stanley Kiprotich Mukche geboren, den ich zusammen mit dem Norweger Henrik Ingebrigtsen – Europameister über 1500 m – am stärksten einschätzte. Kurz vor der Startaufstellung hörte ich Nada aus unmittelbarer Nähe meinen Namen rufen und sah mich verwundert um. Ich entdeckte sie zu meiner großen Überraschung auf der Pressetribüne und grinste bei dem Gedanken, wie sie sich dorthin geredet haben musste. Ihre Nähe gab mir viel Zuversicht. Unter lautem Beifall der Zuschauer starteten wir ins Rennen, das entsprechend schnell begann. Der junge Kaya setzte sich bereits nach 500 Metern an die Spitze und zog das Feld in die Länge. Ich musste mich darauf konzentrieren, den Anschluss zu halten, und überholte dabei einige Mitstreiter. Kaya war offenbar gewillt, das Rennen in dieser Manier von vorne zu laufen, und ich entschloss mich, ihn nicht ziehen zu lassen. Noch zwei Männer überholend, heftete ich mich an seine Fersen, entschlossen, ihm seine Ambitionen auf den Sieg streitig zu machen.

Kaya bemerkte, dass ich als einziger Läufer noch an seinen Fersen klebte und beschleunigte abermals. Ich ging mit und riskierte das waghalsige Tempo. Wenn ich schon auf meine Tempohärte vertrauen musste, dann jetzt! Den zweiten Kilometer passierten wir nach 5:07 min, und nun hieß es, auf den letzten Runden Stehvermögen zu beweisen.[13] Ich spürte den Sauerstoffmangel zuerst in meinen Armen. Von dort kroch es in meinen Rücken, bis ich das Gefühl hatte, meine Beine nicht mehr steuern zu können. Das Trikot des Türken entfernte sich aus meiner näheren Sicht und ich spürte, dass er heute leider einfach nicht zu schlagen sein würde. Meine Beine wollten mir nicht zum gewohnten Endspurt gehorchen und die letzten 400 Meter waren Agonie. Ich war bis über beide Ohren »blau« und konnte den von hinten passierenden Läufern nichts mehr entgegensetzen. Zuerst kam der Brite Lee Emanuel an mir vorbei, dann der kräftig

13 Ich war noch nie so schnell in ein 3000-m-Rennen gestartet.

aufdrehende Henrik Ingebrigtsen. Ich vernahm Nadas Stimme, die mir zurief, noch einmal alles zu geben und war darum bemüht, überhaupt geradeaus zu laufen. Auf den letzten 100 Metern überholte mich der spanische Routinier Jesús España[14], und ich heftete meinen Blick verzweifelt an seine Spikes. Ich betete innerlich, nicht von weiteren Läufern abgefangen zu werden und mobilisierte noch einmal über die letzten 50 Meter, als ich den Atem eines weiteren Konkurrenten im Nacken spürte. Völlig leer fiel ich als enttäuschter Fünfter in 7:48 min[15] über die Ziellinie und suchte im Innenraum ein Stückchen freien Boden. In meinen Ohren rauschte es, ich nahm die Zuschauerränge nur mehr verschwommen wahr und meine Arme wogen wie Blei an meinen Seiten. Ich hatte riskiert, war das hohe Tempo mitgegangen – und war leer ausgegangen.

Ich hatte damals meine Erwartungen zwar nicht erfüllt, aber ich war bewusst ein Risiko gegangen. »Sometimes you win, sometimes you learn«, sagte Henrik Ingebrigtsen, lehnte sich über mich und zog mich an einem Arm hoch. Der Norweger, der später seinen jüngeren Bruder zu Olympia-Gold coachen würde, hatte mit seinen starken Sprüchen schon öfter auf sich aufmerksam (und manchmal bei der Konkurrenz unbeliebt) gemacht. Mir aber half sein neckischer Esprit, und ich gab ihm diesmal absolut recht. Henrik und ich treffen uns seit vielen Jahren bei internationalen Wettkämpfen und bei Trainingslagern, und ich weiß ihn sehr zu schätzen. Besonders bewundere ich mittlerweile, wie er seinen jungen Bruder Jakob neidlos und aufopferungsvoll von Erfolg zu Erfolg begleitet.

Ich ging langsam den Katakomben entgegen und hoffte, mein Team nicht enttäuscht zu haben.

14 Jesús España ist tatsächlich Jahrgang 1978 und war hier sehr kompetitiv unterwegs!

15 1. Ali Kaya, 7:38.42; 2. Lee Emanuel, 7:44.48; 3. Henrik Ingebrigtsen, 7:45.54; 4. Jesús España, 7:47.12.

Bevor ich jedoch einen von ihnen sprechen konnte, stand eine Dopingkontrolle an. Ich vermittelte dem Kontrolleur, dass ich sicher nicht stehend auf mein Bedürfnis warten würde, statt auszulaufen. Der Kontrolleur folgte mir regelkonform, aber wenig begeistert hinaus in die Kälte. Vor dem Stadion in seinem Blickfeld hin und her laufend erspähte mich Eckhardt. Er ließ mich etwas gewähren, rief mich dann aber herüber, um kurz das Rennen zu besprechen. Er war nicht wütend, sondern eher gewohnt analytisch, und erklärte mir, dass wir nicht auf eine 7:35 min trainiert hatten. Das »Material« habe eben der Belastungsprobe noch nicht standgehalten. Die Worte »noch nicht« signalisierten mir immerhin, dass er in meinen langfristigen Erfolg auf einen Titel nach wie vor vertraute. »In zwei Jahren hast du wieder die Chance, Junge, da holen wir dann die Medaille!« waren seine letzten Worte, bevor er in die Dunkelheit verschwand und dem sichtlich frierenden Kontrolleur erklärte, dass ich nun bereit für die Probe wäre. Er sollte recht behalten, denn in Belgrad holte ich, wie berichtet, die zweite Bronzemedaille meiner Karriere. Wenig ahnten wir damals, dass meine größten Erfolge sich auf der Marathondistanz ereignen würden.

Siena 2021: mein zweiter Marathon

Blicke ich auf diese Hallenrennen zurück und betrachte nun mein Marathontraining im März, so kann der Unterschied kaum größer sein. Während man als Bahnläufer im März nach einer anstrengenden Hallensaison erst einmal eine ruhige Woche absolviert und danach wieder ins Grundlagentraining einsteigt, ist man als Marathonläufer in der finalen Vorbereitung auf das meist im April anstehende Rennen. So folgte 2021, auf den guten Dresdner Halbmarathon, noch einmal ein intensiver Trainingsblock. Hierfür war ich nicht ins Trainingslager gefahren, sondern hatte mit der Unterstützung meines Umfeldes am Bodensee trainiert. Besonders mein Freund Elias, selbst ein junger 800-m-Läufer, half mir viele Kilometer, mich auf dem Rennrad begleitend. Nada, die sich in Kenia leider verletzt hatte, bemühte sich, meine verspannten Oberschenkel zu behandeln und mich mit positiven Worten zu motivieren. Nach einigen Einheiten hatte ich das wirklich nötig, denn abends war es schwer, mich nach zwei schnellen Longruns in der Woche vom Sofa zu bewegen.

Nach Dresden telefonierte ich mehrfach mit Dave, um meine Optionen für den Marathon zu besprechen. Er erzählte mir vom Plan eines italienischen Renndirektors, einen reinen Elite-Marathon am Flugplatz der Stadt Siena abzuhalten. Der Ort in der Toskana war mir zwar nicht bekannt, aber bei Daves Schilderung des geplanten Rennens wurde ich neugierig. Ein Flugfeld war ja bekanntlich flach, und das Rennen in 5-Kilometer-Abschnitte einzuteilen, schien mir durchaus interessant. Etwas Sorge hatte ich, ob auch genügend Athleten am Start sein würden, sodass sich jedenfalls zwei Gruppen bilden konnten. Ich telefonierte noch mit dem ehemaligen deutschen Marathon-Rekordhalter Arne Gabius über das Rennen und er bekräftigte seine Ambitionen, dort ebenfalls starten zu wollen. Zusammen mit Dave sagte ich den Veranstaltern meinen Start zu und ging zuversichtlich in die finale Vorbereitung.

Ich erinnere mich noch an einen besonders guten Lauf am Rheinufer, ungefähr zehn Tage vor dem Siena-Marathon. Wolfgang hatte noch einmal bewusst einen langen, gesteigerten Tempodauerlauf ins Programm genommen, und ich sollte mir erst für den letzten Abschnitt meine anvisierten Wettkampfschuhe anziehen. Elias schwang sich aufs Rad, mit meinen Gels und Wettkampfschuhen im Rucksack, und wir starteten von Bregenz aus am Rhein entlang. Während ich die ersten zehn Kilometer noch in gleichmäßigen 3:19 bis 3:18 min/km lief, wurde ich stetig schneller: der nächste 5-Kilometer-Abschnitt folgte in 3:12 min/km, danach lief ich im Schnitt 3:09 und 3:06 min/km. Gegen Ende jedes Abschnitts hielt mir mein Freund die Sportflasche vom Rad entgegen und bei Kilometer 20 wechselte ich rasch die Schuhe. Im lockeren Gefühl der neuen ASICS Metaspeed Sky, die ich damals als blauen Prototyp hatte, da das Modell noch nicht auf dem Markt war, streute ich ein paar Kilometer unter 3:00 min/km ein, hielt mich dann aber noch einmal zurück, um Reserven für die letzten fünf Kilometer zu haben. Ich verspürte mittlerweile die Anstrengung, war aber zugegeben extrem motiviert von der Anzeige meiner Uhr und dem flüssigen Laufgefühl der neuen Schuhe. Der 25. Kilometer lief etwas zäh gegen den Wind, anschließend bogen wir für die letzte Etappe wieder Richtung Bregenz und ich drückte noch einmal auf die Reserven. Elias fuhr schräg vor mir und ich beendete den Lauf wieder mit zwei Kilometern unter 3:00 min/km. Zufrieden mit der Generalprobe streifte ich sogleich mein nasses Trikot ab, wechselte die Schuhe und trabte mit einem beruhigten Gefühl noch einen Kilometer zum Auto zurück. Der Lauf läutete die Tapering-Phase ein – der Marathon konnte kommen.

Zwei Tage vor dem Rennen, das am 11. April stattfand, fuhren wir in die Toskana. Aufgrund anhaltender COVID-Beschränkungen war die Autobahn angenehm leer und die Fahrt über die Schweizer Berge wunderschön. Wir hatten für die erste Nacht ein *Airbnb* in einem alten Steinhaus der Toskana gebucht, da die Veranstalter das Athletenhotel nur für eine Nacht freigeben durften. Nada fuhr noch rasch eine lockere Runde Rennrad und ich lief meinen kurzen Dauerlauf mit anschließenden Steigerungen. Die Toskana war bis auf die Einheimischen sehr verlassen und wir schätzen es, mit einer offiziellen Verbandsbestätigung hier sein zu dürfen. Im lokalen Supermarkt entdeckten wir ein paar ungewöhnliche Pastasorten und ein Trüffelpesto, das wir beim Abendessen genossen. Am nächsten Morgen ging es weiter zum provisorischen Athletenhotel, das aus einer uralten Villa über einem kleinen Restaurant bestand. Am Eingang trafen wir Nadas langjährigen österreichischen Kaderkollegen, Valentin Pfeil, der bereits seit einigen Jahren am Marathon angelangt war und ebenfalls sein Glück für die Olympia-Qualifikation versuchen wollte. Schelmisch, wie immer, begrüßte er uns im *Hotel Kempinski,*[16] bevor wir die wackelige Wendeltreppe zu unserem Zimmer hochkrebsten.

Die Läufer wurden etwas nervös, als beim technischen Meeting ein aufkommendes Gewitter für den nächsten Morgen besprochen wurde. Da auch Regen und ein böiger Wind angesagt waren, wurde der Start von 7:30 Uhr auf 8 Uhr verlegt. Ich nehme äußere Umstände meist als gegeben hin und arrangiere mich bereits vorab damit, ohne mich verrückt machen zu lassen. So aß ich bereits um 18 Uhr meinen großen Teller Pasta und wartete nicht auf die anderen, die sich um 19:30 Uhr in der Stube zum Dinner verabredet hatten. Als die anderen noch beim Abendessen saßen, war ich bereits im Bett und hatte die Außenjalousie dicht gemacht. Ich schlafe meistens mit Ohropax und Schlafmaske, damit ich nicht abgelenkt bin, den Wecker stellte ich auf 3:30 Uhr. Schlaf ist für mich wichtig vor so einem wichtigen Rennen, und ich halte mich dafür nicht an die Vorschläge von Veranstaltern. Auch das Frühstück war mir zu spät angesetzt, ich esse meine Brötchen vier Stunden vor dem Start, also erledigte ich dies um 4:00 Uhr morgens. Mit etwas Apfelschorle und einem koffeinhaltigen Getränk spazierte ich eine Runde um das Hotel, bevor ich vorsichtig meine Gymnastik machte. Nada war aufgewacht und kletterte etwas benommen die Holztreppen hinunter, um einen Kaffee zu erhaschen.
Um Punkt 6 Uhr versammelten wir uns im Athletenbus, der uns nach kurzer Fahrt am nahegelegenen Flugplatz absetzte. Dort angekommen, machten wir uns schweigend auf den Weg zur überdachten Flughalle, während dunkle schwarze Wolken uns von den Bergen her den drohenden Regen verkündeten. Unbeirrt marschierte ich zur Flughalle, während Nada und Valentin mit entsprechenden Gesichtsausdrücken kurze Blicke austauschten. Als ich die Meldung erledigte und meine Schuhe den Kontrolleuren zeigte, war Nada schon losgestiefelt, um sich die Strecke anzusehen. Es war trotz der 52 männlichen und 28 weiblichen Starter, ihren Managern und ein paar unschlüssig herumstehenden Familienangehörigen recht wenig Betrieb, doch ich genoss die surreale Anspannung. Ich wusste, dass die Form für die Langstrecke noch nie so gut gewesen war, und war fest entschlossen, sie umzusetzen. Als ich mich eben zum Einlaufen aufmachte, kam mir Nada entgegen. Sie sah fast verzweifelt aus und meinte nahezu flehend: »Schatz, wenn es dir bei dem Wetter nicht gut gehen sollte, kannst du immer noch bei einem anderen April-Marathon starten!« Sie hatte es angesichts der gespenstischen Umstände gut gemeint, aber ich fand ihre Aussage verfehlt. Nein, nein, sie wusste nicht, wie gut ich mich fühlte! Heute, hier, unter diesen Bedingungen, war mein Tag. Mir war Regen damals noch einiges lieber als Hitze und ich sprang ihr fast aus dem Weg. Von einer Beruhigung, möglicherweise noch woanders zu laufen, wollte ich nichts wissen.

Endlich fiel der Startschuss und das kleine Profi-Feld lief gesammelt los. Wir Männer hätten uns eigentlich rasch distanzieren sollen, aber als wir gleich zu Beginn eine enge Kurve nahmen, war die Frauengruppe nach einem Kilometer noch fast direkt hinter uns. Es wunderte mich etwas, doch ich vertraute vorerst den afrikanischen Tempomachern, die allerdings weiter in gemächlichem Schritt in das Hauptflugfeld einbogen. Nach zwei Kilometern konnte ich nicht widerstehen, auf die Uhr zu sehen, und hatte einen Schreck, als ich dort nur 6:15 min stehen sah. »Guys, you need to move!", rief ich ungeduldig und zeigte energisch nach vorne. Erschrocken rannten sie geradezu los und ein paar Meter danach erreichten wir endlich das notwendige Arbeitstempo. Wir bogen um die erste 90-Grad-Kurve des Flugfelds und der zunehmend schwarze Himmel braute sich vor uns zusammen. Unbeirrt fokussierte ich mich auf das Trikot der vor uns laufenden Tempomacher, die eine kleine Gruppe von uns Läufern hinter sich versammelt hatten. Nada erzählte mir später, dass sich das Feld recht bald in mehrere Gruppen

16 Für jene, die St. Moritz nicht kennen: ein dortiges Luxushotel.

aufgeteilt hatte, die allesamt einer eigenen Zielzeit folgten. Während wir in der dritten Gruppe liefen, gab es hinter uns noch weitere Läufer, die sich eher an der direkten Olympianorm von 2:11:30 h orientierten, statt, wie wir, einige Minuten darunter zu laufen. Mit größerem Abstand folgte dann die afrikanische Führungsgruppe der Frauen, für die Nada allerdings auch 6:40 min auf den ersten zwei Kilometern herausstoppte. Anschließend folgte jene Frauengruppe, die ebenfalls die direkte Norm ansteuerte, gefolgt von etwas vorsichtiger angehenden Läuferinnen.

So breitete sich das kuriose Feld über die erste Fünf-Kilometer-Runde des Flugfelds aus, während es bereits zu tröpfeln anfing. Die Temperatur lag zwischen 5 und 8 Grad, sodass Nada sich vorsichtshalber in ihre Winterjacke und Stiefel eingepackt hatte. Gleich nach der ersten Runde hatte ich mir vorgenommen, von meiner Flasche zu trinken, die mir Nada, wie vereinbart, mit gestrecktem Arm und leicht mitgehender Handbewegung reichte. Sie erschrak etwas, als ich ihr die kleine 330-Milliliter-Sportflasche aus der Hand rupfte, denn das Tempo war schließlich hoch. Ich nahm ein paar Schlucke und warf die Flasche energisch auf das begrünte Innenfeld. Um mich herum hatten die Läufer ebenfalls ihre Verpflegung von den wenigen Tischen gegenüber der Flughalle aufgegriffen, andere waren direkt weitergelaufen. Mittlerweile machten die Tempomacher ihren Job formidabel und ich konnte mich recht gut hinter den kleineren Männern im Windschatten verstecken. In der ersten Gruppe lief mein kenianischer Freund Eric Kiptanui, der bereits eine Zeit von 2:06:17 h aus Dubai zu Buche stehen hatte.[17] Es motivierte mich, ihn hier mit am Start zu haben, und ich vertraute auf das sich gut entwickelnde Rennen. Aus Nadas Anfeuerungen der ersten Runde hatte ich geschlossen, dass hinter mir noch Arne Gabius und Valentin Pfeil liefen. Um die scharfen Kurven heizend sah man allerdings, dass sich langsam, aber stetig das Feld auseinanderzog. Der Regen wurde stärker, aber ich fühlte mich frisch und voller Energie. Heute war endlich der Tag, an den ich bei nahezu jedem harten Training gedacht hatte, und nun war es endlich Zeit, die guten Programme umzusetzen. Ich zählte fast gierig die Kilometer herunter und die Fünf-Kilometer-Splits der großen Uhr nahe den Tischen vor der Flughalle bestätigten mir mein Unterfangen. Es war der einzige Ort auf dem nun gespenstisch wirkenden Flugfeld, an dem Zuschauer, Trainer und Teammitglieder standen, und jede Runde freute ich mich auf Nadas vertraute und motivierende Stimme.

Die italienischen Veranstalter hatten zwar angekündigt, einen Livestream anzubieten, doch unser deutsches Publikum erzählte uns später, dass dieser auf Italienisch war und die Kommentatoren zeigte. Obwohl Nada davon nichts wusste, hatte sie bereits besorgt im Vorfeld das aufkommende Gewitter gefilmt. Als ihr per Social Media Nachrichten zukamen, in denen man sie bat, mehr Informationen bereitzustellen, wie die deutschen Läufer unterwegs waren, begann sie, im Story-Modus den Lauf aufzuzeichnen. Natürlich war es etwas schwierig, da sie mir Zeiten, Trinkflaschen und Anfeuerungen nur alle fünf Kilometer durchgeben konnte, aber sie bemühte sich, die inzwischen Tausenden, die die Story verfolgt haben, besser zu informieren. Später waren wir selbst überrascht, wie groß das Interesse an dem nahezu abgeschiedenen Lauf um das regnerische Flugfeld war. Die COVID-Maßnahmen hatten deutlich ihre Spuren in der Leichtathletik hinterlassen und die Leute brannten auf Wettkämpfe und Olympia-Zeiten. Nada bemühte sich, so gut sie konnte, akkurate Zwischenzeiten und Informationen zu posten und gleichzeitig für mich zur Verfügung zu stehen. Am Ende des Tages hatten sich Zehntausende das regnerische Siena-Spektakel angesehen, da sie auch die Runden der Frauenspitze postete.

Die Kilometer liefen trotz zunehmend böigem Wind und Regen gleichmäßig dahin. Nach dem verhaltenen Start – später im Rennen sah ich, dass zwei der Pacer

17 Er gab dort im Januar 2021 sein Marathondebüt und wurde starker Zweiter. Davor war er 2018 beim Berliner Halbmarathon in 58:42 min Streckenrekord gelaufen, der bis heute Bestand hat. Auch bei meiner persönlichen Bestzeit 2025 verfehlte der Sieger diesen Rekord um eine knappe Sekunde.

nicht einmal eine Uhr anhatten – hielten die Tempomacher eine konstante Regelmäßigkeit ein. Runde um Runde liefen wir nun in durchschnittlichen 3:05 min/km bis 3:06 min/km und Nada konnte ihre Aufregung nach der Halbmarathonmarke kaum verbergen. Diese hatten wir noch in 65:16 min passiert, danach wurde das Tempo stetig schneller. Unser Freund Valentin konnte dem Tempo nicht mehr folgen und Arne war nicht mehr zu sehen. Später trafen wir ihn im Hotel, wo er berichtete, dass er seine Olympia-Ambitionen angesichts des Wetters und des schlechten Laufgefühls abgeschrieben hatte. Unsere Gruppe teilte sich ab Kilometer 30 abermals, da ich nun bereits »all in« ging. Ich fühlte mich so gut, dass ich einen Kilometer in 2:55 min einstreute. Es konnte mir nur noch Khalid Choukoud folgen, aber auch er musste bei Kilometer 33 abreißen lassen.[18] Somit war ich auf mich gestellt, während mir immer wieder von vorne Läufer entgegenkamen, die ich einsammelte. Mir war nicht entgangen, dass sich die Zuschauer nun allesamt unter dem Flughallendach zurückgezogen hatten. Umso mehr schätzte ich, dass Nada mit ein paar Betreuern noch unter den Schirmen ausharrte. Auch bei Kilometer 35 fühlte ich mich nicht gänzlich erschöpft und meine Beine gehorchten mir.

Meine schwarze Mütze, meine Armlinge und die Kompressionssocken hielten dem Wetter stand und ich war nahezu in bester Laune, als ich auf die große Uhr der Flughalle sah. Wir waren ein gutes Stück schneller geworden und ich machte mir eine «mind-note«, mich nach dem Rennen bei den Tempomachern zu bedanken. Auch mit den neuen ASICS-Prototypen war ich rundum zufrieden, da ich meinen ersten Marathon in den verhältnismäßig harten MetaRacern gelaufen war. Die neuen Schuhe liefen sich auch auf den letzten Kilometern angenehm »bouncy« und fühlten sich trotz des Regens nicht wirklich nass an. Nun hieß es allerdings, zu beißen und auf der letzten Runde noch einmal all meine Kraft für eine neue Bestzeit zu bündeln. Natürlich spürten wir mittlerweile deutlich die Anstrengung des Marathons und jeder von uns hakte wohl mental die letzten Kurven ab. »Genial Richard, zieh jetzt durch!«, hörte ich Nada noch fünf Kilometer vor dem Ziel rufen; sie war mir quer übers Innenfeld etwas entgegengekommen, denn die anderen Zuschauer hatten sich mittlerweile links und rechts von den Zielbannern versammelt. Aus einiger Entfernung hörte ich, wie die Veranstalter den Sieg von Eric Kiptanui mit 2:05:47 h aus dem Lautsprecher riefen, was mich nur zusätzlich anspornte.[19] Ich war auf dem letzten Kilometer und meine Beine liefen wie auf mentalen Befehl schneller. Als ich auf der Höhe der Banner war, ließ mich der endlich zu verspürende Rückenwind noch einmal zu so etwas wie einem Sprint ansetzen, den ich bis über die Ziellinie hinweg durchzog.

Ich trudelte aus und warf einen kurzen Blick auf meine weiterlaufende Uhr. Deren Anzeige wies noch keine 2:09 h auf, weshalb ich sofort wusste, dass ich deutlich persönliche Bestzeit gelaufen war. Dies bestätigte Nada, indem sie mir überglücklich um den Hals fiel und mir eine Endzeit von 2:08:49 h bestätigte.[20] Wir umarmten uns erleichtert, da ich das Ticket nach Tokio nun sicher in der Tasche hatte. Euphorisch wechselte ich meine nasse Kleidung und Schuhe und rief Wolfgang und Dave an, die sich beide offenherzig für mich freuten. Endlich konnte ich mit mehr Sicherheit meinen ersten olympischen Marathon vorbereiten, was wir tags darauf mit ein paar Tagen an der touristenleeren Küste der Toskana zufrieden ausklingen ließen.[21]

18 (Er schaffte allerdings auch die Olympianorm und war in Tokio mit am Start).

19 Amüsanterweise ist meine aktuelle Bestzeit zum Zeitpunkt des Verfassens diese Buchs aus dem Dezember 2024 exakt eine Sekunde schneller als diese Zeit meines kenianischen Kollegen Erics.

20 Auf den »negativen Split« von 65:16 min und 63:33 min war ich recht stolz.

21 Ein Interview über diesen Lauf und die aufregende Reise in die menschenleere Toskana, wo wir noch ein paar Tage Rennrad fuhren, führte freundlicherweise Jan Fitschen für seinen Podcast *Laufen ist einfach* mit uns beiden (Folge 44). Ein paar Eindrücke vom Lauf sind in der gespeicherten Story-Funktion auf Nadas Instagram-Profil einsehbar.

RUNNER'S WORLD TIPPS

Kapitel 5

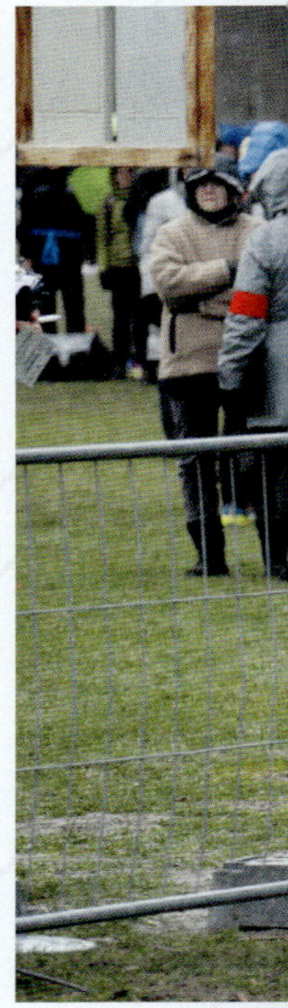

- **Den Winter in Zyklen denken.**
  Fortschritt entsteht nicht durch monotone Wochen, sondern durch geplante Wechsel aus Belastung und Entlastung. Gerade im Winter lohnt es sich, Phasen klar zu strukturieren.

- **Halle und Cross haben unterschiedliche Funktionen.**
  Hallenrennen schulen Schnelligkeit, Rhythmus und Tempogefühl. Crossläufe bauen Kraft, Robustheit und mentale Härte auf. Beides ergänzt sich – es ist kein »Entweder-oder«.

- **Für Hobbyläufer: Cross ausprobieren.**
  Statt nur Straßenrennen zu laufen, bringen kurze und längere Crossläufe wertvolle Reize für Kraftausdauer, Stabilität und Trittsicherheit – ideal für die Marathonvorbereitung.

- **Alternativtraining ist kein Rückschritt.**
  Schwimmen, Radfahren oder Aquajogging erhalten die Ausdauer, wenn Laufen schmerzt. Geduld in solchen Phasen zahlt sich langfristig aus.

- **Der zweite Marathon darf mutiger sein.**
  Erfahrung ersetzt Angst. Wer ein solides Debüt absolviert hat, darf im zweiten Versuch bewusster riskieren – mit klarem Plan, aber ohne Sicherheitsbremse.

- **Äußere Umstände akzeptieren, nicht dramatisieren.**
  Wind, Regen oder Kälte sind keine Ausreden. Persönliche Bestzeiten sind auch unter widrigen Bedingungen möglich, wenn Fokus und Vorbereitung stimmen.

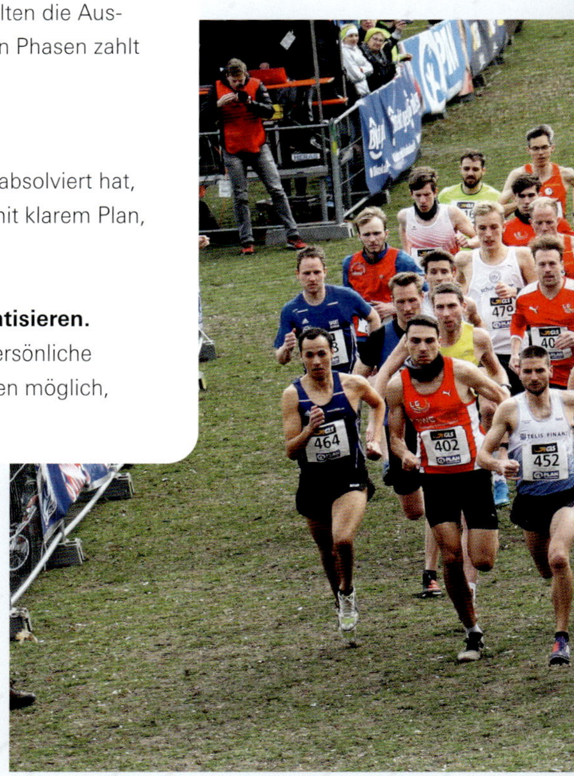

Ingolstadt, 2019: Deutscher Meister DM Cross auf der Mittelstrecke.

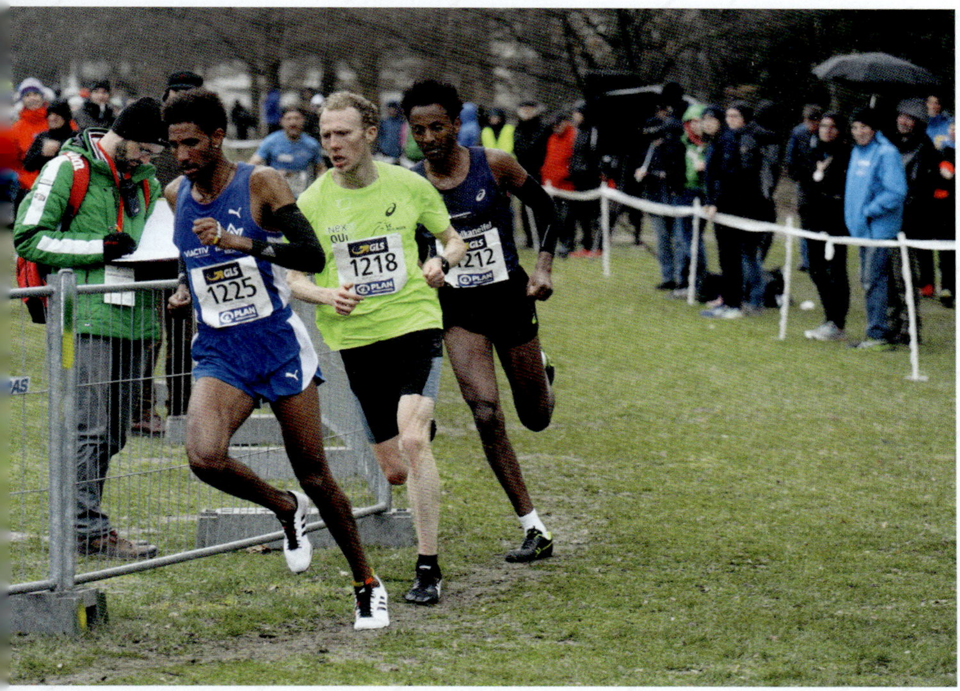

Ingolstadt 2019: Deutscher Meister be der DM Cross auf der Langstrecke.

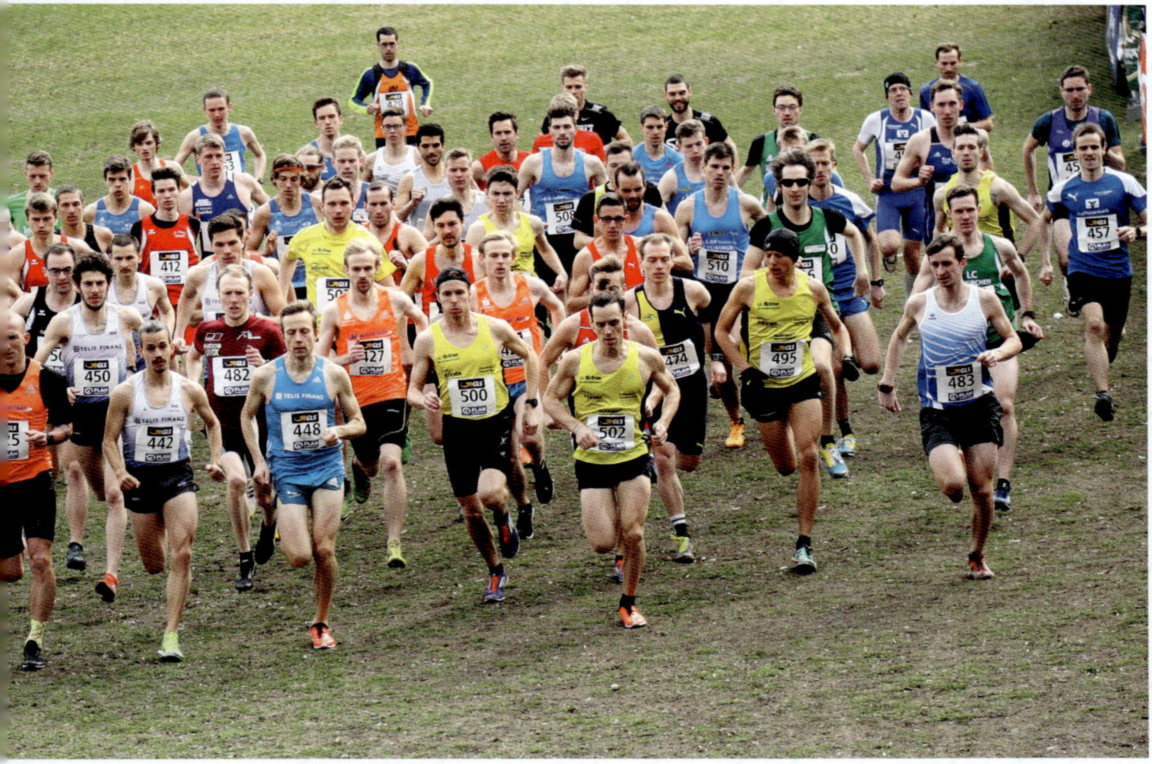

5 | Schnelligkeit aus meiner Zeit als Bahnläufer

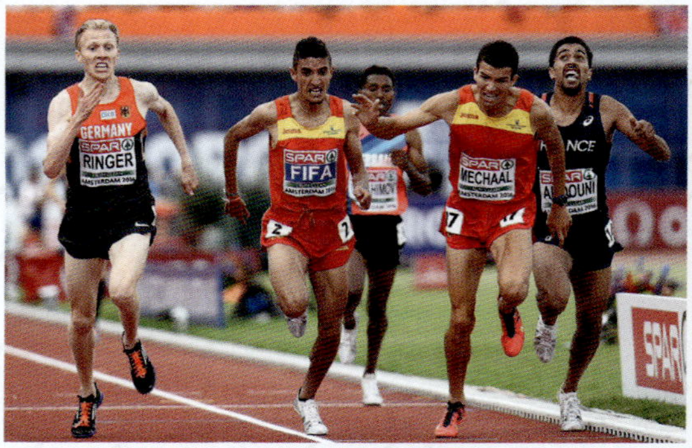

Amsterdam 2016: EM-Bronze über 5000 m.

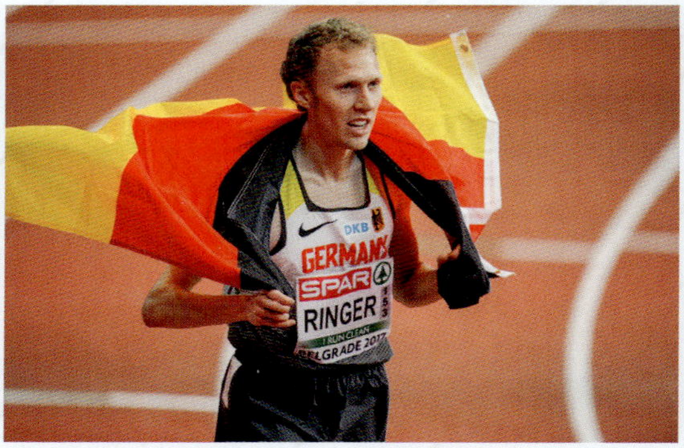

Belgrad 2017: Hallen-EM-Bronze über 3000 m.

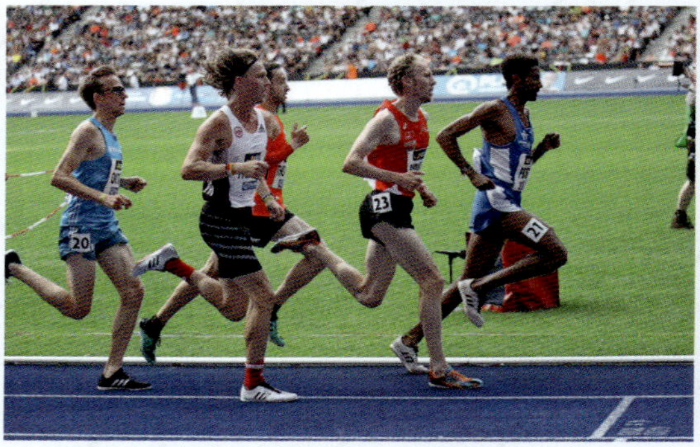

Berlin 2019: Gold bei der DM über 5000 m.

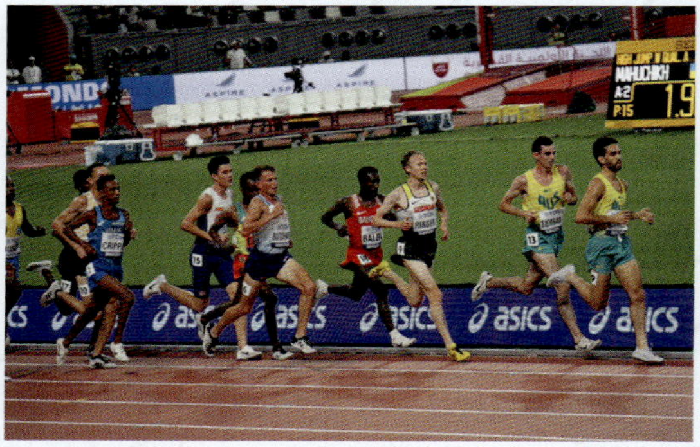

Doha 2019: WM-Vorlauf über 5000 m in brütender Hitze.

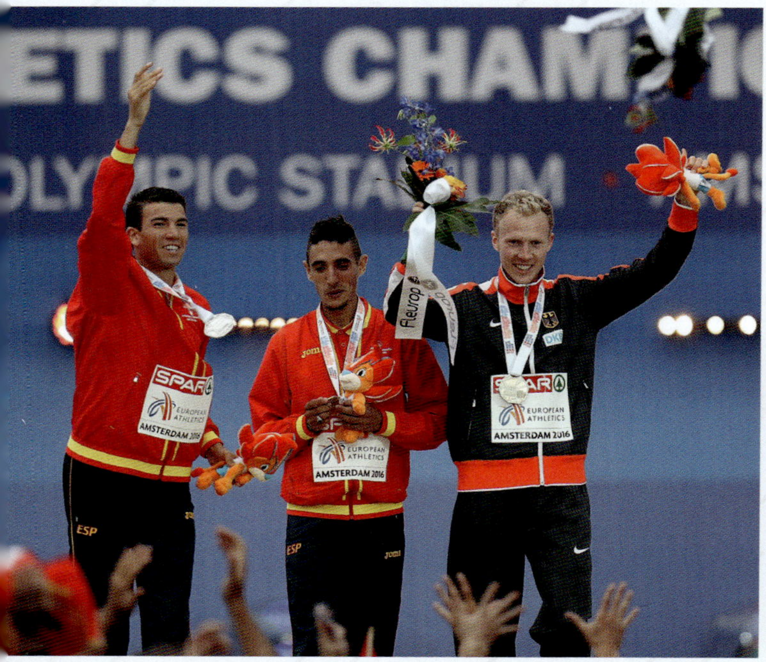

Amsterdam 2016: Siegerehrung.

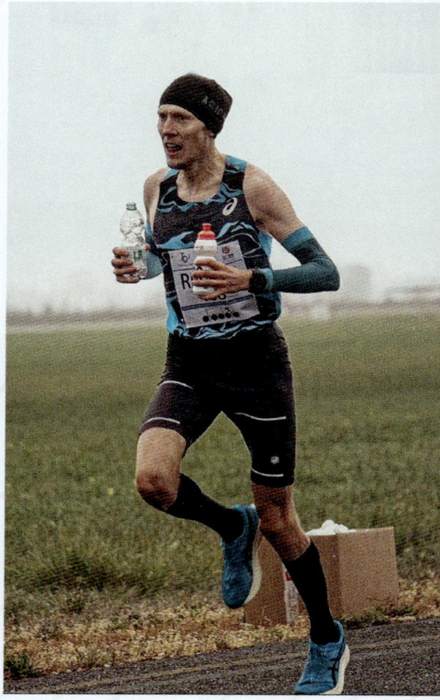

Siena 2021: Olympiaqualifikation.

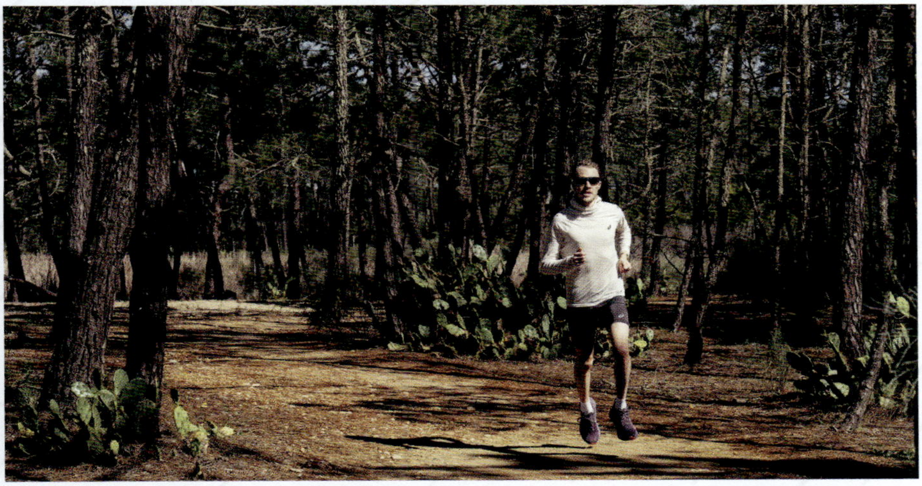

Training in Monte Gordo.

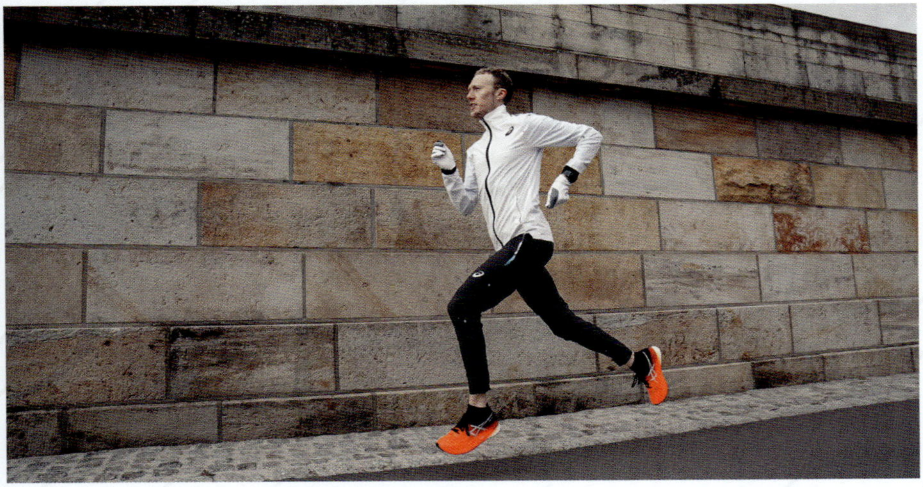

In Dresden beim Aufwärmen.

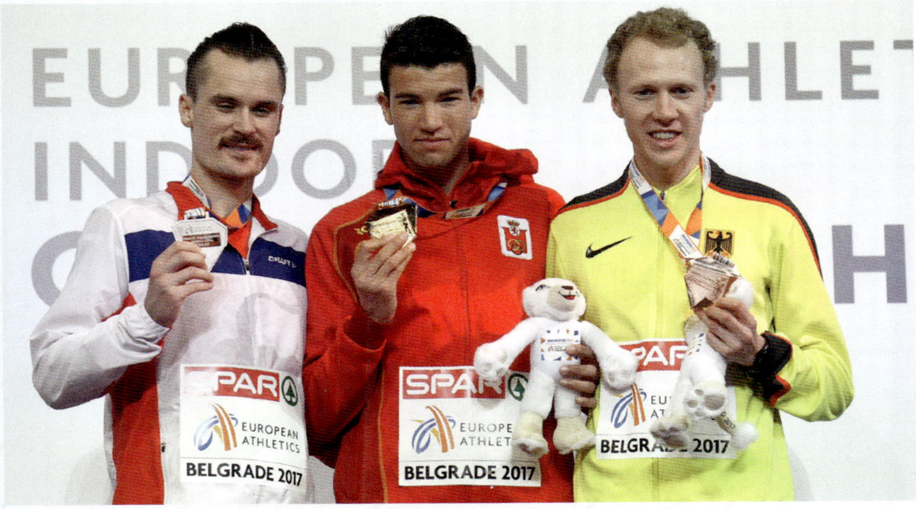

Belgrad 2017: Hallen-EM Sieger-ehrung.

KAPITEL 6

Von den Olympischen Spielen zur EM in München

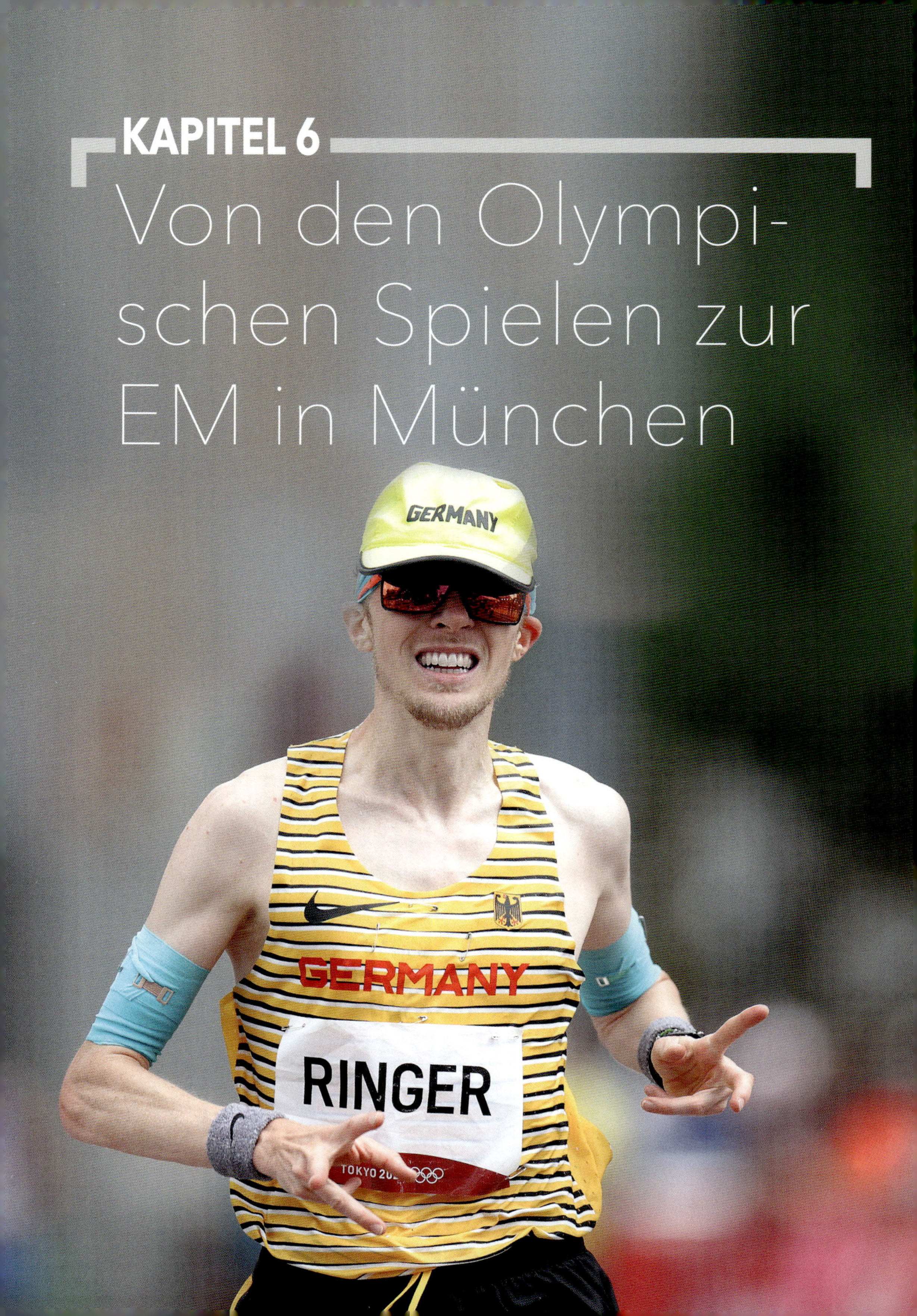

6

Über das Stattfinden der Olympischen Spiele gab es im Jahr 2021 zwar keine Zweifel mehr, an deren Rahmenbedingungen allerdings große. Es war ein Hin und Her, ob Zuschauer zugelassen werden und wie man die Unterbringung im Dorf bewerkstelligen könnte. Besonders für den Marathon bestand die Sorge, dass es in der dicht bevölkerten Großstadt von Tokio doch zu heiß werden würde. Insofern sollte der Kurs abgelegener ausgetragen werden, und so entschied man sich für den deutlich nördlicher gelegenen Ort Sapporo als Austragungsort der Olympischen Straßenevents. Diese umfassen Gehen und Marathonlauf. Für uns Läufer bedeutete dies zwar weniger Ansteckungsrisiko als im Olympischen Dorf, gleichzeitig wussten wir, dass wir geografisch von der Stadion-Leichtathletik und anderen Sportarten entfernt sein würden. Unsere Bundestrainer hatten sich für eine frühere Anreise zur Akklimatisierung eingesetzt und ich reiste eine Woche vor den Spielen nach Japan.

Der Empfang der Gastgeber war an Freundlichkeit und Wertschätzung der Athleten kaum zu übertreffen; besonders die kleinen Geschenke und Goodies, die sie für uns bereithielten, waren liebenswürdig vorbereitet worden. Jeder Marathonläufer und Geher bekam auch ein selbst gemaltes Kinderbild zur Motivation geschenkt, das ich mittlerweile zu Hause aufhebe. Meine Mutter hat sogar eine ganze Sammlung von sämtlichen internationalen Startnummern und Medaillen, daher hebe ich Startnummern immer für sie auf.

Ein Faktor, den wir in der damaligen Vorbereitung noch nicht ausreichend berücksichtigt hatten, war das notwendige Training in warmen Bedingungen. Nicht abzustreiten ist, dass die Marathons bei internationalen Großereignissen wie Rio de Janeiro, Doha oder Tokio/Sapporo allesamt in Temperaturen über dreißig Grad ausgetragen wurden.[1] Auch in Rio war es für mein Rennen über die 5000 m warm gewesen, aber das war definitiv nicht der Grund für mein unzufriedenstellendes Abschneiden gewesen. Ich hatte eine hervorragende Zeit von 13:10,95 min aus Heusden-Zolder im Gepäck, war Bronzemedaillengewinner und freute mich riesig auf die ersten Spiele. Doch zuerst schmerzte meine empfindliche Wade nach einem intensiven Bahntraining einige Tage vor Abflug nach Brasilien und dann zog ich mir auch noch einen Tag vor dem Rennen in der lokalen Kantine des Olympischen Dorfes eine Magenverstimmung zu. Überhaupt ließen die hygienischen Umstände im Dorf zu wünschen übrig und die großen Distanzen – auch zu verschiedenen Wettkämpfen – waren enorm. Ich hatte trotz meiner Magenprobleme, zusammen

1 In Rio de Janeiro fanden die Olympischen Spiele 2016 statt, in Doha die Weltmeisterschaft Ende September 2019 und in Tokio die wegen der Pandemie von 2020 auf 2021 verschobenen Spiele.

mit einem japanischen Kollegen zu riskieren versucht, doch wir waren beide nicht über den Vorlauf hinausgekommen. Während mir diese Enttäuschung nur einen Monat nach meiner ersten internationalen Medaille zu schaffen machte, fand ich mit einem Sieg beim *Tübinger Erbe-Lauf* im September 2016 ein versöhnliches Saisonende. Doch an Hitzetraining hatte ich mich bisher nie gewöhnt.

So war auch 2021 die Höhenvorbereitung im angenehm kühlen St. Moritz erfolgt. Trotz sehr guter Läufe war die Temperatur zwischen 12 und 24 Grad viel zu gering, um mich auf den Hitzeschock vorzubereiten, der mich in Sapporo erwarten würde. Ein- oder zwei Mal war ich auch in Chiavenna bei wärmeren Bedingungen unterwegs, hatte mich aber nicht explizit der Hitze exponiert. So war ich sogar lieber früher aufgestanden, um besonders warme Temperaturen bei harten Trainings zu vermeiden. Der Verband hatte allerdings Vorsorgemaßnahmen mit uns besprochen und uns mit Kühlkappen und -tapes versorgt. Meine Mutter nähte an die Kappen noch eine Verlängerung für einen Nackenschutz, sodass sie nahezu wie kleine Schleier aussahen, doch der »Nerd«-Faktor war mir herzlich egal. Zwei Wochen vor den Spielen bekam ich angesichts der Temperaturangaben mehr Sorge und versuchte, einige Saunagänge nach dem Training zu integrieren. Auch Hitzebäder wurden uns vorgeschlagen, während andere Athleten sich bewusst in warmen, engen Räumen auf die Ergometer schwangen. Der Verband besprach bei Ankunft mit uns, an welchen Stellen Betreuer für die Erneuerung der Eiswürfel in den Kappen stehen würden. Weiter sollten wir daran denken, mehr als gewöhnlich zu trinken.

Sapporo Teil 1

Die unmittelbare Rennvorbereitung gestaltete ich wie immer, aß früh und kohlenhydratreich und stand am Marathonmorgen zeitig auf. Die Japaner hatten sich selbstverständlich um das internationalste Frühstücksbuffet gekümmert, das ich je gesehen habe, und so saßen um 3:30 Uhr neben uns eine Gruppe Chinesen bei ihrer gewohnten Nudelsuppe. Wir schmunzelten, doch ich blieb bei den gewohnten Brötchen mit Honig und Grüntee. Die Veranstalter hatten in Sapporo an bestimmten Stellen Zuschauer unter strenger Masken- und Abstandspflicht zugelassen, worüber wir insgeheim sehr dankbar waren. Bei der Stadionleichtathletik hatte doch eine gespenstische Leere in den Arenen geherrscht und wir waren froh, ein paar Anfeuerungen erhalten zu können. Vor dem Rennen war viel über die Form des mittlerweile doch alternden Eliud Kipchoge, Marathon-Olympiasieger in Rio, spekuliert worden. Ich hatte allerdings in Kenia erlebt, dass die Afrikaner trotz ihrer klugen Morgenläufe vor der gefährlichen Sonne doch wesentlich besser mit warmen Temperaturen umgehen konnten als wir. Außerdem war die Strecke flach, was dem in Kaptagat und Eldoret trainierendem Favoriten sicherlich in die Karten spielte.

Ich sollte recht behalten, denn trotz der unangenehmen Temperaturen forcierten die Favoriten aus Afrika von Beginn an das Tempo. Nach einer ersten Runde im Odori-Park waren sie bereits enteilt und gestalteten die zwei Runden im Nakajima-Park weiter in forschem Tempo von 3:00 min/km und darunter. Ich bemühte mich, die angepeilte Geschwindigkeit von etwa 3:04 min/km stetig umzusetzen, ohne gleich zu überpacen. Durch die Aufregung lief ich mit 15:21 min über die ersten fünf Kilometer dennoch zu flott los und wurde, wie die meisten Mitstreiter, von den Temperaturen jenseits der 30 Grad anschließend deutlich gebremst.[2] Ich wusste, dass ich bereits nach einigen Kilometern im relativen Mittelfeld des Rennens unterwegs war und für eine Platzierung im vorderen Viertel auf der zweiten Hälfte noch zu arbeiten hatte. Ich rechnete damit, dass mir bei nahezu gleichem Tempo stetig Läufer von vorne entgegenkommen würden und kalkulierte richtig. Dennoch

2 Die genaue Statistik waren 3:02 bis 3:06 min/km auf den ersten 10 Kilometern, sodann gleichmäßige 3:07 min, und ab der 25-km-Marke durch die vielen Getränke- und Kühlkappen Stopps zwischen 3:1 bis3:18 min/km. Dennoch machte ich, wie ich beschreiben werde, über die letzten Kilometer noch deutlich Plätze gut, was zeigt, wie die Hitze an allen Startern zehrte.

bekam ich die gnadenlose Hitze von Sapporo trotz Kappen, kühlenden Tapes und vieler Getränke rascher zu spüren als erhofft und kämpfte bereits kurz nach der Halbmarathonmarke damit, das Tempo zu halten. Nach jeder Verpflegungsstation ging es mir kurzfristig besser und ich sammelte ein paar Läufer ein. Doch nicht viel später, rann mir der Schweiß unangenehm die Brust herab und mein Gesicht glühte trotz Kappe. Die schmelzenden Eiswürfel dieser Kappen taten ihren eigenen Beitrag zur Nässe am Körper hinzu.

Zweimal kam es zu etwas Gerangel und Stürzen bei Verpflegungsstationen und einmal musste ich selbst nahezu vollständig abbremsen, um an mein persönliches Getränk zu kommen. Ein Spanier, der ebenfalls ins Stolpern kam, hielt sich an meinem Trikot fest und riss es seitlich rund 30 Zentimeter weit auf. Ich erschrak ziemlich, aber wir verletzten uns Gott sei Dank nicht. Nach dem Rennen wurde in der Berichterstattung gezeigt, wie der für Frankreich startende Läufer Morhad Amdouni, den ich eigentlich vom Europacup über die 10.000 m 2018 und Kenia freundlich in Erinnerung hatte, an einer Station sämtliche der aufgestellten Flaschen mit gestreckter Hand, den Tisch entlanglaufend, umgeworfen hatte. Seine direkt hinter ihm laufenden Konkurrenten hatten ihre Getränke nicht erreicht und waren notgedrungen weitergelaufen. Über die Umstände war viel spekuliert worden, doch ich staunte selbst, als ich die Aufnahme sah. Ich hatte Amdouni als Konkurrenten doch so anders kennengelernt. Der Europacup 2018 hatte uns als erstes internationales 10.000-m-Rennen verbunden, denn vorher waren wir über die kürzeren Langstrecken schon öfter aufeinandergetroffen.[3] Bei diesem Rennen verspürte ich ein ganz anderes Laufgefühl als auf diesem ersten Olympia-Marathon, der immer mehr zum Kampf wurde.

3 Morhad Amdouni war in Amsterdam 2016 Fünfter in 13:40,94 min über 5.000 m hinter Ilias Fifa (13:40,85), Adel Mechaal (13:40,85), mir (13:40,85) und Henrik Ingebrigtsen (13:40,86) geworden, und ich kannte ihn sogar aus der U20-Jugend. Das Zielfoto hatte damals den Sieg entscheiden müssen.

London Europacup 2018

Es war ein kühler Maiabend und ich fror etwas, als wir vom Hotel zum Stadion aufbrachen. Noch einmal kontrollierte ich den Inhalt meines Rucksacks mit nervösen Fingern: Spikes, Wettkampftrikot, Startnummer, Trinkflasche, Riegel, Wechselkleidung, Handy, Ausweis, meine Akkreditierung und etwas Bargeld. Ich zog sicherheitshalber noch einmal die Nägel meiner Spikes fest und trank einen kleinen Schluck Apfelsaft, um mich innerlich zu beruhigen. Vor einem wichtigen Wettkampf achte ich darauf, den Tag über genug zu trinken, sodass ich mich in den letzten zwei Stunden vor dem Lauf bewusst zurückhalten kann. Ein gluckernder Bauch ist einfach unangenehm beim Aufwärmen. Kurz darauf ging es zum Bus, der uns in das recht ungewohnt exponierte Stadion brachte. Das Highgate-Harriers-Stadion lag inmitten eines Parks, in dem wir am Vortag in sehr hügeligem Gelände unsere Wettkampfvorbereitung gemacht hatten. Bei der Besichtigung hatten wir uns allerdings Gedanken über dessen Windanfälligkeit gemacht. Tribünen gab es nämlich keine, stattdessen standen ringsherum Werbeplakate, Tische und Bänke mit Getränken und ein provisorischer Callroom sowie ein Zelt für die Meldeunterlagen. Normalerweise läuft man vor bedeutenden Wettkämpfen zur Auflockerung lieber flach, doch ich versuche, mich mental an die gegebenen Umstände anzupassen und mich so wenig wie möglich von Störfaktoren beeinflussen zu lassen. So war ich tags zuvor etwas ruhiger als sonst gelaufen und auch die anderen Läufer hatten sich an das profilierte Gelände adaptiert.

Am Abend vor dem Rennen erzählte mir der Franzose Morhad Amdouni, dass er sich sehr gut fühle und den französischen Rekord anpeilen werde. Ich kannte Morhad seit der U20-EM 2007 in Hengelo, wo er damals unser 5.000-m-Rennen gewann. Es war meine erste internationale Teilnahme gewesen, auf die wir uns dementsprechend vorbereitet hatten. Leider war ich dennoch vierzehn Tage davor krank geworden und mit Trainingsrückstand etwas geschwächt ins

Rennen gegangen. Dort Letzter zu werden, hatte extrem geschmerzt, mich aber um einige Erfahrungen reicher werden lassen. Am Ende einer Karriere zählen nicht die Ergebnisse einer U20-Meisterschaft, sondern Titel und Zeiten aus der Aktivenklasse. Morhad wusste ebenso, dass ich mir in den vergangenen zehn Jahren ein hohes athletisches Niveau aufgebaut hatte, und gab mir seine Pläne bekannt, um die Geschwindigkeit gemeinsam zu forcieren. Der französische Rekord lag sogar zufällig eine Sekunde unter dem deutschen Rekord von 27:21,53 min, aufgestellt 1997 von Dieter Baumann. Ich war beeindruckt von seinem hohen Ziel, denn ich wollte endlich möglichst sicher unter 28 Minuten laufen. Dies hatte ich mir nach einem hervorragenden Laktattest im Frühjahr zuvor für ein Rennen in den USA vorgenommen und dann nicht erreicht. In Stanford war ich einen Monat nach dem guten Leistungstest ungeduldig zu früh an die Spitze des Feldes gegangen, hatte zu viel Tempoarbeit geleistet und mit 28:05 min mein Ziel knapp verpasst. Diesmal wollte ich es vorsichtiger angehen und mich zu Beginn des Rennens erst einmal zurückhalten. Laufen erfordert nicht nur Disziplin, sondern unendlich Geduld.

Als wir durch das Entry-Gate schritten, fiel mein Blick wiederum auf den großen Banner mit den Worten »Night of 10.000 m PBs« und ich hoffte insgeheim, dass dies zutreffen würde. Ich hatte die Nacht im Hotelzimmer nicht besonders gut geschlafen, denn die in der Matratze eingebauten alten Spiralfedern hatten mich nicht bequem liegen lassen. Zwei Mal war ich aufgestanden und hatte mehrere Lagen Handtücher und eine Tagesdecke darübergelegt. Ich spürte ihren unregelmäßigen Druck noch am nächsten Morgen in der verspannten Rückenmuskulatur. Unsere Physiotherapeutin Sandra behandelte mich noch am Renntag und es gelang ihr, die Probleme zu lindern. Normalerweise gehe ich direkt am Wettkampftag nicht mehr zur Behandlung, aber diesmal tat mir die vorsichtige Rückenmobilisation gut. Mit dem deutschen Team waren außerdem der Bundestrainer der Sparte Lauf, Thomas Dreißigacker, sowie die Athletinnen Sabrina Mockenhaupt, Miriam Dattke und Natalie Tanner angereist. Sabrina war mit Abstand die erfahrenste Läuferin bei den Frauen, doch Miriam und Natalie hatten sich bereits mit starken 10.000-m-Leistungen präsentiert und fieberten dem Wettkampf genauso entgegen wie ich. Sabrina lockert mit ihrem eigenwilligen Humor immer die Stimmung auf, sodass sie einen auf andere Gedanken bringt und etwas Anspannung nimmt. Ich war gerne mit ihr auf Wettkämpfen, da sie einen mit ihren sehr offenen Aussagen regelmäßig zum Lachen brachte.

Der Europacup war das Finale eines Wettkampftages, an dem bereits auf unterschiedlichen Leistungsniveaus den ganzen Nachmittag Rennen stattgefunden hatten. Insofern war die Atmosphäre bereits geprägt von der Stimmung einlaufender und bereits abwärmender Läufer. Laute Musik tönte im Hintergrund und es roch nach einer Mischung aus der eindrucksvoll platzierten Pyrotechnik, Mentholcreme und den rings um das Gelände errichteten Essensständen. Die Pyrotechnik war links und rechts neben der Bahn platziert, die in regelmäßigen Abständen, abseits der Zuschauer, Flammen in den dunklen Nachthimmel stieß. Neben aufwärmenden Athleten und deren Betreuern versammelten sich auf der rechten Seite der Anlage Mitarbeiter der Organisation für die Meldung, die Callroom-Kontrolle und die Zeitnehmung. Daneben gab es ein Zelt für Physiotherapeuten. Die Bahn selbst war bereits umringt von zahlreichen gut gelaunten Zuschauern. Die Engländer haben eine große Begeisterung für Leichtathletik und in vielen Schulen und Universitäten ist es Tradition, Mitglied eines Lauf-Clubs zu sein. Diese sind vergleichbar mit dem deutschen Vereinssystem. Da es keine Tribüne gab, saß das Publikum nicht geordnet an den Stadionseiten, sondern stand im Kreis rings um den acht Bahnen umfassenden Tartan. Die Organisatoren hatten den Europacup komplett neu organisiert und als stimmungsvolles Live-Event gestaltet, bei dem nur die letzten vier Läufe für Spitzenathleten im Nationaltrikot reserviert waren. Das hatte es in dieser gemischten Form noch nie gegeben, und ich hatte keinen Überblick mehr, wie viele der nach

Bestzeiten gestaffelten Läufe bereits stattgefunden hatten. Dennoch war mir aus den Ergebnislisten des traditionellen 10.000-m-Laufs in London bekannt, dass er eine gute Gelegenheit für schnelle Zeiten bot. Auch diesmal hatten die Organisatoren extra Pacemaker für unsere Läufe organisiert, was sonst bei internationalen Ländervergleichen nicht der Fall ist.

Etwas erstaunt betrachtete ich die beiden etwa 50 Meter langen Zelte, die die Organisatoren wohl noch am Wettkampftag direkt über die Ziel- und Gegengerade gespannt hatten, sodass man der Länge nach durch sie hindurch laufen musste. Bereits ab Bahn vier durften Zuschauer stehen und sogar im Innenraum der Bahn gab es einen ungefähr 20 m langen Abschnitt für Anfeuerungen. Dieser war durch eine extra eingerichtete kleine Brücke mit dem Außenraum verbunden, sodass kein Zuschauer die Markierung zu den Athleten übertrat. Normalerweise ist es streng verboten, aus dem Innenraum heraus anzufeuern. Zurufe von Trainern oder Betreuern aus diesem führen in Deutschland zur Disqualifikation des betreffenden Athleten. Ich begrüßte die Idee, von verschiedenen Seiten Zuschauer zuzulassen und genoss die mich an ein Musikkonzert erinnernde Stimmung. In einem der Zelte sorgte ein DJ für stimmungsvolle Beats, die sich mit den Trommeln der Livemusiker vermischten. Es war laut, es war voll und es war trotz allem mit 8 bis 10 Grad für Mai sehr kühl. Perfekte Bedingungen, um über 25 Stadionrunden hinweg an seine Grenzen zu gehen. Dennoch zögerte ich noch, meine wärmende Nationalmannschaftsjacke beim Aufwärmen abzulegen. Fasziniert sah ich kurz den Jongleuren zu, die neben den Trommlern ihre Stunts aufführten und wie die Pyrotechnik an der Start-Ziellinie mit stechenden Flammen ihrer Feuerbälle das Stadion aufhellte. Angespornt von dem ungewohnten Setting, der lockeren Stimmung der Zuschauer und den bereits stattfindenden Läufen stieg meine Erwartung an mich selbst und ich spürte meine Magengrube plötzlich. Wir waren vom angesagten britischen Regen verschont geblieben, doch sah ich an den ringsum wehenden Fahnen, dass der Wind noch nicht nachgelassen hatte. Die Masten reichten allerdings recht hoch empor und da das Stadion selbst etwas unterhalb des Hügels lag, war es geschützter. Weiter erkannte ich, dass die langen Zelte selbst auch einen Windschutz für die Läufer boten.

Wie gewohnt, begab ich mich etwa eine Stunde vor dem Start in den Park zum Aufwärmen und stellte zufrieden fest, dass sich meine Beine frisch und kraftvoll anfühlten. Zuversichtlich lief ich durch die sich setzende Dunkelheit und machte anschließend auf der Rückseite des Stadions konzentriert meine Gymnastik. Ich war ganz auf die Bewegungsabläufe konzentriert und bei mir. Ich bin kein Läufer, der Kopfhörer zum Warmlaufen verwendet und nehme gerne die Wettkampfstimmung von außen auf. Das Callroom-Prozedere lief problemlos und ich nahm mir noch einen kurzen Moment Zeit, auf meinem Handy nachzusehen, welche Zeit Nada in Karlsruhe gelaufen war. Es war ihr Einstiegsrennen der Saison über 1.500 m gewesen und ich hatte den Link bereits parat, um einen kurzen Blick auf die Ergebnisliste zu werfen. Das Rennen musste taktisch gewesen sein, da es in nicht sehr schnellen 4:23,10 min gewonnen wurde. Nada hatte – vermutlich im Zielsprint – eine Zehntelsekunde dahinter den zweiten Platz erreicht. Somit wusste ich, dass die Grundschnelligkeit gut war, da sie trotz der verpassten Zielzeit eine Sprintentscheidung mitgegangen war. Immerhin ist eine Steigerung über die letzten 300 bis 400 Meter eines Rennens für uns Langstreckenläufer eine gute Übung für taktische 5000-m-Rennen. Mit ihrem zweiten Platz war ich somit trotz der langsameren Zeit als erhofft zufrieden und streifte mir rasch meine Aufwärmkleidung ab, um mich zur Startaufstellung zu begeben. Als Letzter verließ ich den Callroom.

Die Steigerungen auf dem Tartan verstärkten mein gutes Gefühl in den Beinen, was mir half, mich von der Kälte im kurzen Wettkampftrikot abzulenken. Einige der britischen Zuschauer waren bereits etwas angetrunken und riefen während der Steigerungsläufe lautstark die Nachnamen, die auf unsere Startnummern gedruckt waren. Ich musste lächeln, da ich vermutete, dass die meisten uns nicht kannten, schätzte jedoch ihre gute Laune. Sodann begaben wir uns zur finalen Aufstellung an die Startlinie. Da wir 35 Läufer – inklusive Pacemaker – waren, wurden zwei Reihen gebildet und die besten Athleten des Feldes vom Stadionsprecher vorgestellt. Insgesamt waren zehn britische Läufer im Feld, wobei im Rahmen des Europacups nur die besten fünf im Nationaltrikot starten durften. Unter ihnen war ein junger britischer Triathlet, Alex Yee, der 2024 bei den Olympischen Sommerspielen Gold holen würde. Bereits damals hatte er sein großes Potenzial im Laufbereich gezeigt. Die weiteren Briten waren in ihren Club-Trikots am Start und nutzten die Gelegenheit, vor heimischem Publikum ihre Bestzeiten zu unterbieten oder ihr Debüt über 10.000 m zu geben. Der Startschuss ertönte und endlich waren wir unterwegs. Es war 22 Uhr und das männliche Highlight des Events hatte begonnen. Die Frauen waren bereits erfolgreich im Ziel, was ich allerdings beim Aufwärmen verpasst hatte.

Zunächst sortierte ich mich konservativ an 15. Stelle des Feldes ein und fokussierte mich auf einen runden Laufschritt. Die ersten Kilometer rollten trotz des hohen Tempos wie von selbst dahin und ich genoss die Atmosphäre nun in vollen Zügen. Die Zuschauer waren bis zur vierten Bahn nach vorne gekommen und umringten uns Läufer über die gesamte Länge der Bahn. Besonders unter den Zelten ertönten die Zurufe lauter als sonst. Ich konnte die Stimmen von Nadas Eltern hören, die im Rahmen einer London-Reise ins Stadion gekommen waren, um mich zu unterstützen. Die Stimmung erhöhte sich von Runde zu Runde und es war, als verstärkten die Trommler den Takt des Rennens. Jedes Mal, wenn wir an einem der im Innenraum platzierten Pyrotechnikfeuer vorbeikamen, spürte ich kurz die angenehme Wärme der Flammen. Wie beflügelt, arbeitete ich mich im Feld nach vorne. Sobald ein Läufer vor mir eine kleine Lücke zum Vordermann aufkommen ließ, ging ich vorbei, um die Geschwindigkeit der Spitzengruppe zu halten. Das Tempo wurde zunehmend flotter und bald war ich an die vierte Stelle des Feldes vorgestoßen.

Die ersten fünf Kilometer passierten wir in 14:02 min. Mir war bewusst, dass für unser Ziel nun ein negativer Split notwendig war, fühlte mich jedoch zuversichtlich, dies zu erreichen. Nachträglich etwas amüsant war, dass Nadas Eltern sich mit der Familie eines britischen Läufers unterhielten, der ebenfalls in der Spitzengruppe unterwegs war, und sie meine Bestzeit fälschlich auf über 29 Minuten schätzten. Sie sind in der Leichtathletik nicht so versiert wie meine Mutter und die Briten merkten erstaunt an, dass ich »für mein Niveau« bereits sehr flott unterwegs war.

Unser erster Tempomacher stieg nach der Hälfte des Rennens aus, und ich vermutete, dass das Ziel des Franzosen Morhad Amdouni, den französischen Rekord anzugreifen, nun nicht mehr realisierbar wäre. Ich fühlte mich bis dahin jedoch sehr locker und gut in den Beinen. Daher fokussierte ich mich nun ganz auf das Rennen gegen meine Konkurrenten und machte mir um die Zeit keine weiteren Gedanken. Zusätzlich trug die laute Stimmung der Zuschauer zu meiner inneren Überzeugung bei, mich noch steigern zu können. Die Stadionbesucher feierten richtig, riefen immer wieder unsere Namen, und ihre Zurufe vermischten sich mit der Musik und den Trommeln. Runde für Runde liefen wir durch dieses Spektakel, während das Feuer und die Flutlichter dazu beitrugen, dass mir alles fast wie in Trance erschien. Dabei waren wir mittlerweile bei Kilometer-Splits um 2:45 min angekommen und forcierten das Tempo zusehends. Ich hörte zwar die Stimmen von Nadas Eltern (bekannte Stimmen konnte mein Ohr trotz des Lärms erstaunlich herausfiltern), aber die einzige Person, die ich örtlich wahrnahm, war unser Bundestrainer, der in der 200-m-Kurve vor dem Ziel stand und mir Kilometerzeiten und meine derzeitige Platzierung zurief. Diese vertrauten Personen vor Ort zu haben, bestärkte meine Zuversicht, die Anstrengung halten zu können.
Der zweite Pacemaker, Cornelius Kangogo aus Kenia, führte das Feld bis 7,6 Kilometer. Ich kannte Cornelius bereits von mehreren Bahnwettkämpfen persönlich und schätzte seinen gleichmäßigen Schritt in diesem Rennen sehr. Kennengelernt hatten wir uns beim internationalen Silvesterlauf im österreichischen Peuerbach, wo ich vor ihm ins Ziel kam und trotz seiner besseren

10-km-Bestzeit gewann. Zugegeben, Silvesterläufe sind für Kenianer ungewohnt kalt und damit nicht immer verlockend für schnelle Zeiten. An diesem kühlen Abend machte Cornelius aber einen formidablen Job und brachte uns Runde für Runde mit einer gleichmäßigen, nur leicht progressiv ansteigenden Geschwindigkeit unseren Zielen näher. Als Cornelius wie geplant ausstieg, wurde das Rennen spürbar unrhythmisch. So richtig wollte keiner der fünf Läufer unserer Führungsgruppe an der Spitze weiter für die Pace sorgen. Erst war der Franzose Morhad Amdouni vorne, machte aber gleich recht deutlich, dass er sich nicht in die Führungsarbeit drängen lassen wollte und schwenkte sogar auf Bahn zwei aus. Damit war klar, dass er nun nur noch am Sieg interessiert war und den Rekordversuch abgeschrieben hatte. Direkt hinter ihm liefen der Spanier Adel Mechaal und ich, gefolgt vom Italiener Yeman Crippa, die ich natürlich beide von Wettkämpfen ebenfalls gut kannte.[4] Auch diese zierten sich merklich, an die Spitze zu gehen und so führte Amdouni weitere 200 Meter das Feld an. Das Spiel wiederholte sich, und der Franzose machte wieder die Innenbahn frei, um zu signalisieren, dass ein anderer Läufer sich an der Führungsarbeit beteiligen solle.

Inzwischen überrundeten wir schon einige der anderen Läufer, wodurch alles etwas durcheinander geriet. Ich fühlte mich gut und beschloss, ernst zu machen. Mit zwei, drei beschleunigenden Schritten ging ich an Amdouni direkt vor der Kurve vorbei und überholte noch eine 4er-Gruppe überrundeter Athleten. Bewusst beschleunigte ich die nächsten 200 Meter weiter so deutlich, dass ich die mir bisher folgenden Athleten mit der plötzlichen Tempoverschärfung überraschte. Von den Zurufen der Zuschauer her merkte ich, dass ich sofort eine kleine Lücke gerissen hatte und nur mehr Morhad Amdouni mir folgte. Ich hielt das Tempo nun für fünfeinhalb Runden (2,2 km) hoch, damit die anderen die Lücke schwer zulaufen konnten. Ich fühlte mittlerweile die Rennhärte, während es ein klarer Kampf um die Spitze zwischen mir und Amdouni geworden war, der sich zur letzten Runde hin aufbaute.

Der Franzose ließ sich nicht abschütteln und klebte hartnäckig an meinen Fersen. Ich ließ mich nicht beunruhigen, war ich doch in das Rennen gegangen, um eine schnelle Zeit zu erzielen. Solange ich deutlich unter 28 Minuten laufen würde, was mit der Tempoverschärfung nun möglich schien, war mir die Platzierung vor dem Rennen fast gleichgültig gewesen. Wir steigerten uns weiter der Glocke zur letzten Runde entgegen und ihr lautes Klingeln wurde beinahe vom mittlerweile ohrenbetäubenden Lärm der Zuschauer übertönt. Die letzten 400 Meter liefen auf ein direktes Duell zwischen uns beiden hinaus und ich versuchte nun, klug mit meinen Sprintreserven umzugehen. Morhad Amdouni übernahm knapp nach der vorletzten Kurve mit einer nochmaligen Tempoverschärfung die Führung, wohl um mir mental zuzusetzen und zu zeigen, dass er noch Körner hatte. Insgeheim war ich jedoch sehr erfreut über seinen taktischen Fehler, denn er hatte das Tempo mit rund 30 Sekunden über die vorletzten 200 Meter nicht zu krass forciert. So konnte ich mich bis zur Zielgeraden noch einmal in seinem Windschatten laufen und mich ganz auf den letzten Zielspurt konzentrieren. Als wir um die letzte Kurve bogen, versuchte er, mich auf die Bahn zwei nach außen zu drängen. Ein Klassiker vieler Rennen. Ich ließ mich nicht irritieren und blieb an der inneren Position direkt hinter ihm. Jetzt war der Punkt gekommen. Ich legte alles in die letzten 50 Meter der Zielgeraden und schaffte es, mit letzter Konzentration, kurz vor dem Ziel Morhad zu passieren. Als Erster überquerte ich die Ziellinie und die hohe Flamme der Pyrotechnik schoss neben mir empor.

Den Sieg erzielt zu haben, fühlte sich noch berauschender an als die überraschend gute Zeit von 27:36 min, die ich erst gar nicht fassen konnte. Ich hatte nach der ersten Hälfte in 14:02 min mit einer Zeit von maximal 27:45 min gerechnet, die genauen Rundensplits auf den letzten Kilometern in der Konzentration auf meine Konkurrenten aber aus den Augen verloren. Nach

4 Diese Athleten waren im Sommer 2024 alle bei den Olympischen Sommerspielen. Dies zeigt nicht nur das hohe Niveau des Rennens, sondern auch die Konstanz der Athleten in der europäischen Spitze.

einem kurzen Jubel kam mir unmittelbar unser Pacer Cornelius Kangogo entgegen, der mich freudig umarmte. Anschließend umringten mich bereits die britischen Reporter, und noch völlig außer Atem versuchte ich, meine Gefühle, die ich während des Rennens erlebt hatte, zu analysieren. Nadas Eltern fotografierten die Szene und riefen mir freudig ihre Glückwünsche zu. Sie erzählten mir anschließend, dass die britische Familie, mit der sie sich unterhalten hatten, ihnen zu meinem »outstanding achievement« gratulierte. Ich musste lachen, als mir Nadas Mutter erzählte, dass sie sich so in meiner vorherigen Bestzeit getäuscht hatte. Die britische Familie musste sich ganz schön über meine vermeintlich enorme Steigerung gewundert haben. Nach einer euphorisierenden halben Stunde Interviews konnte ich mir endlich warme Sachen anlegen und vor der Siegerehrung noch etwas auslaufen gehen.

Als wir anschließend in einen alten, typisch englischen roten Bus einstiegen, konnte ich die Glückwünsche auf meinem Telefon ansehen und klickte zuerst auf Nadas Sprachnachricht. Diese enthielt aber nicht nur ihre freudige Stimme, sondern auch die des deutschen Rekordhalters und Olympiasiegers Dieter Baumann, den sie offenbar in Karlsruhe angetroffen hatte. Mit seinem üblichen sarkastischen Unterton gratulierte er mir schelmisch dazu, die anderen Jungs in den Sand gesteckt zu haben, und dass er sich nun hüten müsse, seinen Rekord noch weiter zu behalten. Ich musste lächeln und legte erst einmal mein Handy zur Seite, um den Moment zu genießen.

Nadas Perspektive:

Richards Lauf in London fand zeitlich unmittelbar nach meinem eigenen Saisoneinstieg des Sommers 2018 über 1.500 m statt, der von taktischem Geplänkel geprägt gewesen war. Nachdem ich drei Runden eingekeilt gewesen war, hatte ich im Zielsprint über die letzten 150 Meter den zweiten Platz erreicht. Etwas enttäuscht von der taktisch geprägten Zeit und dem knapp verpassten Sieg war ich entgegen meiner Gewohnheit extra kurz ausgelaufen, um Richards Rennen nicht zu verpassen. Der Livestream funktionierte leider nicht gut im Karlsruher Stadion und so versuchte ich, mir das Rennen anhand der individuell angezeigten Rundenzeiten auszumalen. Bei der Halbzeit des Rennens hoffte ich natürlich, dass Richard noch gute Reserven hatte, denn nach 14:02 min war ein negativer Split für Richards Zielzeit notwendig. Anhand der Runden und Platzierungen konnten sein bester Freund, Maximilian, und ich jedoch Richards Bestreben, das Feld von hinten aufzurollen, erkennen und ich betete innerlich, dass ihm dies gelingen würde. Maximilian wurde immer aufgeregter über Richards progressive Rundenzeiten und als er bei 7,5 Kilometern eine merkliche Lücke riss, hoffte ich inständig, dass er sich nicht verspekuliert hatte. Ich hüpfte ungeduldig von einem Bein aufs andere, da ich nicht mehr neben Maxi im Gras hocken konnte. Dieter Baumann kam herüber, um mich zu fragen, was denn los sei. Ich klärte ihn über den Verlauf des Rennens in London auf und er fieberte sogleich neben Maximilian und mir mit. Eingangs der letzten Runde sahen wir zeitlich, dass Richard noch vorne war und ich hoffte, dass er nicht überspurtet würde. Die Sekunden schleppten sich dahin und ich hielt die Hände vor den Augen in Erwartung, was Maxi gleich verkünden würde. Als er auflachte und »Sieg!« rief, musste ich weinen. Die ganze Anspannung löste sich und ich freute mich riesig über das Ergebnis. Dieter lachte, als er meine Emotionen sah und fragte mich, ob ich die Endzeit wissen wollte. Ich nickte unter Freudentränen und Maxi sagte langsam und deutlich »Siebenundzwanzig SECHSUNDDREISSIG!«. Wir jubelten noch mal laut und beschlossen sogleich, eine gemeinsame Sprachnachricht an Richard zu senden. Dieter grinste die ganze Zeit, während er in mein Telefon sprach. Maxi und ich mussten danach erst mal einen Radler zur Beruhigung trinken. In Richards Karriere habe ich dreimal vor Freude geweint: 2015, als Richard in Heusden 13:10,95 min über 5.000 m lief, nach diesem fantastischen Rennen in London und – was wir damals noch nicht erahnten – beim Marathon-Europameistertitel von München 2022. Für mich waren diese Bestzeiten ebenso emotional gewesen wie für Richard selbst.

Sapporo Teil II

Im Hitzerennen von Sapporo nahm ich von meinem Umfeld relativ wenig wahr. Irgendwann motivierte ich mich jede Runde mit dem nächsten Stopover bei einem Verpflegungstisch, an dem die nationalen Betreuer uns anfeuerten.[5] Sie wechselten rasch unsere Kappen und riefen uns den Abstand zur Spitze entgegen. Aus diesen Ansagen konnte ich schließen, dass sich der Abstand zur Führungsgruppe zwar zeitlich nur marginal vergrößerte, ich aber deutlich Plätze gutmachte. Mittlerweile hatte ich zu den Top 30 aufgeschlossen und war trotz langsamerer Splits entschlossen, weitere Plätze gut zu machen. Dennoch war mir bereits im Rennen bewusst, dass Eliud Kipchoge das Tempo an der Spitze gnadenlos forcierte. Der letzte Rennabschnitt hatte begonnen und ich versuchte, mich zu konzentrieren: ich hatte mir den Weg hierher verdient und nun hieß es, die letzten Kilometer durchzubeißen. Ich führte einen inneren Monolog, um mir selbst noch positive Energie zuzusprechen. Ich war in Japan bei meinen zweiten Spielen, ich war im ersten Drittel des Feldes und im letzten Drittel des Rennens angelangt. Die finale Etappe lag vor mir. Von der Stimmung der Zuschauer und den Ansagen der Coaches konnte ich erahnen, dass sich Kipchoge vom restlichen Feld gelöst hatte. Die Verfolger Bashir Abdi und Abdi Nageeye[6] waren ihm noch auf den Fersen, und auch der Amerikaner Galen Rupp war noch in der Spitzengruppe unterwegs.[7]

Auf der letzten Runde hieß es nun, volle Konzentration zu wahren und vor allem auf meine Körperhaltung zu achten. In der unbarmherzigen, stetig ansteigenden Wärme spürte ich meinen Laufschritt kürzer werden. Fast gierig zählte ich die Kilometer herunter, denn schließlich kam es darauf an, bei diesen Spielen mein Potenzial zu zeigen. Jeder Sportler wird – so gut man sonst ist – meist an seiner »olympischen Performance« gemessen. In Siena war mir eine formidable Leistungssteigerung gelungen, mit der ich mir viel von den Spielen erhoffte. Wäre ich nur besser auf diese unerbittliche Wärme vorbereitet gewesen! An mangelndem Training lag es nicht, denn meine Form hatte gestimmt. Womit ich, wie auch viele andere Läufer, zusehends kämpfte, war weniger die muskuläre Ermüdung als diese erbarmungslose Hitze. Die Kilometersplits zeigten unbarmherzig die Verlangsamung des Tempos an und besonders auf den letzten Kilometern wog die Wärme schwer auf den Kreislauf. Es entging mir nicht, dass einige Läufer aufgrund von Schwindel ausstiegen.[8] Ein kurzfristiges Blackout wollte ich nicht riskieren, weshalb ich vorsichtig war, nicht mehr als für Positionskämpfe notwendig, zu forcieren.

Gott sei Dank war die Strecke trotz ein paar scharfer Kurven sehr flach, denn bei einem Bergan-Stück wäre mir vermutlich noch mehr Sauerstoff abgegangen. Um die nächste Parkallee biegend, wusste ich, dass ich noch einmal alles geben musste, um mich in die Top 25 zu schieben. Meine Fußsohlen brannten, das Eis in der Kappe war geschmolzen und die Tapes an den Armen waren nur noch feucht und eher unangenehm. Vom Lärm der Zuschauer her konnte ich erahnen, dass vor mir schon einige Läufer ins Ziel liefen, und ich schätzte die motivierenden Zurufe. Insgesamt waren die um ein Jahr verschobenen Spiele für Japans Wirtschaft eher ein riesiges Verlustgeschäft als der erhoffte Touristenboost. Gleichzeitig besitzt der Marathonlauf in Japan einen hohen Stellenwert, man kann sogar sagen, die Japaner sind »marathonverrückt«. Die Dichte der Männer und Frauenfelder ist bei japanischen Stadtmarathons um ein Vielfaches höher als bei uns in Deutschland, obwohl auch hierzulande die Konkurrenz erfreulich zugenommen hat!

5 Nach dem ersten 13-km-Abschnitt hatten wir dreimal eine 10-km-Runde zu laufen.

6 Bashir und Abdi sind aus Somalia, leben aber bereits seit Langem in Europa und starten für Belgien und die Niederlande. Beide sind sehr liebe Kollegen, mit denen ich mitunter in Iten und Kaptagat trainiert habe.

7 Nach Bronze bei den Spielen 2016 unter dem problematischen und 2020 suspendierten Coach Alberto Salazar, sollte er in Tokio als eigenständig gecoachter Athlet immer noch den starken achten Platz machen; für die Spiele in Paris 2024 qualifizierte er sich nicht mehr. Die amerikanische Konkurrenz 2024 wird in Kapitel 8 beschrieben.

8 Es sei angemerkt, dass von 107 Startern nur 76 Läufer das Rennen beendeten; eine Ausstiegsquote von rund 30 Prozent dürfte die Veranstalter nicht gerade gefreut haben.

Ich sog die zunehmende Geräuschkulisse auf, um noch einmal meine Kräfte zu bündeln. So heftete ich meinen Blick jeweils auf den nächsten Läufer vor mir, in der Hoffnung, ihn noch überholen zu können. Welche Zeit meine Uhr nun anzeigte, war mir gleichgültig, ebenso, wie sehr meine Kappe verrutscht war. Endlich erblickte ich den erlösenden Ziel-Banner und sah verschwommen, wie meine Mitstreiter dahinter in die Knie gingen. Ich wollte sprinten, doch der Banner kam mir wie in Zeitlupe entgegen. Leider war auch mir nun schwindelig und meine Beine wollten mir nicht recht gehorchen, ihre gewohnte Sprintfähigkeit auszupacken. Ich bemühte mich, so mittig wie möglich zu laufen. Als 25. erreichte ich in 2:16:08 h das befreiende Finish und stützte mich auf die Knie.[9] Das japanische Organisationsteam half uns, mit kaltem Wasser und Handtüchern zu uns zu kommen, und auf zitternden Beinen stakste ich dem deutschen Team entgegen. Amanal erreichte hinter mir den 29. Platz und war ebenfalls schweißüberströmt. Er hatte riskiert und war hierfür in Tokio noch nicht belohnt worden. Wir schlugen ein, denn unsere Rennen waren im international hochkarätigen Feld solide gewesen.[10] Amanal und ich wussten dennoch, dass wir zu mehr fähig waren.

Zwar waren wir stolz, im ersten Viertel dieses so stark besetzten Wettkampfes zu landen, doch im Nachhinein dachte ich viel über notwendige Veränderungen nach. Mein erstes Jahr als Marathonläufer war vollendet, ich hatte mich der nationalen Konkurrenz gegenüber durchgesetzt und mich sogleich bei meinen zweiten Olympischen Spielen gezeigt. Dennoch wusste ich, dass mehr in mir steckte. Ich lachte über das professionelle Zielfoto, das ein deutlicher Beleg für meine Abneigung gegen die Wärme gewesen war.[11]

9 Meine konkreten Zwischenzeiten und Platzierungen waren: 15:25 min (54), 31:03 min (50), 46:44 min (55), 1:02:28 min (50), 1:06:02 min (49), 1:18:41 min (48), 1:35:14 min (42), 1:51:50 min (38), 2:08:55 min (34).

10 Sieger war wiederum Eliud Kipchoge, der mit 2:08:38 h über eine Minute Vorsprung auf Abdi Nageeye und Bashir Abdi, den Silber- und Bronzegewinnern, hatte.

11 Mein Zielbild ist legendär und hat mich richtig zum Lachen gebracht ;).

Gleichzeitig wusste ich, dass sich dieser Faktor auch über die nächsten Jahre nicht zu meinen Gunsten verändern würde. Großereignisse werden oft im August oder September gelaufen, und bei der Vergabe werden aus politischen und wirtschaftlichen Gründen auch wärmere Länder berücksichtigt. Die Sommer in Europa werden ebenfalls zunehmend heißer, weshalb St. Moritz schlicht keine zielgerichtete Vorbereitung bot. Außerdem war mir vor allem in den letzten Monaten eine Trainingsgruppe abgegangen, denn bis auf ein paar Wochen hatte ich Wolfgangs Plan alleine umgesetzt. Ich wusste, dass er ein kluger und erfahrener Trainer war, aber er lebt in Frankfurt und hat vorrangig seine Frauengruppe, zu der Gesa Krause zentral gehört, zu betreuen.

Ich hatte in St. Moritz ein paar Mal mit der belgischen Trainingsgruppe von Tim Moriau trainieren dürfen und großen Spaß mit den wilden Jungs gehabt. Tim hatte mir auf der Autofahrt nach Chiavenna von seinem sehr wissenschaftlichen Trainingsansatz erzählt. Die Sportwissenschaft hat sich vor allem in den letzten Jahren deutlich entwickelt und die jüngeren Trainer – Tim ist gerade einmal ein Jahr älter als ich – sind bemüht, das neue physiologische Fachwissen anzuwenden. Selbstverständlich haben sie nicht den Erfahrungsschatz wie Trainer in Wolfgangs Alter, doch sie brennen darauf, neue Methoden an Spitzenathleten zu testen, und der deutliche Fortschritt ihrer Athleten gibt ihnen Recht. Normalerweise diskutiere ich gerne mit Leuten über mein Training oder berichte von bisherigen Erfahrungen, doch an jenem Nachmittag hörte ich nur gespannt zu.

Nicht nur die freudige Dynamik der Gruppe inspirierte mich, auch medizinische Fakten interessierten mich. Während mir der Sinn von laktatbasiertem Training seit Langem bekannt war und ich über Jahre vom vorsichtigen aeroben Aufbau profitierte, war das Marathon-Terrain immer noch neu für mich. Ich wollte mehr ausprobieren, mehr wissen und mehr mit einer Gruppe zusammenarbeiten. Zugegeben: Seit 2019 vermisste ich schlicht das soziale Umfeld einer Trainingsgruppe.

Neues Team in Belgien

Derart wichtige Entscheidungen wie Trainingssteuerung oder Trainerwechsel bespreche ich am liebsten mit Nada, und so war mir auch diesmal sehr wichtig, dass wir diesen Schritt gemeinsam beraten. Sie war im Mai ein zweites Mal am rechten Hamstring operiert worden und daher nicht in die Trainingslager oder nach Tokio mitgereist. Ich vermisste sie, aber wir sprachen täglich. Unmittelbar nach dem Training mit den Jungs in Chiavenna war mir klar, dass ich gerne Teil von Tims Gruppe werden würde und hoffte auf ihr sowie auf Wolfgangs Verständnis. Klarerweise schätzen wir beide Wolfgang nicht nur aufgrund seines Fachwissens, sondern auch persönlich. Anfangs hatte Nada etwas Sorge, ich würde vielleicht zu euphorisch reagieren, denn »auf der anderen Seite ist das Gras bekanntlich immer grüner«. Nach meinen Erklärungen verstand sie meine Sehnsucht nach neuen Reizen und einem sozialeren Trainingssetting. Direkt nach den Spielen sprach ich lange mit Wolfgang über die Situation und auch er verstand, wonach ich brannte. Die Zeit nach den Großereignissen ist bekanntlich immer recht gut, um wichtige Veränderungen oder sogar über das weitere Verfolgen der sportlichen Karriere nachzudenken. Er verstand meinen Wunsch nach der Gruppe und wir trennten uns in vollem Einvernehmen.

Wolfgang bestätigte, dass er sich nicht zweiteilen könne und für Gesas Gruppe wie auch für mich anwesend sein konnte. Gleichzeitig wies er darauf hin, dass nächstes Jahr mit der Heim-Europameisterschaft in München ein nicht minderbedeutendes Ereignis wie die diesjährigen Spiele anstand. Er mahnte mich, diese Etappe meiner Karriere wirklich gut vorzubereiten und meine Arbeit voll und ganz München zu widmen. Einen internationalen Marathon sollte man mit ordentlicher Vorbereitung laufen und statt einer Menge an Wettkämpfen, die Starts lieber klug wählen. Was immer mir der neue Trainer raten würde, ich solle seinem Konzept Zeit zum Reifen geben und nicht unvorbereitet an Events teilnehmen, über deren Ergebnis ich mich anschließend eher ärgern würde. Ich verstand, was er meinte, nicht nur trainingstechnisch, sondern auch hinsichtlich meiner langfristigen Karriereaussichten. Auf der Straße liegt grundsätzlich mehr Geld als auf der Bahn – außer man erringt mehrere internationale Medaillen und ist ein Medienliebling – und so locken viele Veranstalter gerne mit Prämien, die man sich als Bahnläufer nur gewünscht hätte. Wolfgang betrachtete den Sport immer professionell und ein wichtiger Faktor war es hier, auch auf sein Einkommen zu achten. Sein Rat, auf der Straße dennoch den Blick für das Wesentliche nicht zu verlieren, war sehr bedeutend für mich und ich schätzte seinen mahnenden Fingerzeig.

Den Wechsel in Tims Gruppe vollzog ich mit einem herbstlichen Trainingsaufenthalt in Belgien, wo ich bei meinem langjährigen Kollegen Isaac Kimeli wohnen konnte. Isaac kommt ursprünglich aus der Region um Eldoret, kam aber bereits mit fünfzehn Jahren nach Belgien, wo er nach seinem Laufeinstieg alsbald Mitglied von Tims Gruppe wurde.[12] Seine Familie hatte ein geräumiges Haus, in dem ich eines der Zimmer für einen mehrwöchigen Aufenthalt beziehen konnte. Die Jungs der Trainingsgruppe nahmen mich freudig auf und wir brannten darauf, die neue Saison gemeinsam vorzubereiten. Ich erklärte, dass Nada und ich mit dem Jahreswechsel nach einem erneuten Besuch bei meiner Schwester zurück nach Meersburg ziehen würden,[13] und besprach mit Tim vor Ort, wie wir uns möglichst oft über das Jahr verteilt sehen konnten. Der herbstliche Aufenthalt war klar zum Kennenlernen der Gruppe und des neuen Trainingsrhythmus gedacht, während die weiteren Zusammenkünfte in Trainingslagern mit Höheneffekt stattfinden sollten. Wir berieten auch, welche Orte hierfür infrage kämen und was sich an meinem Training inhaltlich ändern würde. Tims Trainingssteuerung beinhaltet zwar ebenso hohe Umfänge, die Einheiten wurden allerdings in mehrere Läufe im

12 Mittlerweile trainiert Isaac bei einem anderen Coach und errang 2025 die WM-Bronzemedaille über 10.000 m.

13 Nada wechselte nach einer Postdoc-Stelle an der Universität St. Gallen wieder zurück an ihre Postdoc-Stelle an der Universität Konstanz.

GA2-Bereich unterteilt. Ähnlich wie bei Wolfgang gab es Bahneinheiten, die lediglich als Auftakt für den intensiveren Longrun des nächsten Tages geplant waren. Allerdings integrierte Tim insgesamt mehr Intervalleinheiten, um meine Schnelligkeit zu forcieren. Zwar trainierten wir auch in der Gruppe streng laktatbasiert, wir konnten uns aber bei intensiveren GA2-Läufen mit der Führungsarbeit abwechseln. Ich staunte, welche Zeiten ich wieder lief. Gleichzeitig legte Tim, zusammen mit einem Athletiktrainer, einen Fokus auf ein flexibles Krafttraining, das neben Langhanteln, Pezziball-Stabilisation und Gewichtsscheiben dynamische Übungen mit Bändern beinhaltete. Meine gesteigerten Dauerläufe waren aufgrund der Herbstzeit wieder kürzer, und anstelle eines zweiten Laufes ging ich mit den Jungs für die Nachmittagseinheit öfter auf den Crosstrainer. Dieses Alternativtraining hatte ich zwar bereits in Herxheim begonnen, für Tim war der Stepper aber ein wichtiges Ausdauertool in aufrechter, laufähnlicher Bewegung. Früher hatte ich die Maschinen immer belächelt und das Rad oder eine Wassereinheit vorgezogen; mittlerweile habe ich mich an das kompensatorische Training auf den Dingern gewöhnt. Für schnellere Einheiten gab Tim weniger das Tempo als den Laktatbereich vor, und so wussten wir, die Einheit als Grundlagentraining oder Intensität einzuordnen. Besonders angenehm war der Gruppenaspekt, der gemeinsame Rhythmus und das praktische Areal um Huizingen.

Belgiens Landschaft um diesen Ort ist nicht unbedingt mit den schönen Wäldern am Bodensee oder in Österreich zu vergleichen, aber ich schätzte in den Wochen die klug eingerichtete Infrastruktur für die Sportler. Die Sportstätten der Kleinstadt, in deren Umgebung alle Jungs der Gruppe wohnten, waren einfach zu erreichen, boten mehrere Möglichkeiten für alternatives Training und hatten einige abgemessene Laufrunden, sodass wir nicht nur auf der Bahn Einheiten absolvierten. Es geht hier weniger um die Messung von Distanzen – dafür haben wir ja unsere Sportuhren – als eher um die vergleichbare Runde für alle Läufer, die gewohnten Kurven und den Untergrund. Trotz der nicht gerade umwerfenden Umgebung schätzte ich das flache und sozial sehr praktische Trainingsumfeld der Gruppe. Jelien, Isaacs Freundin, sorgte dafür, mit uns gesund zu kochen, wobei Isaac und ich gerne und oft mitwirkten. Wir teilten uns die Haushaltsaufgaben recht fair und ich schätzte es, die belgische Lebensart kennenzulernen. Anfügen muss man ja immer, dass wir alle Läufer sind und wir daher vergleichbare Gewohnheiten haben; darunter frühe Schlafenszeiten und ausreichend rasche Mahlzeiten nach den Einheiten.

Im Rahmen des Aufenthaltes war es Zeit, einen herbstlichen Wettkampf anzudenken. Bereits kurz nach Tokio entschieden wir uns gegen einen Herbstmarathon, um das neue Trainingskonzept erst einmal wirken zu lassen und nicht zu voreilig eine Zeit anzustreben. Mit dem Ergebnis der Spiele und meiner Bestzeit aus Siena konnte ich mit einem internationalen Einsatz für den Verband im nächsten Sommer rechnen. Ich kommunizierte dem DLV bereits früh, dass die Heim-Europameisterschaft in München für mich höherwertig war als ein Start bei den nur einen Monat vorher stattfindenden Weltmeisterschaft in Eugene, USA. Diese hätte an sich im Sommer 2021 ausgetragen werden sollen, wurde jedoch durch das Verschieben der Olympischen Spiele auf das Folgejahr verlegt. Natürlich war mir bewusst, dass die »Nike-Hauptstadt« ihren internationalen Reiz haben würde, doch ich vertraute auf eine atemberaubende Kulisse zu Hause in Deutschland. Ich muss lächeln, wenn ich an meine Intuition von damals zurückdenke.

Wir beschlossen, für den Herbst ein bis zwei Straßenläufe zu machen und anschließend mein Hitzetraining für den Sommer 2022 in Dubai beim Besuch meiner Schwester zu starten. Danach überlegten wir, mit der Gruppe nach Kenia zu reisen, ein bis zwei Starts auf den Unterdistanzen vorzunehmen und den letzten Schliff der Sommervorbereitung in Flagstaff, Arizona, zu planen. Einen Marathon im Frühjahr schloss Tim zwar nicht kategorisch aus, wir entschieden allerdings, hier flexibel zu bleiben und das Ziel, in München zu überraschen, allem unterzuordnen. Der Rahmenplan gefiel mir sehr gut und ich reiste motiviert von dem freundschaftlichen Aufenthalt in Belgien zurück nach Hause.

Der Start von Hitzetraining

Der Herbst war mit unserem geplanten Umzug zurück nach Meersburg recht dicht und so planten wir diesmal mit keinem größeren Straßenlauf im Herbst. Stattdessen wollte ich lieber einmal für meinen Verein, den LC Rehlingen, bei der 10-km-DM starten, da wir mit Alexander Bock und Tobias Blum endlich ein Team hatten. Das Rennen fand in Uelzen statt und auf der Autofahrt dachte ich sowohl an Nadas Sehne als auch meine derzeitige Form nach den ersten Herbstwochen. Natürlich stecke ich mir immer hohe, aber gleichzeitig realistische Ziele und mir war klar, dass einige der deutschen Langstreckler einen wettkampfreichen Herbst planten. Ebenso wusste ich, dass nach einem so anstrengenden Hitzerennen wie in Tokio der Körper die Reserven erst langsam wieder aufbaute. Da Alexander und Tobias sich mit Herzblut auf die Deutschen Straßenmeisterschaften vorbereitet hatten, würde ich an jenem Sonntag alles für eine Team-Medaille tun.

Die Laufhochburg Regensburg um den Coach Kurt Ring hatte gleich zwei starke Teams am Start und wir malten uns nicht die größten Hoffnungen auf eine Medaille aus. Dennoch waren Tobi, Alex und ich endlich das erste Mal für den LC Rehlingen gemeinsam am Start und brannten auf ein herbstliches Rennen. Der 2,5 Kilometer lange Rundkurs war gut mit Zuschauern umrandet und wies Volksfestcharakter auf. Der Startschuss fiel und Nils Voigt wie auch Samuel Fitwi machten von Beginn an klar, dass dies kein taktisches Rennen sein würde. Selbstverständlich wussten sie, dass ich noch nicht lange zurück im Training war und wenn man mir Gold wegschnappten wollte, dann heute. Bereits nach zwei Runden hatten wir uns vom Rest des Feldes abgesetzt und ich beschloss, die Challenge mental anzunehmen. Ich war zwar definitiv nicht in der besten Form, aber heute war ich schließlich für den Verein und meine Kollegen am Start. Der Kurs war flach und ich wusste, dass wir schnell unterwegs waren. Andererseits kam von der einen Seite Rücken- und von der anderen Seite Gegenwind, weshalb keiner so recht die Spitze übernehmen wollte. Entsprechend unterschiedlich waren die Kilometersplits zwischen 2:49 und 3:05 min/km. Da die Rückenwind-Passage eher für kurze »Angriffe« genutzt wurde und einige Läufer aufgrund der Tempowechsel von hinten wieder zu uns aufschlossen, war das Rennen insgesamt sehr unrhythmisch. Man konnte durchaus eine kleine Lücke im Rückenwind aufkommen lassen, die man nur einen Kilometer später wieder schließen konnte. Ich versuchte, im Wind nicht zu viele Körner zu lassen und möglichst gleichmäßig zu laufen, da dies weniger Laktat aufbaut. Obgleich ich mich im Wind auch vorne zeigte, machte mein Wattenscheider Konkurrent, Nils Voigt, am meisten Druck und setzte in der letzten Runde eine deutliche Attacke. Er holte sich damit verdient den Sieg, während Samuel Fitwi und ich die Ränge zwei und drei belegten. Ich erinnere mich, dass ich beim Zielspurt daran dachte, mich ohne bisheriges Schnelligkeitstraining nicht zu verletzen. Das kann bei kurzen Antritten passieren und würde dann die wichtige Vorbereitung dieses Winters gefährden. Da ich nach dem hochkarätigen Rennen in London bisher nicht oft die 10 km auf der Straße gelaufen war, sprang für mich sogar eine neue Straßenbestzeit von 28:54 min heraus.[14] Sogleich ging mein Blick zurück, um Tobias und Alexander anzufeuern. Die Jungs erkämpften sich den 11. und 15. Platz, weshalb wir doch überraschend die Silbermedaille im Team feiern konnten! Dass wir nur acht Sekunden hinter den Regensburger Siegern gereiht wurden, überraschte uns doch deutlich und ich klopfte vor allem Alexander für seine formidable Renngestaltung auf der »Unterdistanz« auf die Schultern.[15]

Anschließend verflog die Zeit bis Mitte Dezember, in der ich weiter viel an meiner Grundlage im hügeligen Heimatterrain des Bodensees arbeitete. Die Vorweihnachtszeit war mit unserer Umzugsplanung zurück nach Meersburg ziemlich dicht terminiert, bevor wir den Flug

14 Zum Stand der Finalisierung dieses Buches, steht diese bei 27:39 min, gelaufen in Valencia, 11.1.2026.

15 Tobias war sehr gute 29:43 min gelaufen und Alexander als Vollzeitbeschäftigter beim Deutschen Bahn Management 30:07 min.

nach Dubai antraten.[16] Meine Schwester hatte im Juni ihr erstes Kind, Nikolas, bekommen und wir waren sehr gespannt, unseren kleinen Neffen kennenzulernen. Gleichzeitig hatte ich mit Tim länger über Hitzetrainings diskutiert, mir ein neues, kühlendes Stirnband besorgt und die anstehenden Läufe zwischen 25 bis 35 Grad besprochen. Ich würde mich zwar nicht immer direkter Hitze aussetzen, aber wir sollten durchaus öfter erst um 10 Uhr trainieren, um diese Belastung zu testen. Eine neue Einheit, die ich erstmals seit jenem Herbst in Tims Gruppe kennenlernte und nun über den Winter forcierte, waren 6–8 × 200 m + 1.000 m, eine Mischung aus Intervall- und GA2-Einheit. Dabei ist es wichtig, den Fokus wirklich auf die 200-m-Läufe zu legen, die voll durchgezogen werden sollten. Der direkt ohne Pause anschließende 1.000-m-Lauf ist dann zwar zügig, aber im konservativen GA2-Bereich – in dem Fall in einem Tempo nicht über 2 mmol Laktat – durchzuführen.

Während wir in Belgien mit den 200ern vorsichtig begonnen hatten, nutzte ich die Wärme von Dubai, dieses Tempo bis auf 26 Sekunden zu forcieren. Die ohne Pause folgenden 1.000 m lief ich in für mich vergleichbar verhaltenen 3:30 min/km, um das einschießende Laktat wieder abzubauen. Die Pause nach der Doppeleinheit von 90 Sekunden bis 2 Minuten versuchte ich im schattigsten Bereich der Bahn zu laufen, denn
34 Grad in der Sonne waren eine zusätzliche Herausforderung. Ich wusste, dass das Rennen in München bereits kompromisslos auf den 15.08.2022 terminiert war und wir erst um 11:30 Uhr starten sollten! Zwar war dieser Aspekt in der Laufszene noch ein vehementer Diskussionspunkt über viele Monate, aber ich versuchte mich darauf, ohne allzu großen mentalen Widerstand vorzubereiten. Es motivierte mich sehr, dass Nada nach einem Jahr wieder mit mir auf der Bahn stand und vorsichtige 800-m-Läufe durchführte. Sie ist trotz ihrer Verletzungsanfälligkeit immer wieder erstaunlich rasch in Form und hat über die Jahre eine gute Grundfitness entwickelt. Anschließend bereiteten wir ein wunderschönes Weihnachtsessen zu, das trotz der Wärme von Dubai vorzüglich schmeckte. Einige Jahre war ich an Weihnachten auch schon am österreichischen Traunsee gewesen, was eine Anreise zum berühmten oberösterreichischen *Silvesterlauf Peuerbach* sehr einfach machte. Obgleich das Örtchen sehr hübsch ist und ich Wien natürlich auch schätze, wollten wir in diesem Jahr Weihnachten mit unserem Baby-Neffen verbringen. Zwischen den Einheiten spielten wir gerne mit dem Kleinen und genossen es auch, abendliche Runden im angenehmen Pool der Siedlung zu ziehen. Auch das dortige Fitnesscenter bot uns Gelegenheit, für Krafttraining und Crosstrainer oder bei früh einsetzender Dunkelheit auch für eine Einheit auf dem Laufband. Wie erwähnt, lieben wir die Rennradtouren durch die arabische Wüstenlandschaft, wo man stundenlang ein hohes Tempo auf einwandfrei asphaltierten Wüstenstraßen fahren kann.[17]

Diesmal sahen wir auch eine Gazellen-Familie und einige Geckos, während wir uns bemühten, die Route geschickt nach der Windrichtung auszusuchen. Wir attackieren einander gerne von hinten kommend, am besten bei bergan-Stücken, wenn man etwas müde strampelnd nicht damit rechnet. Ich staunte bei einem plötzlichen Antritt von Nada, als sie in sehr rasantem Tempo plötzlich auf dem Weg Richtung der Palmenstraße Gas gab. Ich hatte ihre Form noch nicht so stark eingeschätzt und beschleunigte lachend selbst. Abseits der Laufbahn und des von Gestrüpp durchwachsenen *Mushrif Parks* gibt es in Dubai auch eine Runde bei Nad Al Sheba, deren Untergrund aus einem läuferfreundlichen Gummibelag ist. Unsere GA2-Einheiten verlegte ich gerne dorthin, da die Runde mit ihren neuen Immobilien, Tunneln und Palmen doch mehr Abwechslung bot als lange Einheiten auf der Laufbahn. Auch diesmal überredete mich Nada, nicht die Hitze zu scheuen. Als wir zu unseren

16 Eine erklärende Beschreibung darüber, warum meine Schwester seit 2011 in Dubai als Physiotherapeutin arbeitet, findet sich in Kapitel 8.

17 Dazu mehr in Kapitel 8.

separaten Einheiten starteten, flimmerte bereits der Asphalt in der Sonne des Emirats und weiß gekleidete Rennrad-Fahrer flogen in Richtung Wüste an uns vorbei. Wir laufen immer rechts, um niemandem im Weg zu sein, aber bei dem Tempo, das ich heute überraschend anschlug, war dies nahezu unnötig. Ich spürte zwar die Wärme unter meiner Kappe, aber hasste sie nicht mehr so vehement wie früher. Ich genoss es direkt, mein Tempo trotz der Sonneneinstrahlung bereits besser durchhalten zu können, und freute mich auf eine Eisbelohnung im Anschluss. Gleichzeitig war ich in Gedanken bereits in Kenia, wo ich direkt aus Dubai hinreiste, um mit der neuen Gruppe zu trainieren. Wenig ahnte ich damals im Nad Al Sheba, dass das Jahr 2022 zuerst einige Schwierigkeiten für mich parat haben würde.

Start ins Jahr 2022

Nach den Heiligen Drei Königen flog ich nach Eldoret und brannte direkt auf mein erstes Höhentraining mit der belgischen Gruppe. Vor Ort mit dabei waren Simon Debognies, Isaac Kimeli, Robin Hendrix, Dorian Boulvin und Hugo Hay aus Frankreich. Hugo hatte sich vor ein paar Jahren durch Dorian der Gruppe angeschlossen und war zu diesem Zweck auch nach Leuven gezogen. Ich spreche zwar nicht Französisch, aber es war immer nett, Dorian und Hugo beim Parlieren zu belauschen. Abgesehen von den beiden, unterhielten sich die anderen lieber auf Englisch oder Flämisch. Wir bezogen das *Kerio View Hotel* von Jean-Paul und gestalteten die ersten Tage zur Anpassung recht ruhig. Tim lobte meine Einheiten in Dubai und zog nach dem Abendessen anerkennend die Mundwinkel herunter, als ich ihm meine Auswertung zeigte: »28,5, 28,2, 27,5, 27,2, 26,3 … oh là là, not a bad speed for a Marathon-Pro now, Richi!« Auch in Kenia wiederholten wir dieses Tempowechselprogramm, wobei der Fokus insgesamt auf der Ausdauerbasis lag. In Kenia besteht die zusätzliche Schwierigkeit, dass man aufgrund des kurzzeitigen Sauerstoffmangels ungefähr 50 Meter nach dem 200-m-Sprint deutlich Atemnot bekommt, die einen am liebsten anhalten ließe. Überwindet man dies allerdings, fühlen sich die anschließenden 1.000 Meter in der Gruppe nahezu entspannt an.

Dies war natürlich nur eine von vielen Einheiten, zu denen als Vorbereitung auf die langen Läufe »Hillsprints« gehörten. Hierfür nutzten wir entweder ein kurzes bergan-Stück im Schotter oder liefen auf der mittlerweile geteerten Keellu Road. Diese kurzen Antritte geben Beinkraft, sind aber als Einheit nicht zu intensiv gestaltet. Beim Heruntertraben erholt man sich rasch, der Fokus liegt jedoch auf dem progressiven Longrun des Folgetages. Tim hält nicht viel von zu vielen Läufen jenseits der 30 Kilometer, die er mit wenigen Ausnahmen nur als direkte Marathonvorbereitung integriert. Dafür genossen wir die langen Einheiten als richtiges Erlebnis mit der Gruppe am nächsten Tag. Am liebsten starte ich diese noch vor 8 Uhr morgens auf der Kaptuli oder der Moiben Road, wohin man ein Matatu nimmt. Die Fahrer wissen, dass sie nicht nur pünktlich sein sollten, sondern auch für die Verpflegung aus dem Auto zuständig sind, und machen diesen Job meist formidabel. An einem Sonntag wollte die Gruppe den flotteren Lauf allerdings auf einen Trail verlegen, wogegen ich grundsätzlich nichts habe. Nicht alle waren ja Marathonläufer und wollten die geteerte Moiben oder Kaptuli Road laufen. Während ich zu Hause am Bodensee auch ein geübter Läufer auf Schotter oder Waldboden bin, findet man in Kenia durch die Befahrungen und Witterung oft extrem unebenen Untergrund. Nicht nur Steine, sondern Bodenwellen, Löcher und Pfützen zieren die Trails.

Leider hatte auch hier mein Bauchgefühl recht und ich knickte bei einem Tempo von 3:30 min/km tatsächlich um. Zuerst wollte ich direkt weiterlaufen, doch nach ein paar Schritten merkte ich, dass es den Knöchel übel erwischt hatte. Es blieb mir nicht viel übrig, als mich neben Tim ins Matatu zu setzen und verschwitzt und mit einem pochenden Knöchel das Training der anderen dort abzuwarten. Zurück im Hotel hinkte ich sofort in die Küche, um mir einen Eisbeutel zu beschaffen, und bat unseren Rezeptionisten, Joseph, dem Physio Bescheid zu geben, dass ich Hilfe benötige. Ich aß ein paar Nudeln im Zimmer, denn ich wollte so wenig wie möglich herumspazieren. Der Physio bemühte sich, das Gewebe um den mittlerweile stark geschwollenen Knöchel auszustreichen, und machte hier einen wirklich guten Job. Sicherheitshalber fuhren wir dennoch ins Krankenhaus von Eldoret, um ein MRT zu machen. Das ging erstaunlich zügig und kostete nur 70 Euro. Klar, es war ein älteres Gerät, aber die Bilder waren nach wie vor gut und zuverlässig. Der Befund zeigte einen Riss am Außenband, den es nun durch tägliche Behandlung zu pflegen galt.

Zurück im *Kerio View Hotel*, arbeitete ich mit allen Maßnahmen, die ich zur Verfügung hatte: Neben absoluter Schonung des Fußes sollte ich jeden Tag den Lymphomat, Kältebäder, Strahlentherapie und Kinesiotapes verwenden. Über Nacht formte sich am Knöchel trotz der ersten Maßnahmen dennoch eine richtige Ausbeulung. Als Tim den Fuß sah, schüttelte er nur traurig den Kopf und bat mich, noch einen Ruhetag zu machen, bevor ich mich am übernächsten Tag dann endlich auf das Ergometer begab. Normalerweise ist das die undankbarste Einheit in Kenia, aber am Dienstag nach dem sonntäglichen Longrun war ich froh, mich wenigstens etwas bewegen zu dürfen. Brigit vom OSP Frankfurt strich mir täglich die Knöchelregion aus und wir wechselten zwischen Eisbädern, einer Wärmebehandlung mit meinem Tiefenstrahler und weiteren Kältebädern.

Nach vier Tagen intensiver Maßnahmen, mit denen ich den halben Tag über beschäftigt war, schwoll das verletzte Gewebe um den Knöchel ab. Ich war seit Sonntag nicht gelaufen, als ich am Freitag das erste Mal mit stark getaptem Fuß sicherheitshalber zuerst einmal auf den Crosstrainer und das Laufband ging. Zur Anpassung wechselte ich einen Kilometer Traben mit einem Kilometer Gehen ab. Dies war unglaublich mühsam und beunruhigend. Nach acht Tagen konnte ich schließlich zu meinem ersten 12-km-Dauerlauf am Stück starten und verspürte eine unglaubliche Erleichterung in mir aufsteigen, dass ich nicht vorzeitig die Heimreise aus Kenia antreten musste. Dennoch war ich in den folgenden zwei Wochen des Trainingslagers extrem vorsichtig und mied sämtliche Trails, die ich sonst gerne laufe. Da es am Bodensee mehrere Grad unter null hatte, war es für meine Vorbereitungszeit dennoch besser, bis Ende Februar mit der Gruppe in Kenia zu bleiben und dann hoffentlich rasch am Bodensee eine neue Wohnung zu finden. Der DLV bot nämlich bereits für Mitte März wiederum ein Trainingslager im von uns geliebten Flagstaff an.

Als ich heimreiste, fanden wir ein Angebot direkt am Waldrand von Meersburg. Rasch fuhren wir zu der Anbieterin und besichtigten eine schöne Dachgeschosswohnung eines Einfamilienhauses. Wir sagten noch am selben Tag zu, denn auch Flagstaff rückte zeitlich näher. Als dieser schwierige Schritt des Jahres 2022 überwunden schien, beschlossen wir, noch nach Freiburg für eine orthopädische Kontrolle zu fahren. Ich wollte sichergehen, dass keine weitere Verletzung tief im Knöchelgewebe schlummerte. Der Orthopäde unseres Vertrauens behandelte uns wie immer wunderbar und wir machten auf dem Rückweg der langen Autofahrt einen kurzen Einkaufsstopp. Wir kochen im Winter sehr gerne Suppen mit Kokosmilch und einer Gemüseeinlage, und wählten diesmal eine »Frischepackung« Kokosmilch. Schon am nächsten Morgen nach der Suppe verspürte ich starke Bauchschmerzen und musste mehrfach stehen bleiben. Im Laufe des Tages entwickelten sich daraus Krämpfe, weshalb ich die Kokosmilch-Packung noch aus dem Altpapier fischte. Meine Bedenken wurden durch das Ablaufdatum bestätigt.

Die Magenbeschwerden dieser Lebensmittelvergiftung dauerten wiederum eine ganze Woche, bis ich endlich wieder ein flotteres Programm absolvieren konnte. Ich machte ein paar 3-km-Läufe zwischen 9:45 bis 9:30 min und es fühlte sich zwar nicht grauenhaft, aber sicherlich nicht nach meinem gewohnt rollenden Schritt an. Auch die Kälte des Winters war ungewohnt und ich diskutierte mit Dave und Tim, ob man aufgrund des Magen-Darm-Infekts den Wettkampfplan ändern sollte. Wir hatten eine Einladung zum *United Airlines NYC Half* erhalten, einem zwar nicht schnellen, aber sehr prestigeträchtigen Halbmarathon-Rennen. Mit am Start wären Galen Rupp, der langjährige US-Star, und Rhonex Kipruto, der vor einigen Monaten auf der Straße den Weltrekord über die 10 km auf 26:26 min verbessert hatte.[18] Danach war geplant, direkt nach Flagstaff ins nächste Höhencamp weiterzureisen. Tim gab mir noch ein paar Einheiten Bedenkzeit und ich entschied Mitte März, dass ich es trotz des Eisenmangels, der sich nach der Lebensmittelvergiftung eingestellt hatte, versuche. Natürlich läuft es sehr schwer mit Anämie, da man kaum Energie zum Beschleunigen hat und sich insgesamt schlapp und müde fühlt. Ich supplementierte Eisen und Lactoferrin, trank und aß meine rote Bete, nahm gute Öle und Samen in den Salat, achtete darauf, rotes Fleisch zu essen und etwas mehr Vollkorn- statt Weizenbrötchen.

Ende März traten wir die Reise nach New York an. Die Reise verlief problemlos und das *Hilton Hotel* war rasch erreicht. Wir begutachteten sofort das Gym und nahmen dann am Athletendinner teil. Da der Start wieder sehr früh morgens stattfand, musste ich mich zeitlich nicht zu sehr umstellen; es fiel einem im Jetlag schließlich leichter, um acht Uhr ins Bett zu gehen.

Spannend war die Busreise zum Start, die aufgrund der frühen Uhrzeit in völliger Dunkelheit erfolgte, und ich bestaunte die Lichter Manhattans, als wir uns vom Zentrum entfernten. Über die Brooklyn Bridge ergraute langsam der winterliche Himmel, und auch in den Randbereichen Manhattans herrschte bereits reger Berufsverkehr. Erst beim Aufwärmen ging die Sonne auf und man hatte das Gefühl, mit deren Licht erst richtig wach zu werden. Erst zu diesem Zeitpunkt begann das Rennen für mich real zu werden. Bei der Startaufstellung fiel mir auf, wie klein das Elitefeld gehalten war und dass trotz des wunderschönen Lichts noch eisige Luft wehte. Ich lief bis dato noch immer wesentlich lieber bei Kälte als bei Hitze, weshalb mir die Temperaturen nichts ausmachten. Anschließend blieb uns nichts anderes übrig, als im dünnen Wettkampftrikot geduldig die amerikanische Nationalhymne anzuhören, die die Amerikaner andächtig mitsangen. Ich hatte nicht nur aufgrund der Kälte Gänsehaut, die Hymne ist auch schön anzuhören.

Der Startschuss fiel und die Spitzengruppe forcierte von Anfang an stark das Tempo. Bereits nach den ersten zwei Kilometern mit 2:50 min/km hatte sich die erste Gruppe von uns abgesetzt. Aufgrund der sehr holprigen Vorbereitung war mir von Anfang an klar, dass ich dieses Tempo nicht mitgehen würde. Ich fokussierte mich eher auf einen sauberen Laufschritt, eine gute Armhaltung und mein persönliches Ziel, unter 64 Minuten zu bleiben. Ich wusste, dass meine Blutwerte eine Zeit lang brauchen würden, um wieder härteres Training zu verkraften und gute Wettkampfergebnisse erzielen zu können. Ich freute mich eher, mein erstes Rennen in den USA erleben zu dürfen und konzentrierte mich auf die Unebenheiten des New Yorker Asphalts. Die Strecke führte uns wieder aus Brooklyn hinaus und nach mehreren Kilometern sogar entlang der 7th Avenue. Irgendwo entlang dieser Straße hing ein riesiger Werbebanner mit US-Flagge. Ein Fotograf der Veranstaltung hielt exakt den Moment fest, als wir in hohem Tempo daran vorbeiflogen. Das Bild von uns in »full swing« vor der amerikanischen Flagge wurde im anschließenden Trainingslager eines der am meisten kommentierten und »gelikten« Fotos. Viel wichtiger für mich war allerdings, dass ich die Geschwindigkeit ab Kilometer 15 noch deutlich forcieren konnte und überraschend viele Läufer von vorne einsammelte. Johannes Motschmann, mein deutscher Teamkollege, heftete sich an meine Fersen und ich spürte regelrecht seine Nähe über die letzte Etappe. Freundlicherweise übernahm er auch etwas von der Führungsarbeit und ich schätzte seine Kollegialität. Richtung Zielbereich im Central Park setzte ich noch einmal zu und konnte etwas beschleunigen. Als Zwölfter erreichte ich in unerwarteten 62:55 min das Ziel und Johannes lief etwa 10 Sekunden hinter mir ein.

18 Dazu später mehr.

Zufrieden schlugen wir ein und freuten uns, eine gute Aufholjagd gezeigt zu haben.

Der erste Zielempfang im Hospitality-Zelt war wirklich gastfreundschaftlich, mit leckeren kleinen Snacks, bei denen man sich noch mit anderen Athleten und deren Familien unterhalten konnte. Ich sprach noch etwas mit Ryan und Sarah Hall, die auch bei ASICS unter Vertrag sind, und erklärte, warum ich im Sommer nicht bei der WM in Eugene – ein Fixpunkt für die Amerikaner – laufen würde. Die Amerikaner staunten nicht schlecht, dass für mich die Europameisterschaft in München so viel wichtiger war als die verschobene Weltmeisterschaft, verstanden aber den Aspekt der Heimat sehr gut. Das gemeinsame Lunch war erst um 14 Uhr angesetzt, sodass man sich im Hotel umziehen konnte. Wir spazierten entlang der 5th Avenue zu einem italienischen Restaurant, das uns sehr feine Speisen bot. Natürlich war die Antipasti lecker, aber die Runde freute sich deutlich mehr auf die anschließende Pasta. Letztere war die einzige Mahlzeit, die die Kenianer neben uns am Tisch aßen; mit den Vorspeisen konnten sie nicht so recht etwas anfangen. Der Veranstalter lobte den Sieger Rhonex Kipruto und stellte etwas bedauernd fest, dass der amerikanische Favorit, Galen Rupp, bei Kilometer 9 ausgestiegen war. Wie verärgert wir nur gut ein Jahr später den Kopf schüttelten, als ebendieser Sieger, mit dem wir am Tisch freundschaftlich und anerkennend die Pasta geteilt hatten, des Dopings überführt und gesperrt wurde!

U.S.-Trainingslager und Vorbereitungsrennen

Tags darauf reisten wir nach Flagstaff, Arizona, wo wir seit 2018 bereits zweimal eine gute Saisonvorbereitung genossen hatten. Der Ort auf 2.400 Metern Meereshöhe hat ein ganz besonderes Licht, in dem seine endlosen Trails und Wälder erstrahlen. Als Wege kann man sich entweder kleine Trails oder große Truck-Pisten wie etwa die Woody Mountain Road aussuchen; wahlweise gibt es auch Asphaltstrecken wie die Lake Mary Road oder die Straße um den Mormon Lake. Letztere eignen sich besonders, um ein Marathon-Tempotraining zu absolvieren. 2018 teilten wir das Apartment mit unserem Freund Amanal Petros und dem 1.500-m-Spezialisten Charles Grethen aus Luxemburg. Während Amanals Rhythmus zwar absolut undurchschaubar war, er aber wunderbar kocht, war Charles beim ersten Mal in Selbstverpflegung in der Küche »pretty lost«. Während Aman seine fein gewürzten Speisen hin und wieder direkt aus der Pfanne löffelte, brachte Charles uns damit zur Verzweiflung, indem er etwa Kartoffeln roh in ein fertiges Curry schnitt. (»Wieso, die sind dann doch auch gleich durch, nicht?«) Ansonsten kamen wir mit den Jungs wirklich sehr gut aus und freuten uns wieder auf eine gemeinsame WG mit DLV-Athleten. Diesmal teilten wir das Vierer-Apartment mit Nils Voigt, der sich für die 10.000 m in München vorbereitete, und dem jungen Triathleten Tobias Ulbrich. Wir teilten uns Küche und Wohnzimmer, während ich für Nada einen fehlenden Schreibtisch aus Plastik herbeizauberte.

Wir brannten auf die üblichen Routen entlang der Lake Mary Road, des vom deutschen Team getauften »Kenia Trails« und den endlosen Wäldern um die Stadt, die auch Sehenswürdigkeiten wie indigene Bauten am Rand der Wüste aufweist. Am schönsten ist natürlich der Blick von der Woody Mountain Road auf den Humphreys Peak und den davor klein herausragenden Mount Elden. Obgleich man darauf achten muss, auch hier auf den Trails nicht umzuknicken, sind sie wesentlich breiter und einfacher zu laufen als die kenianischen. Wir lieben diese Outback-Läufe, und auch die Fahrten dorthin sind so idyllisch, dass einen die Zeit im Auto wenig stört. Auch Supermarkt-Trips sind in den USA immer ein Erlebnis und man verbringt doch mehr Zeit als sonst vor Regalen, um die Diversität der Produkte in Einkaufsläden in Übergröße zu bestaunen. Ich bin sehr froh, dass wir zu Hause gerne kochen, aber in den USA kann man sich auch Dinge gönnen, die es daheim nicht gibt. Was bei uns an Gemüse doch seltener zu finden ist, sind etwa Grünkohl

(»Curly Kale") und blaue Kartoffeln. Ich greife auch gerne mal zu den Bagels und Nada wird bei Wheat Thins, einer besonderen Art von Crackern, schwach. Wir freuten uns auch über Mac'n'Cheese und fried Chicken, denn wir waren ja schließlich noch weit von den Rennen entfernt. Daheim essen wir zum Frühstück an sich Brot oder Brötchen, aber in den USA lieben wir die Quaker Oats, da die Hafersorten – teils mit Zimt versetzt – sehr zart sind.

Das Training in dieser Phase war wieder nahezu ausschließlich ausdauerbasiert, denn trotz des noch überraschend passabel gelaufenen Rennens in New York hatte ich durch die Knöchelverletzung und die Lebensmittelvergiftung deutlich an Stamina und Substanz verloren. Diese holten wir in Flagstaff zurück, während ich zweimal täglich Umfang schrubbte. Dieser bestand vorrangig aus Dauer- oder Tempodauerläufen, Tempowechselprogrammen oder Läufen mit maximal 90 Sekunden Trabpausen; meist schrieb Tim bei 1000-m-Läufen nur 60 Sekunden Pause auf. Hillreps ließen wir aus, da Tim stattdessen ein paar Sprintprogramme für den Frequenzumschlag aufschrieb. In Flagstaff waren die Bahnen ja weicher vom Belag als in Kenia, was sich gut für 100er- oder 150er-Sprints eignete. Eines der einzigen Bahnprogramme bestand aus 600-m-Intervallen mit den deutschen Bahnläufern, die ebenfalls in Flagstaff trainierten. Ich erinnere mich, dass dieses verhältnismäßig intensive Programm extrem gut lief und wir uns im Teamgeist der Gruppe richtig schön steigerten. Dennoch erinnerte ich die anderen, dass es auch in der Höhe um gute Laktatwerte statt um hervorragende Zeiten fürs Trainingsbuch ging. Ein Satz aus dem vergangenen Flagstaff-Trainingslager einer Kollegin über einen internationalen Läuferkollegen blieb mir diesbezüglich im Kopf: »Er war der Loser des Trainingscamps, er lief meist als Letzter das Intervall zu Ende. Aber dann rannte er zwei Monate später die Olympianorm!« Bleib bei dir, Richard, dachte ich insgeheim. Ich spürte, wie meine Beine nach mehr Speed juckten, doch versuchte ich, Beherrschung zu üben. Bis August würde noch viel Wasser die Isar entlang fließen.

Auf einem der längeren Dauerläufe traf ich kurz die Gruppe um Abdi Abdirahman, mit dem ich spontan den Lauf fortführte. Der ursprünglich aus Somalia stammende Läufer war bereits fünfmal für die USA bei Olympischen Spielen am Start und ich bewundere seine langanhaltende Form und Karriere. Im letzten Sommer hatte ich mir seine Biografie gekauft und beim zweiten Treffen signierte er das Buch für mich. Er bestätigte, dass er viel von seiner Grundlage über die Wintermonate zehre und als Afrikaner selbstverständlich auch von der amerikanischen Höhenkulisse profitierte. In der Folgewoche liefen wir eine Einheit über 6 x 2 Kilometer zusammen, obgleich er zugab, dass er dies im März selten mache. »So what do you mainly do as threshold sessions?«, fragte ich neugierig. Er grinste nur und meinte *»progressive runs«*, wobei ich mich daran erinnerte, dass dies wirklich von extrem ruhigem Tempo bis in höhere Lakatbereiche in hügeligem Terrain reichte. »And for speed?«, fragte ich weiter. Er machte nur eine Handbewegung, als er knapp antwortete: »Strides, Richard, just strides. he rest comes later.« Ich war immer noch neu im Marathon-Terrain und behielt diesen Rat im Kopf, trotz der Befolgung Tims klugem Plan.

Als ich Mitte April von Flagstaff direkt zu einem ASICS-Event nach Málaga reiste, war ich noch guter Dinge. Die Form hatte sich wieder eingestellt und ich freute mich auf das erst zweite Rennen des Jahres, diesmal über zehn Kilometer auf dem meist guten spanischen Pflaster. Unser Sponsor hatte sich um ein spannendes Event bemüht und wir freuten uns sehr auf die Laufduelle mit guter internationaler Besetzung. Am Tag vor dem Rennen absolvierten die Athleten ein Fotoshooting zur Präsentation der neuen Kollektion. Es macht zwar immer Spaß, coole Fotos zu schießen, aber ich achte darauf, nicht zu viel auf den Beinen zu sein oder unnötig herumzustehen. Zeitlich war eben nur dieser Tag möglich, was wir dem Sponsor als Veranstalter natürlich ermöglichten. Am Vortag einer »flotten 10« ist es dennoch wichtig, auf alle Umstände wie Schlaf, ausreichende Flüssigkeit, und möglichst wenig Zeit mit anderen Aktivitäten zu verbringen zu achten. Das Shooting ist allerdings Teil der Professionalisierung und für alle Athleten gleich. Beim Abendbuffet stellte ich erstaunt fest, dass sowohl die Maskenpflicht gefallen war als auch weniger Hygienetücher und Handschuhe bei den Mahlzeiten zur Verfügung standen. Die lockereren Regularien direkt nach einer Flugreise gaben mir doch sehr zu bedenken, denn wir waren schließlich fast zwei Jahre lang strenge Standards gewöhnt. Obwohl die Maskenpflicht natürlich sehr oft genervt hatte, war mir aufgefallen, dass ich nach Flügen seltener krank oder erkältet gewesen war.

Jedenfalls bestätigten sich meine kritischen Vermutungen, da ich am nächsten Morgen mit Halsschmerzen und belegter Stimme aufwachte. Keine guten Bedingungen für Höchstleistungen, aber ich hoffte, dass mein Körper noch ein paar Stunden überbrücken könnte. Natürlich konnte der Zustand auch vom Flug und der Reise stammen, man konnte es ja nicht auf einen Faktor zurückführen. Etwas verärgert aß ich meine Brötchen und bereitete mich auf das Rennen vor. Ziel von Asics war es, bei dem Rennen auch den METASPEED Sky+ – die zweite Variante des METASPEED Sky –vorzustellen. Wir liefen vier Runden durch die wunderschöne spanische Stadt, von der ich natürlich nicht viel wahrnahm. Direkt nach einem Kreisverkehr kam ein kurzes Stück über Pflastersteine, auf dem ich mich sehr konzentrieren musste, nicht auszurutschen. Ich merkte ein paar Kilometer später, wie ich immer noch die Schultern angezogen hatte und sicherlich nicht in meinem gewohnt lockeren Laufstil unterwegs war. Dennoch wollte ich ASICS zeigen, dass ich Richtung Sommer gut gearbeitet hatte und wollte mir bei diesem gut besetzten Rennen keine Blöße geben. Mein Hals fühlte sich trocken an und ich überlegte auch bei der verhältnismäßig kurzen Strecke von 10 Kilometern, ob ich nach einem der Becher mit Wasser greifen sollte, entschied mich aber dagegen. Bei dieser Geschwindigkeit war die Sturzgefahr einfach zu hoch und mein Laufstil ließ ohnehin schon zu wünschen übrig. Auf der Zielgeraden setzten einige Läufer fast zeitgleich zum finalen Schlussspurt an und ich bemühte mich, noch einmal zu mobilisieren. Es fühlte sich an, als ob der Sauerstoff nicht in meinen Beinen ankommen würde und mein Hals brannte. Trotz der für mich schwierigen Wettkampfumstände erreichte ich das Ziel noch in damaliger Straßen-Bestzeit von 28:42 min.[19]

Erleichtert, noch mein »Plansoll« absolviert zu haben, ließ ich mich erschöpft auf mein Hotelbett fallen und checkte erst einmal, wo sich die nächste Apotheke befand. Ich brauchte schlicht irgendeine Tablette, um diese Halsschmerzen zu stillen. Die Apothekerin war freundlich, aber ich konnte erkennen, dass sie nicht unbedingt an normale Halsschmerzen glaubte. Die Tablette lutschend, begab ich mich mit gemischten Gefühlen zum Mittagessen. Den restlichen Tag verbrachte ich noch mit Dave und seiner Freundin Sarah, einigen anderen Athleten und spazierte an der schönen Küste entlang. Es war noch zu kalt zum Schwimmen, aber das Stadtbild gefiel mir sehr gut. Ich war unruhig, da sich trotz des Aprilwindes meine Körpertemperatur zu heiß anfühlte. Kurzum machte ich kehrt und beschloss, vor dem Abendessen lieber noch zu ruhen. Wir trafen uns um 19:30 Uhr und mein Gesicht glühte, als ich mir rasch ein paar Dinge vom Buffet holte. Am Tisch unterhielten wir uns über die kommende Saison und welche Trainingsmaßnahmen noch anstanden, als Nadas Vater anrief. Ich hob mit einem mulmigen Gefühl ab und er bestätigte Schlimmes: Sie hatte bei einem Rennrad-Training einen Unfall gehabt und sich vermutlich die Hüfte gebrochen. Ich konnte dieses Pech fast nicht fassen, denn es war ja bereits das dritte Jahr, dass sie verletzungsbedingt ausfallen würde. Wir hatten noch Hoffnungen auf einen gemeinsamen Start in München, wie damals 2018 in Berlin, gehabt, die mit dem Anruf absolut zunichte gemacht wurden. Ich entschuldigte mich bei den anderen und ging aufs Zimmer hoch, um alleine nachzudenken. Bei all der Arbeit, die wir derzeit investierten, wollte das Glück einfach nicht kommen.

19 Diese ist etwa eine Minute über meiner besseren Zeit auf der Bahn von 27:36 min, da ich die 10 km auf der Straße meist als Vorbereitungsrennen absolviere.

Nach dem Heimflug am nächsten Morgen schloss ich sie in die Arme, während sie mir zur neuen Bestzeit gratulierte. Mit dieser war ich selbst nicht zufrieden und berichtete von den letzten Tagen. Anschließend ging ich auf eine lockere Waldrunde und versuchte, die Erlebnisse und das schlechte Körpergefühl, das ich noch dem langen US-Flug zugeschrieben hatte, abzuschütteln. Nachts fühlte sich mein Hals trockener als die Sahara an und am nächsten Morgen fuhr ich zu meiner Mutter, die als Krankenschwester noch COVID-Tests übrig hatte. Meine Befürchtungen bestätigten sich mit dem positiven Testergebnis und ich rief Nada an, dass es besser wäre, erst einmal hier zu bleiben. Bis dahin war ich, soweit wir es natürlich überprüfen konnten, noch nie COVID-positiv gewesen und war bedacht, die Virusinfektion nicht zu verschleppen. So trainierte ich die ersten Tage gar nicht. Wir gingen auf ein paar von ihren Krücken verlangsamte Spaziergänge und saßen zusammen auf einer Bank und schauten betrübt auf den Bodensee. Leider hatte ich sie in der ersten Nacht auch angesteckt, und nach drei Tagen mit krückenbedingten Spaziergängen musste sie leider sogar das Bett hüten. Am vierten Tag hockte ich mich auf das Ergometer und schob zwei recht lange Einheiten. Eine Woche später konnte ich endlich wieder laufen und ging dies sehr vorsichtig an.

Der Mai war herangerückt und wieder wackelte mein Wettkampfplan. Mit Dave und Tim hatten wir ursprünglich im Mai den Europacup über 10.000 m in London geplant. Da ich diesen 2018 bereits gewonnen und gute Erinnerungen an das Rennen hatte, war meine Hoffnung darauf gerichtet gewesen. Zwischen meinem Laufeinstieg nach der COVID-Infektion und dem angesetzten Datum lagen allerdings nur zwei Wochen. Wir beschlossen, erst einmal ein paar Tempotrainings abzuwarten. Ich sollte am Wochenende ein paar 3-km-Läufe absolvieren. Das gelang mir zwar, aber die Beine fühlten sich wie Pudding an und mein Laktatwert war zu hoch. Zwei Tage später standen 10 × 800 m an und das Tempo hätte sich machbar und gut anfühlen sollen. Stattdessen musste ich mich in jeder Trabpause motivieren, zumindest noch zwei Läufe durchzuziehen. Mein Puls war viel höher als sonst, meine Beine fühlten sich kraftlos an und ich musste zu viel arbeiten, um das Tempo zu treffen. Bereits nach der Hälfte überlegte ich, kurzfristig abzubrechen, was ich sonst nur im Fall einer Verletzung machen würde. Doch ich beendete das Training und rief kopfschüttelnd Tim an. Wir wollten nicht nach London reisen, um dort durchgereichter Zwölfter zu werden. Dafür lohnte sich einerseits der Aufwand nicht, andererseits wäre es schwer nach meinem bisherigen Sieg dort, so ein Ergebnis wieder aus dem Kopf zu bekommen. Auch Daves alternativ angebotene Straßenläufe Ende Mai waren entweder schwer zu erreichen oder passten nicht richtig in Tims Plan Richtung des nächsten Flagstaff-Aufenthaltes mit der Trainingsgruppe. Schweren Herzens sagten wir alle geplanten Events ab und ich konzentrierte mich darauf, in Richtung des nächsten Trainingslagers meine Form zurückzugewinnen.

Zurück in Flagstaff

Bevor ich mit der belgischen Laufgruppe wieder in die USA reiste, heirateten zwei sehr enge Freunde von mir. Als Leistungssportler sage ich viele soziale Events ab, die leider nicht in meine Planung passen, oder halte mich von Dingen wie Kino- und Konzertbesuchen im Rahmen der Saisonvorbereitung fern. Selbstverständlich gehe ich nur selten mit Freunden feiern und verbringe auch Freitagabende mit der Vorbereitung auf die nächsten Trainings. Das ist eben der Fokus, den der Sport verlangt, und ich mache hier keine Kompromisse. Die beiden Hochzeiten waren allerdings lange Freundschaften, die auch unserer Trainingsgruppe am Bodensee entsprangen, und ich wusste, wie wichtig es Vincent und Magnus war, dass wir kommen würden. Meine Mutter schimpfte zwar, dass beide Hochzeiten zwei Reisen nach Spanien und Italien erforderten, aber so ist eben das Leben und Freunde heiraten dort, wo sie einen emotionalen Bezug verspüren. Nach der Hochzeit von Vincent und Blanca in Madrid reisten wir Anfang Juni an den wunderschönen Lago Maggiore, wo wir auch schon geniale Urlaube verbracht hatten. Über den San-Bernardino-Pass erreichten wir nach unzähligen Kurven das Airbnb und besprachen noch, wie ich vor und nach der Hochzeit trainieren würde. Nada konnte wieder etwas Rennrad fahren und unser Host, ein sportlicher Hippie in seinen Sechzigern, bot ihr an, morgens mit seiner Herrenrunde loszuziehen, was sie dankend annahm. Ich absolvierte am Tag der Hochzeit noch eine Einheit von 2 km + 20 × 400 m auf der nahegelegenen Laufbahn von Locarno. Die Einheit lief wieder sehr erfreulich und Nada berichtete davon, dass der Altherrenclub gar nicht schlecht gefahren war, sie aber die ständigen Cappuccino-Stopps »wahnsinnig« gemacht hatten und sie am liebsten bis zum San-Bernardino-Pass hochgefahren wäre.

Die Trauung von Magnus und Olivia war auf einer Insel mitten im Lago wunderschön gelegen. Trotz schicker Kleidung half ich Nada an einer Stelle der Insel noch zwischen Zeremonie und Dinner, heimlich ins Wasser zu springen. Um sie herum schwamm eine kleine Gruppe Entenküken und die Mutter sah ganz entspannt zu. Ich lächelte bei dem Anblick und freute mich auf das Abendessen. Wie es bei feinen Diners so ist, vergeht leider eine kleine Ewigkeit zwischen den Gängen und mein Magen knurrte trotz der Mittagspasta nach größeren Portionen. Ich glaube, wir mussten dreimal für mich den Brotkorb neu befüllen lassen, denn die hübschen kleinen Portionen waren, wenn auch sehr gut, für einen Marathonläufer nicht ganz ausreichend. Jedenfalls unterhielten wir uns sehr gut mit Freunden aus Baden-Württemberg am Tisch und die Gesellschaft war auch insgesamt sehr familiär. Etwas nervös kontrollierte ich nach dem Essen die Fährzeiten zurück ans Festland, da am nächsten Morgen ein intensiver Longrun anstand. Just als die Gäste um Mitternacht zum Tanz um die Hochzeitstorte ansetzten, nahmen wir die erste Fähre zurück ins Quartier. Ich aß noch rasch zwei Brote und wir kamen noch vor ein Uhr nachts ins Bett.

Für den Dauerlauf am nächsten Tag hatte ich mir eine nahezu flache Schotterstrecke ausgesucht, die nicht nur am Lago, sondern auch am nahegelegenen Fluss entlangführte. Ich sollte gesteigerte 28 Kilometer laufen. Die Strecke war anfangs angenehm breit, während der Schotterweg zunehmend steiniger und enger wurde. Angestrengt konzentrierte ich mich darauf, nicht auf große Steine zu steigen oder unnötig seitlich zu laufen. Am engsten Punkt des Weges konnte ich das Tempo schwer beschleunigen, da mir das Gestrüpp schon fast ins Gesicht reichte. Dennoch lief ich weiter und versuchte, das Tempo zu forcieren. Just als ich daran dachte, dass bald der ersehnte Wendepunkt kommen müsste, spürte ich einen scharfen Schmerz, als ich in ein Straßenloch unter den Blättern trat. Ich blieb sofort stehen und bewegte den Knöchel vorsichtig in alle Richtungen, versuchte aufzutreten und ein paar Schritte zu traben. Es tat weh, aber zumindest konnte ich den Fuß belasten, was nicht auf eine knöcherne Verletzung hindeutete. Ich dehnte den Fuß noch einmal vorsichtig und beschloss kurzerhand, früher umzudrehen. Der Rückweg war dennoch lange zwölf Kilometer, die ich selbstverständlich nicht mehr forcierte. Einerseits war ich erleichtert, noch laufen zu können, andererseits verspürte ich unglaublichen Frust, dass mir in dieser Saisonvorbereitung auf mein großes Ziel schon wieder ein Strich durch die Rechnung gemacht wurde. Als ich Nada bei der verabredeten Badestelle traf, zeigte ich ihr meinen schmerzenden Knöchel, der leider an der gleichen Stelle wie damals in Kenia schmerzte. Wir wateten vorsichtig in den angenehm kühlen See, schwammen sehr langsam und vorsichtig, da ja auch ein Beinschlag den Fuß belasten würde, und beschlossen, früher heimzufahren. Noch auf dem Weg rief ich Olli Klenk, einen meiner Physiotherapeuten am Bodensee, an.

Die Reise nach Flagstaff mit meiner belgischen Trainingsgruppe war bereits für die folgende Woche geplant, aber nach der ersten Sitzung mit Oliver riet er mir sofort, den Flug um eine Woche zu verschieben. Ich glaube, Tim hatte in dem Moment wirklich gedacht, ich sei ein fast hoffnungsloser Pechvogel oder schlicht ein sehr verletzungsanfälliger Athlet. Dabei lebe ich von meiner absoluten Konsistenz über die vielen Jahre verletzungsfrei, klug geplantem Aufbautraining. Ich brannte darauf, Tim zu zeigen, dass ich kein empfindlicher Athlet war, sondern das Jahr bisher schlicht ein Ausreißer in meiner sonst wettkampfintensiven Karriere. Nach täglichen Behandlungen von Oliver und Henrik, der gewohnten Kalt-Warm-Therapie und ein paar vorsichtigen Läufen, trat ich Mitte Juni endlich die Reise zu den Jungs nach Flagstaff an. Es sollten überraschend die besten vier Vorbereitungswochen der Saison werden, denn die Trainings bewiesen, dass die Form, trotz aller Rückschläge, vorhanden war. In Tims Anwesenheit spulte ich in der Höhe von Arizona einige meiner besten Ausdauerprogramme ab, und dies bei recht kurzen Trab- oder Laufpausen. Von 200ern bis 3.000ern war im Intervall- und GA2-Bereich alles abgedeckt; eines der Tempowechsel-Programme waren etwa 1k schnell (2:55–50 min/km), gefolgt von 1k mittel (3:15–12) – ohne Unterbrechung. Neben Tim, der mich mit dem Fahrrad begleitete, fühlte sich das Tempo sehr gut an und ich brannte auf mehr. Die 200/1.000er-Programme waren trotz spürbarer Höhe ebenfalls sehr gut, und gleich am nächsten Tag standen wiederum 18 Kilometer in mittlerem Tempo auf der asphaltierten, aber hügeligen Lake Mary Road an.

Einen längeren Lauf mit den Jungs absolvierten wir um den Mormon Lake, bei dem wir in 4:00 min/km anfingen und uns bis 3:15 min/km steigerten. Ich genoss das »eerie-feeling« der teils verbrannten alten Eichen, die das fast schwarze Gewässer umrundeten, die riesen Trucks, die an uns vorbei brausten, die Einöde um den großen See und Tims Ansagen des Tempos. Wir sprachen wenig, jeder konzentrierte sich auf Lauf und Schritt, ein paar Mal wechselten wir ein paar Worte hinsichtlich der Führungsarbeit oder der Getränkeversorgung durch den Coach. Es war eine Freude, so gemeinsam für die immer näher rückenden Saisonhöhepunkte zu arbeiten, denn einige der Jungs hatten als Bahnläufer sowohl mit der WM als auch mit der EM geplant. Auf der Bahn profitierte ich von ihrem Speed, bei den Longruns profitierten sie von meinem sehr guten Tempogefühl und der Führungsarbeit in windigeren Passagen. Tim maß unser Laktat sehr genau und kontrollierte penibel die Höhenanpassung jedes Athleten. Bei 3:05 min/km hatte ich – man bedenke die 2400 Meter über Meeresspiegel – etwa 1,5 Laktat, bei »2:50ern« erreichte ich hin und wieder erst die anaerobe Laktatgrenze. Bewusst scheuten wir die Julihitze nicht und so ließ Tim mich bei 30 Grad auf der »Kenia-Piste« sehr flotte 17 Kilometer laufen. Ich erinnere mich, dass deren asphaltierte Teile vor mir in der herannahenden Mittagshitze flimmerten, während auf den Trailpassagen der Staub der Trucks durch die Wärme gewirbelt wurde. Sogar die schönen Westernpferde, die die benachbarten Weiden abgrasten, hatten sich unter Bäumen am Ende der Koppel zurückgezogen, und nicht einmal die sonst fiependen Erdmännchen ließen sich blicken. In Flagstaff kann es auf den Trails übrigens vorkommen, dass man auf einem Pfad plötzlich riesige Pfotenabdrücke von Berglöwen oder Luchsen sieht. Das kommt auf der Kenia-Piste natürlich nicht vor, aber an dem Tag erwartete ich als Fata Morgana nahezu alles. Zurück im Quartier war ich komplett nass geschwitzt und gleichzeitig innerlich ausgetrocknet, weshalb ich sofort auf ausreichende Elektrolytzufuhr achtete.

Diese ersten zweieinhalb Wochen waren so gut verlaufen, dass ich schon etwas Sorge hatte, ein wenig zu früh in Form zu sein. Gleichzeitig ist man als Athlet natürlich mental beruhigter, wenn die härtesten Einheiten geschafft sind und sich die Form aus den Trainingsaufzeichnungen rein theoretisch ablesen lässt. In der zweiten Woche waren – das erste Mal in meiner Karriere – gute 210 Kilometer zusammen gekommen und Tim mahnte zur gemeinsamen Vorsicht in der letzten Etappe des Trainingslagers. Als hätte unsere Intuition bereits einen Schatten geworfen, verspürte ich am Ende des nächsten Longruns einen unangenehmen, stichartigen Schmerz im linken Fuß. Ich lief noch ein paar Kilometer weiter, aber informierte Tim, der am Rad neben uns fuhr, über meinen Schmerz. »Ah, but Richi no, stop in the next lap and go see the physio, please«, war sein sofortiger Rat. Ich gehorchte, brach nach zwölf Kilometern frühzeitig den Lauf ab und begab mich zum belgischen Team-Physio. Zuerst besichtigte er meinen Fuß, arbeitete sich dann aber zur Wade hoch, an der er feststellte, dass der Musculus peroneus brevis und peroneus longus in der tiefen Wadenmuskulatur betroffen waren und in den Fuß ausstrahlten. Wir besprachen noch ein paar Übungen, etwa wie ich mit der Blackroll arbeiten konnte, und ich ging zurück ins Zimmer, um Nada anzurufen. Sie bat mich, abends auf jeden Fall alternativ zu trainieren und nichts zu forcieren, was ich versprach. In den nächsten Tagen begnügte ich mich damit, nur einmal täglich zu laufen und stattdessen nachmittags viel alternative Arbeit zu integrieren. Der getapte und bearbeitete Fuß gehorchte zwar, fühlte sich aber nie richtig frei an. Etwas frustriert, überlegte ich Ende der Woche, wie wir Richtung München weiter verfahren sollten.

Das Alternativtraining vor München

In der nächsten Teambesprechung offenbarte uns Tim, dass einer der belgischen Physios am Vorabend positiv auf COVID getestet worden war und leider abreiste. Innerlich stieg meine Sorge, nun auch noch einen gesundheitlichen Rückschlag durch Ansteckung zu erfahren, vor allem, da sich meine Kollegen eventuell angesteckt haben konnten. Kurzerhand nahm ich Tim nach der Besprechung zur Seite und teilte ihm mit, dass ich mich nicht mehr wohl damit fühlte, eine weitere Woche in Flagstaff zu bleiben. Er verstand meine Sorge und die Schwierigkeit, nun auch noch weniger physiotherapeutische Betreuung zu haben, und ich buchte rasch meinen Flug auf den folgenden Tag um. Nach der langen Reise aus Arizona endlich zurück am Bodensee, legte ich mir einen strikten Behandlungs- und Alternativplan zurecht. Zuerst besuchte ich Olli Klenk, der meine Wade ausstrich und mich zur absoluten Vorsicht mahnte. Wir waren im Sommer 2018 vor der EM durch einen Muskelriss bereits in der Situation gewesen, dass ich die 10.000 m als Favorit nicht beenden konnte. Diesen Fehler durften wir keinesfalls wiederholen, weshalb er mir tatsächlich riet, einige Tage bei allem Stress, den dies mental auslösen würde, nicht zu laufen. Sobald der Muskel sich ohne die Abdruckbewegung erholt hätte, wäre eine sinnvolle Belastung durchaus wieder möglich. Könnte ich mich nicht zurückhalten, würde ich mich dem Risiko einer strukturellen Verletzung aussetzen, die gleichzeitig die Teilnahme bei den Europameisterschaften unmöglich machen würde. Gleichzeitig war er zuversichtlich, dass ich mit intensivem Alternativtraining meine Form erhalten und anschließend wieder belasten könnte.

Noch im Auto auf der Heimfahrt von Olli war es schwer, sich auf den Verkehr zu konzentrieren. Zu viele Gedanken kamen in mir hoch: an meine Wadenverdichtung vor den Spielen in Rio, wo ich auch nicht mein volles 5000-m-Potenzial hatte zeigen können; an meinen Ausstieg im warmen Stadion von Berlin, wo meine Wade so geschmerzt hatte, dass ich nicht einmal annähernd in die 10.000-m-Titelkämpfe zwischen Morhad Amdouni und Yeman Crippa hatte eingreifen können; und zuletzt an meinen wunderbaren Lauf in Siena, wo ich gezeigt hatte, dass ich solches Talent auf die Marathondistanz mitbrachte. Nein, letzteres durfte ich nicht durch falschen Ehrgeiz ziehen lassen und mir selbst verderben. So schwer es sein würde, den gewohnten Aufbau Richtung großem Ziel durchführen zu können, so wichtig war es nun, absolut auf Ollis Intuition und Erfahrung zu vertrauen und die Zeit für umfassendes Alternativtraining zu nutzen. Ich musste daran glauben, das war klar. Mental war es nun wichtig, den Fokus zu halten und positiv dem Ziel weiter entgegen zu trainieren. Ich telefonierte mit Tim, der die Entscheidung guthieß und mir noch am selben Abend einen knallharten Alternativplan schickte. Ich staunte nicht schlecht über den Umfang der Radeinheiten, die vorgegebenen Wattzahlen und die Kombinationen mit längeren Wassereinheiten, die sowohl Schwimm- als auch Aquajogging in einer Session beinhalteten. Am Crosstrainer sollte ich mich anfangs etwas zurückhalten und diesen ab dem vierten Tag zusätzlich aufnehmen. Weiter sollte ich an Hitzetraining denken und die Fenster schließen, um am Ergometer richtig zu schwitzen.

Wir hatten damals in Meersburg eines der Zimmer als Fitnessraum eingerichtet, in den ich mich die folgenden drei Tage mehrere Stunden lang verschanzte. Ich schwitzte stundenlang am Ergometer, bei Stabi- und Kraftübungen, danach am Crosstrainer oder koppelte diese Einheiten mit Outdoor-Radfahrten und abendlichen Wassereinheiten. Weiter profitierte ich von Radintervallen. Eines Morgens begaben wir uns nach kurzem Einfahren an einen kleinen Berg bei Baitenhausen, den Nada und ich in mehreren Intervallen zwischen 4 und 6 Minuten hochpressten. Ich toppte alle bisherigen Zeiten sogleich um zwei Minuten. Ich hatte mir mindestens zehn Intervalle vorgenommen, woraus im Trainingseifer zwölf wurden. Meine doch deutlich zu spürende Muskelermüdung durch die neuen alternativen Belastungen wurde mehrmals die Woche von unserem zweiten Physio des Vertrauens, Henrik Zieger, ausgestrichen. Auch bei Olli war ich in jener Woche mehrmals, und den Rest des Tages verbrachte ich mit viel Schlaf, gesundem Essen sowie Hitze- und Kältebehandlungen. Ich erinnere mich, dass ich eines Abends die deutliche Sommerwärme nutzte, um mit Kappe in den Bodensee zu gehen und eine Stunde Aquajoggen zu machen. Nada schwamm etwas und las, während sie mich besorgt beobachtete, ob ich mich nicht total mit diesem irren Alternativtraining verausgabte.

Erst am zehnten Tag getraute ich mich, eine halbe Stunde im Flachen zu laufen, was sich erstaunlich befreiend anfühlte. Natürlich waren die ersten paar Kilometer, wie immer nach Laufpausen, etwas unrund, aber ich fand rasch einen normaleren Schritt. Ich gab sofort Tim und Olli Bescheid, die weiter zu einer Koppelung mit alternativen Einheiten rieten, und Tim schrieb mir für die zweite Woche einen moderaten Laufplan auf. Für die erste Einheit sollte ich zuerst eine halbe Stunde am Ergometer aufwärmen, dann direkt zwei Kilometer einlaufen, gut dehnen und die Einheit so gut es ging, mit recht kurzen Laufpausen durchziehen. Mit der Radbegleitung meiner Mutter, der ich meine Wechselschuhe und das Laktatgerät gab, klappte dies erstaunlich gut und langsam machte sich ein Gefühl von Erleichterung bei uns allen breit. Meine Familie staunte zwar, dass ich an jenem Abend noch einmal 90 Minuten mit Intervallen bis zu 450 Watt am Ergometer strampeln sollte (für mich eine absolut ungewohnt harte Radbelastung), aber auch diese Doppelbelastung steckte ich immer besser weg. Ich schonte mich explizit nicht vor der Sonne und startete die Läufe teils erst um 11 Uhr in der Augusthitze, die mittlerweile auch den Bodensee erreicht hatte. Auch mit dieser Umstellung kam ich immer besser zurecht und genoss es, dass endlich wieder der nächste Lauf statt einer Alternativeinheit anstand. Ich brannte richtig darauf, zu laufen, während wir sicherheitshalber das Aufwärmen weiterhin mit dem Ergometer integrierten. Jeder Lauf danach war eine Belohnung.

Ungefähr eine Woche vor München saßen Nada und ich abends am Bodensee und versuchten, das bisherige Jahr 2022 noch einmal in seiner gesamten Vorbereitungsphase auf die Europameisterschaften Revue passieren zu lassen. Den ersten Gedanken, den wir beide hatten, sprach ich wörtlich aus: »Eigentlich ein Scheißjahr für uns bisher, nicht wahr?" Ich war ehrlich gewesen und sah sie fragend dabei an. Sie musste einfach nur nicken, da sämtliche Monate des Jahres 2022 von Schmerzen, Unfällen, Hüftbrüchen, Magenverstimmungen und COVID-Ansteckungen gekennzeichnet gewesen waren. Wir schauten auf den Sonnenuntergang am Bodensee und Nada hielt dennoch zuversichtlich meine Hand. »Und trotzdem, Richard, werden wir meine Hüfte in Ordnung bringen und du wirst für hervorragende Trainingsphasen belohnt werden. Du wirst sehen, es wird sich bezahlt machen, denn du hast noch keine Chance gehabt, deine bestechende Form zu zeigen!« Ich musste zustimmen, denn ich wusste, dass Tims Konzept in seiner gesamten Ausrichtung mich auf ein neues Ausdauer- aber auch Schnelligkeitsniveau gebracht hatte. Eine Woche noch, dann zählt es, sagte ich mir selbst und stellte mir vor, wie unglaublich es wäre, diese Medaille zu Hause zu erreichen. Das Wichtigste war, dass der Fuß tatsächlich nicht mehr schmerzte. Olli gab mir tags darauf auch nach sorgfältigem Abtasten hin grünes Licht: »Junge, du bist bereit für München!«

RUNNER'S WORLD TIPPS

Kapitel 6

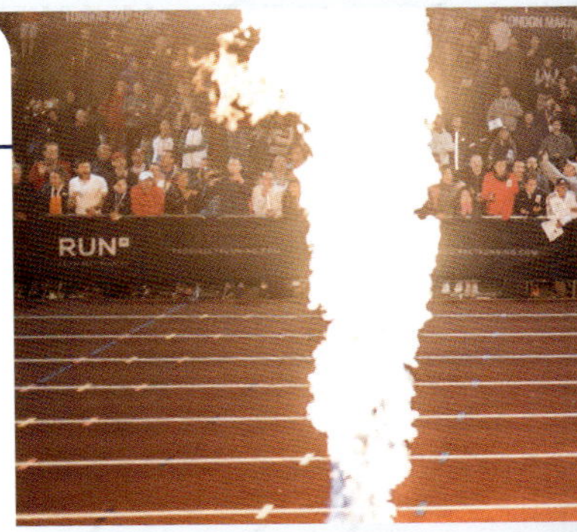

- **Denke in großen Zusammenhängen – nicht in einzelnen Rennen.**
  Eine Saison ist mehr als ein Wettkampf. Rückschläge, Umwege und Pausen gehören zum Prozess – entscheidend ist, ob du das große Ziel im Blick behältst.

- **Akzeptiere, dass nicht alles nach Plan läuft.**
  Verletzungen, Krankheiten oder mentale Tiefs treffen auch Profis. Fortschritt zeigt sich oft erst im Rückblick – nicht im Moment der Krise.

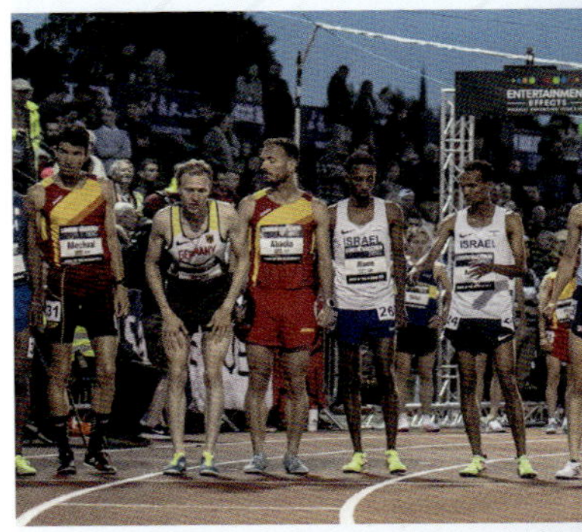

- **Du läufst zuerst für dich.**
  Egal ob Volkslauf oder Meisterschaft: Trau dich zu starten. Dein Körper kann oft mehr, als dein Kopf im Vorfeld zulässt.

- **Schmerzen sind kein Trainingsreiz.**
  Wenn etwas nicht stimmt, ersetze Belastung durch kluges Alternativtraining. Ausdauer, Form und Selbstvertrauen lassen sich erhalten – Schäden nicht rückgängig machen.

- **Arbeite bewusst mit deinem Kopf.**
  Kleine mentale Anker helfen: Etappen denken, positive Selbstgespräche führen, Fokus auf Technik statt Schmerz legen. Mentale Stärke ist trainierbar.

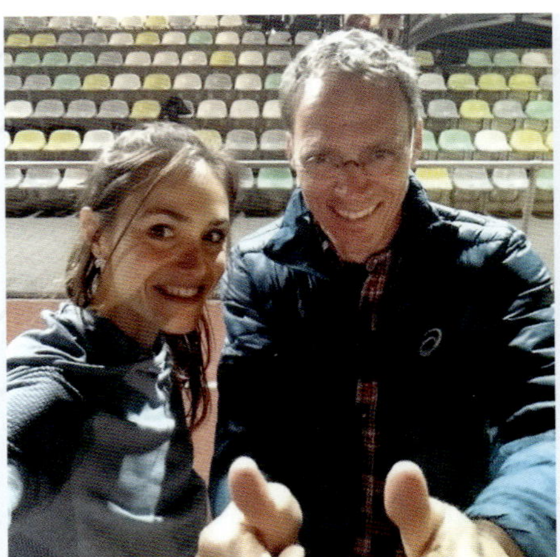

Nada und Dieter Baumann mit Glückwünschen.

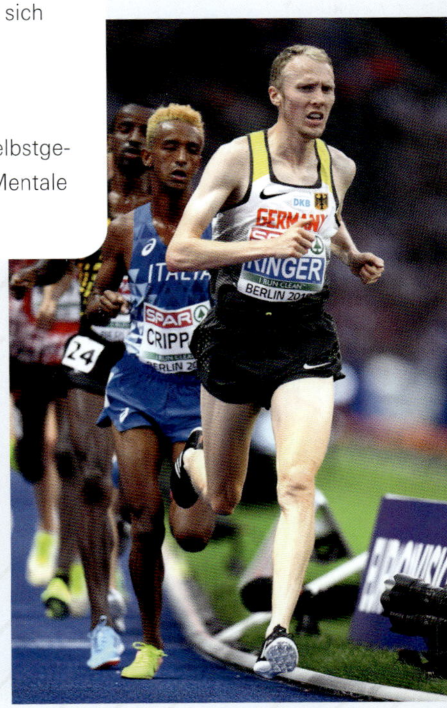

Berlin 2018: »DNF« bei der EM 10.000 m.

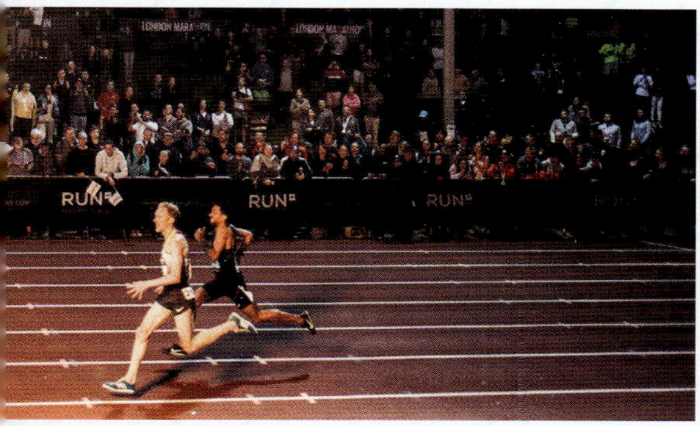

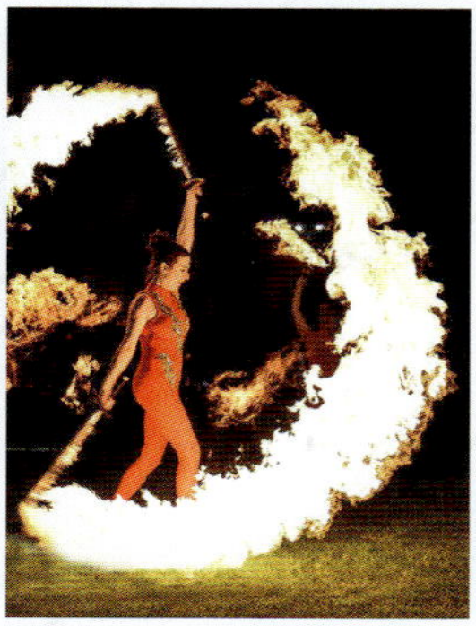

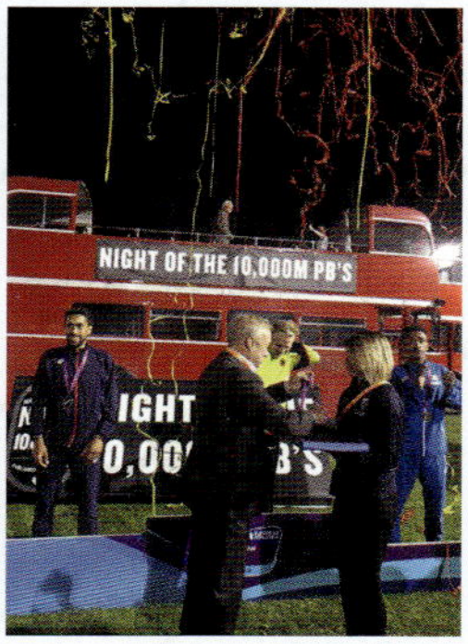

Europacup 2018: 10.000-m-Gold.

Siegerehrung.

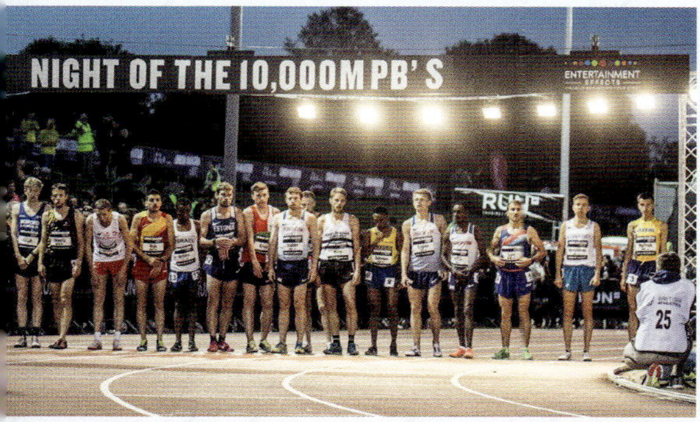

Startaufstellung.

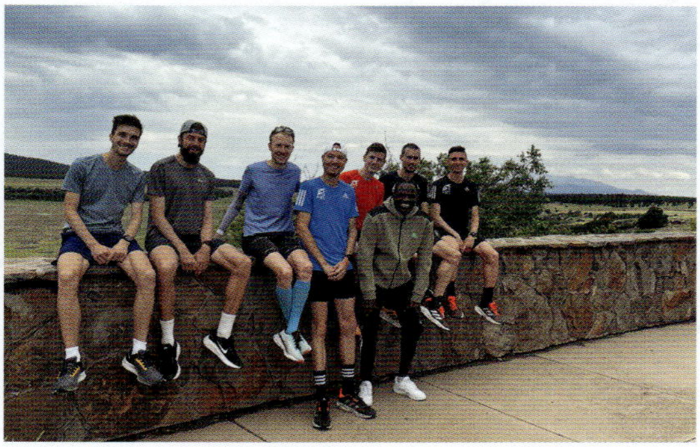

In Flagstaff mit der Trainingsgruppe.

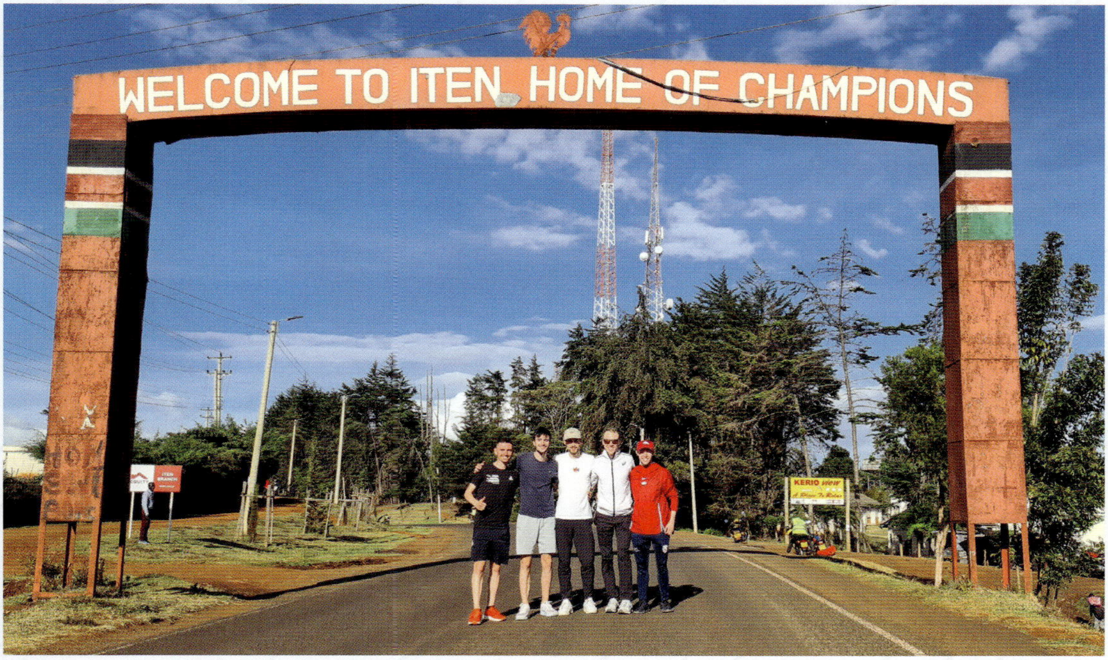

Home-of-Champions-Bogen in Iten, Kenia.

KAPITEL 7

Der Lauf zu Gold

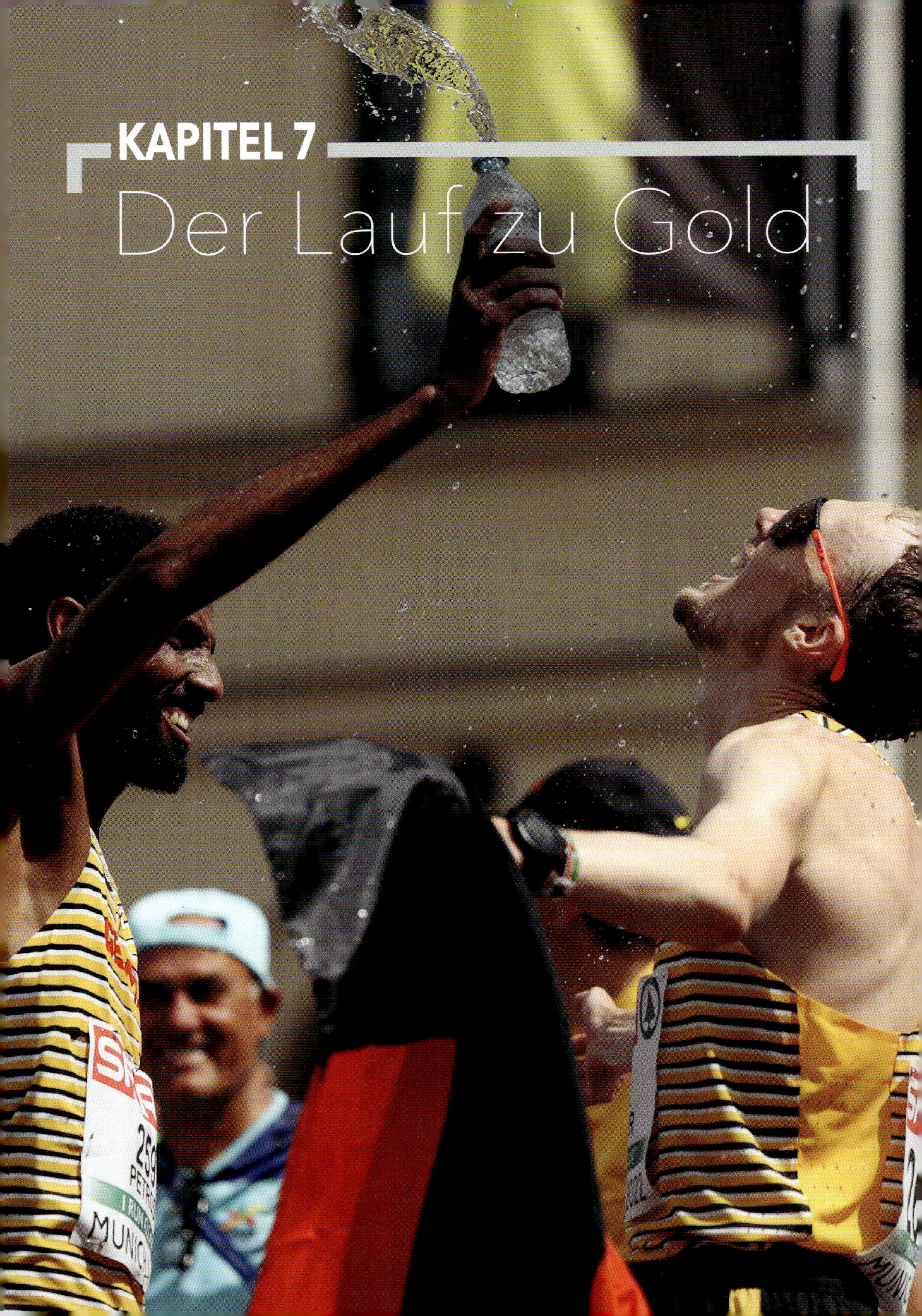

Zur Stadt München habe ich seit meiner Kindheit eine besondere Beziehung: Meine Mutter ist aus Lindau und hat zu Hause einige bayerische Traditionen an meine Schwester und mich weitergegeben. Ihr Praktikum als Krankenschwester absolvierte sie, genauso wie meine Schwester als Physiotherapeutin, mit Herzblut in der bayerischen Hauptstadt. Viele meiner Freunde vom Bodensee zogen nach München und seit meiner Kindheit bin ich Fan des FC Bayern München. Ich ärgere mich zwar oft über die große Lücke in der Sportförderung zwischen Fußball und dem Rest der Sportwelt, verfolge aber die Bundesliga und meinen Lieblingsverein mit Leidenschaft. Ich bin froh, dass Nada ebenso fußballaffin ist, denn es macht mehr Spaß, darüber gemeinsam zu diskutieren.

An jenem Wochenende Anfang August hatte die Stadt, als Ausrichterin der *European Championships* als Multisport-Event, ein besonderes Flair. Dieses Großereignis fand vom 11. bis zum 21. August 2022 statt und vereinte neun Europameisterschaften unter einem Dach: Leichtathletik, Beachvolleyball, Kanurennsport, Radsport, Turnen, Rudern, Sportklettern, Tischtennis und Triathlon. Diese Europameisterschaften in München waren damit die größte Sportveranstaltung in Deutschland seit den Olympischen Spielen 1972 und bescherten in jenen Tagen der Stadt ein wunderbares Fest für die europäische Sportgemeinschaft. Nicht nur Tausende von Athleten versammelten sich an jenem ersten Wochenende in der bayerischen Hauptstadt, sondern auch viele motivierte Zuschauer. Da ich immer die Stau-Apps teste, setzte ich die Fahrt entsprechend spät am Freitagabend an und beeilte mich, vom Norden der Stadt her rasch ins DLV-Hotel zu kommen, das nicht unweit vom Olympiapark lag.

Zufrieden begab ich mich nach einem zehnminütigen Spaziergang leise ins Zimmer zu meinem langjährigen Leichtathletikkollegen Gregor Traber. Gregor kommt ebenfalls vom Bodensee und wir waren in der Jugend sogar im gleichen Verein, den VfB LC Friedrichshafen. Danach wechselte er nach Tübingen und Leipzig, wo er als Hürdensprinter professionelle Betreuung erhielt. Wir blieben immer in Kontakt und ich freute mich jedes Mal, Gregor zu treffen, der mit seiner offenen und herzlichen Art durchaus ein Publikumsliebling war. Die *European Championships* in München sollten sein geplantes Karriereende sein, weshalb ich mich angesichts seines frühen Starts besonders leise ins Bett schlich. Als Athlet teilt man sich oft das Zimmer, weshalb ich weiß, dass insbesondere vor Großereignissen absolute Rücksicht zu nehmen ist. Gregor dankte es mir am nächsten Morgen mit einer freundlichen Begrüßung.

Der Marathon war am Montag, den 15. August, festgesetzt, was in Bayern Gott sei Dank auf einen Feiertag (Mariä Himmelfahrt) fiel. Dadurch hatten wir die Zuschauerbeteiligung gesichert, und ich lief am Wochenende ein paar ruhige Dauerläufe mit wenigen Steigerungen. Zufrieden stellte ich am Sonntagmorgen fest, dass meine Beine sich trotz deutlicher Sommerwärme frisch und locker anfühlten. Dieses gute Gefühl meiner Muskulatur beruhigte mich sehr, denn es war das erste Mal in meiner noch jungen Marathonkarriere, dass ich die sogenannte »Saltin-Diät« in der Woche vor dem Rennen testete. Ich hatte lange mit meinem Coach, Tim, darüber gesprochen, ob wir diese Ernährung bei einem so wichtigen Ziel wirklich ausprobieren sollten. Tim hatte am Telefon gelacht und gemeint, nach all dem, was ich diese Saison erlebt hätte, könne ich gerne etwas Neues probieren. Ungewöhnlicher könne meine Vorbereitung schon fast nicht werden.

Die erste Saltin-Diät

Bevor ich eine Woche vor dem Marathon meine Ernährung umstellte, musste ich mich doch noch über diese Philosophie informieren. Die Saltin-Diät berücksichtigt, dass Glykogen bei Ausdauerbelastungen eine der wichtigsten Energiequelle ist. Durch die lange Distanz des Marathons ist der Körper jedoch nicht fähig, ausreichend Glykogen zu speichern, um die volle Distanz im Wettkampftempo zu absolvieren. Früher oder später sind die körpereigenen Speicher verbraucht und man ist auf eine Verpflegung während des Rennens angewiesen. Jeder Läufer weiß, wie schwierig sich dies in »Race Pace« gestaltet. Selbst mit modernen Gels dauert es kurz, bis der Körper die Energie aufnimmt und sich dies in der Muskulatur bemerkbar macht.

Aus diesem Grund versucht man in der Woche vor dem Marathon den Effekt der Kohlenhydratzufuhr zu optimieren, was deutlich besser funktioniert, wenn man die körpereigenen Speicher vorher nahezu vollständig entleert. Anschließendes Ziel ist es, im Rahmen des berühmten »Carbo Loadings« einen Effekt der Superkompensation zu erreichen. Dieses Ergebnis wurde im Rahmen einer speziellen Ernährungsphilosophie getestet und bereits in den 1960er-Jahren von einer schwedischen Forschergruppe um Bengt Saltin (u. a. Bergström/Hultman) beschrieben, weshalb das Vorgehen teils auch Schweden-Diät genannt wird. Festgestellt wurde, dass die meisten Sportler bei entsprechend angepasster Belastung so ihre Speicher anschließend wieder maximal auffüllen können, um die Ausdauerleistung bei Langstreckenbewerben zu steigern. Man muss hier den Langstrecken-Aspekt betonen, denn weder ein Sprinter noch ein Mittelstreckenläufer entleert während des Wettkampfes auch nur annähernd sein Glykogen. Benötigt wird dieser Effekt der Superkompensation daher grundsätzlich bei Belastungen jenseits von neunzig Minuten.

Ich hatte bei meinem ersten Marathon in Valencia durchaus mit muskulärer Ermüdung meiner Oberschenkel zu kämpfen gehabt, weshalb ich mir vornahm, mich in die Basics kohlenhydratarmer Ernährung – eigentlich ein No-Go für uns Läufer – einzulesen. Selbstverständlich gibt es die unterschiedlichsten Philosophien ketogener Ernährung, die vor allem gerne in Kraftsportarten eingesetzt werden, etwa um in andere Gewichtsklassen vorzudringen. Angesichts der kurzen Dauer und der Ausrichtung auf anschließendes Carbo Loading, musste ich mich daher auf die für Ausdauersportler entwickelten Theorien konzentrieren. Natürlich hat man auch einen verbesserten Effekt, wenn man sich mittels »Low-carb«-Ernährung herantastet, doch ich wollte die stärkste Form muskulärer Entleerung ausprobieren. Dies bedeutet, dass man nach dem letzten längeren Lauf eine Woche vor dem Marathon damit beginnt, nur Lebensmittel unter 5 Gramm Kohlenhydraten pro 100 Gramm Energiezufuhr zu sich zu nehmen. Natürlich erfordert dies eine Kontrolle sämtlicher Produktangaben, was ich sonst nicht tue (ich kann durchaus eine halbe Packung Kekse an einem Nachmittag essen). Doch ich war bereit, jedes Quäntchen Professionalität für München und meine Karriere auszuprobieren. Selbstverständlich gibt es online gute Ratgeber (und mittlerweile sehr nützliche KI-Programme), mit denen man seine Ernährung in diesen drei Tagen optimieren kann.

Bei allem angeeigneten Fachwissen muss man sich jedoch auch zwingen, sich tatsächlich an diese Vorgaben zu halten. Nach bereits einem Tag kann es verlockend sein, doch schwach zu werden. Gibt man sich jedoch einem »kleinen Eingeständnis« hin, ist es umso schwieriger, den Fokus drei volle Tage zu halten. Ich wollte die klassische Version der Diät unbedingt probieren und sehen, wie schwer es wirklich wäre. In der Sommerwärme des Bodensees und meiner bereits etwas angespannten Nerven nach der Verletzung stellte es sich anfangs als wirkliche Herausforderung dar. Selbstverständlich nimmt man keinen raffinierten Zucker irgendeiner Art zu sich, doch gleichzeitig sind sämtliche Formen von Mehrfachzucker, also sämtliche Lebensmittel mit mehr als 5 Gramm Kohlenhydraten, auszusparen. Dies bedeutet natürlich, auf einen Großteil der Obstsorten zu verzichten; einzig Johannisbeeren sind ein guter Griff und im Sommer verfügbar. Nach dem längeren Dauerlauf am Sonntag begann ich somit, die Mahlzeiten mit Fleisch, Fisch, Tofu und Salaten (nur Öl und Essig, nicht jedoch Balsamico, da hier meist Zucker hinzugefügt wird), Gemüse und Fetten aus Käse, Ei, Avocado und Nüssen zu »genießen«.

Richtet man die Speisen hübsch und reichlich an, gingen sie schon in Ordnung. Schwieriger war es für mich, morgens auf mein gewohntes Frühstück zu verzichten. Hier aß ich meist Eier mit Speck, was ich vor dem Laufen eigentlich nicht gerne mache oder bereitete Quark mit geriebenen Nüssen, Käse und Kohlrabi zu. Aufpassen muss man bei der strengen Version allerdings auch auf die Nuss- und Gemüsesorten. »Erlaubt« sind beispielsweise Paranüsse, Mandeln und Pekannüsse, Cashews fallen bereits aus dem beschriebenen Rahmen. Bei Gemüse sollte man etwa auf Kürbis und Karotten verzichten, beides Gemüse, das ich liebe, während viel grünes Gemüse im Rahmen ist. Ohne zu viel auf die genauen Mahlzeiten einzugehen, dafür gibt es schließlich Fachbücher, merkte ich, dass mir etwas Kaffee, den ich sonst selten trinke, mental half. Am Montag lief ich noch ruhig, doch abends war ich bereits schwer genervt und hatte das Gefühl, ohne Snacks ins Bett zu müssen.[1] Ich half mir mit einer frühen Bettzeit und der Motivation, dass es nur bis Mittwoch so ginge.

Während ich am ersten Tag der Diät meinen sonntäglichen Dauerlauf noch stringent durchgezogen hatte, merkte ich bereits beim Dauerlauf am Dienstag etwas Schwäche in den Beinen. Meersburg liegt umgeben von hügeligem Waldterrain, das ich sonst sehr genieße, doch am zweiten Tag des bereits reduzierten Trainings musste ich mich motivieren, den Dauerlauf möglichst gleichmäßig zu beenden. Zu Hause dehnte ich nur minimal, duschte und war gereizt. Nada hatte die Idee, kleine Laibchen aus geriebenen Mandeln, geschroteten Leinsamen, etwas Käse und Ei als Beilage zu zubereiten, und ich konnte nur mit den Schultern zucken. Es war mir schon nahezu egal, doch als ich die Bratlinge neben meinem Fisch auf dem Teller hatte, fühlte sich die Mahlzeit sättigender an. Ich fing an, die neue Herausforderung ein wenig zu genießen. Meine Motivationskurve stieg an, als ich absehen konnte, dass nach der morgigen GA2-Einheit endlich die letzte Phase anstand.

Die Einheit, mittlere 6 × 2 km, war eine gefühlte Katastrophe. Ich blickte ständig auf die Uhr und konnte nicht glauben, wie schwer sich das Tempo anfühlte. Meine Beine wollten mir nicht folgen und gaben nicht das gewohnt sprunghafte Gefühl wieder. Ich riss mich zusammen und »erledigte« die nächsten zwei Kilometer. Kurz überlegte ich, die Pause zu strecken, doch der Puls fiel Gott sei Dank rasch wieder ab. Den dritten Lauf stakste ich mit dem Gedanken fertig, dass ja bereits die Hälfte erledigt wäre. Im letzten Lauf bemühte ich mich noch einmal um etwas mehr Speed und war tatsächlich zehn Sekunden schneller als zuvor. Das Auslaufen war extrem langsam, doch ich war hochzufrieden, nun endlich mit dem Carbo-Loading beginnen zu dürfen. Auch bei dieser Adaptions-

1 Hier half mir ein Stück Kokos und zwei Löffel von Nadas Tahini.

phase des Stoffwechsels sollte man darauf achten, langsam zu essen, ohne das Gefühl zu haben, zu viele Kohlenhydrate in sich zu stopfen. Sinn der Diät ist es schließlich, den intentional erzeugten körperlichen und mentalen Stress des Glykogenentzugs durch eine Superkompensation auszugleichen. Statt die Mahlzeiten riesig ausfallen zu lassen, ist es einfacher, mehrmals täglich einfache Kost zu essen; etwa morgens Brötchen mit Butter oder Bananenbrot und mittags Pasta oder Reis ohne zu viel Soße. Am Nachmittag freute ich mich endlich auf meine Kekse und abends aß ich mein geliebtes Butterbrot.

Ein Faktor, der mir am nächsten Tag beim viel schöneren Dauerlauf auffiel, war, dass durch den mehrtägigen Zuckerentzug die Entzündung in meinem Fuß komplett verschwunden schien! Ich tastete nach dem Lauf noch nach und drückte auch fester seitlich in die Sohle, ein Druck, der wochenlang den Schmerz noch deutlich ausgelöst hatte. Ich konnte nichts spüren und erzählte aufgeregt Nada davon. Sie grinste und meinte, dass vielleicht auch in Zukunft ein paar Kekse weniger nicht schlecht wären, freute sich aber selbstverständlich sehr für mich. Andererseits war mein Schlaf unruhig gewesen, was sich mit der gewohnten Diät wieder ausglich. Wir stellten fest, dass der Saltin-Ansatz für eine kurze Etappe eben doch sehr nützlich schien, zu lang aber durchaus mit einer Belastung des Sportler-Organismus einhergeht. Zusätzlich ist anzumerken, dass weibliche Körper durchaus anders fungieren und bereits mit normaler Diät, Fett effektiver verstoffwechseln können als wir Männer. So gut ich mich daher in den drei Tagen vor München fühlte, so vorsichtig muss man individuell vorgehen. Womöglich ist so mancher Körper besser damit beraten, lediglich eine abgeschwächte Version der »Low-Carb«-Ernährung und anschließendes »Carbo-Loading light« durchzuführen. Bei aller Wissenschaft sollte man eine individuelle Methode wählen – und vielleicht am Wettkampftag nicht zu Schoko-Muffins beim Frühstück greifen. Es ist eben nicht egal, wie die Kalorienzufuhr vor starker Belastung aussieht.

Die Startvorbereitung

Zurück vom lockeren Lauf, dehnte ich kurz im Schatten des Hotels, da die Mittagshitze deutlich spürbar wurde, duschte anschließend und aß im Speisesaal ein simples Mittagessen. Danach war es Zeit zu ruhen, und ich war froh, alleine im abgedunkelten Hotelzimmer schlafen zu können. Ich spürte die Aufregung in meiner Magengrube, versuchte das Gefühl aber in jenem Augenblick noch zu unterdrücken. Es würde kommen, wie es eben kam, und ich konnte mich lediglich gezielt darauf vorbereiten. Nach dem Lauf trank ich Tee und nahm ein paar Kekse am Eingangsbereich mit, da ich mir noch meine Apfelschorle außerhalb des Hotels kaufen wollte. Ich hatte mich an der Straße mit Nada verabredet, die an jenem Nachmittag mit dem Zug angereist war und bei einem Freund an der Münchner Freiheit übernachten durfte. Ich entspannte mich, als ich sie sah, und wir spazierten gemeinsam ein Stück die Moosacher Straße entlang.

Wir sprachen darüber, wie viel ich alternativ trainiert hatte, wie stark meine Form auf dem Fahrrad überzeugte und über die letzten Worte von Olli Klenk. Danach analysierten wir das erste Jahr bei Tim Moriau. Es war bei Weitem nicht alles so gelaufen, wie wir uns gewünscht hatten, und Nada trug immer noch Stöcke beim Spaziergang, da ihre Hüftschmerzen nach dem Radsturz nach wie vor präsent waren. Sie wollte darüber nicht sprechen, sondern den Fokus ganz auf mein Körpergefühl richten, da sie wusste, was ich für dieses Rennen investiert hatte. »Wie fühlten sich denn heute Morgen die Beine an?«, fragte sie interessiert, da wir beide wussten, wie wichtig lockere Beine vor einem Rennen waren. »Ja, an sich sehr gut«, antwortete ich, fast noch ungläubig darüber, wie rasch sich die Muskulatur nach der Ernährungsumstellung wieder erholt hatte. Wir kauften die Apfelschorle und schlenderten zum Zimmer zurück, in das Gregor inzwischen zurückgekehrt war. Er hatte seine Vorläufe erfolgreich bestanden und war erleichtert, das Halbfinale erreicht zu haben. Wir plauderten noch etwas und Nada umarmte mich zum Abschied. »Du kannst das!«, flüsterte sie.

Start vom Odeonsplatz

Normalerweise steht man am Marathonmorgen früh auf, da die Rennen spätestens um 9 Uhr angesetzt sind. In München war dies anders, da die Veranstalter am Feiertag möglichst viele Zuschauer an die Strecke locken wollten. Im Vorfeld hatten wir uns noch sehr darüber geärgert, da ein Start an einem warmen Augusttag kein Spaziergang für uns Marathonis ist. Natürlich sind Zuschauer wichtig, aber wenn ich die Wahl zwischen 20 und 28 Grad bei einem Marathon habe, ist mir garantiert Ersteres noch lieber. Insbesondere Jan Fitschen, 10.000-m-Europameister von Göteborg 2006, hatte in seinem Podcast für *laufen.de* auf dieses Problem hingewiesen, doch unsere Bedenken waren bei den Veranstaltern auf taube Ohren gestoßen.[2] Nun, ich hatte mich das erste Mal in meiner Karriere auf diese Hitze vorbereitet, war in Flagstaff bewusst in Arizona Wärme Kerneinheiten gelaufen und hatte mich zu Hause am Bodensee in einem kleinen Zimmer am Ergometer bei geschlossenen Fenstern abgestrampelt. Komme, was wolle, Hitze hatte ich trainiert. Zusätzlich war ich diesmal mit einer anderen Ernährung, die hoffentlich eine muskuläre Ermüdung verschieben würde, vorbereitet. Vielleicht würde das auch seinen Teil beitragen. Und dann war da noch der Team-Aspekt: Zum ersten Mal schickte der DLV ein richtig starkes Team deutscher Marathonläufer in ein internationales Rennen, da es zusätzlich zur Einzelwertung eine Teamwertung gab. Von sechs nationalen Startern würden die ersten drei in diese Wertung kommen – und wir hatten durchaus Chancen auf die Medaillen. Die drei anderen Läufer des Teams würden ebenfalls die Teamwertungsmedaille erhalten.

Nach dem etwas späteren Frühstück als sonst ging ich am Marathonmorgen aufs Zimmer und rollte meinen Rücken auf der Blackroll aus. Den Rucksack und die Getränkeflaschen hatte ich bereits am Vortag vorbereitet, weshalb recht wenig zu tun war. Ich vermeide jedes unnötige Räumen oder Packen am Marathontag. Von Zeit zu Zeit blickte ich nervös auf mein Handy, denn eine konkrete Uhrzeit der Busfahrt zum Event mit der Gruppe war nicht ausgemacht worden. Als ich nichts mehr hörte, wurde ich nervös und fuhr schließlich mit der U-Bahn zum Start, um den Verkehr zu vermeiden und rechtzeitig vor Ort zu sein. Dort angekommen, ging ich mit zügigen Schritten unserem Team-Zelt entgegen. In der Vorbereitungszeit war lange mit dem Verband über die Hitzeprävention gesprochen worden. Es sollte im Teamzelt ein kleiner Kältepool sowie Crushed Ice und genügend gekühlte Wasserflaschen für alle bereitgestellt werden, doch als wir im Zelt unsere Rucksäcke ablegten, war nichts davon zu sehen. Die knappe Erklärung lautete nur, dass es ja doch nicht so heiß wie erwartet wäre, was wir nur stutzig akzeptieren konnten. Etwas irritiert beschlossen wir, einlaufen zu gehen, während sich die Betreuer doch darum kümmerten, noch kühle Flaschen und Eis für unsere Kühlkappen zu besorgen. Für das Einlaufen hatten die Veranstalter einen kleinen Kurs neben der Residenz abgesperrt, der als Einlaufplatz von den meisten Athleten verwendet wurde. Da ich mich in München ausreichend gut auskenne, schlug ich den anderen vor, gemeinsam unter den Bäumen des Hofgartens einzulaufen. Die Stimmung der Zuschauer, das gute Wetter und die Spannung, die angesichts des bereits stattfindenden Frauenrennens in der Luft lag, hob meine Gemütslage wieder an. Ich entspannte mich dabei, einen lockeren Schritt zu finden und unter dem Schatten der Bäume mein gewohntes Warm-up-Programm zu erledigen.

Einen positiven Motivationsschub gab mir, dass es wirklich viele bekannte Gesichter und alte Freunde nach München gezogen hatte, um mich und das deutsche Team hier laufen zu sehen. Ich freute mich riesig über die guten Wünsche für das Rennen und darüber, dass sie meinen Namen riefen. Ich hatte meine Leute hier, meine Familie, Dave und Tim. Maximilian, mein enger Freund vom Bodensee und langjähriger Trainingspartner, Nada, Dave und Tim hatten sich allesamt Räder besorgt, und ich wusste, dass es nicht verboten war, am Streckenrand etwas mit zu fahren. Auch meine Freunde Elias, Leon und Vincent waren mit Bannern

2 Wir hatten sogar eine Petition gestartet und hatten letztendlich pures Glück, dass es an jenem Morgen nicht heiß war.

am Streckenrand dabei. Natürlich würden die Absperrbänder verhindern, dass sie oder jemand anderer die gesamte Zeit neben uns führen, und sicherlich würde es Streckenabschnitte geben, wo weniger Zuschauer präsent waren. Dennoch beruhigte mich der Gedanke, dass sie mobil und nah waren sehr, denn ich wusste mein engstes Team um mich. Die Meldestelle und die Startaufstellung liefen problemlos, doch an der Startlinie selbst herrschte ein ziemliches Gedränge. Natürlich würde es, anders als bei Stadtläufen, eine Unterscheidung zwischen Brutto- und Nettozeit geben, weshalb jeder bedacht war, möglichst weit vorne zu stehen. Ich war nicht gerade scharf darauf, mich mit den Jungs in der Sonne um die Plätze zu streiten, gleichzeitig wollte ich auch nicht aus Reihe zehn starten. Es half schließlich, dass die Kommentatoren die Favoriten persönlich vorstellten, und mich hierfür nach vorne baten. Gott sei Dank ging dies recht rasch, bevor ich noch nervöser werden konnte, fiel der langersehnte Startschuss.
Trotz der besseren Position war der erste Kilometer ein ziemliches Gerangel und Gedränge. Ich bemühte mich, auf keinen der Mitstreiter aufzulaufen und gleichzeitig so rasch wie möglich nach vorne zu kommen. Es stresste mich doch etwas, so im Pulk eingekeilt zu sein, doch gleichzeitig wollte ich vermeiden, den ersten Kilometer unter 3:00 min zu laufen. Nach etwa 1,6 gelaufenen Kilometern entspannte sich die Situation, und um das Siegestor hatte sich bereits eine kleine Führungsgruppe etabliert. Ich wurde ruhiger, denn nun hatte ich mehr Beinfreiheit und meine knapp vor mir laufenden Mitstreiter gut im Blick. Nada, ihre Schwester Flora und ein paar enge Freunde waren bereits am imposanten Tor platziert und feuerten mich lautstark an. Zugegeben nahm ich bei der erhöhten Konzentration und dem Lärm der Leopoldstraße nicht viel davon wahr. Ich lief nun knapp hinter Amanal, der sich hinter dem Israeli Maru Teferi eingereiht hatte und begann, mich auf »Arbeitstempo« einzustellen. Nach zwei Kilometern bogen wir auf den viermal zu absolvierenden Rundkurs über zehn Kilometer ein. Das Rennen hatte nun wahrlich begonnen und unabhängig von meiner holprigen Vorbereitung waren meine Ziele sehr präsent: eine Medaille im Einzel zu holen und für unsere Teamwertung zu kämpfen.

Meine erste DM-Medaille im Team

Laufen, vor allem auf den Langstrecken, ist grundsätzlich ein Einzelsport. Genauso wie das Training eigenständig erledigt werden muss, läuft man nicht vorrangig für ein Team, sondern für die individuellen Ziele. Will man eine international ansehnliche Karriere erreichen, hat man daher vorrangig auf seine eigene Fitness zu achten. Der Leistungssport hat eigene Gesetze; er erfordert das Leben nach einem Plan, nach einer Methode, regelmäßigen Zielen, denen man alles unterordnet. Nahezu jeder Tag ist nach diesem groben Rahmenplan ausgelegt: Egal, ob man gute oder schwierige Tage hat, man macht die Arbeit. Liebt man die Bewegung jedoch, die Natur, in der man sich oft bewegt und dieses Gefühl, jeden Tag hierfür zu leben, dann ist es eine große Belohnung, dies seine Karriere nennen zu dürfen.

Doch es kann eintönig werden. Man ist viel mit sich beschäftigt, mit Anstrengung und natürlich auch mit einem gewissen Unwohlsein oder Schmerzen, die man in Kauf nimmt. Wir trainieren nicht, um keine Anstrengung zu spüren, sondern um diese in andere Bereiche zu verlegen – in Bereiche, an die man sich selbst anfangs nicht wagt zu denken. Und das Erreichen dieser Bereiche geht wesentlich besser im Kollektiv, in der gemeinsamen Arbeit beziehungsweise im Teilen der großen Passion mit anderen, die dies ebenso leben und jedes Detail oder zumindest die Sinnhaftigkeit dieser Arbeit verstehen. So ist es umso schöner, wenn man mit Gleichgesinnten aus dem gemeinsamen Kader bei einem Ziel an der Startlinie steht und gemeinsam hoffen darf, dieses Rennen für einander zu bestreiten. Ich wurde im TuS Meersburg in der Kinderleichtathletik groß und hatte anschließend viele Jahre beim VfB LC Friedrichshafen mein Team und meine Gemeinschaft. Einige der engsten Kollegen aus dieser Gruppe zählen auch heute zu meinen besten Freunden und hierzu gehört sicher Maximilian, mit dem ich erstmals bei den Deutschen Hallenmeisterschaften 2013 in der Staffel Gold holte.

Die DM war unser großes Ziel über den Winter und den Herbst gewesen und wir hatten nicht nur gemeinsam an der Ausdauer gefeilt, sondern auch die Schnelligkeit mit Bergläufen trainiert. In der Ausdauerstaffel der Männer werden traditionell 3 × 1.000 m gelaufen und sie wird zur Bereicherung der Jugendmeisterschaften als besonderes Highlight integriert. Martin Sperlich, der Sohn unseres Trainers, und Maximilian Dersch, mit dem ich mich bereits in jugendlichen Cross-Läufen gemessen hatte, sind beide größer und kräftiger als ich gebaut – prädestiniert für die Mittelstrecke. Ich hatte jedoch – und das ist über die 1.000 m sicherlich nicht zu vernachlässigen – die beste aerobe Schwelle der drei Jungs und Eckhardt bereitete uns insgeheim akribisch auf diese Hallen-Staffel vor. Wir waren noch jung und abseits von Jugendmeisterschaften hatten wir in der Allgemeinen Klasse natürlich noch keine Medaille bei Deutschen Meisterschaften geholt.

Angekommen in Halle an der Saale gingen wir zu dritt auf einen lockeren Dauerlauf und besprachen beim Abendessen die Taktik gegenüber den anderen Staffel-Teams. Besonders stark einzuschätzen waren die Erfurter um Sebastian Keiner und die Berliner um Carsten Schlangen, deren Teams absolute Topstars auf der Mittelstrecke aufwiesen.[3] Mir war klar, dass die Jungs durchaus unter 2:20 min über 1.000 m laufen konnten. Dennoch hatten wir zweimal die Woche kurze Sprints in einer Mehrzweckhalle oder Berganläufe in das winterliche Ausdauertraining integriert und ich wusste, dass ich durchaus im Stande war, rasch zu beschleunigen. Darüber hinaus hatten wir penibel die Übergabe trainiert, denn oft steht und fällt eine Staffel mit hervorragenden Läufern an diesem Aspekt. Klappt dieser händische Umschlag nicht oder läuft man aufeinander auf, lässt man wertvolle Sekunden liegen. Eckhardt hatte uns eingetrichtert, worauf es hier an käme, während er plante, Maximilian zuerst und mich zuletzt ins Rennen zu schicken.

Am Tag der Meisterschaft war die Sachsen-Anhalt-Halle gut besucht und gefüllt von auf- und abwärmenden Athleten. Allein dieser Anblick rief das gewohnte Bauchkribbeln hervor, und ich sah auch, dass Maxis Hand beim Fixieren der Startnummer vor dem Einlaufen zitterte. Er war am Ende der letzten Sommersaison noch nach seinem letzten geplanten Wettkampf und einer Studienfeier spontan über 800 m gestartet und Bestleistung gelaufen. Maxi fällt es oft schwer, sich auf seine eigenen Wettkämpfe und Leistungen zu konzentrieren, wächst aber für Teamevents über sich hinaus. Er ist sicher ein absoluter Teamplayer, was natürlich im Individualsport mit viel eigenständiger »Schindarbeit« schwieriger ist. Martin, der zwei Jahre jünger ist als wir, hatte sich im Winter sehr gesteigert und war ebenfalls hoch motiviert, dies heute zu zeigen. Bei der Vorstellungsrunde hob der Kommentator vor allem die beiden Favoritenteams hervor und nannte uns unter den sechs Mannschaften eher beiläufig.

Der Startschuss fiel, und wir waren ganz fokussiert auf die Entwicklung des Rennens und Maxis Potenzial. Das Feld lief bald in einer Kette mit Maximilian an vierter Stelle. Er bemühte sich, ein paar Mal nach vorne zu kommen, aber es war schwierig für ihn auf den engen Hallenkurven. Über die letzten 300 Meter gelang es dem Erfurter Starter, eine deutliche Lücke zum restlichen Feld aufzureißen, während die weiteren drei Teams um Maximilian nahezu zeitgleich übergaben. Nun war Martin an der Reihe und lief, taktisch klug, Stück für Stück an den zweiten Erfurter heran. Der Kommentator wies immer wieder auf die starken Berliner hin, die noch aufholen könnten, doch die Lücke zum dritten Team blieb deutlich. Nach 800 Metern hatte Martin aufgeschlossen und heftete sich direkt an die Fersen des Führenden. Hätte uns das nicht schon begeistert, toppte er diese Leistung noch und überholte in seiner letzten Runde den Erfurter, um als Erster an mich zu übergeben.

3 Sebastian Keiner war in der Jugend der ruhige Gegenspieler des rebellischen Youngsters und U20-Europameisters Robin Schembera und wies bereits im Nachwuchs stetige Zeiten um 1:47 bis 1:46 min auf. Carsten Schlangen war mehrfach Starter bei internationalen Meisterschaften über 1.500 m für den DLV und ist für seinen fulminanten Endspurt auf dieser Distanz bekannt.

Mein Herz machte einen Sprung, als ich in führender Position den Staffelstab in die Hand gedrückt bekam, denn nun lag die Verantwortung bei mir! Ich konnte als Langstreckler nicht damit rechnen, die Mittelstreckenspezialisten Sebastian und Carsten komplett auf Distanz zu halten, wusste aber, dass ich Stehvermögen besaß. Wie erwartet, schloss Keiner die Lücke bereits nach 400 Metern und überholte mich ungeduldig in der nächsten Kurve. Dies hatte ich erwartet und ließ mich auch von den aufgeregten Ansagen des Kommentators und den Erfurter Fans nicht irritieren. Ich heftete mich an seine Fersen und achtete darauf, keinesfalls abreißen zu lassen. Aufgrund der Stadionansage konnte ich hören, dass auch Carsten Schlangen zu uns aufgeschlossen hatte.

Über die letzten 400 Meter waren wir laut Stadionsprecher somit in einer Viererkette unterwegs und ich ahnte, dass alle den Sieg von Erfurt oder Berlin erwarten würden. Ich nahm Carstens Atem sehr deutlich hinter mir wahr, wusste jedoch, dass ich in zweiter Position gut für den Kick positioniert war. Nur musste ich diesen setzen, bevor die enge Hallenkurve mir deutlich Extra-Meter bescherte. Den Bruchteil einer Sekunde zögerte ich, beschloss aber, noch hinter Keiner zu bleiben und aus der Kurve heraus zu beschleunigen. Ich wollte ihm keine frühen Signale geben, außerdem ging ich gerade selbst an meine Leistungsgrenzen. Auf den letzten 80 Metern gab ich somit alles, was meine Beine noch an Spurtfähigkeit hergaben und hielt den Staffelstab so gerade wie möglich. Für unser Team sprintete ich als erster Läufer über die Ziellinie.

Die Überraschung des Stadionsprechers war deutlich spürbar, als Martin, Max und ich sogleich gemeinsam feierten. Das hatte keiner – außer vielleicht Eckhardt – erwartet, und wir sahen sein breites Grinsen auf der Tribüne. In Anwesenheit deutlicher Favoriten waren wir Deutsche Meister geworden, hatten unseren Zusammenhalt gezeigt sowie im Team Strategie und Taktik bewiesen. Natürlich analysierte Eckhardt das Rennen im Nachgang eingehend, lobte Maxis deutlichen Fokus auf diese Staffel, Martins Mut und meine taktisch geschickte Renneinteilung. Sebastian Keiner und Carsten Schlangen hatten beide deutlich aufholen müssen und damit mehr Körner verloren als ich. Ihre Zeiten wurden händisch auf unter 2:20 min gestoppt, während ich selbst recht exakt 2:20,05 min gelaufen war.[4] Dennoch hatte ich bewiesen, dass ich als Ausdauerathlet bereits in der Jugend in der Lage war, absolute Mittelstreckenspezialisten im Zielsprint zu schlagen. In aller Euphorie um unsere Team-Medaille setzte ich mir zum Ziel, weitere deutsche Medaillen zu holen und mir hierfür diese Endspurtfähigkeit im Training zu erhalten.

Friedensengel, hoch und höher

Das Rennen wurde nun geordneter, und bald hatte sich unsere Gruppe deutlich vom Rest des Feldes abgesetzt. Ich beteiligte mich an der Führungsarbeit, die wir immer wieder abwechselten. Angesichts des späten Starts und der normalerweise deutlichen Sonneneinstrahlung hatten wir tatsächlich Glück: Einige Wolken schoben sich über den sonst sommerlichen Himmel und bescherten uns trotz deutlicher Wärme immer wieder gnädigen Schatten. Bereits in der ersten der vier zu absolvierenden Runden konnte ich am Franz-Josef-Strauß-Ring nun die Gruppe um Nada und Floras Freunde vernehmen und hörte auch Daves Rufe. Ich hoffte, dass Nada, Dave und Maxi ihre Räder, die sie sich besorgt hatten, trotz der Zuschauermenge nutzen könnten. Als hätten sie meinen Wunsch vernommen, erschienen Maxi und

4 Unsere Zeit betrug 7:11 min, während die Teams dahinter nur wenige Zehntel hinter uns ins Ziel stürmten.

Nada tatsächlich ein paar Kilometer später wieder an der Prinzregentenstraße, um mich lautstark in Richtung Friedensengel hin anzufeuern.

Über die Prinzregentenstraße hatten wir das Tempo kurz sogar Richtung 3:03 min/km forciert, nun galt es nach der Luitpoldbrücke den Laufschritt an die Höhenmeter zu adaptieren und das Tempo nicht zu stark abfallen zu lassen. Wer den Friedensengel kennt, weiß, dass man hier rechts etwa 300 Meter stetig bergan im Straßenverlauf um die Kurve laufen muss, um sodann nach dem Denkmal wieder ein ebenso langes Stück hinab zu laufen. Interessanterweise kam mir diese Ablenkung eher entgegen, da man auch den Rückstand des restlichen Feldes übersichtlich einschätzen konnte. Zurück über die Brücke bogen wir rechts auf die Straße entlang der Isar ein, wo Nada und Maxi wieder direkt neben mir auf dem Radweg auftauchten. Nada sprach ganz ruhig und erklärte sachlich, welche Läufer nun in der Führungsgruppe waren und feuerte auch Amanal an. Ihre Worte taten gut und ich nahm angesichts der Stimmung und des angepassten Tempos alles gut wahr. In harten Rennen oder Rennabschnitten ist man oft so »im Tunnel«, dass man seine Umgebung absolut nicht mehr spürt. Das war hier sicherlich nicht der Fall, und es motivierte mich riesig, dass mein engster Unterstützungskreis so direkt vor Ort war.

An der Max-Joseph-Brücke bogen wir nach links durch den Englischen Garten. Hier konnten Nada und Maximilian nicht mehr folgen, denn der gesamte Straßenabschnitt war sicherheitshalber gesperrt. Normalerweise wird diese Straße von Läufern oder Spaziergängern genutzt. Somit hatten die Veranstalter dafür gesorgt, dass wir hier freie Bahn hatten, und die Jungs forcierten direkt das Tempo. Mit mir in der Gruppe lief das gesamte israelische Team um Maru Teferi,[5] die starken Franzosen Nicolas Navarro und Michael Gras, der belgische Europameister von 2018, Koen Naert, Ayad Lamdassen aus Spanien sowie mein enger Freund Amanal. Auf diesem Stück überraschte mich plötzlich mein Trainer Tim, der sich offenbar ebenfalls ein Fahrrad organisiert hatte. Ich gab ihm den Daumen nach oben, bevor ich mich darauf konzentrieren musste, sauber und ohne Gerangel möglichst eng die Kurve zur langgezogenen Leopoldstraße zu nehmen.

Wieder Richtung Siegestor laufend kam eine weitere Wasserstation, die wir allesamt annahmen. Besonders in der für Marathons ungewohnten Wärme war es essenziell, auf den Elektrolythaushalt zu achten, und ich hatte bereits an der ersten Trinkstation nahezu meine gesamte 300-Milliliter-Flasche ausgetrunken. Ich freute mich, beim Tisch gewohnte Gesichter der DLV-Trainer Markus Kubillus und Pierre Ayadi zu sehen, die die Flaschen mit routinierter Armbewegung – wir liefen schließlich 3,05 min/km – an Aman und mich reichten. Ich trug noch meine Eiskappe, da ich noch kein kühlendes Headband hatte. Praktisch das ganze Rennen über achtete ich auf ausreichende Kühlung und Elektrolyte, ohne hier Zeit liegen zu lassen. Die Organisatoren der Münchner EM-Bewerbe hatten einen formidablen Job in der logistischen Planung gemacht. Außerdem kam mir neben der moralischen Unterstützung meiner Familie der viermal zu absolvierende Rundkurs mental sehr entgegen.

Auch über die zweite und dritte Runde wiederholte sich die Unterstützung durch mein Team, den DLV-Coaches und die Zuschauerrufen. Nada, Max und Dave begleiteten mich zwischen Franz-Josef-Strauß-Ring und Max-Joseph-Brücke. Anschließend rief mir Tim neben der Strecke mit dem Rad ein paar taktische Tipps zu. Danach kam immer wieder die scharfe Linkskurve in die Leopoldstraße, wo der Zuschauerapplaus für uns Läufer sehr motivierend wirkte und ich sog die positive Energie auf. Im Start-Ziel-Bereich verpflegten uns die beiden DLV-Coaches mit Getränken und neuen Kühlkappen. Es beflügelte mich jedes

5 Anzumerken ist – und dies ist angesichts unserer Liebe für Afrika absolut nicht falsch zu verstehen – dass auch die anderen Läufer der Langstrecke afrikanische Wurzeln haben: Gashau Ayale, Yimer Getahun und Girmaw Amare. In der Weltspitze dominieren im Marathon seit Jahren vor allem Läufer aus Kenia und Äthiopien; der aktuelle Weltrekord liegt bei 2:00:35h (Kelvin Kiptum, Chicago 2023).

Mal, zu wissen, dass so viele Leute uns am Straßenrand unterstützten. Während die Gruppe um mich auf der Prinzregentenstraße jedes Mal das Tempo anzog und Navarro zeitweise einige Meter Vorsprung hatte, holte ich diesen Abstand beim Friedensengel mit recht wenig Anstrengung wieder auf. Obgleich das Stück bergan führte, freute ich mich nahezu auf dieses Teilstück. Während Amanal sich auf der Luitpoldbrücke noch kurz besorgt zu mir umsah, war ich am Ende des Friedensengels wieder gleichauf mit der Gruppe. Besonders in der dritten Runde spürte ich die Verhärtung langsam in meine Oberschenkel und Hamstrings kriechen. Ich entspannte mich erst, als Nada an der Isar-Geraden direkt neben mir auf dem Fahrrad mit ruhiger Stimme sprach. Sie kannte mich zu gut, um nicht zu sehen, dass ich nicht das gleiche Gefühl in den Beinen wie damals in Siena hatte. Aber sie wusste, dass ich bereit war zu kämpfen und raunte mir zu, dass die anderen Jungs auch alles andere als frisch aussahen. Statt zu sehr aufs Tempo drücken zu wollen, fokussierte ich mich nun auf jede dieser Etappen: Hier kam Tim, nun der kurze Anstieg, dann die Verpflegungsstation, die Zuschauer des Siegestors …

Dennoch spürte ich das Laktat in meinen Armen, als die Gruppe um Maru Teferi Richtung Beginn der vierten Runde das Tempo wieder anzog. Amanal blickte wieder besorgt zu mir herüber, als ich etwas die Position wechselte, doch ich signalisierte ihm, er solle fokussiert weiterlaufen. Kurz vor dem Einbiegen in die Prinzregentenstraße forcierte plötzlich Ayad Lamdassem stark das Tempo. Diese Attacke zerriss sofort die Gruppe, während wir nun hintereinander wieder Richtung Isar pushten. Nur noch Amanal und Ayale konnten diese Attacke mitgehen. Danach folgten weitere drei Israelis und Navarro, mit etwas Abstand, ich selbst und der amtierende Europameister von 2018, Koen Naert. Ich nahm in dem Moment mein Team nicht mehr wahr und musste mich sehr beherrschen, nicht ungeduldig stark zu beschleunigen. Es waren noch einige Kilometer vor uns und ich würde dieses Tempo unter 3:00 min/km wahrlich nicht ins Ziel bringen können. Nada erzählte mir später, dass ihre Mutter sie in jenem Moment umarmte und tröstend sagte, es gäbe ja »auch andere Ziele im Leben, als Europameister zu werden«. Nada solle nicht enttäuscht sein, denn eine Top-10-Platzierung wäre ja »auch sehr stark«. Rückblickend war das gar nicht unrealistisch gedacht, denn die Lücke zu Lamdassem war deutlich geworden! Irgendetwas in mir hatte jedoch die Medaille nicht abgeschrieben, denn sie war mir bereits zweimal entrissen worden: einmal bei der EM in Amsterdam, als wir zu dritt bis auf die Hundertstelsekunde zeitgleich ins Ziel gefallen waren und einmal in Berlin 2018, als ich schweren Herzens verletzungsbedingt mitten im Saisonhöhepunkt aussteigen musste!

Berlin 2018

Nach dem Europacup in London hatte ich mehrere sehr starke Wochen im Frühjahrstraining der Saison 2018. Ich hatte über 10.000 m endlich ein neues Leistungsniveau erreicht und brannte darauf, dieses vor Heimpublikum Anfang August in Berlin auszuspielen. Der Erfolg in London hatte mir auch bei den Läuferkollegen aus der europäischen Spitze Respekt eingebracht und signalisiert, dass mit mir nicht nur über 5000 m, sondern auch über die längere Bahndistanz zu rechnen war. Dennoch wollte ich weiteren Speed auf der Unterdistanz sammeln und besprach mit Dave, welche Starts sich hierfür im Juni anboten. Da jährlich in Stockholm ein traditionelles *Diamond-League-Meeting* stattfindet und dieses knapp nach den Paavo Nurmi Games in Turku angesetzt war, schlug Dave vor, diese skandinavischen Reisen zu verbinden. Mir gefiel der Vorschlag, in Finnland einen »Ausflug« auf die 1500 m zu unternehmen und nur zwei Tage später die 5000 m in Stockholm zu laufen. Falls ich mich dort nicht gut fühlen sollte, war eine Woche später in unserem wohlbekannten Tübingen ein weiteres 5000-m-Rennen angesetzt, wo Nada ebenfalls starten würde.

Der Plan gefiel mir und ich bat Dave, die Flüge zu buchen und mich zu melden.

Der Temperaturunterschied des finnischen Sommers im Vergleich zum Bodensee war bereits deutlich zu spüren, als ich mit anderen Athleten aus dem kleinen Flieger kletterte. Das abendliche Auslaufen in kühler Luft war natürlich angenehm, aber für den nächsten Tag waren Windböen und Regen angesagt. Die Bedingungen sind für alle gleich, ist meist mein Dogma, und so lief ich motiviert mit den Jungs gemeinsam einen morgendlichen Auftakt. Das Rennen war mit 19 Uhr nicht zu spät angesetzt, aber der Wind wurde Richtung Abend eher stärker. Ich fror bereits bei der Startaufstellung und versuchte mir zu sagen, dass dieses Gefühl in der ersten Runde verschwinden würde. Es gibt 1500-m-Rennen, wo man in der Geschwindigkeit des Feldes fast zu fliegen meint, weshalb ich diese Unterdistanz auch sehr gerne laufe. An diesem Tag war allerdings von Fliegen keine Spur und ich hatte bereits nach 800 Metern das Gefühl, absolut am Limit zu laufen und muskulär trotzdem kalt zu sein. Das Feld teilte sich rasch in zwei Gruppen und ich konnte trotz aller Bemühungen nicht zu den vorderen Jungs aufschließen. In nahezu jeder Kurve blies der Wind noch zusätzlich in die Bahn, was es nicht einfacher machte, alleine um den Anschluss zu kämpfen. Über die letzte Runde riss ich mich noch einmal zusammen und quälte mich auf eine 3:48,05 min. Die Zeit ist weit über meiner Bestzeit und nicht gerade das, was ich mir mit meiner so guten Laktatschwelle erhofft hatte.

Dennoch ließ ich mir beim Abendessen nicht die Stimmung verderben, während ich mit Timo Benitz, einem guten Mittelstreckenläufer und Freund vom Bodensee, über unsere »grandiosen Leistungen« im arktischen Klima scherzte. Timo war in 3:42 min auf den zweiten Platz gelaufen und ebenso deutlich an seiner PB vorbeigelaufen. Auch ihn störte dies nicht weiter, während wir miteinander die Saisonpläne austauschten. Bereits am nächsten Morgen flog ich weiter nach Stockholm, dessen Sommerwärme nicht unterschiedlicher vom finnischen Regenwetter hätte sein können. So einen Unterschied hatte ich nicht erwartet und staunte etwas über die Temperaturprognose Richtung 30 Grad für die Wettkämpfe am folgenden Tag. Während die meisten Ausdauerbewerbe der *Diamond League* spät abends stattfinden, gibt es ein paar Veranstaltungen, die tagsüber stattfinden, etwa Stockholm, Oslo, Birmingham oder Portland, Oregon. An sich stören mich Nachmittagsbewerbe nicht, doch Mitte Juni hatte ich in Schweden nicht so eine Wärme erwartet. Noch in Turku hatte ich mit Nada mein Training seit dem Europacup analysiert, und wir mussten feststellen, dass es etwas hart, mit zu wenig Regeneration ausgefallen war. Ich hatte mich so auf die »Unterdistanz« fokussiert, dass mein Trainingsbuch eine Aneinanderreihung intensiver Einheiten aufwies.

Leider fühlte sich auch der 5000-m-Lauf in Stockholm dementsprechend müde an. Bereits beim zweiten Kilometer bildete sich eine Lücke zwischen Henrik Ingebrigtsen, mir und dem vorderen Feld. Ich war nicht in der Lage, sie gleich zu schließen, half Henrik aber mit der Tempoarbeit. Die Sonne strahlte vom Himmel und ich fühlte meinen Puls steigen. Selbstverständlich gebe ich immer alles im Rennen, aber meinen Beinen fehlten schlicht Regeneration und Frische. Ich schob mich etwas näher an die vordere Gruppe heran und wir hatten nahezu aufgeschlossen, als die Jungs, wie fast erwartet, die letzten 1.500 Meter wieder deutlich forcierten. So waren wir wieder auf uns gestellt und ich spürte auch Philipp Ingebrigtsens Schritt direkt hinter mir. Henrik lief bereits ein paar Meter vor uns. Von der Stimmung im Stadion nahm ich nichts mehr wahr, ich wollte dieses Rennen nur beenden, der Sonne ausweichen und meine bereits brennenden Spikes ausziehen. Henrik erreichte noch in 13:28 min den neunten Platz, ich lief in 13:37 min dahinter ins Ziel und Philipp kam auf den zwölften Rang. Immerhin war ich, was mental doch bedeutend ist, drei Sekunden unter der DLV-Norm über 5000 m für Berlin geblieben.

Wir wussten, dass ich »mehr auf der Kiste hatte«, wie Wolfgang Heinig es nennen würde, und dass ich mich nun für Tübingen dringend erholen musste. Nach dem Europacup hatte ich gut, rückblickend aber zu hart trainiert. Während die Wetterumstände sicherlich zu einer schwächeren Leistung ihren Teil beigetragen hatten, war es schlicht die muskuläre Ermüdung gewesen, die sich Tage später gezeigt hatte. Zusätzlich ist der Distanzwechsel von 10.000 m auf 1.500 m kein allzu leichter. Läuft man dort bereits in eine Ermüdung hinein, ist es schwierig, diese nach nur zwei Tagen und einer Reise wieder abzuschütteln. Ich hatte etwas Neues probiert und es war nicht ganz aufgegangen, was mich aber nicht entmutigte. So lief ich in der Folgewoche ruhige Dauerläufe und nur ein lockeres Abschlussprogramm. Ich ärgerte mich allerdings zugegebenermaßen, als die Regensburger Vereinsseite in ihrem Vorbericht für die 5000 m der Männer und Frauen in Tübingen mutmaßten, mit mir sei über diese Distanz »nicht mehr zu rechnen«. Und ob mit mir zu rechnen war! Die Normen waren damals noch – ohne Carbon-Spikes – bei 13:40 min und 15:40 min für die Frauen festgesetzt, und insgeheim hoffte ich, mit meiner Freundin in Berlin am Start zu sein.

Bereits bei der Einfahrt in Tübingen stieg mein Adrenalin und Nada lächelte, wie aufgeregt ich dem *Tübingen Soundtrack Event* entgegenfieberte. Als Baden-Württemberger haben wir natürlich auch eine gute Beziehung zur Stadt und dem Verein LAV Tübingen. Nur zwei Jahre zuvor hatte ich beim berühmten Tübinger Erbelauf den Sieg erzielt. Ich hatte mit Nada den Tag gut durchgesprochen: Aufgrund unserer späten Starts, die um 21:40 h und 22:00 h angesetzt waren, riet ich ihr, auszuschlafen und noch zu Hause den Auftakt zu machen, bevor wir mittags zur 90-minütigen Fahrt nach Tübingen aufbrachen. Anschließend ruhten wir noch im Hotel, bevor wir uns zur bereits wahrnehmbaren Stimmung aufmachten, als wir uns zur Leichtathletikbahn begaben. Meist muss man gefühlt hundert Leute begrüßen, bevor man seine Sachen zu einem stillen Plätzchen tragen kann. Wir schlichen uns daher nach dem obligatorischen Meldestellenbesuch an den großen Gruppen vorbei und wollten eben an einem der hinteren Bänke im Gras Platz nehmen, als wir unsere Namen vernahmen. Sowohl unsere ehemalige Trainingsgruppe des VfB Friedrichshafen, als auch eine Reihe anderer Athleten von der LAV Tübingen oder aus Regensburg waren vor Ort. Wie automatisch nahm ich neben Birgit, meiner ehemaligen Trainerin, Platz und fühlte mich innerlich entspannen. Allein ihre vertraute Präsenz beruhigte mich für den anstehenden Lauf.

Während sich die Sonne langsam über den Tübinger Hügeln senkte und die Scheinwerfer die blaue Laufbahn beleuchteten, verstärkten sich die Lautstärke der Musik und der Stadionmoderation. Nicht nur der tiefe Bass – es hieß ja schließlich Soundtrack Tübingen – sondern auch die stattfindenden 1500 m A-, B- und C- Läufe trugen hierzu bei. Ich unterhielt mich kurz mit meinem langjährigen Kollegen Philipp Pflieger, bevor ich Nada nochmal instruierte, zuerst einlaufen zu gehen und dann erst meinen Lauf bei ihrer Gymnastik anzusehen. Ich hatte bereits beide EM-Normen und heute war mir ihre Leistung wichtiger als meine eigene. Wie gewohnt wärmte ich außerhalb des Stadions auf, bevor ich mich bei der Meldestelle abhaken ließ und voller Vorfreude auf die blaue Bahn ging. Ich drehte mich noch einmal zu unserem Platz, um sicherzugehen, dass Nada fort war und reagierte noch rechtzeitig auf den Startschuss.

Wie mechanisch reihte sich unser Feld in Richtung 13:20 min, der angepeilten Zeit der Pacemaker, ein. Ich hielt mich vorsichtig an vierter Stelle des Feldes auf, während ich Runde um Runde im Kopf abhakte. Ich hörte die Anfeuerungen meiner Mutter, von Nada und Sabrina Mockenhaupt, gewohnte Stimmen, die ich aus der Lautstärke herausfilterte. 2000 Meter vor dem Ziel hatte ich mich mit zwei eingeladenen Afrikanern, darunter dem Afrikameister Mekonnen Gebremedhin aus Äthiopien, abgesetzt und vernahm anhand der Rufe der Zuschauer, dass meine nationalen Konkurrenten Florian Orth, Philipp Pflieger und Marcel Fehr nicht mehr in dieser Gruppe waren. Unter lauten Zurufen der Zuschauer bogen wir auf die letzten 400 Meter ein, mehrfach wechselte die Führung. Auf der Zielgeraden war Gebremedhin vor mir und versuchte, indem er nach außen ging, meinen Angriff abzuwehren. Ich spürte, wie gut meine Sprintreserven waren und wich Richtung Ziel auf die äußere Bahn zwei aus. Ich führte die Arme eng am Körper und sprintete die letzten Meter entschlossen der Linie entgegen. Erleichtert drehte ich mich nach getaner Arbeit rasch zur Zeitanzeige hinüber und ballte die Faust über die deutlich bessere Zeit von 13:22,48 – laut Stadionsprecher eine neue deutsche Jahresbestzeit. Ich gratulierte kurz meinen beiden Kontrahenten, sowie Marcel und Florian Orth, die beide hinter mir ebenfalls die EM-Norm für Berlin unterboten hatten und zog mir rasch andere Kleidung an, um für Nadas Rennen bereit zu stehen.

Mittlerweile wirkte der sommerliche Nachthimmel tiefschwarz, während die Frauen ihre letzten Steigerungen absolvierten. Wie erwartet, war der erste Kilometer mit 3:05 min für Nada etwas schnell, aber ich wusste, dass dies anfangs meist in Ordnung geht. Ich stand direkt neben unserer heutigen Bundestrainerin Isabelle Baumann, die traditionell die Langstreckenläufer des LAV Tübingen trainierte – wohlgemerkt mit Ausnahme ihrer Tochter Jackie, deren Spezialdisziplin die 400-m-Hürden waren. Auch Isabelle war sehr aufgeregt, denn wir hofften auf die Erfüllung der DLV-Normen für die EM in Berlin. Während die Frauenspitze in Richtung 15:00 min unterwegs war, hatte Nada ihre individuelle Geschwindigkeit in der zweiten Gruppe gefunden. Erleichtert sah ich, wie flüssig ihr Laufstil war und ermutigte sie mit lauten Zurufen. Bei Kilometer 3 lief sie hinter einer belgischen Läuferin und ich wurde ein wenig nervös, als ich die Verlangsamung der Rundenzeiten sah. Ich wusste allerdings, dass die Norm noch in Reichweite war und hoffte, Nada könnte rechtzeitig ihren Schritt wieder umstellen. Die Geräuschkulisse von allen Seiten war enorm – ein Faktor, der mir bei meinem eigenen Lauf gar nicht so aufgefallen war: Ich war schlicht zu fixiert auf meine »Aufgabenstellung« danach als Trainer gewesen und in Gedanken bereits bei diesem Frauenrennen. Ich wollte Nada unbedingt mit mir in Berlin am Start wissen. Die Mädchen kamen mir Richtung ihres letzten Kilometers wieder entgegen und ich kalkulierte, bevor ich Nada zurief: »3:06 min brauchst du, komm, das schaffst du!« Ich war zwar zuversichtlich, wusste aber, dass sie unbedingt die Belgierin überholen musste, um diese Vorgabe zu erreichen. Glücklicherweise nahm mir meine Mutter diese Aufgabe ab, indem sie Nada 700 Meter vor dem Ziel nahezu anherrschte, vorzugehen. Wie auf Kommando gehorchte sie und legte über die letzten 600 Meter einen überraschenden Steigerungslauf hin.

Der Stadionsprecher kommentierte fokussiert die Spitze, in der sich eine starke Elena Burkhardt tatsächlich um eine Minute steigerte. Ihm fiel allerdings auf, dass Miriam Dattke von der LG Regensburg aus dieser Gruppe abgefallen war und sich redlich bemühte, die letzte Runde noch auf Normkurs zu bleiben. Nada war als international für Österreich startende Läuferin natürlich nicht so bekannt, allerdings lief sie die letzten 400 Meter zu meiner Erleichterung in etwa 68 Sekunden. Während die Läuferinnen der afrikanischen Frauenspitze sich im Zielbereich nach getaner Arbeit auf die Knie beugten und der Sprecher für Elena mit 15:12 min eine neue Bestzeit und EM-Norm verkündete, konnte ich kaum mehr hinsehen, wie Nada über die Ziellinie lief. Die Sekunden der großen Anzeige schienen gnadenlos dahin zu laufen und ich stoppte, den Atem anhaltend, ihre Zeit. Es standen zwar 15:40,05 min auf meiner Uhr, was gereicht haben konnte, doch ich war ja gute 150 Meter vom Ziel entfernt. Mit weichen Knien lief ich zur Zeitnehmung und warf nervös einen Blick auf die automatisierten Zeilen. Hinter Nadas Namen tauchte noch keine

Zeit auf und ich fragte die Jungs im Zelt, ob die Zeiten schon feststünden. Ich betete, als die beiden in der Liste nachsahen und mein Kopf sank, als ich »15:40,60 min« vernahm.

Ich lief ihr entgegen und umarmte sie, wobei ich ihren erhitzten Körper halb vom Boden hochzog. »Was bin ich gelaufen?«, keuchte sie mit nebligem Blick. Ich umarmte sie fest und gratulierte ihr zur neuen PB. Ich presste meine Lippen zusammen und zeigte meine handgestoppte Zeit. Wir wussten, dass sie sich damit enorm im Vergleich zum Vorjahr gesteigert hatte. Dennoch schüttelte ich den Kopf und sagte: »Nein … nein, wir haben es nicht geschafft. Du bist knapp darüber.« Sie sah mich ungläubig an. Ich spürte, wie sie leicht zitterte und forderte sie auf, erst einmal auslaufen zu gehen. »Du bist immerhin die letzte Runde in 68 Sekunden gelaufen, was zeigt, dass du es drauf hast!« Der Abend gestaltete sich bis zur letzten offiziellen Zeitverkündung angespannt, und ich verabschiedete mich anschließend von meiner Mutter, die mit ihrer Freundin extra vom Bodensee angereist war. Nadas Zeit blieb bei der ersten inoffiziellen Meldung, und wir verbrachten eine schlaflose Nacht im Hotel. Für den restlichen Sommer setzten wir uns das Ziel, Nada trotzdem gezielt auf die EM vorzubereiten mit der Hoffnung, dass sie über die Starterregel der Top-20-Läuferinnen in Europa ins Rennen kommen würde.

Nur zehn Tage vor Berlin gab der europäische Leichtathletik-Verband endlich die finalen Zeitlisten heraus, und noch bevor wir diese gesehen hatten, rief der ÖLV an. »Nada, du bist drin! Es hat echt geklappt, du bist über die Liste drin.« Sie rief mich direkt an, da ich noch länger in St. Moritz geblieben war und wir freuten uns riesig, nun endlich die Sicherheit zu haben, in der nächsten Woche gemeinsam nach Berlin zu reisen. Nur zwei Tage später – ich war eben aus St. Moritz heimgereist – bemerkte ich beim Bahntraining für die Deutschen Meisterschaften ein ungutes Ziehen in meiner Wade. Ich trabte die Pause etwas länger, doch beim nächsten Intervall verhärtete sich der Wadenmuskel so sehr, dass ich kaum abrollen konnte. Mit einem flauen Gefühl brach ich das Training ab und fuhr direkt zu Olli Klenk. Dieser verzog beim Ausstreichen meines Muskels die Mundwinkel und schickte mich zu einem Orthopäden, um sofort ein MRT machen zu lassen. Dieses bestätigte unsere schlimmsten Befürchtungen: Der Arzt vermutete einen Muskelbündelriss im Inneren des Tibialis posterior und riet mir, nur vorsichtig Ergometer zu fahren. Abends saß ich kraftlos auf dem Sofa, als Nada von der Arbeit heimkam. »Schatz, es könnte aus sein – ich bin verletzt.« Meine eigenen Worte hallten mir in den Ohren nach, und ich wollte an dem Tag nicht mehr vom Sofa aufstehen. Nada setzte sich kopfschüttelnd neben mich, während ich ihr vom Tagesablauf berichtete. Es war, als hätte man unser zwei Tage anhaltendes Glück einfach zertrampelt. Ein Jahr lang hatten wir uns auf Berlin gefreut – und nun das.

Wir beschlossen, dennoch nicht aufzugeben. Klar war, dass ich bei den noch am Wochenende stattfindenden nationalen Meisterschaften nicht an den Start gehen konnte, aber alles geben würde, um mit Alternativtraining meine Form zu halten. Ich reiste ins Leistungszentrum nach Kienbaum, wo ich tägliche Betreuung ohne Fahrten, wie am Bodensee, haben würde und strampelte täglich am Ergometer. Den 5000-m-Titel bei der DM errang während meines verletzungsbedingten Ausfalls als Deutscher Meister der Jahre 2014 bis 2017 der junge Sebastian Hendel, den ich bereits als Freund schätzen gelernt hatte. Ich gönnte ihm den Titel und hoffte inständig, am nächsten Tag die Wade wieder mehr belasten zu können. Nur sieben Tage vor Berlin machte ich wieder meine ersten vorsichtigen Laufschritte. Ich trabte auf Mullrinde ein paar Runden unter den wachsamen Augen meiner Bundestrainer. Das Gefühl war holprig, aber nicht aussichtslos, und der Fuß ließ mich abrollen. Mit etwas mehr Zuversicht lief ich weiter und absolvierte am Folgetag eine lockere 10-km-Runde. So steigerten wir uns Schritt für Schritt in Richtung der europäischen Titelkämpfe und ich wurde wieder zuversichtlicher, an den Start gehen zu können. Ein vorsichtiges Abschlusstraining musste genügen, bevor ich die Reise in die Hauptstadt antrat, die uns Athleten mit einer unglaublichen Hitzewelle begrüßte.

Mein erster Start über die 10.000 m war für Dienstagabend angesetzt, weshalb Nada trotz ihres Starts am Sonntagabend bereits am Montag anreiste. Wir verbrachten den Tag über getrennt, sodass ich mich auf das Rennen fokussieren konnte. Die Wärme von 37 Grad nahm auch abends nicht weiter ab. Ich sah etwas besorgt auf die Wetterprognosen und hoffte, dass das imposante Olympiastadion uns ausreichend Schatten spenden würde. Bereits beim Einlaufen schwitzten wir Jungs nicht schlecht, und ich war froh, dass sich zumindest die Augustsonne langsam senkte. Ich fühlte mich zwar nicht überragend, aber die Wade machte mir zumindest keine Probleme. Beim Umziehen ins Wettkampftrikot dachte ich an die vielen guten Einheiten, die ich in sechs Wochen Trainingslager in St. Moritz absolviert hatte. Es konnte doch nicht meine ganze Form verschwunden sein, nur weil meine Wade mir knapp eine Woche so einen Schmerz beschert hatte. Diesen Gedanken musste ich rasch abschütteln, wenn ich heute gegen meine schärfsten Konkurrenten antreten wollte. Im Callroom mieden wir es, einander anzusehen. Links neben mir nestelte Yeman Crippa an seinen Schuhbändern, während Morhad Amdouni seine Oberschenkel abklopfte. Nur meinen Freunden Amanal und Sebastian wünschte ich alles Gute, und Aman klopfte mir beruhigend auf die Schulter.

Die ersten Runden liefen noch wie gewohnt, wir reihten uns nacheinander im Renntempo ein, und recht bald hatten sich zwei Gruppen herauskristallisiert. Vorne forcierten Yeman und Morhad das Tempo und Amanal hopste immer wieder ungeduldig auf Bahn zwei. Ich wies ihn mit einer Handbewegung dazu an, doch nach innen zu gehen und nicht unnötig Kraft zu verschwenden. Leider merkte ich selbst, dass heute mehr Energieaufwand nötig war, um das Tempo überhaupt zu halten. Ich schüttelte das unwohle Gefühl ab und lief näher an das Führungstrio heran, zu dem auch Bashir Abdi gehörte. Meine taktische Bewegung wurde vom Heimpublikum mit Applaus begrüßt; trug ich doch die blaue Nummer des Jahresschnellsten. Dennoch hatte ich das Gefühl, bereits nach fünfzehn Runden nahe an meiner inneren Leistungsgrenze zu laufen. Meine Zunge klebte wie ausgetrocknet am Gaumen, meine Arme fühlten sich wie Blei an, und meine Schläfen pochten in der Wärme. Ich dachte nicht einmal an die verletzte Wade, so beschäftigt war ich damit, meine Energie im deutlichen Temperaturunterschied zu St. Moritz zu mobilisieren. Die Veranstalter hatten auf Bahn vier Wasserbecher auf Tischen platziert, und wie in Trance spürte ich meinen Schritt dorthin gehen. Ich trank nur einen kleinen Schluck und schüttete mir das restliche Wasser über die Beine.

Morhad und die Jungs hatten meinen unnötigen Abstecher durchaus wahrgenommen und sofort das Tempo deutlich forciert. Ich reihte mich wieder hinter Amanal ein, aber die Lücke war nun bereits auf mindestens 40 Meter gerissen. Amanal bemühte sich, an die Jungs heranzulaufen, und ich sah nur wie im Schleier, wie seine Spikes sich von mir fortbewegten. Es war aussichtslos. Heute würde der Titel mit nahezu unbeschreiblich schmerzhafter Sicherheit wieder nicht erreicht werden können. Ich hörte mich selbst schnaufen: noch neun Runden. Unfassbar weit. Ich spürte wie die Wade zuging, die Arme schlaffer wurden und ich beschloss, was ich in vierhundert Wettkämpfen seit meiner Jugend noch nicht getan hatte: Ich lief auf Bahn vier hinaus und wurde langsamer, bis ich kopfschüttelnd in einen Schritt verfiel. Ich kreuzte die Arme, senkte den Kopf und verließ über einen der nächsten Tunnel den Innenbereich des Stadions. Unter dem Zuschauerbeifall schnappte sich Morhad Amdouni vor Bashir Abdi und Yeman Crippa die Goldmedaille. Er hatte sie in London gewollt – nun hatte er sie in der Tasche. Amanal finishte auf dem 16. Platz, und der junge Sebastian Hendel kämpfte sich auf den 24. Rang.

Es hatte nicht sein sollen. Trotz all der guten Vorbereitung war das Ziel verloren gegangen. Wir hatten uns bemüht; ich hatte versucht, nach der Muskelrissdiagnose wieder Vertrauen in meinen Körper und meine Leistungsfähigkeit zu haben. Doch der Sport kennt (nahezu) keine Wunder. Der Körper ist kein mechanisches Werkzeug, das man rasch flicken und sogleich wieder den Motor zünden kann. Er braucht Zeit, um Verletzungen und Dysbalancen zu heilen – und Zeit, um anschließend wieder auf Hochtouren fahren zu können. Wertvolle Zeit, die wir nicht gehabt hatten und die auch bis zum 5000-m-Lauf ein paar Tage später nicht mehr reichte. Auch diesen Lauf musste ich unter Nadas Tränen einem verärgerten Bundestrainer gegenüber absagen. Dessen Wut war mir in dem Moment eher egal; es tat mir eher leid für die Zuschauer – und dass Nada vor ihrem Wettkampf so viele Emotionen der Anteilnahme aushalten musste.

Sie war im vorletzten Bewerb an der Reihe und startete in der äußeren von zwei Startgruppen. Beim Einscheren nach 100 Metern herrschte etwas Gedränge, und sie berührte mit dem linken Spike das letzte Begrenzungshütchen, das – nachträglich gemessen – sogar zu weit vorne gestanden hatte. Im Lauf spürte sie es gar nicht und lief beherzigt auf den 14. Rang, nur um anschließend von den britischen Schiedsrichtern disqualifiziert zu werden. Der Einspruch des österreichischen Verbands, der zeigen konnte, dass sie von anderen Athletinnen gedrängt worden war, half nichts. Vielmehr wurde noch eine weitere Läuferin disqualifiziert, was absolut nicht die Intention des Verbands oder von uns gewesen war! So war die erste gemeinsame Europameisterschaft für uns nicht nach Plan und für mich ohne Medaille zu Ende gegangen.

Die letzte Runde

Auf dem Weg zum Friedensengel dachte ich an Berlin – an all die Gefühle, die wir empfunden hatten und an die Wehmut, nicht unser Potenzial gezeigt zu haben. Mein Mantra in dem Augenblick war, dass Nada so oft verletzt war und ich hier diese Schmerzen nur zu tolerieren brauchte. Es waren noch einige Kilometer dieser letzten Runde zu laufen, und selbst wenn es nicht Gold werden sollte, war eine Medaille nicht ausgeschlossen.

Beim Berganstück des Friedensengels konnte ich mich auf meine gewohnte Stärke vom Bodensee verlassen: Auf endlosen Dauerläufen hatte ich viele steile Hügel erklommen, und wir hatten jeden Winter unzählige Berganläufe absolviert. Ich konnte die Jungs parallel in das Bergabpassage einbiegen sehen. Sie waren gar nicht so weit weg wie beim Start der Attacke. Mit mehr Zuversicht ließ ich meine Beine bergab rollen und genoss es zu sehen, wie sich der Abstand wiederum ein Stückchen verkleinerte. Klar, meine Oberschenkel schmerzten besonders kurz nach der Bergabetappe, aber nun hieß es, volle Konzentration für die letzten Kilometer aufzubringen. Wieder vernahm ich Nada und Max auf den Fahrrädern neben mir. Sie riefen mir motivierend zu, doch nun mussten sie früher umdrehen. Um rechtzeitig beim Zieleinlauf zu sein, mussten sie schließlich noch in Richtung Leopoldstraße fahren.

Ein letztes Mal galt es die Max-Joseph-Brücke bergan zu laufen, ein letztes Mal den Englischen Garten zu durchqueren. Ich sah die Gruppe auf der langen, sich schlängelnden Straße durch den Englischen Garten und schloss – für mich selbst fast überraschend – mit wenigen kräftigen Schritten auf. Noch bevor ich überholte, rief mir Tim vom Rad aus zu, ich solle die Gruppe direkt forsch überholen. Interessanterweise klappte das recht gut, denn ich konnte sofort die Führung ergreifen. Tims Gedanke war, damit eine weitere Attacke besser abwehren zu können. Zwei Kilometer vorne laufend, spürte ich nun, wie die Müdigkeit auch an meinen Konkurrenten zehrte. Der Lärmpegel in der Leopoldstraße stieg deutlich an und gab mir überraschend noch einmal einen Motivationsschub. Ich sah auf der rechten Seite einen Tisch mit Schwämmen, der so praktisch platziert war, dass ich keine zusätzlichen Meter machen musste. Wie automatisiert griff ich zu einem der Schwämme, warf meine Kühlkappe fort und wischte mir den Schweiß vom Gesicht. Als ich immer noch den Rhythmus der Gruppe bestimmte, setzte plötzlich – einen Kilometer vor Ziel – der israelische Läufer, Maru Teferi, zur Attacke an und zerriss unsere kleine Einheit final. So rasch konnte ich den Schritt noch nicht umschlagen und bemühte mich, stattdessen das Tempo stetig zu beschleunigen, um wieder zu ihm aufzuschließen.

Der Zielsprint

Das kühle Nass des Schwammes hatte erstaunlich gut getan und ich spürte, wie auch meine Beine noch einen Rest an Energie bereithielten. Im tosenden Lärm der Zuschauer liefen wir nun zu fünft auf das Siegestor zu und ich bemühte mich, ganz links nahe des Denkmals Meter zu sparen. Das Publikum begann, auf die Banden der Absperrung wie rhythmische Trommler zu schlagen, und ich spürte meinen Schritt größer werden. Nur ein paar Meter vor mir war Amanal, und an seinem kürzeren Laufschritt merkte ich, dass er das Mitgehen Teferis Attacke doch bezahlen musste. Ich passierte ihn und wollte ihm noch ein Wort zurufen, aber der Lärm war bereits so ohrenbetäubend, dass ich nur leicht die Hand anhob, um ihn zu motivieren. Nun waren nur noch zwei Athleten vor mir, doch ich kam näher und näher an sie heran. Mittlerweile lief ich spürbar auf dem Vorfuß und sog die Geräuschkulisse, die auch besonders unserem deutschen Team galt, wie Elektrolyte auf. Als ich Amanal passierte, sah ich, wie Maru Teferi sich kaum merklich umdrehte. Obgleich mir die Leopoldstraße in dem Moment schier endlos vorkam, witterte ich seine Ermüdung. »Sprinte, Richard sprinte«, dachte ich nur und zog meine Arme eng am Körper entlang. Das Ziel war nun deutlich sichtbar vor uns, doch Teferi war noch gute zehn Meter vor mir. Ich hatte keine Zeit mehr: Wenn ich jetzt nicht noch einmal alles gab, wäre der Titel verschenkt. Fünf Meter, vier Meter ... Maru drehte sich tatsächlich noch einmal nach links um, und ich nutzte den flüchtigen Moment, dicht an der Bande zum Überholen anzusetzen. Danach hieß es nur noch durchziehen: Ich wollte den Titel so sehr, und es konnte schließlich noch jemand hinter mir lauern! Meinen gewohnten Bahnschritt auch über die letzten Meter haltend, sprintete ich und biss die Zähne zusammen.

Das Band zu brechen, fühlte sich unbeschreiblich an. Ich hatte so lange davon geträumt, und nun hatte ich mir in meiner Lieblingsstadt den Titel geholt. Die Zuschauermenge auf den Zieltribünen jubelten. Ich hatte es geschafft: Ich war endlich Europameister! Es war das lang ersehnte Gold, das meiner Karriere noch gefehlt hatte. Das ich in all den guten internationalen Wettkämpfen auf der Bahn nie erreicht hatte, das mir 2016 – zeitgleich mit meinen Kontrahenten – nicht zugeschrieben worden war. Das ich 2018 als Jahresschnellster verletzt ziehen lassen musste. Ich zeigte wie fragend auf meine Brust – hatte ich es tatsächlich dem heimischen Publikum bescheren können? »Ja, Richard, du bist Europameister!", tönte die Stimme des Sprechers über den anerkennenden Beifall des Publikums. Ich drehte mich um und sah, wie sich Amanal in diesem Moment über die Ziellinie warf. Er war starker Vierter geworden, aber ich wusste, dass er enttäuscht war. Er hatte viel riskiert, er hatte sich freundschaftlich auch um mein Befinden gekümmert. Ich umarmte ihn und er schlug mit mir ab: »Du bist verrückt, Räuber, du hast es echt geschafft!« Ich konnte nicht aufhören zu grinsen, während auch das weitere DLV-Team mit mir abschlug. Nachdem ich unserem CEO, Idriss Gonschinska, die Hand geschüttelt hatte, erblickte ich Nada, die sich inmitten der Journalistenmenge den Weg zum Gitter gebahnt hatte. Wir umarmten uns und ich strahlte sie an, während Nada ihre Tränen nicht mehr unterdrücken konnte. Die Kamerateams hielten diesen besonderen Moment fest, der in unseren Herzen immer einen festen Platz haben wird.

Emotionen

Der restliche Tag war gefüllt mit der Siegerehrung, die direkt im Anschluss am Odeonsplatz stattfand. Aufgrund der guten Leistungen von Amanal und Johannes Motschmann hatten wir mit dem deutschen Team die Team-Silbermedaille errungen. Die israelische Mannschaft um Maru Teferi hatte die Goldmedaille gewonnen und das Publikum feierte uns gemeinsam, was angesichts der Geschehnisse der Münchner Olympischen Spiele von 1972 ein wirklich schöner Moment war. Die Siegerehrung im Einzel in Anschluss war ein sehr emotionaler Moment und ich genoss es, meine Familie und Freunde vom Bodensee direkt neben mir zu wissen. Das Publikum war erstaunlich geduldig und blieb noch Stunden vor Ort, während wir anschließend auch die Team-Goldmedaille der deutschen Frauenmannschaft feierten. Für den DLV war das Event ein großer Erfolg und eine feine Werbung für deutsche Straßenlauf-Events, worüber sich das gesamte Team freute. Ich gab noch einige Interviews und umarmte anschließend am Weg aus dem Trubel auch Wolfgang Heinig und Johannes Eisinger, die sich sehr über meine Entwicklung nach dem Umstieg zum Marathon in Herxheim freuten.

ASICS hatte für uns eine kleine Feier organisiert und wir hielten uns einige Stunden im Hospitality-Zelt nahe des Olympiaparks auf. Während ich nicht nachkam, allen Gratulanten meinen Dank auszusprechen, beriet ich mich kurz mit Nada, wie wir feiern sollten. Wir überlegten kurz, einen Abstecher ins Ausland zu machen, um uns vom Trubel zurückzuziehen und den Erfolg gemeinsam in Ruhe ausklingen zu lassen. Klar war, dass diese Woche von Montag bis zum Wochenende uns gehörte und wir die Wochenend-Bewerbe noch im Stadion sehen wollten. Als Fan der Leichtathletik interessierte ich mich selbstverständlich noch für die Disziplinen des restlichen Teams. In jenem Moment wollten wir aber eher fort aus München. Nada hatte die Idee, mit dem Auto für die Tage nach Österreich zu fahren und am Traunsee zur Ruhe zu kommen. Wir beschlossen, gleich am nächsten Morgen aufzubrechen, denn den Abend wollte ich noch mit Dave und meinen Freunden in München feiern. Wir trennten uns rasch und ich fuhr ins Hotel, wo ich um 17 Uhr endlich meine erste warme Mahlzeit aß. Bisher hatte ich seit dem Frühstück und den Gels nur ein kleines Stück Brot zu mir genommen. Nachts ging ich noch mit Dave, Tim, Maxi und ein paar Kollegen fort und kam anschließend zurück in das Apartment von Daniel, wo Nada noch die Nacht verbringen konnte. Um 1 Uhr nachts hatten wir endlich Zeit, das kommentierte Video vom Zielsprint anzusehen, und wir umarmten uns. Dieses Gold war so wichtig für meine Karriere, die ich unbedingt noch mehrere Jahre fortführen wollte.

Die Tage in Gmunden waren unser Ruhepol und gaben uns Zeit, die Geschehnisse mental zu verarbeiten. Die Berge um den See lockten uns zu einigen Radtouren, die Nada auch mit ihrer Hüftverletzung machen konnte. Im September heirateten wir standesamtlich am Bodensee im engsten Kreis der Familie. Den Antrag hatte ich Nada bereits an Weihnachten 2021 in Dubai gemacht. Die kirchliche Trauung erfolgte im Mai 2023. Unsere Hochzeitsreise verbrachten wir anschließend etwas verzögert Anfang Oktober in Italien. Es war eine wunderbar spannende und für uns wiederum sehr intensive Woche. Mehr hatte ich mir für das Jahr 2022 wirklich nicht vornehmen können, und so lief ich das erste Mal ganze sechs Wochen nicht, bevor mein Aufbau Richtung Olympia 2024 erfolgte.

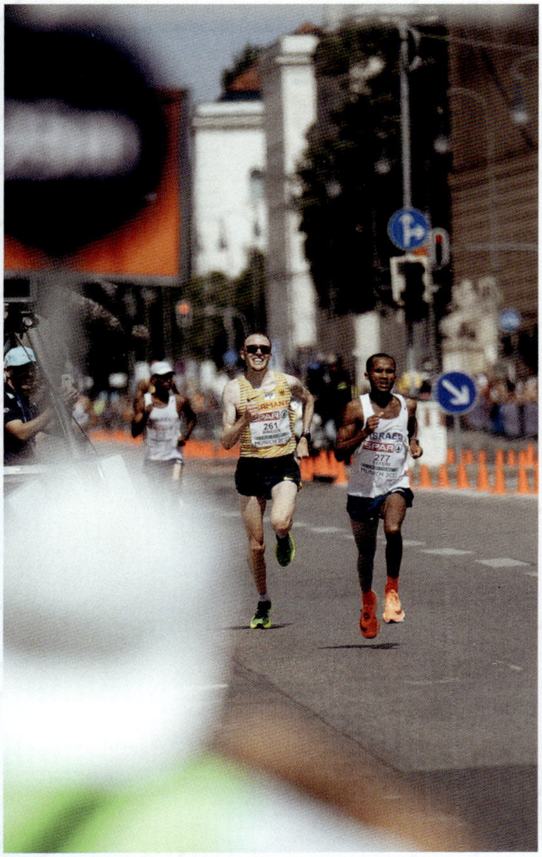

München 2022: 200 Meter vor dem Ziel.

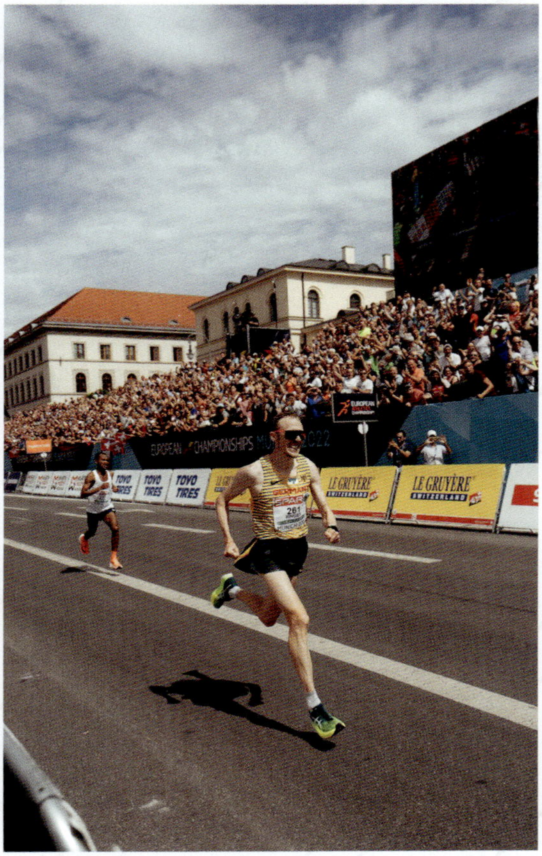

München 2022: 20 Meter vor dem Ziel.

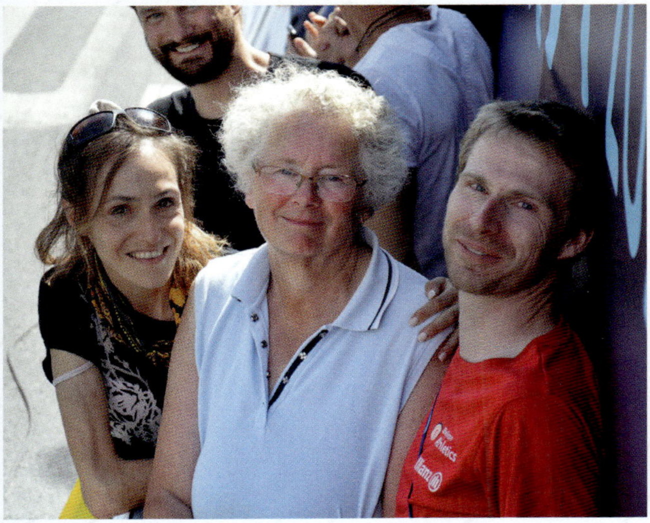

Nada, Mama, Coach.

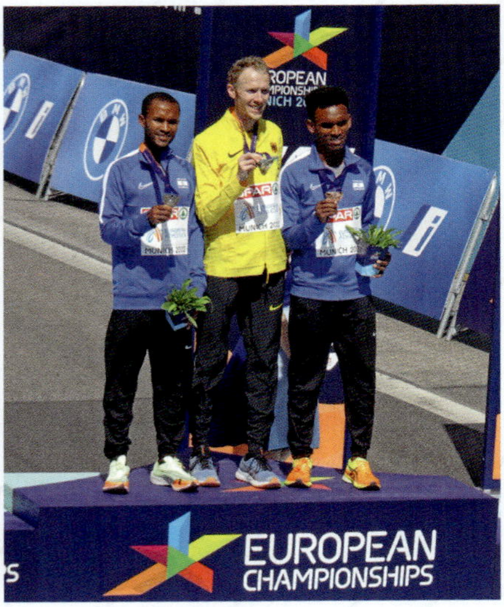

Siegerehung mit Maru Teferi und Geshau Ayale

RUNNER'S WORLD TIPPS

Kapitel 7

- **Halte den Fokus auf ein klares Ziel – und glaube daran.**
  Große Leistungen entstehen nicht aus perfekten Voraussetzungen, sondern aus Beharrlichkeit. Zweifel gehören dazu, entscheidend ist, ob du dein Ziel innerlich nicht aufgibst.

- **Ernährung bewusst, aber individuell gestalten.**
  Konzepte wie Saltin-Diät oder Low-Carb mit anschließendem Carboloading können funktionieren – müssen aber zum eigenen Körper passen. Probiere Neues nie erstmals im wichtigsten Rennen.

- **Teamgeist kann auch im Einzelsport tragen.**
  Gemeinsame Ziele, gegenseitige Unterstützung und geteilte Verantwortung geben Energie – im Wettkampf ebenso wie im Training.

- **Auch als Hobbyläufer regelmäßig Schnelligkeit einbauen.**
  Kurze Distanzen wie 1000 m oder 1500 m schulen Laufökonomie, Rhythmus und mentale Wachheit. Das zahlt sich auch im Marathon aus – nicht nur im Endspurt.

- **Aufwärmen ist Teil der Leistung.**
  Ein strukturiertes Warm-up schützt nicht nur vor Verletzungen, sondern hilft auch, im Wettkampf schneller ins richtige Gefühl zu kommen.

- **Bleib neugierig – über deinen eigenen Lauf hinaus.**
  Wer sich für die Geschichte des Sports, für andere Athleten und ihre Wege interessiert, erlebt intensiver. Geteilte Freude wiegt oft mehr als reine Ergebnisfixierung.

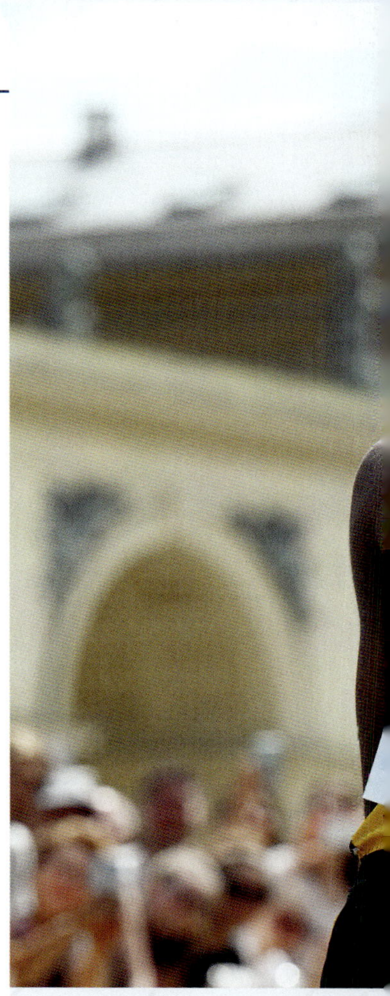

Amanal Petros, mein erster Gratulant.

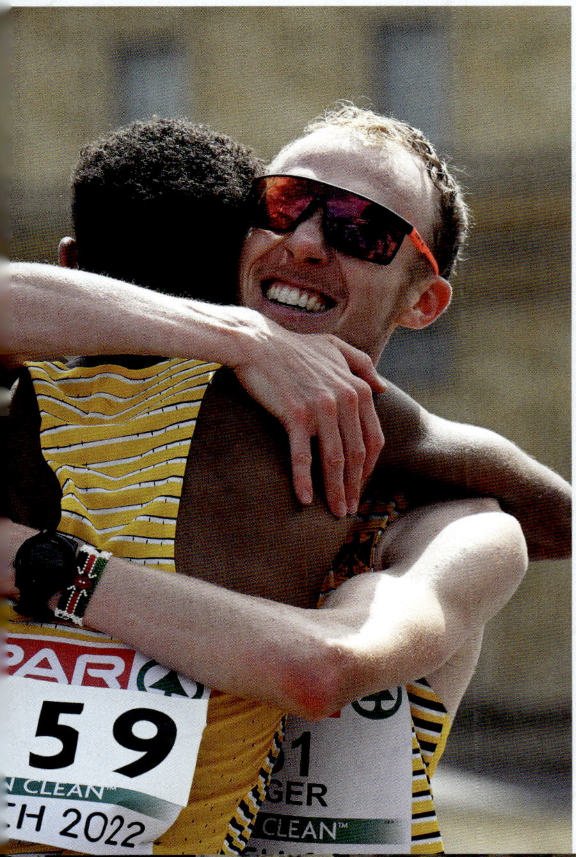

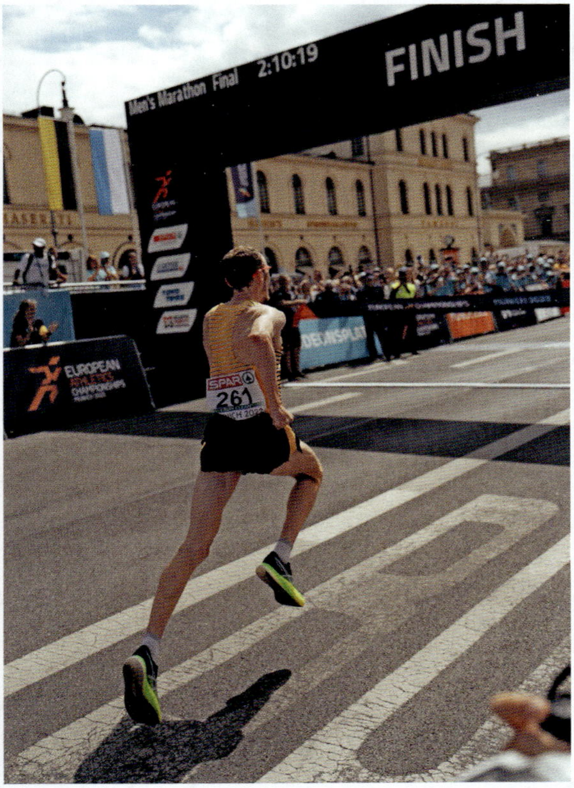

Die letzten Meter ins Ziel.

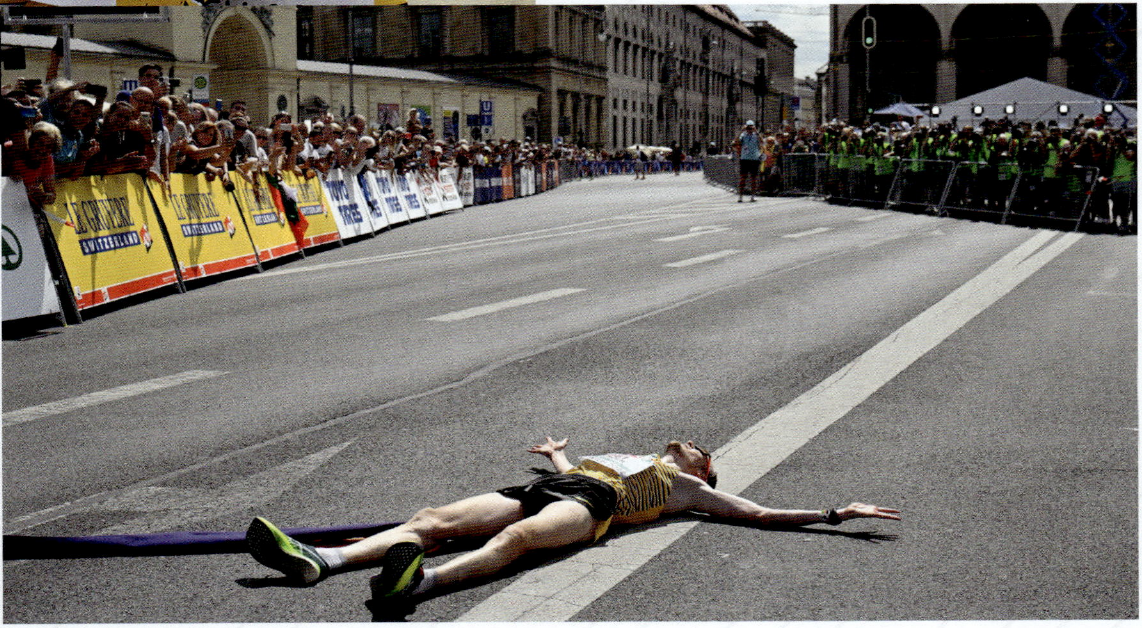

Erschöpft, aber voller Glücksgefühle.

KAPITEL 8

Olympia Paris und Insights

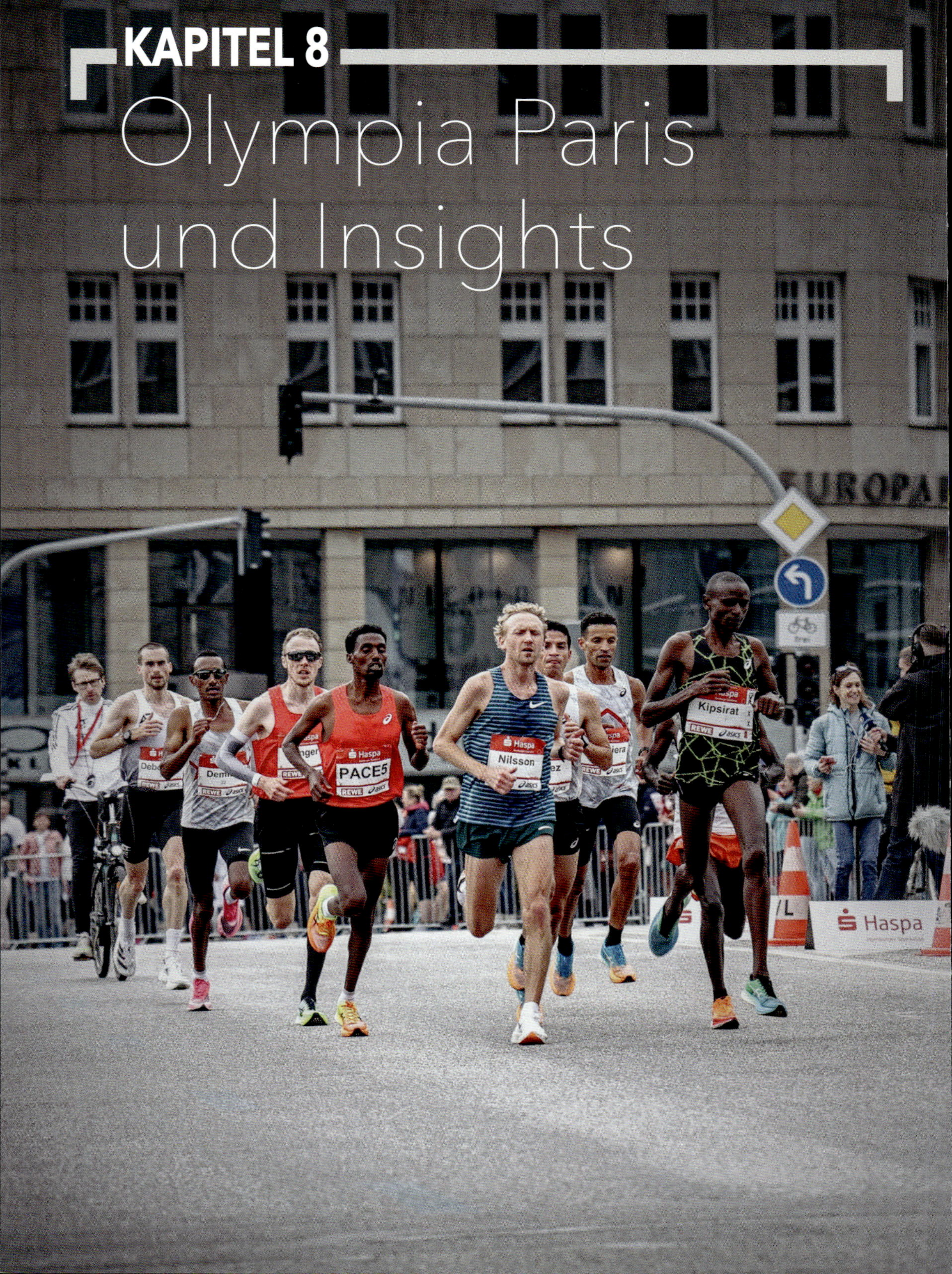

8

Marathon-Europameister zu Hause in Deutschland zu werden, bescherte mir mehr Anerkennung als ich je als Bahnläufer erfahren hatte. In Zeiten von Social Media wurde mein Zielsprint vielfach beachtet und geteilt. Ebenso viel Respekt erhielt ich von meinen internationalen Kollegen, die gut einschätzen konnten, was so ein Sieg bedeutet. Die letzten 200 Meter waren von meiner Uhr und aufmerksamen Trainern mit etwa 28 Sekunden gemessen worden. Klar, ich war extrem stolz auf diese Fähigkeit, so beschleunigen zu können – eine Fähigkeit, die ich mir selbstverständlich als Bahnläufer angeeignet hatte. Bei Medaillen, die scheinbar überraschend gewonnen werden, wird von Leuten, die den Athleten nicht persönlich kennen, leider auch immer über die Schattenseite unseres Sports gemutmaßt. Das muss man hinnehmen, angesichts der Tatsache, dass Betrug in allen Sportarten – wie auch in sämtlichen Lebensbereichen – nie komplett auszumerzen ist. Dennoch trifft es einen persönlich immer, entsprechende vereinzelte Kommentare zu lesen, wobei es Gott sei Dank deutlich mehr Lob und Zuspruch gab. Ich schätzte die Stimmen, die mir diesen Sieg so sehr gönnten. Ich freute mich wieder und wieder, nach einem Jahrzehnt als international aktiver Athlet, diesen Beruf auch endlich mit einer kontinentalen Goldmedaille krönen zu dürfen.

Herbst 2022

In den ersten zwei Monaten nach München waren Nada und ich auf Wolke sieben. Wir hatten so viel Freundlichkeit erfahren, eine wunderschöne standesamtliche Trauung erlebt und mit Freunden anschließend ein lustiges Weinfest in Meersburg am Bodensee gefeiert. Der Herbst am Bodensee bescherte uns sonnige Radfahrten und der Kurzurlaub in Kalabrien weitere Rennradausflüge in den Bergen. Es war eine Zeit, die wir sehr schätzten und genießen konnten. Dennoch hatten wir beide noch bis in den Oktober hinein mit körperlichen Schwachstellen zu kämpfen. Ich hatte mir bei der großen Anstrengung von München den inneren Adduktor gezerrt, und selbst, wenn ich im September nur ab und an lief, war dies unangenehm und behinderte meinen gewohnten Schritt. Nada hatte seit dem Radsturz im Mai Probleme in der Hüfte. Bevor wir somit das anstehende Wettkampfjahr planen konnten, mussten wir uns zuerst um unseren Behandlungsplan kümmern. Sven Kruse, ein guter Physiotherapeut aus Hamburg, sah sich meinen Adduktor und meinen Hamstring an und riet mir, noch sehr vorsichtig zu sein und meine Läufe mit viel Alternativtraining zu kompensieren. Zusätzlich behandelte er den Bereich täglich und nutzte hierbei auch einen kleinen Eisenhaken, mit dem er gekonnt, vorsichtig tief das Gewebe ausstreichen konnte. Klar war, dass er mir riet, in diesem Jahr keinen Marathon mehr zu laufen, sondern mich mit mehreren winterlichen Aufbaurennen auf einen Frühjahrsmarathon vorzubereiten. Ich schätzte seine ehrliche Meinung und hakte die Aussicht, noch im Jahr 2022 einen weiteren Marathon zu laufen, mental ab. Der einzig positive Aspekt war dabei, dass der Qualifikations- und Rankingszeitraum für den Marathon Richtung Olympischen Spiele 2024 erst ab 1. November 2022 anlief.

Nadas Hüfte sah sich Sven ebenfalls an, schüttelte beunruhigt den Kopf und riet ihr, deswegen einen Experten zu konsultieren. Zurück am Bodensee waren wir recht ratlos, wie am besten vorzugehen sei. Zusätzlich suchte Nada eine Habilitationsstelle, da ihr derzeitiger Lehrstuhl keinen Fokus auf das Wettbewerbs- und Zivilrecht hatte. Dies war aber nötig, um in diesem Bereich später eine Professur in Deutschland übernehmen zu können. Eine derartige Stelle war in unserer Umgebung nicht zu finden, weshalb nur der Weg weg vom Bodensee blieb. Ich erinnere mich, dass beide Themen uns sehr bedrückten. Diese gemeinsame Sorge und meine Adduktor-Schmerzen brachten mich auf den Boden der Realität zurück. Ich wollte ihre Karriere genauso gedeihen sehen wie meine und wünschte ihr die akademische Laufbahn. Ende Oktober half uns Johannes Eisinger von der Reha Herxheim, eine Behandlung in Pforzheim zu bekommen, wo sich herausstellte, dass der Radsturz einen knöchernen Ausriss der Piriformis-Sehne verursacht hatte. Ich holte sie nach dem gelungenen Eingriff ab und wir konnten an die weitere Planung für den Herbst in Herxheim denken. Mit Dave hatte ich bereits zwei Straßenrennen geplant, die nun endlich nach der Behandlung auch meines Adduktors anstanden.

Den ersten Start hatten wir beim *Seven Hills Run* in den Niederlanden geplant. Ich war dieses 15-km- Rennen über sehr hügeliges Terrain – die Niederlande ist tatsächlich nicht nur flach – bereits 2018 erfolgreich gelaufen und hatte die Stimmung sehr geschätzt. Die Holländer sind mindestens so straßenlaufverrückt wie die Engländer, und das Rennen ist extrem gut besucht. In Deutschland haben wir zwar auch eine gute Straßenlauftradition, doch die Preisgelder sind im europäischen Ausland höher. Als Bonusfaktor konnte ich wieder meine Kollegen aus Belgien treffen und die gemeinsamen Trainingslager für das Jahr 2023 besprechen, das uns allen als Aufbaujahr für die Spiele dienen würde. Selbstverständlich wusste ich, dass meine Form nach sieben Wochen Pause und knapp dreieinhalb Wochen Training noch nicht vorhanden war, scheute aber den Start nicht. Ich hatte meine Pause bis Oktober auch wohlverdient genossen und war niemandem Rechenschaft schuldig. Ich bin der Meinung, man sollte nicht nur in hervorragender Form an den Start gehen, sondern sich auch Wettkämpfen in der Aufbauphase als Tempohärte stellen. Das Grundlagentraining muss vorrangig locker gestaltet sein, um langfristig wichtige Ziele zu erreichen. Kleinere und spaßige Wettkämpfe dienen spielerischer Tempohärte und bieten ein soziales Ambiente. Wer Wettkämpfe der Zwischenphase zu ernst nimmt und jedes Rennen »perfekt« laufen möchte, wird das wichtige Ziel der Saison aus den Augen verlieren und nie vollständig »peaken« können. Nichts anderes bezweckte Ende November somit meine Teilnahme am Lauf in Nijmegen, und ich war zufrieden, als Neunter des Feldes in 43:23 min über die Ziellinie zu laufen.

Von den Niederlanden aus reiste ich nach Hamburg zu zwei Society-TV-Events, *Wer weiß denn sowas?* mit Kai Pflaume und *Quizduell Olymp* mit Esther Sedlaczek, die ich jeweils mit Speerwurf-Europameister Julian Weber besuchte. Julian ist ein sehr netter und witziger DLV-Kaderkollege und wir haben uns trotz unterschiedlicher Disziplinen angefreundet. Die Shows dienen natürlich der Unterhaltung, und ich kann solch amüsante Events auch genießen. Für die Zuschauer war es teils erstaunlich, wie viel wir eigentlich trainieren müssen, für so einen kurzen Moment. Für uns wiederum war es erstaunlich, wie viel komisches Allgemeinwissen im Fernsehen noch diskutiert wird. Während man Kai Pflaume kaum vorstellen muss, ist vor allem seine entwickelte Leidenschaft für den Langstreckenlauf zu erwähnen. Auch die zweite Moderatorin, Esther Sedlaceck, war sehr nett und kennt sich durch ihre fachliche Kommentierung vieler Sportevents gut im Leistungssport aus. Anschließend fuhr ich zu meinem Verein, dem LC Rehlingen, um dort persönlich Gespräche über die Zukunft und meinen individuellen Beitrag zum Verein zu führen. Aufgrund des deutschen Vereinssystems ist es für uns Athleten sehr bedeutend, wie unsere Betreuung im angebundenen Verein aussieht. Im Gegensatz zum Fußball gibt es jährlich nur ein Transferfenster, das von vielen Athleten genutzt wird, um sich entweder mit einem neuen Coach zusammenzutun oder eine bessere Infrastruktur beziehungsweise finanzielle Unterstützung im Rahmen eines passenden Teams zu suchen. Rehlingen ist ein sehr familiärer Verein, der größtenteils von der Familie Klein geleitet und mit Leidenschaft betreut wird, und ich habe mich seit meinem Wechsel sehr wohl gefühlt.

Bevor ich zur Wahl der *Sportler des Jahres* nach Baden-Baden reiste, war es allerdings Zeit für ein weiteres, recht bekanntes Straßenrennen: die *Course de l'Escalade* in Genf. Eingebettet in Volksläufe aller Altersklassen sind die beiden Escaladélite-Rennen für Männer und Frauen regelmäßig mit Spitzenathleten besetzt. So war es auch in jenem Jahr, da der bekannte Franzose Jimmy Gressier auch Dominic Lobalu[1] und der Kenianer Boniface Kibiwott mit am Start waren. Abgeschlossen wird das Spektakel durch die Marmite, einen Lauf ohne Zeitmessung, der wegen der vielen kostümierten Teilnehmer an einen Karnevalsumzug erinnert. Mir war klar, dass die Jungs in einer gänzlich anderen Phase ihrer winterlichen Vorbereitung waren – so plante Gressier etwa mit einer intensiven Hallensaison – doch ich war bereit, mich der wiederum hügeligen Herausforderung zu stellen. Der Kurs war tatsächlich nicht ungefährlich, da er über Kopfsteinpflaster, enge Gassen und steile Kurven führte.

So gerne ich diese Straßenläufe als Ablenkung habe, verletzen wollte ich mich natürlich nicht wieder, und so zog ich es vor, bergab nicht alles zu geben und die Kurven eher großräumig zu nehmen. Hinzu kam, dass die Schweizer in Vorbereitung der *Marmite* fleißig Konfetti auf den nassen Asphalt streuten. Bereits nach zwei Runden war mir das Führungstrio um Lobalu, Kibiwott und Gressier enteilt und ich sah sie meist nur auf einem längeren Stück, das geradeaus über Schotter führte, wieder. Ich bemühte mich, taktisch klug und dennoch risikoavers zu laufen und finishte schließlich an siebter Position knapp hinter Hassan Chadi. Direkt hinter mir finishte Samuel Barata, ein sehr netter Athlet von Dave aus Portugal. Das war einer der stimmungsvollsten Läufe war, die ich je erlebt habe, mit mindestens 40.000 Startern innerhalb von zwei Tagen. Die Zuschauer begleiten diese Rennen mit Tänzen und Musik und feiern ein wahres Straßenfest.

Nicht unzufrieden mit meinen Leistungen der Straßenläufe und recht müde von den vielen Reisen, fuhr ich zurück nach Herxheim, um nach Nadas Fortschritten zu sehen, bevor anschließend die Sportlerwahl in Baden-Baden anstand. Sie war inzwischen wieder täglich am Ergometer oder auf Krücken unterwegs und bereits zuversichtlicher, was das kommende Jahr anbelangte. Darüber hinaus war sie vom Max-Planck-Institut für Innovation und Wettbewerb in München zu einer Vorstellung ihres Habilitationsthemas eingeladen. Bodensee–München, das passte gut in meine Vorstellungskraft, und ich freute mich wirklich, sie so erleichtert und hoffnungsvoll zu sehen. Der Sportlerball in Baden-Baden war zwar sehr schick und extravagant gestaltet, doch die eigentliche Wahl lief erstaunlich intransparent. Julian Weber, seine nette Freundin Celina und ich genossen zwar das Drei-Gänge-Menü, waren jedoch eher gespannt auf die Wahl. Am späteren Abend applaudierten wir unserem DLV-Teamkollegen, dem Mehrkämpfer Niklas Kaul, zum Wahlsieg. Die Frauenwertung ging an die Sprinterin Gina Lückenkemper und die Teamwertung an Eintracht Frankfurt für den Sieg des Europa League. Interessanterweise war vom ganzen Team der Fußballer nicht eine einzige Person anwesend, weshalb der Präsident

1 Dominic Lobalu stammt ursprünglich aus dem Südsudan und ist seit Mai 2024 für die Schweiz startberechtigt.

die Ehrung entgegennahm. Julian und ich griffen zu etwas mehr Wein, um anzustoßen und grinsten uns über die selbstlobende Moderation an. Ich wurde auf den sechsten Platz gewählt, was dennoch eine große Ehre war. Weihnachten verbrachten wir diesmal zu Hause am Bodensee. Anschließend war es Zeit, das EM-Jahr mit einem traditionellen Silvesterlauf zu beenden und wir reisten nach Trier.

Silvester für Läufer

Mein bester »Silvesterlauf-Streak« begann 2014, nachdem ich Nada in Tilburg kennenlernte. In diesem Jahr wurde ich im oberösterreichischen Städtchen Peuerbach ex aequo mit meinem kenianischen Kollegen Victor Chumo gewertet. Über Victor habe ich bereits im zweiten Kapitel berichtet: Er ist wirklich ein herzensguter Mensch, der leider in seiner anschließenden Marathonkarriere mit vielen Verletzungen zu kämpfen hatte. Anders als bei der EM 2016 in Amsterdam gibt es bei derartigen Straßenläufen kein technisch versiertes Zielfoto. So ging 2014 ein gemeinsamer Sieg in die Wertung ein, wobei wir in den darauffolgenden drei Jahren ebenfalls im Sprint um den ersten Platz kämpften. Im ersten Jahr war ich sehr beflügelt von Nadas Anwesenheit. Während Peuerbach in Österreich der traditionellste Silvesterlauf ist, feiern wir einen ähnlich gut besetzten Lauf in Deutschland, meist in Trier, das sich in Anspielung auf den brasilianischen Ursprungslauf in São Paulo das »deutsche São Paulo« nennt. Beide Städte sind eher Kleinstädte, Peuerbach gar ein Dorf, aber die Bewohner und eigens angereisten Zuschauer feiern die Läufer und das neue Jahr freudig. Diese Tradition ist wirklich schön, obgleich ich zugeben muss, dass ich mich teils noch vor Mitternacht, müde von ein paar Gläschen Sekt, mich mühe, wach zu bleiben.

Die Strecke in Peuerbach ist ein hügeliger Rundkurs mit einem beträchtlich steilen Bergabstück und einer langgezogenen Geraden, die einen wieder bergan durch den Zielbogen führt. Läuferisch muss man sich die Kraft gut einteilen, da auch das deutlich geneigte Gefälle sich Runde für Runde in der Muskulatur bemerkbar macht. An mehreren Stellen liegen Chipmatten, damit Zwischenzeiten des 800 Meter langen Rundkurses aufgezeichnet werden. Rund um die Strecke und besonders entlang der Start-Ziel-Geraden säumen Zuschauer, Trommler und Cheerleader die Strecke. An sich führt die Strecke entlang der Dorfstraße, doch hin und wieder kürzen ein paar Läufer auch ein Stückchen über den Gehsteig ab – ein Phänomen, das man bei Stadtläufen wohl nie ganz vermeiden kann. Ich muss mir nicht selbst ins Hemd schummeln und meine über Jahre vergleichbaren Zeitaufzeichnungen durch einige Meter weniger verfälschen. Hinter mir laufende Teilnehmer des Elitelaufs kann ich natürlich nicht sehen, aber ich habe schon einmal so manchen Läufer neben mir während des Laufes darauf hingewiesen: »Hey guys, the sidewalk's not part of the course!« Kommt man um die letzte Kurve, läuft man etwa 250 Meter dem Ziel entgegen, und durch die Breite der Straße kann hier attackiert werden, was diesen Abschnitt so spannend macht. Die Zuschauer sind hier besonders präsent, und ich freute mich Jahr für Jahr auf diesen Zielspurt mit Victor, selbstverständlich wieder in der Hoffnung, den ersten Platz zu machen. In den folgenden drei Jahren unterlag ich Victors Attacken knapp und musste mir natürlich Scherze hinsichtlich meiner Schnelligkeit gefallen lassen. Da ich ihn, wie erwähnt, extrem schätze, ging das absolut in Ordnung.

Silvesterläufe gehören also nicht nur im deutschsprachigen Raum zum traditionellen sportlichen Jahresende. Der erste Traditionslauf dieser Art war der seit 1925 jährlich veranstaltete *Corrida Internacional de São Silvestre*, der am Todestag des Heiligen Silvesters in der brasilianischen Stadt São Paulo ausgetragen wird. Der Lauf ist einer der bekanntesten Straßenläufe weltweit und war in seinen anfänglichen Jahren nur Männern aus der brasilianischen Stadt zugänglich. Später wurden Männer aus Südamerika zugelassen, ab den 1950er-Jahren auch internationale

Starter, und ab 1975 wurde der Lauf Frauen zugänglich. Durch seinen Sieg 1953 sorgte Emil Zátopek als populärster Läufer seiner Zeit für weltweite Bekanntheit des Rennens. Rekordsieger bei den Männern ist der ehemalige Weltrekordhalter im Marathon Paul Tergat, und bei den Frauen die Portugiesin Rosa Mota mit sechs Siegen. Der Lauf inspirierte viele dazu, weitere Silvesterläufe in verschiedenen Ländern zu veranstalten, und oft wird sich dabei an der traditionellen Samba-Rhythmen, dem Konfetti-Streuen, dem Laufen in Kostümen und der großen Begeisterung an sich orientiert. Entsprechend präsentiert sich auch der größte deutsche Silvesterlauf, der *Bitburger 0,0 %-Silvesterlauf Trier*, bei dem Nada und ich seit 2018 starteten.

Im ersten Jahr meiner Teilnahme waren wir von unserem ersten Höhentraining in Iten zurückgekehrt, wo ich mir einen grippalen Infekt eingefangen hatte. So musste ich mich beim Trierer Lauf, der ebenfalls auf einem Rundkurs um das Stadtzentrum stattfindet, mit dem vierten Platz abfinden. 2019 mussten wir beide verletzungsbedingt passen, und 2020 sowie 2021 fielen die Ausrichtungen des Laufs der Pandemie zum Opfer. So wurde Trier erst ab 2022 ein Bestandteil meiner winterlichen Vorbereitung, in der ich mich meist anschließend auf einen Frühjahrsmarathon vorbereitete. Ich matchte mich 2022 mit Amanal und Isaac Kimeli, meinem Freund und Trainingskollegen aus Belgien, um den Sieg. Noch in der letzten Runde waren wir dicht beisammen, bevor Isaacs Zielsprint unser Trio zerriss. Selbstverständlich können Amanal und ich gut sprinten, doch Isaacs Attacke überraschte uns. Ich kämpfte um die zweite Position und grinste Amanal, der knapp hinter mir sprintete, im Ziel an. Wir scherzen gerne miteinander bei solchen Läufen. Da Silvesterläufe keine international bedeutenden Rennen sind, freuten wir uns schlicht, gemeinsam auf dem Podium zu stehen und vor allem darauf, bei der anschließenden Party zu tanzen. Nur fünf Monate später zeigten unsere beiden Freunde wieder ihre genialen afrikanischen Shakeout-Künste bei unserer Hochzeit.

Von Monaco über Barcelona nach Hamburg

Im Gegensatz zu einer Saison auf der Bahn, in der man meist entweder Crossläufe oder die Halle integriert, ist der Winter bereits ein Kernelement der Marathonvorbereitung. Um sich mit kleineren Wettkämpfen in Form zu bringen, nimmt man meist an Straßenläufen teil. Mein Manager Dave ist über die Wintermonate damit beschäftigt, jene herauszufiltern, die für mich Sinn machen. Dies bedeutet, dass die Läufe vom Umfeld, der Besetzung, der Distanz, den Reisemodalitäten und natürlich finanziell in das Trainingskonzept passen sollten. Meist berate ich mich mit Dave in mehreren Calls und spreche vor einer Zusage auch mit meinem Trainer Tim. Manchmal kann Dave nachverhandeln, manchmal muss man allerdings rasch zusagen, damit man bestimmte Normen erfüllt. Insofern ist es für uns immer eine Abwägung, mich als Europameister in ein Rennen zu bringen. Zu einfach sollte man Angeboten nicht nachgeben, denn natürlich sprechen die Veranstalter untereinander. Es macht allerdings ebenso wenig Sinn, zu hohe Forderungen zu stellen. Das verzeihen Ausrichter weder dem Athleten noch dem Manager. Besonders nach München bekam ich viele Anfragen, teils auch lächerliche, die man höflich dankend absagen kann. Es ist wirklich interessant, was manche Leute für Anfragen stellen, die teils absolut nicht in ein professionelles Sportlerleben passen.

Während ich das internationale Managementsystem noch etwas näher erklären möchte, entschieden wir uns Richtung Olympia 2024 für den Hamburg Marathon. Ich war noch wenig in Deutschland gestartet und vermisste nach den einsamen Pandemie-Marathons und internationalen Elite-Läufen einen echten Stadtmarathon. Die Veranstalter bemühten sich, jährlich ein solides Feld zusammenzustellen, und durch Nadas norddeutsche Familie haben wir auch einen emotionalen Bezug zum Norden. Nachdem wir die Konditionen für das Hauptrennen festgemacht hatten, konnten wir uns über die Zwischenschritte dorthin unterhalten. Geplant war bereits, dass ich mit meiner belgischen Gruppe zuerst nach Monte Gordo fahre, wo wir fokussiert kollektiv arbeiten konnten. Wenn man noch nicht vollständig in Ausdauerform ist, hat man muskulär mehr Spielraum für die Unterdistanz, weshalb ich mich schon länger für ein offizielles 5-km-Straßenrennen interessierte. Dies gab es Anfang Februar in Monaco, das auf einem verhältnismäßig flachen Streckenabschnitt geführt wird und jährlich international topbesetzt ist. Unabhängig davon, was mir geboten werden konnte, wollte ich starten, denn die deutsche Bestleistung lag damals bei 13:32 min.

Gesagt, getan: Ich reiste von Monte Gordo nach Monaco, das mich bereits am Flughafen mit einer luxuriösen Aussicht empfing. Ich genoss die Atmosphäre, wieder unter internationalen Athleten zu sein, mich beim gemeinsamen Dinner auszutauschen und über Marathon-Training und die Renntaktik fachsimpeln zu können. Es ist dieser Austausch, den ich abseits der Begeisterung für das Rennens so liebe und der mich Jahr für Jahr für meinen Sport begeistert. Das Rennen fand trotz der kühleren Temperaturen als in Monte Gordo in strahlendem Sonnenschein statt und fühlte sich, trotz deutlich besserer Form als noch vor der Jahreswende, wirklich flott an. Auf der Bahn war ich selbstverständlich bereits schneller unterwegs gewesen, aber an jenem sonnigen Februarmorgen musste ich zusehen, wie sich die schnellste Gruppe sofort entfernte und so schloss ich mich der zweiten an. Sobald ich den Speed-Schock des ersten Kilometers verdaut hatte, kam ich doch gut in den Rhythmus, den ich anschließend, noch nicht zu sehr vom Laktat beeinträchtigt, genießen konnte.

Kurz nach dem ersten Kilometer bot der bekannte Formel-1-Fairmont-Tunnel eine kurze Entspannung, da die Stille ohne Wind und Sonnenlicht einen den Schritt leichter ziehen lässt. Da die Strecke ein Rundkurs war, kam die nächste Ablenkung am Wendepunkt bei 2,5 Kilometern. Ich bemühte mich, die Kurve eng zu nehmen, ohne zu viel Geschwindigkeit einzubüßen. Gleichzeitig muss man darauf achten, mit den höheren Carbon-Schuhen bei derartigen Wendepunkten nicht umzuknicken und sich an Sehnen oder Bändern zu verletzen. Der dritte Kilometer war somit der deutlich langsamste. Während die Gruppe vorne bereits Vorsprung hatte, versuchte ich nun, wieder mehr zu beschleunigen. Ich war nicht in der Unterdistanzform meiner Bahnzeit, wusste aber, dass Tempowechsel und Zielsprints ebenfalls zu meinem Talent zählten. Mit der Aussicht auf den letzten Kilometer forcierte ich nochmals meinen Schritt und achtete vor allem auf den kleinen Anstieg kurz vor dem Ziel. Der letzte Kilometer wurde mit 2:35 min gestoppt und mit der Zielzeit von 13:32 min hatte ich zwar die damalige deutsche Bestleistung nicht unterboten, aber zumindest eingestellt.[2] Außerdem belegte ich noch den vierten Platz zeitgleich mit Platz drei. Jimmy Gressier verbesserte den damaligen Europarekord auf 13:12 min.

Ich konnte zufrieden sein, nach dem schwierigen Herbst, meine Formkurve stieg an, und ich hatte mich als Marathonläufer auch über die 5000 m kompetitiv wettbewerbsfähig gezeigt. Jimmy Gressier schlug mit mir im Ziel ein und wir verbrachten allesamt ein sehr schönes Dinner im Athletenhotel. Von Monaco reiste ich zurück nach Monte Gordo, wo ich nicht nur das gemeinsame Training mit meinen Kollegen aus Belgien genoss, sondern auch die Nachricht von Nada, dass ihr Thema nun definitiv angenommen sei. Sie habe nun definitiv am Max-Planck-Institut für Innovation und Wettbewerb eine Habilitationsstelle. Auch die Präsentation ihres Projekts vor der Gruppe war gut verlaufen, und sie würde am 1. April in München ihre neue Stelle antreten. Deswegen mussten nun natürlich ein paar Termine koordiniert werden, da ich Ende April für den *Hamburg-Marathon* zugesagt hatte und unser kirchlicher Trauungstermin am 6. Mai war. Ein Umzug zuvor nach München war ausgeschlossen, und Nada reiste vorerst alleine in die bayerische Hauptstadt, um sich dort ein Zimmer zur Untermiete zu suchen. In der Zwischenzeit stellte Tim mein

2 Deutsche Rekorde werden auf dieser Distanz nicht geführt.

Training auf die Halbmarathon- und Marathondistanz um, was ein Hochfahren der Grundlagenausdauer-Umfänge bedeutete. Vor allem für Tempoläufe war ich sehr dankbar, die Gruppe um mich zu haben, denn es macht viel aus, sich bei der Führungsarbeit für Intervalle abwechseln zu können, anstatt die Runden alleine abzuspulen.

Da ich viele Jahren nach Monte Gordo gereist bin, kenne ich auch eine von Eckhardt noch traditionell abgemessene 3-km-Runde, die wir gerne für GA2-Trainings nutzen. Sie beinhaltet einen steilen Hügel und verläuft dann flacher Richtung Meer. Schließlich endet man ein paar Meter bergab Schwung nehmend im Wald, in dem man die neunzig Sekunden Pause bis zum Start hügelig trabt. Auch in Vorbereitung für den Barcelona Halbmarathon nutzte ich diese gewohnte Runde, um mich mit meinen früheren Zeiten zu vergleichen. Angekommen in der wunderschönen Stadt Nordostspaniens freute ich mich, von den Race Directoren als Marathon-Europameister vorgestellt zu werden. Ich genoss den leichten Erfolgsdruck, den dies für das Rennen kreierte und bereitete meine restlichen Stunden in der Stadt fokussiert auf das Rennen vor. Der Morgen des Rennens war sehr kühl, was ich grundsätzlich wärmeren Renntemperaturen vorziehe. Ich reihte mich in der Nähe von Abdi Nageeye, dem Zweiten der Olympischen Spiele von Tokio, ein, denn wir hatten am Vorabend noch unsere angepeilte Taktik und gewünschte Zielzeit aus umfangreichem Training heraus besprochen. Abdi ist ein wirklich feiner Athlet, steht zu seinem Wort und hat mich bereits öfter proaktiv kontaktiert. Auch in diesem Rennen stand er zu seinem Plan und beteiligte sich redlich an der Führungsarbeit unserer Gruppe, die sich aufgrund des raschen Anfangstempos nach nur ein paar Kilometern formierte.

Abdi und ich liefen nahezu ab dem ersten Kilometer neben- oder schräg hintereinander, während wir noch einige Athleten, darunter meinen deutschen Kollegen Simon Boch, direkt hinter uns wahrnahmen. Wir hatten die Gruppe im Schlepptau und versuchten, uns nicht zu sehr irritieren zu lassen und um die wenigen Kurven etwas Gas zu geben. Alle zwei bis drei Kilometer wechselten Abdi und ich uns ab, denn der Wind hatte seit dem Morgen merklich aufgefrischt. Die Führungsgruppe war nicht zu holen, doch wir arbeiteten gezielt zusammen, um unser Ziel, die 61-Minuten-Marke zu brechen, noch zu erreichen. Ab Kilometer 15 – ich führte gerade vor meinem portugiesischen Freund Samuel Barata – hatte ich doch etwas mit dem Gegenwind zu tun und war froh, als Abdi zwei Kilometer später freundlicherweise in Führung ging. Man kann dies von seinen Kollegen und Mitläufern natürlich nie explizit verlangen, aber es wäre natürlich hilfreicher gewesen, hier mehr gemeinsam fürs Tempo zu unternehmen. Seit Dezember hatte mein Freund Timo Hummel angefangen, meine Vorbereitung auf Hamburg in einer Doku auf *YouTube* mit dem Titel *Richard Ringer's Road to Hamburg* in sechs Episoden aufzuzeichnen.[3] Er hatte mich in Trier begleitet, einige Trainings am Bodensee in der Winterkälte aufgezeichnet, war mit unserer Gruppe nach Monte Gordo für Einblicke in den Trainingslageralltag gereist und nun hier mit seiner Kamera am Start. Als er mit seiner Akkreditierung verlässlich neben uns auf dem Fahrrad auftauchte, verspürte ich einen Motivationsschub und wechselte Abdi bei Kilometer 18 wieder mit der Führungsarbeit ab. Timo filmte, schnitt und zeichnete die Stimmung des Rennens sehr treffend auf.

Ich war ihm dankbar für dieses Projekt, das es ihm gleichzeitig ermöglichte, sich als »Content & Social Media Creator« zu etablieren und medial auch von Verbänden gebucht zu werden. Während er in den Folgejahren durch dieses Projekt einige Arbeit für den DLV und in der Folge für weitere Sportverbände erledigte, gelang es ihm, im Folgejahr seiner Leidenschaft – selbständiger Unternehmer zu sein – nachzugehen.[4] Für den letzten Kilometer gelang es Timo, uns eine Drohne hinterher zu schicken, da er diese Etappe

3 Siehe *YouTube, Richard Ringer's Road to Hamburg.*

4 Seine Seite lautet: https://timohummel.com/.

nicht mit dem Rad mitfahren konnte. Über den letzten Kilometer versuchte ich nochmals alles aus mir herauszuholen und mich vor allem nicht von unseren Verfolgern, die das ganze Rennen dicht an unseren Fersen gehangen hatten, noch abziehen zu lassen. Abdi reagierte sofort und packte einen gefährlichen Endspurt aus. So liefen wir nahezu nebeneinander die letzten 400 Meter dem Ziel entgegen und ich bemühte mich, ihn nicht ziehen zu lassen. Über die letzten Meter der Rennstrecke war ein Teppich gelegt worden, und ich ergriff die Chance, diesen als mentale Endbeschleunigung zu nutzen. Ich lief knapp vor Abdi ins Ziel und wurde in 61:09 min Sechster. Er spurtete dicht hinter mir über die Zielmatte, und wir schlugen erfreut ein. Das Ziel unter 61 min zu laufen, hatten wir knapp verpasst, waren aber angesichts der windigen Verhältnisse ohne Pacer sehr zufrieden mit uns.

Das internationale Management-System

Wenn ich nun meinen Weg von den internationalen Straßenrennen zu meinem ersten großen City-Marathon in Hamburg beschreibe, möchte ich kurz auf die Rolle der Manager in der Leichtathletik, auf Englisch »Agents«, eingehen. In der Leichtathletik, insbesondere im Straßenlauf, aber auch für Events der internationalen Bahnbewerbe, spielen Manager eine wichtige Rolle. Sie sind nicht nur für die Betreuung und Unterstützung von Athletinnen und Athleten verantwortlich, die auf Elite- oder Profi-Niveau antreten, sondern auch in deren Vertragsverhandlungen mit Sponsoren und Veranstaltern eingebunden. Darüber hinaus wirken viele Manager an der finanziellen Planung und Verwaltung mit oder übernehmen Aufgaben in den Bereichen Public Relations sowie Medien- und Kommunikationsarbeit. Während man ohne professionelles Management kaum Chance hat, bei der *Diamond League* oder Marathon-Majors überhaupt in Betracht gezogen zu werden, sind finanzielle Organisation und mediale Kommunikation nicht zwingend erforderlich, sondern optional. Jeder Athlet kann, je nach Alter, Erfahrung und Marktwert selbst entscheiden, ob er die Aufgabe des Marketings übertragen möchte, doch für internationale Rennen ist eine Managerlizenz erforderlich.

In den ersten Jahren meiner internationalen Karriere, von 2013 bis 2017, hatte ich keinen Manager, da mein damaliges Trainerteam, Birgit und Eckhardt Sperlich, dies nicht für nötig hielt. Stattdessen verhandelte Eckhardt mit Veranstaltern und Ausrüstern für Martin, seinen älteren Sohn, und mich. Obwohl er ein durchaus begabter Geschäftsmann ist, arbeitet er hauptberuflich bei Airbus und hat neben seiner Trainerlizenz keine von World Athletics approbierte Lizenz im Leichtathletik-Management. Dies ist zwar keine Voraussetzung, soweit man sich national für seine eigenen Athleten einsetzt, allerdings notwendig für Verhandlungen auf internationaler Ebene. Während ich über die Jahre seit meiner ersten Bronzemedaille der Universiade in Kazan über 5000 m[5] und anschließendem deutschen Meistertitel die internationalen Ranglisten emporkletterte, wurde die Frage nach einem internationalen Manager immer bedeutender. 2015 startete ich das erste Mal in der *Diamond League* über 5000 m in Rom, was von Eckhardt noch über ein befreundetes Management verhandelt wurde. Doch es wurde immer schwieriger, mit weiteren Starts in dieser Liga und anderen Straßenrennen zu planen. So wusste auch das Management meines damaligen Ausrüsters, dass ich keiner lizenzierten Agency angehörte, und verhandelte dementsprechend strikt.

Im Juni 2017 startete ich über 10.000 m beim *Gouden Spike Meeting* in Leiden. Während ich nach dem Rennen, das ich in 28:28 min finishte, noch die Atmosphäre genoss, kam der großgewachsene niederländische Veranstalter, Dave Klink, auf mich zu. Mit seinem verschmitzten Lächeln gratulierte er mir zu meinem feinen Rennen und fragte mich, wer mein Manager sei, da mich ja mein »Coach« hier angemeldet hatte.

5 Diese erreichte ich hinter den anschließend auch international sehr bekannten Athleten Hayle Ibrahimov und Paul Chelimo, der damals noch für Kenia startete und anschließend als US-Army Athlet für die USA startete.

Ich sagte wahrheitsgemäß, dass ich kein Management habe, da mein Trainer dies bisher alles organisiere. Er zog erstaunt die Brauen hoch und sagte in seiner mittlerweile gewohnten Redensart: »Oh, *really?*« Beim gemeinsamen Athletendinner unterhielten wir uns noch länger über meinen bisherigen Weg und warum Dave mir als Ausrichter nur die Fahrtkosten bieten konnte. Ich bemerkte, dass er mich schon seit Längerem beobachtet hatte. Dann erklärte er mir, dass er als Agent selbstverständlich nicht mit jedem Heimtrainer über Prämien verhandeln könne. Diese Verhandlungen verlaufen geschlossen zwischen den Managern, die sich europaweit und international natürlich kennen. Mit Personen außerhalb des Systems spreche man weder über Preisgelder noch über Siegprämien. Das käme einer Preisgabe interner Informationen gleich; entsprechende Daten würden nur unter vertraglich geregelten Bedingungen weitergegeben werden.

Dies machte Sinn und ich verstand immer besser, was die vergangenen Jahre für mich so anders gelaufen war. Ich nickte und dachte daran, dass ich bereits in den letzten zwei Jahren mit einem Management professioneller hätte trainieren und Wettkämpfe bestreiten können. Seit 2013 arbeitete ich halbtags im Controlling bei der MTU. Dies hat, neben ein paar Vereins- und Wettkampfprämien sowie etwas Bonus durch meinen Ausrüster, meinen Lebensunterhalt sichergestellt. Ich sah immer deutlicher, dass ich, ohne Management und damit abgeschnitten vom internationalen Prämiensystem, auf ein Einkommen verzichtet hatte, das mir den Weg ebnen könnte, mich weiterzuentwickeln.[6] Ich fragte Dave, woher er die Informationen über mich hatte, und er antwortete mit einer Handbewegung: »Come on, you are one of the best distance runners in Europe, a two-time medal winner and German champion. Of course people know you, of course they see you.« Nach meiner Rückkehr an den See, erzählte ich Nada von dem Gespräch und sie fragte, was ich zu tun gedenke. Ich zuckte mit den Schultern, da mir klar war, dass mein Trainerteam dies so nicht anerkennen würde. Dennoch bot Dave zumindest für die kommenden Rennen der Saison 2017 seine Unterstützung an.

Die erste Gelegenheit hierfür bot sich für ein top besetztes *Diamond League*-Event in Birmingham, wo ich mich gegen die britische Konkurrenz noch vor der Weltmeisterschaft in London über die 3.000-m-Distanz messen konnte. Das Rennen passte perfekt in meine 5.000-m-Vorbereitung für London, und ich wollte sehr gerne diese Einladung nach Birmingham annehmen. Dave bot mir an, mit den Ausrichtern zu sprechen, und ich erhielt Reisekosten und ein wenig Startgeld. Ich weiß nicht mehr genau, was ich meinen Trainern erzählte, aber sie gewährten mir diese Chance im Hinblick auf die WM. Das Rennen war flott, denn Mo Farah bereitete als amtierender Weltmeister seine letzte WM auf der Bahn vor heimischem Publikum vor. Normalerweise taktierte er gerne, ich war schon öfter in einem Rennen mit ihm gelaufen, doch diese 3.000 m wollte er schnell gestalten. Ich erinnere mich gut, wie ich das Laktat interessanterweise zuerst in den Armen statt in der Beinmuskulatur spürte, doch ich bemühte mich, so sehr ich konnte, mitzugehen. Farah gewann das Rennen und ich wurde in 7:49 min Sechster. Als ich mich kurz darauf bei Dave am Telefon bedankte, teilte er mir mit, dass die Veranstalter zufrieden mit unserem fairen Auftritt gewesen waren. Ich hatte gezielt das anfängliche Gerangel auf Bahn zwei vermieden und war überrascht, wie gut vernetzt Dave offenbar war.

Ein halbes Jahr später trennten Sperlichs und ich uns einvernehmlich nach dem Januar Trainingslager in Monte Gordo. Ich wusste, dass das Jahr mit den Höhepunkten beim Europacup in London und der Heim-EM in Berlin ein sehr besonderes war und ich wollte ein professionelles Leben im Laufsport führen. Das Trainerteam hatte ein professionelles Management abgelehnt und lernte Dave nie kennen. Obwohl mich dies nach fünfzehn Jahren erfolgreicher Zusammenarbeit sehr traurig machte, musste ich eine Entscheidung treffen. Ich war ein mündiger Athlet

6 Ich habe bereits im dritten Kapitel dieses Buches ausführlicher darüber berichtet.

geworden und wollte ein Team um mich, das sich für eine professionelle Karriere einsetzen würde. Ich wollte mitentscheiden und mich besonders vor Berlin auf Höhentrainings konzentrieren. Die Saison war auch insgesamt gut gelaufen. Nach Berlin munkelten natürlich besonders die älteren Trainer, dass ich mich mit meinem ehemaligen Trainerteam keine Verletzung zugezogen hätte. Dies ist schlicht Mutmaßung, denn kein Trainer kann aus der Glaskugel Verletzungen exakt prophezeien, und auch kein anderer Athlet aus meiner früheren Trainingsgruppe war in Berlin am Start.

Natürlich ist ein guter Trainer vorsichtig und bemüht, körperliche Rückschläge zu vermeiden, doch es gibt nie eine Garantie bei der großen Belastung, der man den Körper aussetzt. Ebenso zeichnet sich ein guter Manager dadurch aus, Rennen lediglich vorzuschlagen und einen Athleten niemals in zu viele hochkarätige Rennen zu schicken. Ein Athletenmanager erhält in der Regel zwischen 15 bis 20 Prozent der Wettkampf- und Sponsorenprämien. Das erzeugt einen gewissen Anreiz, die vertragsgebundenen Athleten zu besser bezahlten Rennen schicken zu wollen. Dave hat dies nie getan; er akzeptiert, wenn ich Angebote ablehne, und ist selbst vorsichtig mit der Jahresplanung. Er weiß allerdings, dass gewisse Rennen als Marathonläufer sehr bedeutend sind, um ein angemessenes Jahreshonorar zu erhalten. Für die wesentlichen zwei bis drei Rennen des Jahres bemüht sich Dave sehr zeitig, ein möglichst lukratives Vertragsangebot zu erhalten, damit noch Zeit für eine Alternative oder Nachverhandlung bleibt. Manchmal muss man selbstverständlich Angebote, die nicht in den individuellen Rahmen passen, ablehnen. Ebenso muss man unseriöse Anschreiben herausfiltern, was Dave automatisch macht. Als professioneller Läufer hat man selbstverständlich nichts davon, für ein paar Kröten und etwas »PR« bei jedem Hobbylauf zu starten. Dave weiß dies gut. Hier lehnt er meist direkt ohne Rücksprache ab – so sehr kann ich auf seine Erfahrung und Einschätzung vertrauen. Über die Jahre ist mit ihm und seiner Partnerin, der Athletin Sarah Lahti, eine Freundschaft entstanden.

Hamburg-Marathon mit Olympianorm

Mein erster offizieller Stadtmarathon war somit der *Hamburg City Marathon* im April 2023. Zur Stadt Hamburg haben Nada und ich daher beide einen besonderen Bezug, Nada vor allem durch ihre Familie auf Fehmarn, und ich durch wiederholte Laufevents. Hamburg ist auch wirklich eine unglaublich schöne Stadt mit der schönen Elbe, der Alster, dem Hafen, seiner Kultur und den vielen Grünflächen. Das Athletenhotel war in der Nähe von Planten und Blomen, und wir spazierten noch gemeinsam eine Runde durch den Park, bevor wir uns nach der langen Anreise auf das Abendessen freuten. Leider waren die Fenster im Hotel nicht ausreichend dicht, und die laut vorbeirauschenden Züge waren deutlich hörbar. Ich bin in einem Dorf aufgewachsen und deswegen reagiere ich recht empfindlich gegenüber Straßenlärm, und auch ein Zimmerwechsel auf die andere Hotelseite bescherte nicht die erhoffte Ruhe. Vielmehr war dort laute Partymusik zu vernehmen, und ich fühlte mich leider am Morgen des Rennens, das mir bereits als Olympiaqualifikation dienen sollte, nicht ausgeschlafen. Etwas irritiert frühstückte ich wie gewohnt vier Stunden vor dem Start, was in diesem Fall 5 Uhr morgens bedeutete. Die restliche Organisation des Rennens verlief allerdings reibungslos und ich nahm sicherheitshalber das erste Mal ein paar Schlucke von einem koffeinhaltigen Getränk.

Der Start-Ziel-Bereich war in Messe-Nähe und wir hatten uns den Rundkurs bereits in den Tagen zuvor mit dem Auto angesehen. Obwohl der Norden natürlich viel flacher ist als unser gewohntes Dauerlauf-Terrain am Bodensee, ist der *Hamburg-Marathon* nicht komplett flach. Das schreckte mich nicht weiter ab, und ich war zuversichtlich, mich mit den Jungs aus Belgien im winterlichen Trainingslager ausreichend gut vorbereitet zu haben. Die ersten zwei Wochen des Jahres hatten wir nämlich statt in Kenia diesmal in einem Höhenhaus in Belgien verbracht. Der Sportkomplex Bakkala in Leuven zeichnet sich dadurch aus, dass man die Zimmerluft individuell auf ein gewisses Höhenniveau einstellen kann. Solange wir nicht draußen liefen oder in den zahlreichen Räumen des Komplexes trainierten, verbrachten wir die Freizeit gemeinsam in Zimmern, die auf Höhenluft eingestellt wurden. Anschließend war der Februar, wie beschrieben, für Monte Gordo reserviert gewesen. Ich hatte es sehr genossen, mit meinem Kollegen Simon Debognies gemeinsam den *Hamburg-Marathon* vorzubereiten.

Insofern liefen wir auch die ersten Etappen des Rennens gemeinsam, während Dave und Tim uns als akkreditierte Betreuer mit den Fahrrädern begleiten konnten. Nada war ebenfalls auf dem Fahrrad an der Strecke unterwegs, hatte aber die Aufgabe, für den TV-Sender *NDR Nord* mein Rennen zu kommentieren. Selbstverständlich kennt sie mich so gut, dass sie dem freundlichen TV-Kommentator genau über mein Befinden, die Bedeutung der Splits und die Übereinstimmung mit dem Plan berichten konnte. Besonders entlang der Alster fühlte ich mich stark und freute mich über meine gleichmäßigen Zwischenzeiten. Unsere Gruppe war ziemlich genau in Richtung Olympianorm unterwegs, und auch Simon lief neben mir. Die ersten fünf Kilometer waren, dem Wind geschuldet, etwas zu langsam in 15:27 min, was sich sehr locker anfühlte. Nach Tims Vorgabe, sollte ich mich diesmal ganz auf meine Pacer verlassen, weshalb ich nicht auf meine Uhr sah. Danach wurden wir Gott sei Dank schneller, was sich mit Rückenwind gar nicht so unterschiedlich anfühlte, und ich blickte erleichtert auf meine GPS-Uhr bei der Halbmarathonmarke, die wir in 64:05 min passierten. Timo, der monatelang Filmmaterial für diesen Tag gesammelt hatte, war ebenfalls mit im Team und machte einen formidablen Job, an allen geplanten Stationen zeichnete er unseren Lauf auf. Für Nada war die Herausforderung, die konkreten Streckenpunkte zu finden, etwas größer, denn sie sollte ja regelmäßig live über meinen Status berichten. Sie traf auf dem Fahrrad Daniel, einen netten Hamburger, der sie freundlicherweise quer durch die Stadt auf dem schnellsten Weg zum nächsten TV-Fixpunkt begleitete.

Im hügeligen Stadtpark von Hamburg war es recht schwierig, unserer Gruppe zu folgen, die auch bergan recht stetig einen Kilometerschnitt von 3:02 min/km hielt. Daniel zeigte ihr eine gute Abkürzung, um rasch zu Kilometer 28 aufzuschließen. Erfreut sah sie, wie Dave neben mir entlang radelte, während er ihr ein deutliches »Thumbs-up« zuwinkte. Dies bestätigte die kontinuierlichen Zeiten der Marathon-App, denn Gefühl und Zeit weichen bekanntlich oft voneinander ab. Leider traf dies auf meinen Kollegen Simon zu, dessen Magen kurz darauf zu rebellieren anfing, denn er vertrug das Gel nicht. Unser Coach Tim blieb auf dem Fahrrad neben ihm und meinte nur knapp: »Well, also this is marathon!«, während Nada ihm nur einen Blick ihrer Anteilnahme zuwerfen konnte. Mein Kollege Haftum Welday, ebenfalls ein DLV-Athlet, war wesentlich flotter gestartet als unsere Gruppe und anfangs recht bald aus meinem Sichtfeld gelaufen. Richtung Kilometer 30 sah ich ihn allerdings in einiger Distanz vor mir laufen, während Dave mich motivierte, zu ihm aufzuschließen. Knapp nach dieser Kilometermarke war wieder eine TV-Station, doch ich nahm weder Nada noch die TV-Kommentatoren wahr, so fokussiert war ich nun, Meter für Meter gutzumachen. Es ging schließlich um einen der drei Plätze für die Spiele in Paris.

Die letzten sieben Kilometer wurden hart. Man kann es nicht anders formulieren: Es tat schlicht weh, und ich musste mich trotz Gels und dem bis dahin schönen Gefühl in meinen Beinen richtig zusammenreißen, das bisherige Tempo zu halten. Nach der Außenalster führte eine Etappe nochmal deutlich bergan, auf der ich mich bemühte, den Schritt kraftvoll zu verkürzen. Meine Beine brannten nach dem Hügel, meine Arme wogen schwer an meinem Körper und ich spürte, wie ich die gute Laufhaltung langsam, aber stetig einbüßte. Auf den letzten zwei Kilometern war die Norm in greifbarer Nähe, konnte aber genauso bei nur einem langsamen Kilometer verloren gehen. Ich überholte Haftum bei Kilometer 41, war allerdings so beschäftigt mit mir selbst, dass ich ihm weder Mut zusprechen noch irgendein Handzeichen geben konnte. Gleichzeitig wusste ich, dass es notwendig war, erster Deutscher zu werden, um ein Paris-Ticket zu sichern. Der letzte Kilometer führte bergab, doch die Beschleunigung schmerzte tierisch in den Oberschenkeln.

Der Zuschauerjubel half mir, dies zu ignorieren und ich rannte, so gut meine Beine noch gehorchten, die Steige Richtung Ziel. Nada zitterte bereits vor Aufregung, denn die Uhr tickte unermüdlich Richtung 2:08:10 h, der direkten DLV-Olympianorm für Paris. Ich streckte mich so gut ich konnte, nahm die Arme dicht an den Körper und zog noch einmal Richtung Zielgeraden durch. Die Uhr blieb bei 2:08:08 h stehen, als ich erleichtert kurz nach dem Zielbanner auf die Knie ging. Es ist selten, dass ich nach Rennen das Bedürfnis habe, mich auf den Boden zu legen, doch heute war so ein Tag. Ich war in München zwei Sekunden vor Maru Teferi ins Ziel gelaufen, heute hatte ich um zwei Sekunden die Norm für Paris unterboten. Punktlandung sozusagen. Nada versorgte mich mit Wasser und half mir auf die Beine, damit mir vor dem Interview noch die deutsche Flagge umgehängt werden konnte. Ich erklärte dem NDR, dass ich selbstverständlich zufrieden war, das primäre Ziel erreicht zu haben. Dennoch wusste ich, dass diese Zeit für die Spiele angesichts der sehr starken nationalen Konkurrenz womöglich nicht ausreichen würde, um mit einer sicheren Teilnahme in Paris planen zu können.

Valencia 2023: Das Ticket zu den dritten Spielen

Zuerst genossen wir Anfang Mai unsere kirchliche Trauung mit vielen Freunden und internationalen Läufern. Natürlich gingen morgens die eingeladenen Läuferinnen und Läufer jeweils eine Runde im Wald laufen, bevor nachmittags die Messe anstand. Es war mir immer wichtig, dass alle nicht nur fein angerichtetes Menü geboten bekamen, sondern auch reichlich zu essen hatten, denn ich war schon ein paarmal nach hübschen Menüs hungrig von Hochzeiten gegangen. Neben der Kirche war sicherlich das abendliche Tanzen unser Highlight, und damit meine ich nicht meinen tapsigen Walzer mit Nada. Ich freute mich, dass alle so Spaß auf der Fläche hatten – der DJ machte einen guten Job –, und auch die Tage danach befanden wir uns emotional auf einem Höhenflug, bis die weitere Saisonplanung des Jahres 2023 anstand. Tim gab mir noch ein paar ruhigere Wochen, bevor ich wieder in gezieltes Training einstieg. Bei realistischer Einschätzung der deutschen Marathondichte musste ich, wie 2021, eher mit einem weiteren gezielten Normangriff für Paris planen, statt mich auf die im August anstehende Weltmeisterschaft in Budapest vorzubereiten. Normalerweise bin ich ein Athlet, der sich darauf fokussiert, möglichst jährlich im Nationaltrikot zu starten, doch Olympia warf seinen deutlichen Schatten auf das Jahr 2023 voraus. So war ich nicht der einzige DLV-Athlet, der diese Weltmeisterschaften verpassen würde und stattdessen mit einem kurzen Straßenlauf-Sommer bereits Richtung Herbst plante.

Im Juli war es Zeit für den Umzug nach München. Nada hatte bereits vier Monate am Max-Planck-Institut für Innovation und Wettbewerbsrecht gearbeitet und war glücklich mit ihrer Habilitationsstelle. Der Umzug war körperlich anstrengend: Wir trugen vom zweiten Stock alle Möbel hinunter, luden sie in Autos und brachten sie in München wieder in den dritten Stock. Ich hatte Dave die Zusage gegeben, direkt im Anschluss bei dem sehr gut besetzten Traditionslauf

Giro di Castelbuono in Palermo zu starten. Da der Lauf mit vielen Hügeln, Kurven und Pflastersteinen mitten unter der Woche stattfand und vom Resultat her keine großen Konsequenzen hatte, war mir ein gelungener Umzug mindestens genauso wichtig. Mit müden Beinen reiste ich nach Italien, wo wir auch noch Zeugen einer Brandkatastrophe in Palermo wurden. Deswegen benötigte ich für die Reise den ganzen Tag und war am Wettkampfmorgen entsprechend gerädert. Ich sagte mir, dass es nur um ein spannendes neues Event ginge und ich hier Wettkampferfahrung in der italienischen Sommerwärme sammeln konnte. So lief ich abends Runde um Runde, was die Beine eben hergaben, und schätzte die lautstarke Stimmung. Den Lauf gewann der 5000-m-Weltmeister Muktar Edris, ich lief über zwei Minuten hinter ihm ins Ziel. Ich konnte darüber nur grinsen und belohnte mich mit den Kollegen anschließend mit der besten Mozzarella-Pizza, die ich je gegessen habe.

Nur vier Tage später reisten wir zur *Runners' Night* nach Berlin, wo diesmal Nada, mit knapp dreieinhalb Monaten Training in den Beinen, über die 10 km an den Start ging. Ich muss zugeben, dass ich, da Nada noch nicht lange im Training war, etwas nervös war. Vor allem wiesen ihre Läufe vor dem Wettkampf noch kein beständiges Niveau auf. 8 × 1 km in etwa 3:35 min/km hatte ich noch vor ein paar Wochen direkt 5 mmol Laktat gemessen, worüber ich erschrocken war. Dafür waren etwa 300-m-Intervalle erstaunlich gut gelaufen, weshalb der Lauf für uns eine reine Überraschungskiste war. Ich hoffte, dass sie nicht zu enttäuscht wäre, zwei Minuten hinter ihrer PB ins Ziel zu laufen und instruierte sie noch für die Steigerungsabläufe. Am liebsten wäre ich beim zweiten Kilometer ins Feld gesprungen und mitgelaufen, doch lief ich eher aufgeregt am Streckenrand kurz mit. Ich musste mich zurückhalten, dem Mann direkt vor Nada keine Tempo-Instruktionen zuzurufen. Den Kurfürstendamm hinauf hielt die Gruppe nämlich ein Tempo von etwa 3:20-22 min/km und ich betete, dass Nada nicht abfallen würde. Kilometer um Kilometer lief sie mit, und ich ließ sie erst einmal ziehen, um rechtzeitig an der anderen Seite des »Ku'damms« Richtung Ziel platziert zu sein.
Als ich sah, wie nah Nada hinter den anderen deutschen Top-Läuferinnen lief und welche Zeit meine Uhr bei Kilometer 8 zeigte, konnte ich meine Aufregung schwer verbergen. Da Nada mich mit einer Handgeste dankend »fortwinkte«, als ich einige Meter mitlief, ließ ich von der Gruppe ab und lief stattdessen zum Ziel. Ich empfing sie direkt hinter der Ziellinie und grinste über das ganze Gesicht: »33:49 Schatz!« Sie starrte mich nur entgeistert an und mutmaßte, die Uhr hätte sicher falsch gemessen. Ich überzeugte sie erst mit der offiziellen Ergebnisliste und genoss ihre große Freude über diese unerwartete Zeit nach nur drei Monaten regulärem Training. Den Abend genossen wir mit dem Team von *Berlin-Marathon*-Chef Mark Milde und ließen uns Burger mit Fries und Salaten gut schmecken. Kurz darauf reisten wir ins Trainingslager nach St. Moritz, wo ich mit Tims Team umfangreich an meiner Marathonform arbeitete. Da Dave auch vor Ort war, konnten wir den anstehenden Herbst gut planen und gemeinsam die Weltmeisterschaft in Budapest als Trainingsmotivation verfolgen. Da Paris bereits seine langen Schatten vorausschickte, hatten einige internationale Topathleten auf diese WM verzichtet. Das macht man nicht aus Ignoranz oder Desinteresse, sondern um Verletzungen auszukurieren, die man sonst vermutlich weiter verschleppt hätte, oder um eine schwache Form nicht noch mehr mit hartem Training zu belasten. Der Aufbau auf ein wichtiges Großereignis geht selbstverständlich länger als die zwölf Monate des Jahres. Insofern waren die Gespräche mit Dave und Tim von taktischer Vorgehensweise geprägt, denn es war uns allen bewusst, wie viele potenzielle Kandidaten auf die drei Plätze des Olympia-Marathons schielten. Dies bedeutete, ich musste ein schnelles Rennen einem besser bezahlten Rennen vorziehen und mich auf härteres Training einstellen. So wählten wir wiederum den Valencia-Marathon, der mir schon einmal die Olympiaqualifikation gesichert hatte.

Im September starteten wir für unseren Verein LC Rehlingen bei den deutschen Straßenlaufmeisterschaften über 10 km. Am Tag des Laufes war es ungewöhnlich heiß für September, und wir bereiteten uns auf ein taktisches Rennen vor. Die vier Runden in Bad Liebenzell waren etwas hügelig, und ich hoffte, mich mit Aaron Bienenfeld vom Rest des Feldes etwas absetzen zu können. Dies gelang uns, und die letzte Runde lief auf ein Duell mit ihm hinaus. Ich vertraute auf meine Sprintstärke und lief die letzte Kurve aggressiv eng. Der deutsche Meistertitel bedeuteten gute Punkte für den Verein. Für Nada war der Lauf nicht aufgegangen, sie hatte sogar genervt im Zielsprint mit Rabea Schöneborn unkonzentriert austrudeln lassen. »Kämpfe immer bis über die Ziellinie!", schimpfte ich nach dem Rennen, denn dieser Fehler, sich dort »abnicken« zu lassen, ist einfach der vermeidbarste, den es für mich gibt. Immer wieder staune ich, dass dies auch bei Großereignissen regelmäßig passiert, wenn Athleten sich in der Sicherheit des Ziels vermuten und den Schritt abfallen lassen. Für mich ist dies, neben der Regel sich niemals umzudrehen, die zweite Grundregel jedes Wettkampfes.

In der neuen Münchner Heimat trainierte ich in Richtung Valencia und dem für Oktober angesetzten Trainingslager in Kenia. Ich erkundete Parks, Wälder und Feldwege, um mich für die besten Einheiten auf interessanten Strecken zu bewegen. Es war tatsächlich spannend, das erste Mal in so einer grünen Großstadt zu leben und einen voll ausgestatteten Olympiastützpunkt vor der Tür zu haben. Das war mir am Bodensee oft abgegangen, und ich hatte mich immer selbst um meine Betreuung gekümmert. Die Infrastruktur des OSP München musste mir auch zeitnah dienen, denn nach einer längeren Einheit fing meine Achillessehne an, unangenehm zu ziehen. Bei der Untersuchung stellten sich leichte Strukturrisse heraus, was mich doch erschrecken ließ. Nachdem Ultraschall, Kälte- und Physiotherapie sowie strukturierte Übungen nicht ausreichend halfen, setzten wir eine entzündungshemmende Injektion ins Gewebe. Ich pausierte einige Tage, schob mich mit Alternativtraining voran und war erleichtert, anschließend die gute Wirkung der Injektion zu spüren. Da der Verband mich gebeten hatte, einen Nationaltrikot-Einsatz pro Jahr anzunehmen und ich für die Straßenlauf-Weltmeisterschaft im lettischen Riga qualifiziert war, sagte ich mit mulmigem Gefühl diesem Einsatz zu. Tim wollte nach den Verletzungssorgen, die nach nur wenigen Tagen ausgestanden waren, allerdings kein Risiko eingehen und bat mich, das Training weiterhin vorsichtig durchzuführen. Ich sollte auf seine strengen Vorgaben achten und abends eine alternative Einheit vorziehen.

So begab ich mich mit meinem DLV-Kollegen Aaron Bienenfeld und Filimon Teklebrahn-Berhe auf die Reise nach Riga und buchte für meine Mutter auch eine Aufenthaltsmöglichkeit. Seit dem Tod meines Vaters ist es schwieriger für sie, allein zu reisen, und es ist schöner, wenn ich sie zu spannenden Rennen mitnehmen kann. Dann ist es für sie möglich, die Stadt zu erkunden und sich mit anderen Athleten-Familien auszutauschen, was sie absolut liebt. Da meine Mutter ein »wandelndes Statistikbuch« ist, kennt sie viele der Gesichter mit Bestleistungen wieder und kann vor Ort mit den Sportlern oder deren Betreuern sprechen. Meist sind diese dann ganz beeindruckt, was sie alles weiß und wie sie alle Ergebnisse penibel verfolgt. Das Rennen selbst lief angesichts der Vorsicht im Training nicht gut. Ich musste bereits frühzeitig darum kämpfen, den Anschluss an meine international vergleichbaren Konkurrenten zu halten und hakte schlicht Kilometer um Kilometer ab. Von der Strecke, den Zuschauern oder der Stimmung nahm ich ab einem gewissen Zeitpunkt nicht mehr viel wahr, die Gruppe vor mir wieder einzuholen, erforderte meine volle Konzentration. Bei Kilometer 15 führte ich positive Selbstgespräche, indem ich mir sagte, dass meine Achillessehne keine Probleme machte, ich mich laut den Bundestrainern noch im vorderen Drittel befand und ich bestimmt noch einige Plätze gegen Ende des Rennens gutmachen könnte. Ich erreichte in einer für mich sehr mäßigen Zeit von 62:47 Minuten als 38. das Ziel und sprintete auf den letzten Metern noch den befreundeten Läufer Ilias Aouani ab. Der freundliche Italiener gewann nur eineinhalb Jahre später bei der ausgegliederten Straßenlauf-EM 2025 den Marathon und holte anschließend bei der Weltmeisterschaft in Tokio 2025 die Bronzemedaille. An jenem kühlen Morgen in Riga ärgerten wir uns gemeinsam beim Mittagsbuffet über das Rennen und ordneten es rasch als härtere Erfahrung vor Paris ein.

Anschließend flog ich nach Iten in Kenia, wo ich mit meinem guten Freund aus der belgischen Trainingsgruppe, Isaac Kimeli, hervorragende Trainingswochen abspulen konnte. Isaac hatte sich mit seinem Cousin, ebenfalls einem sehr guter Läufer, ein Haus in Iten gekauft, das uns für gemeinsame Stabi-Einheiten und sozialen Treffen diente. Die Jungs kochten mindestens so gut wie die Köche im *Kerio View Hotel*, und ich begeisterte Nada mit Bildern kleiner Küken auf ihrem Hof. Viele Einheiten spulten wir wieder auf den gewohnten Kaptuli- und Moiben-Roads ab, während ich nahezu jeden Abend mit Nada telefonierte. Sie hatte wirklich viel Arbeit, war aber sehr glücklich am Institut. Einzig der Hamstring machte wieder solche Probleme, dass sie erneut Unterstützung von ärztlicher Seite benötigte und keine Wettkämpfe planen konnte.

Nach Kenia absolvierte ich hochmotiviert die letzten zwei Trainingswochen in München, wo es täglich kälter wurde. Irgendwann musste ich mir für 2-km-Läufe gezielt Streckenabschnitte suchen, die nicht vereist waren, und rutschte nicht selten im Training aus. Kurz bevor München von einem ungewöhnlich starken Schneesturm heimgesucht wurde, hob mein Flieger als einer der letzten vom Münchner Flughafen Richtung Valencia ab. So war es denkbar knapp, dass ich überhaupt zu diesem Qualifikationslauf anreisen konnte, und ich staunte nach Ankunft und am nächsten Morgen über Nadas Fotos vom tief verschneiten München.

Die spanische Stadt wiederum glänzte in voller Dezember-Pracht, während wir Athleten zu unseren »Shake-out«-Läufen aufbrachen. Aufgrund der gleichen Zeitzone wie in Mitteleuropa (im Gegensatz zu Portugal) wird es in Valencia im Winter sehr spät hell, und wir liefen unsere Dauerläufe noch in der Morgendämmerung. Ich freute mich wie ein Schuljunge über das leichte Gefühl in meinen Beinen, denn am nächsten Tag würde es für uns intensiv werden. Beim technischen Meeting musste ich etwas überrascht feststellen, dass es neben der Olympianorm-Gruppe (2:08:10 h) nur die deutlich schnellere Gruppe Richtung 2:06:00 h geben würde. Ich versuchte, meine aufkommende Sorge mental beiseite zu schieben, und rief Tim an. Er riet mir, in der Olympia-Gruppe bis zum Halbmarathon zu bleiben und dann erst das Tempo zu forcieren.
So lief ich die erste Hälfte mit bewusst verhaltenem Gefühl und hielt mich trotz aufkommender Nervosität in der – für »deutsche Tickets« – zu langsamen Läufergruppe auf. Die Halbmarathonmarke erreichten wir bei 64:03 min, was für mich bedeutete wachsam, aber nicht vorschnell und hektisch zu agieren. Ich lief noch einige Kilometer in dieser Gruppe, bevor ich bei Kilometer 30 den Ausbruch nach vorn wagte. Mit mir kam der Franzose Félix Bour, mit dem ich von diesem Zeitpunkt an das Tempo deutlich forcierte. Da wir beide die Strecke gut kannten, wussten wir die Kurven ausreichend eng zu nehmen, uns bei den windigen Passagen zu schonen und bei den kleinsten Bergab-Stücken den Schritt in die Länge zu ziehen. Wir genossen diese gemeinsame Aufholjagd und wechselten uns mit der Führungsarbeit ab. Die Marken liefen an uns vorbei und ich achtete darauf, bei Kilometer 35 mein Gel zu erreichen.

Die letzten fünf Kilometer gab Félix so richtig Gas. Wir sammelten einen abfallenden Läufer nach dem anderen ein und ich spürte langsam die Härte des Betons in meine Oberschenkel kriechen. Ich klopfte zweimal auf beide Beine: »Kommt, helft mir noch einmal!« Ich sah die Lücke zu Félix vor mir aufgehen und etwas größer werden. Beim kurzen Prüfen meiner Uhr wusste ich allerdings, dass die Tempoverschärfung auf jeden Fall gereicht hatte, um deutlich unter 2:08 h zu laufen. So bemühte ich mich, den Schritt sauber zu halten und mein eigenes Rennen ausreichend sicher ins Ziel zu bringen. Ich habe schon Wettkämpfe erlebt, in denen ein Läufer bei

Kilometer 41 plötzlich mit leeren Muskeln die Beine nicht mehr heben konnte. Als ich sah, dass Felix vor mir nicht einzuholen war,[7] verließ ich mich auf mein individuelles Gefühl. Die letzten Meter über den berühmten blauen Teppichboden vor den Museen gab ich mein Bestes: noch ein letztes Mal forcieren. Die Uhr zeigte 2:07:05 h, als ich unter dem Banner hindurch lief. Damit hatte ich meine Ambitionen auf das Olympia-Ticket gegenüber dem Verband deutlich untermauert.

Dubai, etwas anders

Die Aufenthalte in Dubai habe ich immer sehr sportlich gestaltet: Neben frühmorgendlichen oder abendlichen Läufen in der Wüste kann man dort hervorragend Rennrad fahren und in riesigen Sportkomplexen trainieren. Wenn ich etwa meinen Trainingsplan aus dem Dezember 2014 betrachte, ist dieser voll mit Einträgen – darunter regelmäßig dreistündige Rennradtouren, die mich zwischen den Ölfeldern der Wüste hindurchführten. Meine Schwester Katharina war ursprünglich 2012 nach Dubai gezogen, um als Physiotherapeutin weitere Erfahrung zu sammeln. Die Vereinigten Arabischen Emirate kannte sie bereits, weil sie in den Jahren zuvor das *Abu Dhabi Triathlon Team* um den deutschen Athleten Faris Al-Sultan betreut hatte. Faris' Vater stammt aus dem Irak, seine Mutter aus München – dort hatte auch Katharina als Physiotherapeutin gearbeitet. Über das Team erhielt sie die Gelegenheit, nach Dubai zu reisen, und fand Gefallen an der Stadt. Heute arbeitet sie in der Praxis von »Adam Vital«. Nachdem sie ihren späteren Mann Viktor kennengelernt hatte, der aus Peru stammt, entschied sie sich zu bleiben. Die Praxis ist am Rand des glamourösen Downtown-Viertels, ist innen großzügig gestaltet, mit verschiedensten Analysegeräten ausgestattet und verfügt über ein internationales Ärzte-, Physio- und Sporttherapeuten Team.

Als Nada das erste Mal im Wüstenemirat zu Besuch war, erzählte Katharina von den einheimischen Frauen, die aufgrund augenscheinlicher Bewegungsmängel verschiedene Schmerzen hatten. Hinzu kommt, dass die Verschleierung häufig zu Vitamin-D-Mangel führt – die Haut wirkt dann fahl, das Gewebe ist oft auffallend weich. Katharina versucht meist, gemeinsam mit ihnen einen realistischen Weg zu finden, wie sie sich trotz der kulturellen Einschränkungen für Frauen mehr bewegen können. Sie motiviert sie zu bestimmten Stabilisationsübungen und ermutigt sie – wenn es möglich ist – die Verschleierung gelegentlich abzulegen und etwas Sonne zu tanken. Oft feiert sie Erfolge mit den Frauen vor Ort, denn es ist schwierig, derartige Einschränkungen zu überkommen. Natürlich kommen nach wie vor internationale Sportlerinnen und Sportler in die Praxis, und auch wir haben bereits von Laufanalysen zur Identifikation von Schwachstellen profitiert. Während ich konsequent auf meine Rückenhaltung achten muss, arbeitet Nada – wie viele Athletinnen – vor allem an ihrer Hüftstabilität und ist für den ausreichenden Schutz der Hamstrings auf gezieltes Beckenbodentraining angewiesen. Lange bevor die leider notwendige Beuger-Operationen anstand, hatten wir diese Problematik in Katharinas Praxis bereits feststellen können.

Obwohl ich gewohnt bin, sämtliche Dubai-Besuche wie ein kleines Trainingslager zu gestalten, nutzte ich nun die Zeit im Dezember diesmal auch bewusst zur Regeneration. Ich spürte, dass mein Körper nach Monaten fokussierter Vorbereitung auf die Quali-Marathons eine Pause benötigte – und ich hatte kein Problem damit, sie mir zu geben. In den Tagen nach dem Marathon gehe ich meist nur etwas spazieren oder fahre ganz locker Spinning, um die Belastung muskulär nachzubereiten. Zu einer optimalen Regeneration gehört für mich auch ein Besuch beim Physiotherapeuten Manchmal habe ich sogar das Glück, dass Katharina mich behandelt: Sie weiß genau, welche Muskelketten bei uns Läufern besonders verhärten, und hat kräftige Hände, um sie zu lösen.

7 Er muss die letzten fünf Kilometer nach den Splits in 14:08 min gelaufen sein.

Gerne gönne ich mir gute Burger in den internationalen Restaurants der Strandpromenade. Dubai mag zwar in vielem artifiziell wirken, doch die internationale Ausrichtung des Emirats schätzen wir sehr. Katharina und Nada können am Strand so viel Haut zeigen, wie es beispielsweise auch an europäischen Stränden üblich ist, und Katha muss sich auch bei der Arbeit nicht verhüllen. In Restaurants, in denen die verschiedensten internationalen Speisen serviert werden, ist es nicht verwegen, als Frau die Kreditkarte zu zücken, und Katharina kann selbstverständlich jederzeit ihr eigenes Auto nutzen. Das ist nicht in jedem arabischen Land selbstverständlich – und ein wichtiger Grund, weshalb sie sich dort wohlfühlt. Viele ihrer Freundinnen vor Ort kommen aus Europa; es gibt bekanntermaßen eine beträchtliche Expat-Community.

Ich liebe es, mit Nada morgens im Mushrif Park zu laufen oder Rennrad-Trips durch die endlose Wüste zu unternehmen (die Wege sind beschildert). Auch Mountainbiking haben wir im Mushrif Park ausprobiert und gleich mehrfach wiederholt. Die engen Kurven und Hügel durch das dichte Gestrüpp machen immer extrem Spaß, obwohl ich auf Brücken oder Pipes nie ein Risiko eingehe. Ich will mich schließlich nicht in der Freizeit verletzen und meine Karriere gefährden. Katharina war auch morgens vor der Arbeit regelmäßig zu Reitstunden auf den wunderschönen Araberpferden. Ich habe mich auch gelegentlich am Stand-up-Paddling versucht, doch im Meer ist es eine größere Herausforderung als am Bodensee. Katharina lachte, als ich auf wackeligen Beinen am Strand hin und her paddelte und bei jeder kleinen Welle in die Fluten kippte.

Wenn ich in der Saisonpause bin, genieße ich die Ruhe und geringere Bewegung, um meinem Körper die benötigte Regeneration vor dem nächsten Ziel zu geben. Dreizehn Tage nach meinem Marathon begleitete mich Katharina frühmorgens auf Inlinern, als ich meine erste 10-km-Laufrunde lief, in etwa 40 Minuten. Meine Beine fühlten sich wieder angenehm frisch an, und trotz etwas mangelndem Laufgefühls genoss ich die Bewegung wieder. Das Schwimmen, die Ruhe und die vorsichtigen Radeinheiten hatten meine verhärteten Quadrizeps Muskeln gelockert und ich freute mich, gegen Ende der dritten Woche wieder in mein gewohntes Lauftraining einzusteigen. Schließlich weiß ich: Im Januar werden die Umfänge meist wieder hochgefahren – mit Blick auf den Frühjahrsmarathon.

Die direkte Vorbereitung auf die Spiele 2024

Für die Spiele in Paris – meine dritten – beschlossen wir in Abstimmung mit Tims Gruppe, den bewährten Rahmen der Trainingslager in Kenia und der Schweiz als Höhenluftvorbereitungen mit ein paar inhaltlichen Änderungen beizubehalten. Während dies den Vorteil bot, gewohnte Regionen ohne zu viel Anpassungsbedarf zu bereisen, war es uns wichtig, ein paar neue Trainingsinhalte zu integrieren.
Mittlerweile ist die Form des »threshold«- bzw. schwellenbasierten Trainings, das vor allem von norwegischen Sportwissenschaftlern im Ausdauerbereich propagiert wurde, gut erprobt worden. Auch unter Eckhardt hatten wir bereits jahrelang laktatbasiert trainiert. Tim brachte jedoch weitere wissenschaftliche Einblicke mit – vor allem zu Doppeleinheiten – und wollte diese mehr in mein Training integrieren, anstatt den Schwerpunkt weiter auf überlange Dauerläufe zu legen. Zu viel Umfang zerstört mehr, als die Muskeln und Knochen in der Lage sind zu verarbeiten und ist aufgrund der Belastung für den Bewegungsapparat oft eine Gratwanderung. Selbstverständlich ist dies wiederum individuell; allerdings stellen sich viele Läufer – gerade im Marathon – mit hohen Kilometerumfängen mental zufrieden. Ich war bereit dafür, an Stellschrauben zu drehen und Neues im Training auszuprobieren. Die Wahrheit war: Ich hatte nichts zu verlieren – und mit zwei Spielen in der Tasche nur zu gewinnen.

Natürlich benötigen neue Impulse viel Vertrauen. Vor den Spielen in ein bisher nicht getestetes Konzept zu investieren, verlangt einerseits Mut – und Überzeugung. Andererseits benötigt man auch ausreichend Beherrschung, denn «threshold" bedeutet zwei Einheiten knapp unterhalb, und keinesfalls über der anaeroben Schwelle zu absolvieren. Da sich diese gerade mit klugem Training verschiebt, muss man sich Wochen der Anpassung geben, bevor man Läufe kontrolliert forcieren darf. So war es für mich beruhigend, dass ich den positiven Effekt auf meinen Körper bereits im Januar-Trainingslager in Kenia spürte. Das war ein klares Signal, dass wir mit dem Ansatz erst einmal nicht schlecht fuhren. Nach drei schönen Wochen mit meinem belgischen Team in Kenia war es Ende Januar Zeit zurückzukehren. Nada war inzwischen von Dubai nach Shanghai gereist, wo sie internationale Studierende unterrichtete, und wurde anschließend am zweiten Hamstring operiert. Auch dort hatte sich über Jahre die Bizeps-femoris-Sehne vom Sitzbeinansatz gelöst; in der Arcus-Klinik wurde sie, deutlich besser als auf der rechten Seite, wieder refixiert. So fuhren wir zwei Wochen nach dem Eingriff in die gewohnte Reha Herxheim, wo ich weitere Wochen in der speziell von Johannes Eisinger präparierten Höhenkammer schlief.

Auch die Wochen in Herxheim verliefen strukturiert und produktiv. Ich genoss die pfälzischen Wälder, um meinen Trainingsumfang auf flachen Strecken wieder hochzuhalten. Tief in den Wald hinein, hatte ich das Gefühl, unendlicher Ruhe. Aus der Pandemiezeit kannte ich bereits einige praktische Laufrunden, die ich nun wieder aufgriff, und kombinierte das Training mit vielen Alternativeinheiten auf verschiedenen Geräten. Weiter erhielten wir beide gute Behandlungen der Physiotherapeuten. Nach fünf Wochen in Herxheim stand Anfang März die Straßenlauf-DM über 10 km in Leverkusen an. Ich hatte bereits wieder acht Wochen in der Höhe trainiert und es war Zeit, für einen ersten Speedtest. Das Rennen verlief recht taktisch, denn einige der Favoriten, darunter Hendrik Pfeiffer und Freddie Ruppert, spielten mit dem Tempo. So liefen wir Runde für Runde in Lauerstellung, bis ich schließlich die Flucht nach vorne wagte und mir den Titel in 28:33 min sicherte. Noch auf der Heimfahrt Richtung München besprach ich mit Nada, die in der Reha digital gearbeitet hatte, ob wir Ostern für ein Hitzetraining nutzen sollten. Gesagt, getan: Nach kurzer Rücksprache mit meinem Triathlonfreund Patrick Lange verbrachten wir zehn intensive Trainingstage in Alcúdia. Der Fokus lag auf vielen langen Einheiten auf dem Rennrad, um den hügeligen Kurs von Paris gezielt vorzubereiten. Ich erinnere mich, als ich eines Nachmittags die Hügel des Cap Formentor hinauf- und hinunterheizte – und so mancher Rennradfahrer seinen Augen nicht trauen konnte.

Anfang April stand ein Einladungsrennen von ASICS über 10 km in Paris an. Mein Sponsor hatte dies klug geplant: Im Anschluss an einen Ausdauertest sollten die Athletinnen und Athleten die Möglichkeit haben, die Strecke zu besichtigen und ein Gefühl für das Terrain zu bekommen. Auf das Rennen selbst hatten wir uns allerdings nicht entsprechend vorbereitet, da ich in Mallorca hart trainiert hatte und müde war, weshalb ich bei dem Nachtrennen fast wie in Trance ins Ziel lief. Wichtiger waren Tim und mir die Woche, die wir anschließend in Paris nutzten, um einige Einheiten direkt auf der Strecke zu absolvieren. Lief man dort hart bergan, wurden die unglaublichen Tücken dieses 540 Höhenmeter umfassenden Olympiakurses augenscheinlich. Gleichzeitig gaben mir die Trainings die Sicherheit, mental für diese Herausforderung gerüstet zu sein. Anschließend reiste ich mit der belgischen Trainingsgruppe wiederum für vier Wochen nach Kenia, um weiter an der Ausdauer zu arbeiten. Auc dieses Mal war Kenia geprägt von gemeinsamen Einheiten mit Isaac und weiteren internationalen Läufern. Man fand im Olympiajahr immer Anschluss. So trainierte ich manche Longruns mit der Gruppe um den Schweizer Rekordhalter Julien Wanders oder den netten Norwegern rund um meinen Freund Sondre Moen. Zusätzlich hatte ich den Vorteil, von Oktober bis Ende Mai mein eigenes Rennrad im *Kerio View Hotel* stehen zu haben und es für ausgedehnte

Touren auf den zunehmend gut asphaltierten Straßen Kenias nutzen zu können.

Im Juni standen Europameisterschaften des »Zwischenjahres« in Rom an – so werden Europameisterschaften im Olympiajahr oft bezeichnet. Da die Spiele der Hauptfokus sind, wird bei diesen Europameisterschaften nur ein Halbmarathon gelaufen. Da ich bei einer Nominierung durch den Verband auch immer die Ehre, im Nationaltrikot zu starten, annehme, entschied ich mich trotz des klaren Fokus auf die Spiele, auch in Rom an den Start zu gehen. Die letzte Vorbereitung darauf erfolgte zu Hause. Davor feierten wir noch die Hochzeit von Flora und Oliver – meiner Schwägerin und meinem Schwager – bei einer wunderschönen Trauung in Wien. Selbst dort ging ich kurz nach Mitternacht zu Bett, um den Rhythmus nicht zu verlieren. In Rom fühlte ich mich mit der Organisation nicht gänzlich wohl, beschloss aber, die Gegebenheiten professionell hinzunehmen. Nada war vor Ort und bemühte sich, an so vielen Stellen wie möglich anzufeuern. Dennoch erwischte ich einen schwarzen Tag: Nichts wollte einfach von der Hand gehen. Ich bemühte mich bereits zur Halbzeit, auf Kurs zu bleiben, verlor frühzeitig den Anschluss an die Spitzengruppe und beschloss, mein Rennen so gut wie möglich zu Ende zu bringen. Ich erreichte in schwachen 63:55 Minuten Platz 28. Tim klopfte mir danach nur auf die Schulter und gab zu, dass er mich einfach im Training nicht genügend »herausgenommen« hatte. »This race was never our focus, Richi. Wait for Paris, please just wait.« Ich vertraute ihm und belohnte Nada und mich mit einem italienischen Restaurantbesuch. Als deutsche Mannschaft konnten wir dennoch die Bronzemedaille gewinnen – mehr als nur ein Trost.

Der Juli war wieder reserviert für umfangreiches Training mit meiner belgischen Trainingsgruppe in St. Moritz. Wir waren wirklich eine feine Clique: Tim, Isaac Kimeli, Dorian Boulvin, Robin Hendrix, Simon Debougnies, dazu die Jungs aus dem DLV-Kader, die sich noch auf die Höhepunkte des Sommers oder Herbstes vorbereiteten. Das Schöne ist neben dem Training vor allem die Gemeinschaft, in der man über mehrere Wochen lebt, in der man Aufgaben teilt und Supermarktkosten per App teilen kann. Für die härtesten Bahneinheiten fuhren wir nach Chiavenna, wo man wärmere Temperaturen vorbereiten und fern der Höhenluft intensiver trainieren konnte. Ich verließ St. Moritz mit einem selbstbewussten Gefühl, bevor ich mit Nada nach ihrem Semester- und damit Unterrichtsende nach Viareggio fuhr. Wie ich bereits berichtet habe,[8] verlieh dieses Hitzetrainingslager an der toskanischen Küste dem sommerlichen Olympia-Rennen den letzten Schliff. Morgens war es bereits so warm, dass wir meist um 6:30 Uhr frühstückten, um spätestens um 9 Uhr zu den Läufen aufzubrechen. Nada begleitete mich so oft sie konnte, und trotz der Urlauber um uns herum blieb unser Fokus ganz bei den Spielen. Ich war ihr dankbar für dieses sportliche Verständnis – auch wenn sie sich selbstverständlich etwas mehr Zeit am warmen Strand gönnte, als ich es konnte.

Das Rennen durch die Stadt der Lichter

Der Morgen in Paris begann erstaunlich ruhig – oder sagen wir: Ich war ruhig. Meinem Freund Amanal merkte man nach seiner Krankheit die Nervosität deutlich an, während ich versuchte, mein Frühstück so professionell wie möglich einzunehmen: Routine, Konzentration, keine Experimente. Ich sorgte mich etwas um Amanal; seine Unruhe war ihm längst anzusehen. Dennoch mussten wir uns nun auf das vorgegebene Prozedere konzentrieren. Die Busabfahrt war klar als absolut pünktlich kommuniziert worden. Die Athletenbusse brachten uns erstaunlich rasch durch die frühmorgendlichen noch leeren Straßen der Stadt. Das leichte Morgenrot bescherte uns bereits etwas Licht zum Aufwärmen, das ich wieder so weit wie möglich alleine durchführte. Zurück am *Hôtel de Ville* wirkte alles perfekt organisiert: die weißen, nummerierten

8 Siehe Kapitel 3.

Zelte, der klare Startbereich, und die Morgensonne über der Seine. Haile Gebrselassie höchstpersönlich eröffnete die Zeremonie, was uns Läufern einen Gänsehautmoment bescherte. Wie oft hatte ich ihn als Teenager in verschiedenen Rennen beobachtet. Einzig die Toiletten waren zu knapp bemessen ... naja, sagen wir: Der Innenhof wurde kurzerhand von einigen Athleten zur alternativen »Wasserstelle« erklärt. Olympische Improvisation eben.

Der Startschuss fiel, und sogleich zog sich das kompakte Feld von rund 80 Läufern durch die altmodisch schönen Straßen, dicht gesäumt von Zuschauern auf beiden Seiten. Die Geräuschkulisse war beeindruckend und pushte mich enorm. Bis Kilometer 5 ließ ich mich vom Strom treiben, denn der Jubel trug uns förmlich nach vorn. Erst am Louvre wartete die erste echte Herausforderung: eine enge 90-Grad-Kurve, die man in hohem Tempo nehmen musste, ohne unnötig Sturzrisiko einzugehen. Ich hatte diesen Abschnitt schon im Dezember genau studiert, also forcierte ich bereits kurz davor bewusst das Tempo, um gut positioniert in die Engstelle zu laufen. Direkt danach folgte die erste Getränkestation, die Verpflegung passte, alles lief nach Plan. Entlang der Seine wurde das Rennen flacher und, ehrlich gesagt, kurzzeitig etwas monoton. Ein Italiener hatte sich vorne gelöst und eine interessante Eigeninitiative ergriffen. Wahrgenommen habe ich ihn zunächst kaum; erst später wunderte ich mich, warum die Führungsfahrzeuge schon so weit voraus waren. Bis Kilometer 17 verspürte ich ehrlich noch ein leichtes Laufgefühl und freute mich über das zügige Tempo – bis zur ersten Pannenstation: Die Flaschenübergabe kurz vor dem allseits befürchteten Anstieg funktionierte überhaupt nicht. Ich sah meinen deutschen Betreuer nicht an unserem Tisch; ich erkannte zwar meine Flasche, konnte mich bei dem hohen Tempo allerdings nicht umdrehen, um sie noch zu greifen. Zum Glück war Hassan Sultan, ein schwedischer Läufer aus der ASICS-Gruppe, fair genug, mir etwas von seinem Getränk abzugeben. Ich schätzte seinen Sportsgeist, obwohl es mich leicht irritierte, mein gewohntes Gel nicht zu haben.

Anschließend folgte die für viele Athleten schwere Berganetappe zum Schloss Versailles. Ich suchte meine nächste Flasche und mein kühlendes Stirnband, beides erreichte ich nach dem ersten steilen Hügel, was mich erleichterte. Damit konnte ich mich der Kühlkappe des Verbands entledigen, da ich Sorge hatte, diese auf der bergab Passage zu verlieren. Ich war sehr dankbar für das neue Kühlband, obwohl die Temperatur mit 26° C im Vergleich zu Tokio noch tolerabel war. Leider verpasste ich in diesem Moment einen Angriff der ersten Gruppe, was mich den Anschluss an diese kostete. Trotzdem fühlte ich mich stark, denn auf die Anstiege war ich vorbereitet. Kurz vor Kilometer 20 überholte ich Kenenisa Bekele – eine Vorstellung erübrigt sich wohl – im zweiten langen Anstieg. Eliud Kipchoge lag zu diesem Zeitpunkt bereits hinter uns, der Olympiasieger konnte das Tempo an diesem Tag nicht mehr halten. Zwischen Kilometer 20 und 28 ging es etwas bergab. Ich, und ich lief nun in der zweiten Gruppe mit Yeman Crippa, der sich ebenso bemühte, schwungvoll die Anhöhen zu nehmen. Vor uns waren vielleicht noch rund 20 Mann, doch auch unsere Gruppe schrumpfte spürbar.

Bei Kilometer 28 spürte ich den sehr steilen, langen Anstieg in meinen Oberschenkeln brennen. Dieser hatte bis zu 16 Prozent Steigung, rund 500 Meter davon lagen im Schnitt bei etwa 10 Prozent. An der Anhöhe stand Nada an ihrer dritten Station und sah, wie ich doch den Mund nach Luft ringend etwas weiter öffnete. Sie bemühte sich, uns bergab mit dem Fahrrad zu folgen, doch im tobenden Lärm der Zuschauer verhallten ihre Rufe bald für mich. «Allé, allé allé", war stattdessen von allen Seiten zu hören. Crippa drückte ein paar Meter vor mir bergab deutlich aufs Tempo und machte in nur eineinhalb Kilometern rund zwanzig bis dreißig Sekunden auf unsere Gruppe «gut". Ich war froh, meiner Intuition zu vertrauen und nicht hinterherzugehen, denn sein Ausbruch rächte sich nur kurze Zeit später. Das steile Bergabstück war für die Muskulatur noch intensiver als der Anstieg selbst. Unten, im flachen Abschnitt, fehlte uns allen kurz der »Druck« der Neigung, weshalb ich sicherheitshalber meine Uhr kontrollierte: 3:11 min/km. Ich erschrak etwas, doch sagte mir, es war schlicht Zeit, den Schritt wieder zu verlängern. Ich zog ihn lang, rhythmisch, sammelte Läufer um Läufer ein. Auf dem Weg entlang der Seine fand ich meinen »Flow« wieder – bei Kilometer 40 zeigte die Uhr sogar 2:56 min/km. Ich holte einen von Schmerzen sichtbar gebremsten Crippa ein; auch sonst war keiner der EM-Finalisten von Rom in Paris vor mir.

Die Zieletappe um den Eiffelturm war magisch. Von dort führten die finalen Kilometer auf den Place des Invalides, flankiert von tausenden Zuschauern. Die Stimmung vibrierte regelrecht, und als ich als Zwölfter die Ziellinie überquerte, verspürte ich Gänsehaut. Genau das hatte ich mir vorgenommen – Top 12 – und ich hatte es geschafft! Ich schlug mit den Jungs ein, die sich bereits erwartungsvoll umgedreht hatten, und erwartete meinen DLV-Kollegen Samuel Fitwi, der als 15. das Ziel erreichte. Natürlich ist uns bewusst, dass eine Top-8-Platzierung meist der Zielwert für Verbände ist. Aber bei diesem größten internationalen Rennen, bei dem wirklich *alle* Topstars am Start waren, war das Ergebnis für mich ein voller Erfolg! Ich hatte alles aus mir herausgeholt – und geliefert. Meine Familie war unglaublich stolz, ebenso Dave und Tim. Leider hatte Amanal nach der Grippe in Kenia keinen guten Tag erwischt, was mich natürlich traurig machte. Nach dem Rennen sprachen wir im Dorf etwas über kommende Ziele und sprachen einander Mut zu. Amanal und ich kennen uns seit über zehn Jahren, wir nennen uns »Räuber« und »Gauner«. Wir lieben es, über Training zu fachsimpeln und im Rennen gemeinsam zu arbeiten. Wenn wir telefonieren, fragt er meist, wie es »meiner Biene« geht – und meint natürlich Nada.[9] Heute war es ihm nach einem Infekt in Kenia nicht gut gegangen – es tat mir aufrichtig leid für meinen lieben Freund.

Das Olympische Dorf und die Einrichtungen vor Ort nahm ich schlicht als gegeben hin – das Bett, die Mahlzeiten und die eher jugendliche Stimmung. Über die Witze im Netz hinsichtlich der „Spartaner-Betten" konnte ich nur die Augen verdrehen. Das Essen war absolut solide, die Organisation funktionierte – worüber hätte ich mich beschweren sollen? Das nimmt nur Konzentration vom Rennen. Nach dem Wettkampf genossen wir den Tag im ASICS-Hospitality-Venue: gute Mahlzeiten, ein paar Werbegeschenke und eine wohlverdiente Physio-Einheit rundeten den Nachmittag ab. Am Abend trafen wir uns im Deutschen Haus zum Dinner, wo die Medaillengewinner gefeiert wurden. Es war ein ewig langer Tag gewesen – ein geniales Lauffest und mein olympischer Moment. Wie ich immer sage: Nach dem Marathon ist vor dem nächsten Ziel. Diesmal bedeutete das schon in Paris, den Kurs Richtung WM in Tokio einzuschlagen.

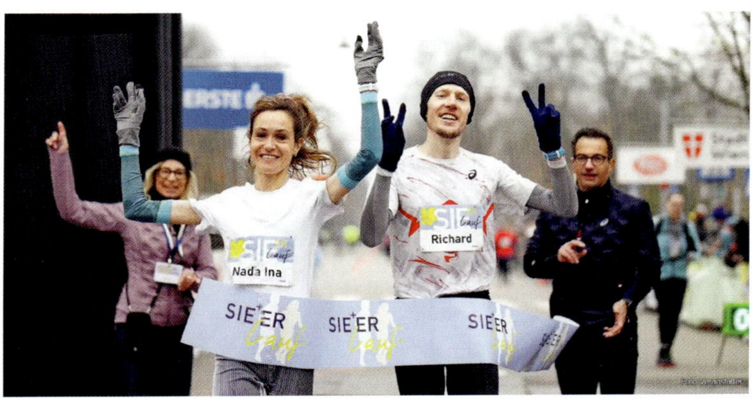

Sie+Er Lauf Wien, Streckenrekord 2024.

9 Nada und ich haben andere Spitznamen für einander, aber ich schätze seinen Humor so sehr.

RUNNER'S WORLD TIPPS

Kapitel 8

- **Erfolg verändert Wahrnehmung – bleib bei dir.**
  Anerkennung bringt Aufmerksamkeit, manchmal auch Zweifel von außen. Entscheidend ist, dass du deinen Weg kennst und ihm vertraust.

- **Plane langfristig – nicht von Rennen zu Rennen.**
  Große Ziele wie ein Marathon oder eine Bestzeit entstehen über Monate und Jahre. Aufbauphasen, Übergangsjahre und bewusste Pausen gehören dazu.

- **Nicht jedes Rennen muss perfekt sein.**
  Wettkämpfe in der Aufbauphase dienen Erfahrung, Tempohärte und Selbstvertrauen – nicht immer dem Ergebnis.

- **Professionelle Unterstützung lohnt sich – auf jedem Niveau.**
  Trainer, Physiotherapeuten, medizinische Betreuung oder organisatorische Hilfe nehmen Last ab und schaffen Raum für Leistung.

- **Schnelligkeit bleibt wichtig – auch für Marathonläufer.**
  Kurze Rennen und Temporeize verbessern Laufökonomie, Rhythmus und Endspurtfähigkeit – unabhängig von der Zieldistanz.

- **Regeneration ist Training.**
  Verletzungen, Erschöpfung und mentale Müdigkeit sind Signale, keine Schwächen. Pausen und Alternativtraining sichern langfristige Entwicklung.

- **Flexibilität schlägt starre Pläne.**
  Wetter, Reisen, Gesundheit oder Lebensumstände erfordern Anpassung. Wer reagieren kann, bleibt leistungsfähig.

- **Gemeinschaft trägt – auch im Einzelsport.**
  Trainingsgruppen, Teamkollegen, Familie und Freunde geben Halt, Motivation und Perspektive.

- **Große Ziele verlangen Prioritäten.**
  Manchmal heißt das: ein lukratives Rennen auslassen, um ein schnelleres zu laufen. Qualität schlägt Quantität.

- **Am Ende zählt, was du investiert hast.**

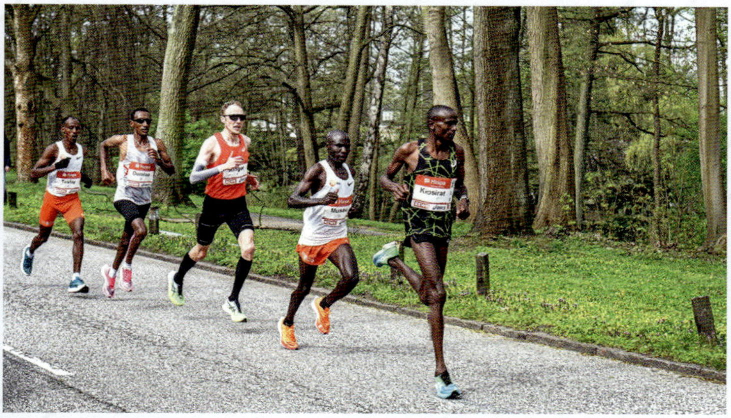

Hamburg-Marathon 2023: Olympianorm.

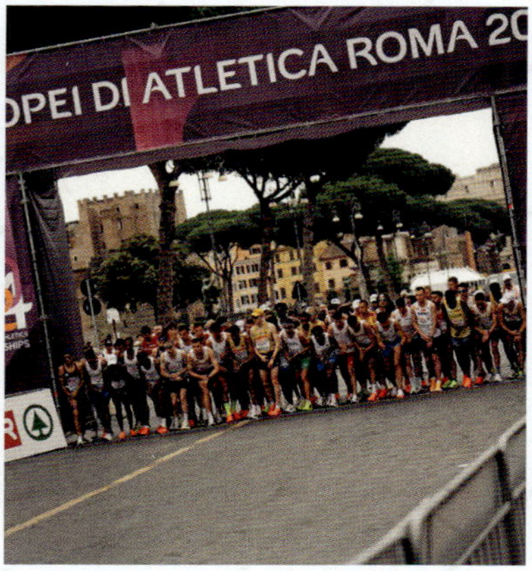

Rom 2024: EM-Bronze mit dem Team.

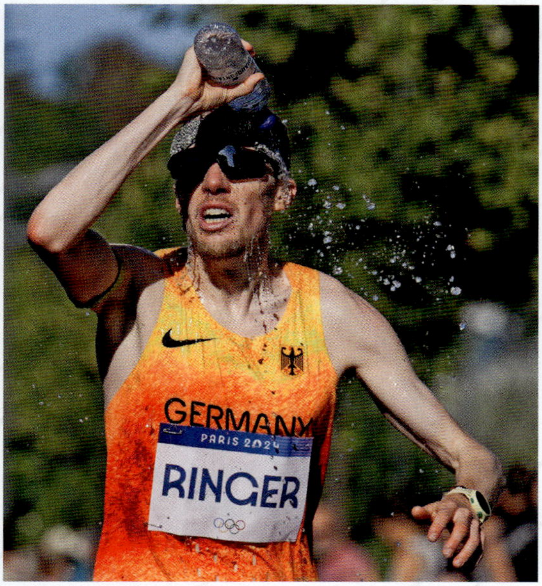

Paris 2024: Olympische Spiele, Marathon, 12. Platz.

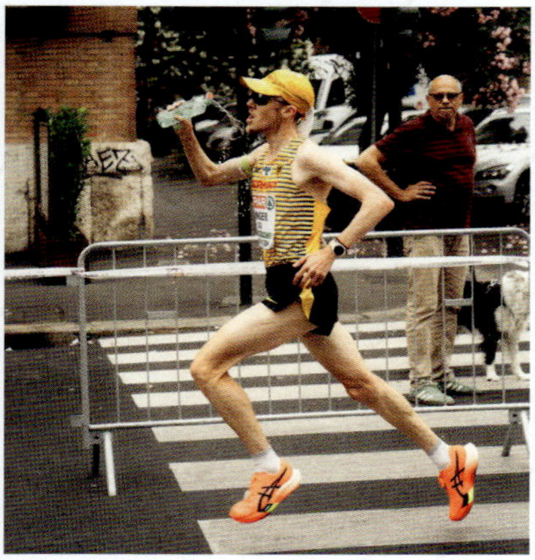

Willkommene Abkühlung.

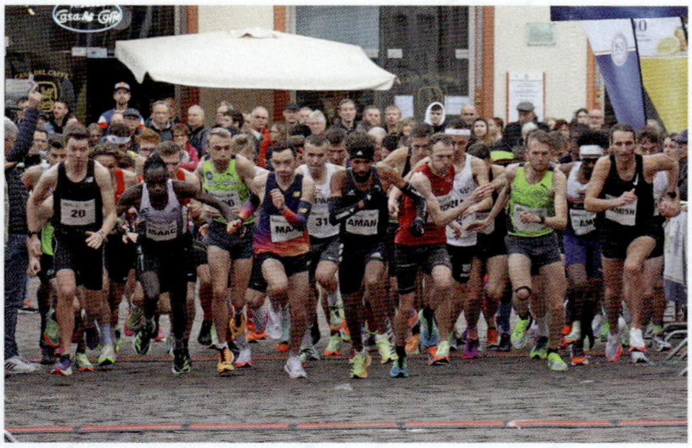

Trier 2022: Silvesterlauf.

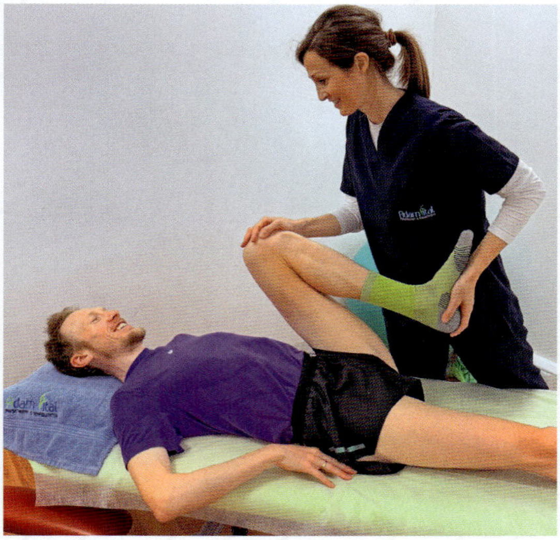

Dubai: Meine Schwester Katharina behandelt mich.

KAPITEL 9

Die WM in Tokio und internationale Höhepunkte im Vergleich

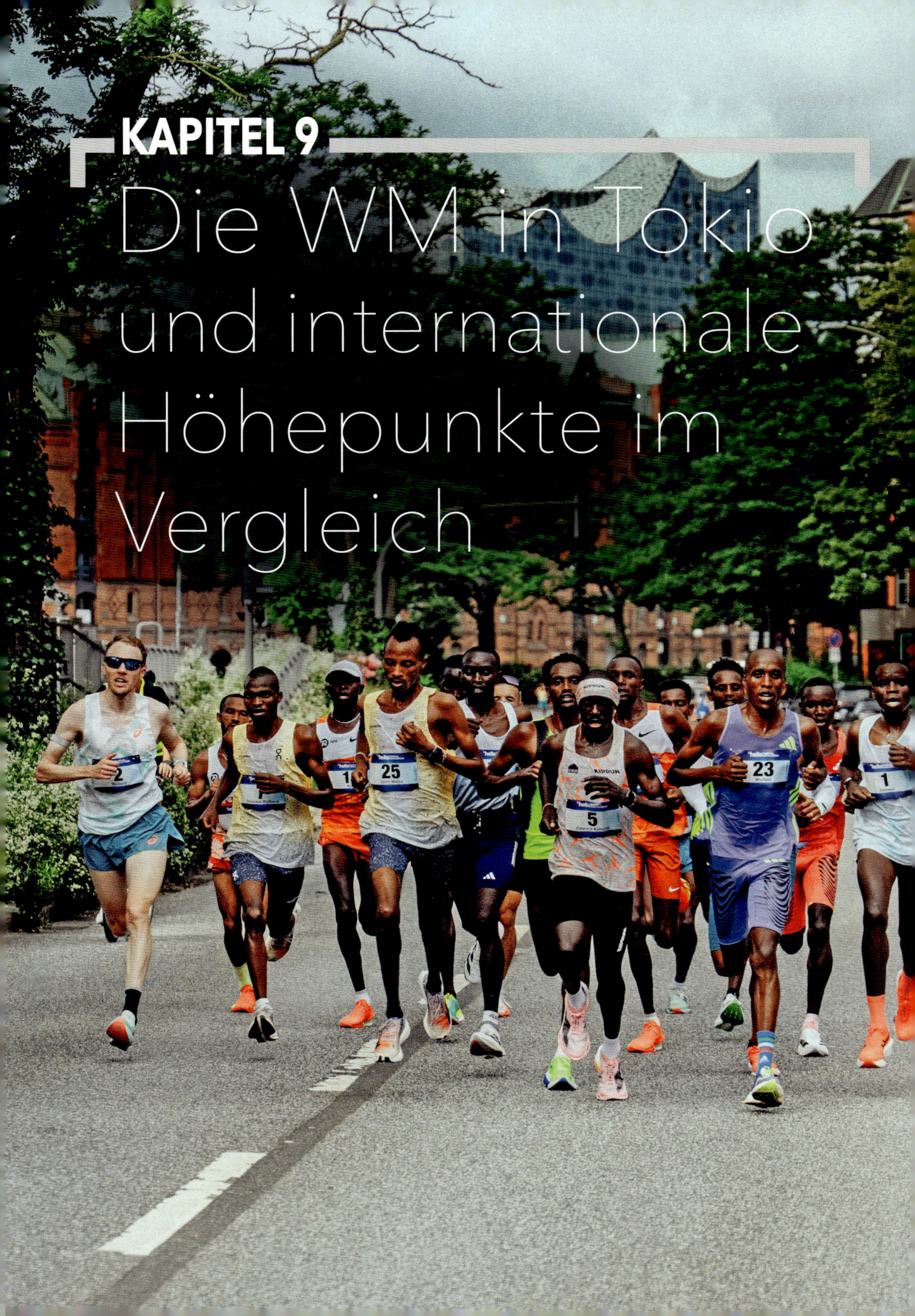

9

Nach den Spielen in Paris hatte ich zuerst das Bedürfnis, endlich mehr internationale Marathonrennen zu erleben. Doch ASICS hatte als japanische Marke den großen Wunsch, dass wir Vertragsathleten uns bei den Weltmeisterschaften 2025 in Tokio präsentieren. Das signalisierte klar, wie wichtig die WM für sie als Sponsor war – ein Gedanke, der mich in der Saisonplanung auch nicht losließ. Ursprünglich wollte ich beim neuen Straßenlauf-EM-Format im Frühjahr an den Start gehen.[1] Bereits im Rahmen der Gespräche bei der ASICS Hospitality Venue in Paris vermittelten uns die japanischen Vertreter vor Ort, welche Bedeutung die Weltmeisterschaften für sie hätten. Tokio hatte unter den pandemiebedingt ausgetragenen Olympischen Spielen mehr wirtschaftlichen Verlust erlitten als feierliche Spiele genossen, und ich verstand ihren Wunsch, dies zumindest für die Leichtathletik zu revidieren. Japan ist, das kann man getrost sagen, regelrecht marathonverrückt, und diese Passion für die längste olympische Laufstrecke spürt man deutlich im ganzen Land.

1 Diese Europameisterschaften sollten das erste Mal aus dem klassischen Stadion-Leichtathletik-Format gelöst werden und bereits im April stattfinden. Obwohl ich an internationalen Meisterschaften gerne teilnehme, fand ich dieses Format sehr schade und es fühlte sich für mich nicht wie die Revanche von München an. Insofern beschloss ich mit Tim, mich auf die Weltmeisterschaften in Tokio zu konzentrieren.

Bei sämtlichen Stadtmarathons säumen mehrere Reihen von Zuschauern die Straßen und das japanische Team selbst ist hoch diszipliniert. Meist predigen japanische Trainer nach wie vor sehr umfangbasiertes Training und integrieren die verschiedensten Aktivitäten in den Rahmenplan. Sogar lange Spaziergänge wurden als zuträglich für die Steigerung des individuellen VO_2max gemessen, weshalb diese zusätzlich zu den regulären Einheiten auf dem Plan stehen. Diese Philosophie scheint effektiv zu sein, da wir von Jahr zu Jahr die Dichte der japanischen Marathonprofis bewundern. Während die Spitze Zeiten von 2:05 h erreicht, ist die Liste der Läufer dahinter fast im Sekundentakt gefüllt.

Ich seufzte zwar, dass ich nach vielen intensiven Qualifikationsrennen Richtung Paris wiederum nicht meine »Narrenfreiheit« für internationale Starts hatte, verstand jedoch, welchen Stellenwert die anstehende Weltmeisterschaft für die Japaner hatte. Sie hatten sich so auf die Spiele von Tokio 2020 gefreut, nun sollte man das Land auch mit einer hohen internationalen Teilnahme beehren. Da sich Paris von seiner besten Seite gezeigt hatte, war ich überzeugt, dass Japan diesen Standard sogar toppen würde. Normalerweise genieße ich meine Saisonpause mit Nada gerne im Ausland, doch da ich bereits viel gereist war und auch meinem Arbeitgeber meine Anerkennung zeigen wollte, entschieden wir uns für eine kurze Woche auf der Ostseeinsel Fehmarn. Nada und Flora lieben die Heimatinsel ihres Vaters, und obwohl es für mich dort etwas ungewohnt windig und flach ist, genieße ich mittlerweile die jährlichen Aufenthalte im hohen Norden Deutschlands. Da Nada wieder trainierte, freute ich mich, ihr für ein paar Einheiten entweder Tempo zu machen oder sie auf dem Fahrrad zu begleiten. Teilweise wehte der Meereswind so stark, dass ich Schwierigkeiten hatte, den Fahrradlenker zu halten, doch insgesamt hatten wir sehr schönes Nordwetter. Besonders genießen wir den frischen Fisch vom Hafen – oder lesen einfach nur am Strand, ohne dass man sich vor zu viel Hitze in Acht nehmen muss. Nada lief anschließend einen Straßenlauf in Hamburg, und von dort aus reisten wir zu unseren Arbeitsstätten in München und am Bodensee. Den September verbrachte ich bei Rolls-Royce Power Systems, meinem Arbeitgeber, und die Ablenkung tat mir nach dem Fokus auf die Spiele sehr gut. Bekanntermaßen liebe ich es, mit meinen Arbeitskollegen über Themen abseits des Sports zu sprechen und mit dem Rennrad die dreißig Kilometer in die Firma zu fahren. Als sich der September zu Ende neigte, überlegte ich mit Nada, welche Möglichkeiten für ein Höhentraining bestünden. Nachdem ich nahezu acht Monate von ihr getrennt gewesen war, wollte sie ihren Herbsturlaub hierzu verwenden.

Kaptagat Richtung WM-Qualifikation

Als hätte man ihn gerufen, erhielt ich eine Nachricht des ehemaligen Spitzenläufers und Priesters Bernd Breitmeyer. Bernd wusste, dass wir die letzten Jahre über in Iten unsere Trainingsaufenthalte verbracht hatten. Er erklärte uns, dass er 2023 ein eigenes Camp für junge kenianische Athleten gegründet hatte. Der sogenannte »Sports Complete Complex« sei dafür bestimmt, ihnen am Beginn ihrer Laufbahn eine Heimat und Trainingsbasis zu bieten. Sie würden dort gemeinsam laufen, kochen und beten, und er versuche sie dabei zu unterstützen, indem ausländische Athleten dort auch Zimmer im Haupthaus mieten könnten. Er sandte uns die Bilder und wir recherchierten die umliegenden Waldpfade. Kaptagat ist bekanntlich der Ort, an dem auch Eliud Kipchoge mit seiner Gruppe trainiert, und so wussten wir, dass es auf jeden Fall passendes Terrain geben würde. Zwar war der Komplex noch nicht ausreichend mit Kraft- oder alternativen Trainingsgeräten ausgestattet,[2] doch Bernd wies uns darauf hin, dass es nur eine gute halbe Stunde Fahrzeit nach Eldoret wäre, zur bekannten *Rupa Mall*. Dort gibt es Gyms, ein Schwimmbad, einen europäischen Supermarkt und man kann die Arbeit auch mit einem Restaurantbesuch verbinden. So beschlossen wir, unser Herbsttraining in Kaptagat durchzuführen.

Vor Ort wurden wir von der kleinen Athletengruppe liebevoll mit Musik und Tänzen empfangen, und der Koch erfragte sofort unsere Präferenzen für Frühstück, Mittag- und Abendessen. Die Athletenunterkünfte der Kenianer waren recht einfach ausgestattet und das Haupthaus bot uns ein größeres Zimmer, ähnlich wie im *Kerio View Hotel*. Man blickte zwar nicht über das beeindruckende Rift Valley, doch auf die extra hergestellte Aschenbahn direkt vor dem Haus und die angrenzenden Wälder waren für uns die reinste Laufmotivation. Bereits früh morgens liefen dort verschiedene Gruppen ihre Trainings und wir erkundeten Schritt für Schritt die umliegenden Wälder. Wir hatten hierfür extra zwei neue Mountainbikes aus Deutschland mitgebracht, die uns durch die ostafrikanische Landschaft der Hochebene führten. Wir waren fasziniert von den Waldwegen, die mehr Schatten als Itens Trails boten und viel tiefer ins Dickicht führten. Darin konnte man zwar hügelig, aber nicht so steil wie in Itens Monkey Forest laufen. Sobald wir die Wege erkundet hatten, genossen wir die ersten Dauerläufe in den Folgetagen. Am ersten Abend hatte der Koch ein »Goat Stew« zubereitet, das einem doch recht viel Kauarbeit abverlangte. Anschließend wurde das Essen mehr nach unserem Geschmack und sehr frisch zubereitet.

Die ersten Tage mündeten rasch in einen soliden Trainingsrhythmus, da der liebenswürdige Coach des Camps das Training der jüngeren Athleten an unserem Training orientierte. Jeden Tag wartete eine Gruppe Jungs auf mich für Dauerläufe, gemeinsame »Hill Reps« oder »Dirt-Track-Sessions«. Wir sammelten erstaunlich viele Kilometer, während wir uns an die Höhe und das wildere Waldgebiet als in Iten gewöhnten. Neben den Wäldern genossen wir sogar die Einheiten im Gym, das wir neben der *Rupa Mall* in Eldoret erkundet hatten.

2 Mittlerweile ist der Kraftraum mit modernen Geräten ausgestattet und wirklich schön geworden!

Dieser bot gute Möglichkeiten für alternative Einheiten, sowie Krafttraining, während Nada den Pool mit Neoprenanzug nutzte. Hierzu muss man sagen, dass immer mehr kenianische Kinder schwimmen lernen, wobei das Wasser nie beheizt ist und daher für europäische Standards eiskalt anmutet. Nada bewunderte die Kleinkinder, die dort in ihren normalen Badesachen nahezu eine Stunde aushielten. Selbstverständlich muss man die Unterschiede in der Bevölkerung zwischen Iten, Kaptagat und Eldoret betonen. Letzteres ist eine Stadt mit durchaus modernen Einrichtungen neben den üblichen Marktständen und bietet mitunter auch westliche Standards für Einkäufe. Die ländliche Region des County lebt deutlich bescheidener und ist großteils in der Landwirtschaft tätig. In Kaptagat konnten wir durch die vielen Fahrten ins näher gelegene Eldoret diesen Unterschied deutlicher spüren als sonst.

In diesen drei Wochen trainierte ich auf sehr hohem Niveau. Während ich mich mit den lokalen Jungs des Camps gerne austauschte, war ich auch glücklich über die Gesellschaft bekannterer Athleten wie Abdi Nageeye, der sich ab unserer zweiten Höhenwoche dort aufhielt. So liefen wir einen 30-km-Lauf zusammen, während ich ihn dann bewusst ziehen ließ und einen Biker für den Heimweg buchte. Es hätte nicht in meinen Plan gepasst, falschen Ehrgeiz zu entwickeln, und ich folgte meinem eigenen Plan ohne Kompromisse.[3] Ich weiß, dass dies vielen europäischen Athleten in Kenia schwerfällt und sie oftmals ihren eigenen Rahmenplan umstoßen, um überall dabei zu sein. In Iten schloss ich für Gruppentrainings auch einige Male Kompromisse mit Tim, doch in Kaptagat hatte ich den großen Vorteil, alles nach meinen Vorlieben strukturieren zu können. Natürlich achtete ich auf die Jungs, die teilweise erst um die 20 Jahre alt waren und warnte sie davor, mein gesamtes Programm mitmachen zu wollen. Sie folgten meinen Worten und hielten sich an die minimale Variante oder wechselten sich in der Begleitung ab. Eines Morgens starteten wir alle zu einem gesteigerten Longrun. Während Nada und ich noch eine Banane und ein kleines Stück Brot um 6:30 Uhr aßen und auf Getränkeflaschen im Matatu achteten, winkten die Kenianer ab. Sie würden nichts benötigen. Doch nach über 20 Kilometern in gesteigertem Tempo hatten sie alle mit muskulären Problemen zu kämpfen und wir bemühten uns, sie zu versorgen. Als Lehre erklärten wir, dass nicht jeder »Early-Morning-Run« als Nüchternlauf geeignet sei – und sie mussten selbst grinsen.

Anschließend stand für uns alle ein Gang in die gemeinsame Messe an, zu der wir herzlich willkommen waren. Die Lieder waren nicht weiter schwer, aber wir bestaunten die Improvisation der Afrikaner. Die Messen sind dort viel bunter und musikalisch lauter gestaltet als bei uns, und wir schätzten die Abwechslung. So ist es wichtig, in Kenia auch in ländliche Regionen zu reisen und diese als Touristen zu bewerben, denn das ist der größte Beitrag – neben Schuhen, Kleidung und Spielzeug –, den wir bieten können. Beginnt man den Versuch an individuellen Stellen zu helfen, wird man nicht fertig mit immer umfassenderen Bitten nach finanzieller Unterstützung oder Hilfe ins Ausland zu reisen. Das kann man als selbstständiger Athlet nicht leisten und sollte daher keine unrealistischen Hoffnungen schüren. Dass dies extrem schwer ist, bedarf wohl an dieser Stelle keiner weiteren Erklärung, doch die reine Anwesenheit und der Austausch durch unsere Liebe zum Sport wird tatsächlich sehr geschätzt. So reisten wir Ende Oktober in sehr guter Form ab. Mitte November starteten Nada und ich noch beim traditionellen *Sie- und Er-Lauf* in Wien, wo wir über die zusammen berechneten 2 × 4 km den Streckenrekord brechen konnten. Anschließend kümmerte sich Nada körperlich eher um den großen Wunsch, den wir beide hatten: eine Familie zu gründen, als weitere Wettkämpfe zu planen. Es gibt Dinge im Leben, die unbeschreiblich bedeutender sind als für den Leichtathletik-Circuit zu leben. Für mich stand dennoch Valencia auf dem Plan, den nächsten Qualifikationsmarathon, den es nun klug zu bestreiten galt.

3 Nur vier Wochen später gewann Abdi auch beeindruckend den New York City Marathon 2024.

Valencia 2024

Der Morgen in Valencia war magisch – dieses sanfte Dunkel vor dem Sonnenaufgang, wenn die Stadt noch schläft, aber der Körper schon auf Betriebstemperatur ist. Nach dem Einlaufen leuchtete der Himmel über dem Flussbett golden. Ich wusste, dass dies wieder kein gewöhnlicher Lauf werden würde, sondern ein Qualifikationsrennen um WM-Tickets. Ursprünglich war beim Technical Meeting Folgendes besprochen worden: Es sollte wiederum mehrere Gruppen geben – darunter eine 2:06:30-h- Gruppe: exakt das Tempo für die WM-Norm. Ich hatte mich darauf eingestellt, Gespräche geführt, sogar am Vorabend noch versucht, mit Sondre und den Australiern die ungefähre Taktik abzustimmen. Doch als der Startschuss fiel, agierte jeder anders. Die theoretisch angedachte Gruppe, in der meine Kollegen waren, wollte rascher laufen und tauschte die Pacemaker. Nach zwei Kilometern zeigte meine Uhr 5:50 min. Ich war irritiert, bis ich plötzlich den österreichischen Trainer Thomas Potzinger neben mir sah. Er fragte mich grinsend vom Fahrrad, ob ich heute Richtung 2:04 h angreifen wolle. Ich verneinte verdutzt – aber offenbar hatte diese Gruppe beschlossen, kollektiv eine schnellere Pace der Sicherheit eines gleichmäßigen Rennens vorzuziehen. Ich schaltete rasch auf 3:00 min/km um und ließ mich zur nächsten Gruppe zurückfallen; dies war gleichmäßiger, ruhiger. Es wäre unklug gewesen, bereits so früh ein Risiko einzugehen, und ich wollte keine mentale Hektik aufkommen lassen. Dafür war es viel zu früh. Stattdessen suchte ich einen sauberen Rhythmus. So zogen die Kilometer der ersten Hälfte vorbei, als wäre ich Zuschauer meines eigenen Laufs. Die Halbmarathonmarke passierten wir in 62:47 min – schneller als ich noch bei der Straßenlauf-WM in Riga oder in Rom gelaufen war, doch es fühlte sich diesmal gut an: locker und kontrolliert.

Es folgte die Passage entlang des Flussbetts, sieben herausfordernde Kilometer, die ich aus den vergangenen Rennen kannte. Hier war die Strecke offener, windanfällig und durchaus tückisch. Ich klebte im Windschatten unseres Pacers, der zweite Tempomacher hatte sich spontan mit der schnelleren Gruppe verabschiedet. Als diese später Mann für Mann zerfiel, tauchte er wieder bei uns auf und wir begannen, Läufer um Läufer einzusammeln. Valencia hatte plötzlich etwas von einem Strategierennen: Jeder kämpfte für sich und seine individuellen Ziele. Man merkte, dass man nicht bei einem Großereignis lief, denn hier wurde riskiert. Bei Kilometer 33 lief ich Seite an Seite mit dem italienischen Läufer Yohanes Chiappinelli und dem in den USA lebenden Edward Cheserek, der wegen bestimmter Einwanderungsregeln bis heute nicht für die USA starten kann. Er ist zwar ein sehr talentierter Athlet mit vielen Top-Ergebnissen, an diesem Tag war er jedoch schlicht ein Laufpartner auf Augenhöhe. Wir dankten unserem Tempomacher, der sehr beherzte 33 Kilometer durchgehalten hatte. Danach nahm das Rennen sogar Tempo auf – Chiappinelli zog an, und obwohl ich selbst mit 14:46 min über den nächsten Fünf-Kilometer-Abschnitt lief und Druck machte, legten die Jungs vor mir mit 14:26 min noch eins drauf.

Ab diesem Punkt war der Lauf für mich reine Kopfsache. Ich wusste, dass ich die WM-Norm so sicher wie möglich unterbieten wollte. Es sollte für mich nicht wieder zu einer Zitterpartie hinsichtlich einer Nominierung werden. Ich wollte Sicherheit, dafür musste ich nun arbeiten. Stück für Stück schob ich mich weiter, während die Schmerzen der langen Renndauer mittlerweile doch einsetzten. Ich traute mir das Tempo immer mehr zu, doch wie in jedem Marathon war ich auf der Hut vor plötzlich auftretenden Schmerzen oder Magenproblemen. Ich hielt die Pace und konzentrierte mich völlig auf meinen Lauf. Ich kannte die Strecke, ich kannte die schwierigen Punkte, und nun war Dave, wie aus dem Nichts, wieder neben mir auf dem Fahrrad erschienen. Ich arbeitete mich die leicht bergan führende Strecke entlang, während Dave mich an meine Schrittfrequenz, die es zu beschleunigen galt, erinnerte: »Come on Richi, you can do it! The time will be amazing, just continue like this, come oooon." Ich war ihm sehr dankbar für die Unterstützung. Ich pushte, es war schmerzhaft, doch ich wollte das Ziel im selben Tempo erreichen. Was waren schon Schmerzen? Ich konnte sie über 6 Minuten noch aushalten! Gegen Ziel beschleunigte ich auf dem gewohnten blauen Teppich so gut ich konnte und staunte, dass ich mit 2:05:46 h sogar unter der 2:06-h-Marke geblieben war. Ich war so auf die WM-Norm fokussiert gewesen, dass ich die Endbeschleunigung kaum wahrgenommen hatte. Ich hatte nicht einmal zeitlich nach mehr gestrebt, nun war es erfolgt, und ich stützte mich zutiefst erleichtert an der eisernen Absperrung ab. Dave klopfte aufgeregt auf meine Schultern, während ich nach Luft schnappte und Chiappinelli schlug freudig ein. Es war vollbracht, ich traute mich, bereits an Tokio 2025 zu denken. Man weiß nie, wie Verbände Regularien im Endeffekt wahrnehmen, doch ich hatte die Norm deutlich unterboten und alles gegeben. So flogen wir an Weihnachten erst einmal beruhigt nach Dubai zu Katharina und Viktor. Zum ersten Mal seit Wochen durfte ich mein Training ohne Druck genießen.

Der Qualifikationsprozess und World Athletics

Der Weltverband der Leichtathletik, der früher »International Association of Athletics Federations« (IAAF) hieß, trägt seit 2019 die Bezeichnung »World Athletics«. Der Verband wurde ursprünglich als sportlicher Amateurverband 1912 in Stockholm gegründet, wo sein erster Sitz war. Seit 1993 ist dieser nach Monaco verlegt worden. World Athletics gehören derzeit 214 Mitgliedsverbände an, während der amtierende Präsident wiederum seit 2019 der Brite Sebastian Coe ist. Seit Coe, dessen Buch *The Winning Mind* ich gelesen habe,[4] den Verband führt, hat sich viel verändert. Positiv hervorzuheben ist, dass Coe definitiv mehr Rücksicht auf die Interessen von uns Athleten nimmt als seine Vorgänger. Da er selbst ein talentierter Mittelstreckenläufer – 1.500-m-Weltrekordhalter und Olympiasieger – war, weiß er genau, wie hart und ganzheitlich man für seine Ziele trainieren muss. Er versteht, dass wir es auch oft finanziell nicht leicht haben, was besonders in der Pandemie der Fall war. Gleichzeitig ist er natürlich als CEO in der Pflicht, sich mit sämtlichen Funktionären und länderspezifischen Präferenzen auseinanderzusetzen und Kompromisse zu schließen.

Während das ursprüngliche Aufgabengebiet des Verbands die Standardisierung der Zeitnehmung, die Ausrichtung internationaler Wettbewerbe und die Führung offizieller Weltrekorde beinhaltete, hat Coe eine Reihe von Reformen initiiert. Als ersten, offenbar international angestrebten Ausgleich, wurde unter seiner Ägide ein neues Ranking-System für das Qualifikationsprozedere zu Großereignissen eingeführt. Während es früher eine harte A- und eine subsidiäre B-Norm gab, besteht heute nur mehr erstere, während die weitere Möglichkeit der Qualifikation über die sogenannten World-Rankings erfolgt. Grundsätzlich war die Idee, die Qualifikationsmöglichkeit damit breiter zu streuen und die Athleten zu motivieren, an möglichst vielen Rennen teilzunehmen.[5] Gleichzeitig sollten kleinere Länder dadurch motiviert werden, aktiv Startplätze über die Liste zu erhalten. Das Problem in der Praxis ist leider, dass Athleten mit Qualifikationspotenzial nicht immer den Stress eingehen möchten, an möglichst viele Orte zu reisen, um Punkte im Ranking zu sammeln. Stattdessen streben sie danach, direkt die harte Zeitnorm zu erreichen. Da diese an den aktuellen Weltrekorden orientiert ist, die wohlgemerkt teils nachweislich »unsauber« zustande kamen, bedeutet dies entweder eine Gratwanderung an hartem Training oder leider auch den Griff zu manipulativen Mitteln.

Ich bin mir sicher, dass der Weltverband vor allem letzteres nicht intendierte, aber das Ranking-System ist nicht vollständig durchdacht. So besteht nach wie vor die Möglichkeit des Lobbyismus durch bestimmte Ausrichter, ein möglichst gutes Punkteschema anzubieten. Anderen Veranstaltern mag dies – bei gleicher Wertigkeit der Wettkämpfe im Sinne der Leistungsdichte – finanziell nicht möglich sein, weshalb Ausrichter, Agenturen, Manager, aber natürlich auch die Athleten selbst das System ausnutzen können. Darüber hinaus

4 Sebastian Coe, The Winning Mind, Business Plus, London 2009.

5 Zudem sollten Disziplinen punktmäßig ungefähr vergleichbar gestaltet werden. Dies sei hier einmal dahingestellt, denn was gibt es Neutraleres als eine gestoppte Zeit oder in Metern gemessene Sprünge und Würfe?

bietet es Leuten mit mehr Stamina zu reisen Spielraum, während Athleten, die sich auf einen bedeutenden Wettkampf fokussieren, benachteiligt werden. Mit anderen Worten: Es herrscht noch einige Unzufriedenheit mit dem Ranking, trotz dessen intendiertem Fairnessgedanken. Anzumerken ist, dass die finale Entscheidung der Nominierung immer beim nationalen Verband liegt und dieser das Ermessen hat, die harte A- bzw. Zeitnorm noch zu erhöhen. Dies führt selbstverständlich zu Entscheidungen, die für Athleten leistungstechnisch absolut nicht nachvollziehbar sind, etwa zu willkürlichen Behauptungen, wonach eine Top-8-Platzierung beim Großereignis leider »unrealistisch sei«, weswegen sie überhaupt nicht nominiert werden. Juristisch stammt diese Verbandskompetenz aus der privaten Autonomie der Verbände, die vor allem in Europa nach dem Zweiten Weltkrieg aus politischen Erwägungen – Sport solle nie mehr zu Propagandazwecken missbraucht werden – statuiert wurden.[6] Dass dies leider nach wie vor möglich ist, sich die politische Landschaft geändert hat und Verbände wie private Marktregulierer auch den Wettbewerb gegenüber Drittausrichtern manipulieren können,[7] rechtfertigt dieses umfassende Verbandsermessen mittlerweile nicht mehr.[8]

Weitere Reformen, die das System im letzten Jahrzehnt geändert haben, waren die stärkere Bereichsrepräsentation über sämtliche Kontinente, eine stärkere Beteiligung von Athletenvertretern in Beratungsgremien sowie eine verbesserte »Gender-Balance« in der Zusammensetzung des Weltverbands.[9] Weitere Statutenergänzungen betrafen die gesteigerte Transparenz und Aufsicht von internen Wahlprozessen, während unter Coe die sogenannte »Athletics Integrity Unit« als unabhängiges Organ für ethische und rechtliche Wahrung der Sport-Integrität eingerichtet wurde. Deren primäre Funktion betrifft vor allem Verfehlungen personeller Natur (Anti-Doping, Manipulation etc.), sei dies durch Athleten, den eigenen Verband oder involvierte Coaches. Das Gremium hat in den letzten Jahren wirklich viel zur Förderung ethischen Verhaltens und zur Verhängung entsprechender Abhilfe in Form von Strafmaßnahmen beigetragen. Durch unfassbare Datenschutzvorgaben wurden einige Trainer mit schweren Verfehlungen auch in Deutschland nur versetzt und nicht ihrer Lizenz entzogen. Auch hier wurde die »Athletics Integrity Unit« eingeschaltet, um den jungen Sportlerinnen die Angst vor den Konsequenzen der Veröffentlichung ihrer schrecklichen Erfahrungen zu nehmen.

Zu den weiter erwähnenswerten Reformen zählen insbesondere die Maßnahmen im Bereich der Nachhaltigkeit und der integrierten Managementsysteme bei internationalen Veranstaltungen. Ein Beispiel dafür ist die Einführung der ISO-20121-Zertifizierung für das »Sustainable Event Management System«, das ökologische, soziale und wirtschaftliche Nachhaltigkeit verbindlich in die Organisation großer Sportevents integriert. Damit soll gewährleistet werden, dass Weltmeisterschaften und andere Großveranstaltungen nicht nur sportlich, sondern auch gesellschaftlich verantwortungsvoll durchgeführt werden. Ein frühes Beispiel für solche Ansätze war bereits das Nachhaltigkeitskonzept der Olympischen Spiele in Rio de Janeiro 2016, das – trotz seiner Widersprüche – Impulse für nachfolgende Veranstalter setzte. Als Athlet möchte ich allerdings hinzufügen, dass in Rio sicherlich nicht alles ethisch korrekt ablief und die enorme Kluft des Landes zwischen großem Reichtum und bitterer Armut sehr klar zum Vorschein kam. Wir Athleten fühlten uns teilweise seltsam verantwortlich für die diese Diskrepanz, konnten aber recht wenig hierzu protestieren. Wir mussten uns auf das Sportliche konzentrieren, wir musste diesen Fokus bis zum Start gezielt halten. Organisatorisch war in Rio somit vieles

---

6 Vgl. *Fischer/Kornbeck/Miège/Stopper*, Responsible State Oversight: Sports Organisations as Civil Society Organizations and Private Regulators in France and Germany, The International Sports Law Journal 2023, https://doi.org/10.007/s40318-023-00252-7.

7 Siehe *Pauer/Blaschczok*, Das Konzept der Fairness im Rahmen von Art. 101 AEUV: Zu den dogmatischen Neuerungen der EuGH-Sporttrilogie, NZKart 2024, 296.

8 Siehe *Nada-Ina Pauer,* Effektiver Athletenschutz im Spannungsfeld von Schiedsgerichtsbarkeit und Unionsrecht? Das RFC-Seraing-Urteil: Reflexionen zur Reform der Sportschiedsgerichtsbarkeit, SpuRt 2025, 436.

9 Der DLV hat beispielsweise eine Regelung, die vorsieht, dass mindestens 30 Prozent der Mitglieder in den Gremien des Verbandes weiblich sein müssen. World Athletics hat nach wie vor keine derartige Regelung.

alles andere als »sustainable« abgelaufen. Zugegeben bleibt die Steuerung eines Weltverbands dieser Größenordnung eine komplexe Herausforderung. Wie bei vielen internationalen Sportorganisationen bestehen auch bei World Athletics immer wieder Spannungen zwischen der zentralen Führung und der Autonomie der nationalen Mitgliedsverbände – etwa bei der Durchführung von Wettbewerben, bei finanziellen Entscheidungen oder in Fragen der Rechtevergabe.[10] Die Balance zwischen wirtschaftlichen Interessen, insbesondere durch Sponsoren, TV-Rechte und Großevents, und der Wahrung von sportlicher Integrität ist dabei ein ständiger Balanceakt. Von zentraler Bedeutung bleibt allerdings die konsequente Durchsetzung von Anti-Doping-Maßnahmen und ethischen Standards – auch und gerade in Ländern, in denen die sportliche Infrastruktur oder die nationalen Kontrollmechanismen schwächer ausgeprägt sind. Hier ist der Weltverband – ebenso wie die WADA – auf finanzielle Unterstützung staatlicher Institutionen angewiesen. In den vergangenen Jahren sind vermehrt Berichte über organisierte Doping-Netzwerke, insbesondere aus afrikanischen Ländern, ans Licht gekommen.[11] Diese Entwicklungen zeigen, dass der Kampf gegen Doping noch immer ein globales Problem ist, das nicht allein mit Regularien, sondern nur mit nachhaltiger, internationaler Zusammenarbeit gelöst werden kann.

Ein besonders irritierendes Detail im derzeitigen System ist die Handhabung von Welt- oder auch nationalen Rekorden, die nach wie vor in den offiziellen Bestenlisten bestehen bleiben – selbst dann, wenn die betreffende Athletin oder der Athlet kurze Zeit später positiv auf verbotene Substanzen getestet wurde. Ein aktuelles Beispiel ist der Fall der Kenianerin Ruth Chepngetich, die im Jahr 2024 in Chicago den Marathon-Weltrekord der Frauen in einer wortwörtlich unglaublichen Zeit von 2:09 h lief. Nur wenige Monate später, im März 2025, wurde sie positiv auf ein Verschleierungsmittel von leistungssteigernden Substanzen getestet.[12] Dennoch bleibt ihre Leistung bis auf Weiteres in den offiziellen Statistiken bestehen – ein Umstand, der nicht nur Athleten, sondern auch Fans und Verbände gleichermaßen irritiert und die Frage aufwirft, wie glaubwürdig die Rekordlisten tatsächlich sind! Besonders irritierend ist, dass ohne harten Nachweis eigener Verfehlungen Manager, die häufig als größte Drahtzieher der Verteilung von Dopingmitteln gelten, straflos bleiben. Ist ein Athlet aus einer bestimmten Trainingsgruppe überführt worden, bedeutet dies selbstverständlich nicht, dass sämtliche andere Athleten dieses Vergehen teilen. Für Manager gilt allerdings empirisch meist der Fakt, dass sie ihre Athleten umfassend und nicht nur individuell »versorgen«, was durch die starke Involvierung von Mittelsmännern sehr schwer nachzuweisen ist. Hier müsste die Dopingverfolgung juristisch viel härter ansetzen und durchaus ein Organisationsverschulden andenken, sodass bei einer bestimmten Anzahl von Athleten des Managements entweder direkte Nachforschungen erfolgen oder sogar eine Beweislastumkehr eingeführt wird. Es muss hier angesetzt werden, denn ein armer Mensch wird oftmals der großen Verlockung schwerer widerstehen können als ein Athlet mit besserem wirtschaftlichen Hintergrund.

Zur Veranschaulichung, wie sich die internationale Leichtathletik im Rahmen der letzten 40 Jahre verändert hat, möchte ich kurz die Erfahrung des Athleten Hans-Peter Ferner, Europameister über 800 m, schildern. Wir haben Hans-Peter in der Reha Herxheim kennengelernt, als er einen kleinen Eingriff hatte und uns lange und viel mit ihm über die Entwicklung der Leichtathletik sowie sein damaliges Training unterhalten. Bezeichnenderweise gab es zu seinen Karrierehöhepunkten noch keine Weltmeisterschaften und sehr wenig afrikanische Konkurrenz, vor allem über die Mittelstrecken. Hans-Peter hat natürlich auch anders trainiert und Deutschland war noch geteilt, weshalb die DDR-Athleten in seiner Erinnerung

10 Vgl. *Budzinski/Feddersen*, Should Organizing Premier-Level European Football be a Monopoly? And Who Should Run it? – An Economists' Perspective, in: EU Antitrust and Sports Governance: The Next Frontier?, in Kornbeck (ed.), Routledge 2023, 85–101, 86.

11 Siehe etwa New York Times, 1 August 2025, https://www.nytimes.com/2025/07/29/world/africa/kenya-runners-doping.html.

12 Chepngetich hat ihre Sperre in der Folge nicht angefochten.

aus einem anderen Trainingsumfeld stammten. Seine Geschichte soll anschließend einen Einblick in die Unterschiede internationaler Höhepunkte im Vergleich der Jahrzehnte geben, bevor ich mit den Weltmeisterschaften in Tokio und deren Vorbereitung diese Erzählung abschließen möchte. Meine Karriere geht weiter, doch der Stichtag dieses Buches ist der Winter 2025/2026.

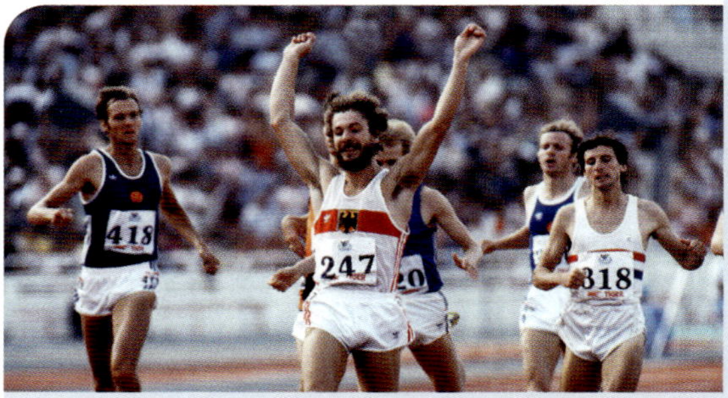

Hans-Peter Ferners Lauf zu Gold

Es war ein heißer Spätsommertag Anfang September 1982, als wir uns um den Aufwärmplatz des Athener Olympiastadions einliefen. Die Sonne brannte auf das Feld neben dem Stadion, was mich allerdings nicht störte. Über die kürzere Mittelstrecke war mir die Temperatur meist nicht wichtig, denn das Rennen war zu kurz, um sich über den körperlichen Tribut bei Hitze Gedanken machen zu müssen. Die Saison war bisher formidabel gelaufen und ich hatte nach meinem EM-Start 1978 nun die Ambitionen, bei dieser Europameisterschaft ins Finale zu laufen. Vier Jahre zuvor war die EM in Prag meine erste internationale Teilnahme gewesen, nachdem ich als 20-Jähriger recht spät vom Handball zur Leichtathletik gewechselt war. Wir hatten damals bei meinem Trainingseinstieg 1976 vorrangig mit Sprintarbeit begonnen und ich war über die 400 m in mein leichtathletisches Leben gestartet. Obwohl ich bereits im ersten aktiven Jahr Talent bewies, reichten die erzielten 46 Sekunden nicht für eine internationale Teilnahme. Ich hatte zwar sicherlich noch Reserven, doch mein Coach schlug vor, das Training auf die 800 m umzustellen. Die folgenden Winter waren ausdauerbasiert gewesen und ich hatte mit den Vereinskollegen auf einer beleuchteten Parkrunde viel im Gelände trainiert. Erst spät waren wir auf die Bahn gewechselt und hatten wiederum das Sprinttraining forciert. Die Schnelligkeit hatte ich offenbar von Natur aus, die dazugewonnene Ausdauer machte mich zum Mittelstreckenläufer.

Im Frühjahr 1978 lief ich im ersten Rennen über 800 m in meiner erst dritten Saison im Alleingang an die 1:50 min heran und toppte dies direkt im zweiten Lauf mit einer Zeit von 1:47 min. Dieser Quantensprung zum Saisoneinstieg ermöglichte mir damals die Teilnahme an der EM in Prag und bescherte mir einen Platz im DLV-Kader. Der Schritt zu einem europäischen Wettkampfniveau war für meinen Heimtrainer, Herold Demel, und mich fast eine Überraschung und eröffnete mir eine zwölfjährige Leichtathletikkarriere. In Vorbereitung auf Prag 1978 lernte ich erstmals das internationale Wettkampfgeschehen kennen und war hungrig auf weitere Steigerungen. Die vorbereitenden Meetings hatten dazu gedient, mir die nötige Wettkampfhärte anzueignen. Bei den Deutschen Meisterschaften lief ich sodann erstmals in die Medaillenränge. Zusammen mit dem deutschen Favoriten Willi Wülbeck und unserem Kollegen Uwe Becker wurde ich offiziell für die BRD nominiert. Da die tschechoslowakischen EM-Veranstalter allerdings auf die Bezeichnung »Bundesrepublik Deutschland« bestanden, der Verband aber auf die Bezeichnung »Deutschland«, kam es hinsichtlich der Abgrenzung zur DDR zu einem unnötigen Zwist. Im Ergebnis blieb unser gesamtes (westdeutsches) Leichtathletik-Team sowohl der Eröffnungs- als auch der Schlusszeremonie aus Protest fern. Es war zwar schade, dass wir diese Feierlichkeiten verpasst hatten, meine Euphorie aufgrund der internationalen Teilnahme schmälerte es dennoch nicht.

Besonders war damals auch der Verlauf dieser Meisterschaft für uns als deutsche Läufer. Nach dem gemeinsamen Warm-up begaben wir uns in die Katakomben, um das »Callroom«-Prozedere zu durchlaufen. Ich hatte mich über die Bestätigung meiner Präsenz vergewissert und versuchte, mich von den anderen Läufern nicht zu sehr in meiner Konzentration beeinflussen zu lassen. Willi war als Favorit deutlich nervöser als wir anderen und lief unruhig den dunklen Gang unter dem Stadion auf und ab. Unsere DDR-Kollegen waren Olaf Beyer, Andreas Busse und Detlef Wagenknecht, die wir eher von Länderkämpfen kannten als auf persönlicher Ebene. Das Verhältnis war klar ein anderes als zu Willi und Uwe, weshalb wir im Callroom nicht viel mit ihnen sprachen. Man redete, dass sie angeblich extrem hart trainierten und Olaf aufgrund des Berufs seines Vaters auch vier Jahre in Namibia verbracht hatte. Mehr wussten wir nicht, und die Berichte entnahmen wir nur Zeitungsblättern oder einigen flüchtigen Kontakten auf Ländervergleichskämpfen. Insgesamt war es sehr gedrängt in den Katakomben, und durch die unruhige Aufwärmstimmung musste man darauf achten, nicht mit anderen Läufern zu kollidieren. Ich beschloss, mich etwas ruhiger zu bewegen, denn an der Situation des Wartens war ohnehin nichts zu ändern. Draußen auf der Bahn würde ich vor der Startaufstellung noch ein, zwei Steigerungen machen können. Mit mir im Vorlauf waren ein britischer Mitfavorit, Steve Ovett, sowie Detlef Wagenknecht aus der DDR. Ich beobachtete sie beim Dehnen, während sich der erste Vorlauf bereits zur Aufstellung begab. Solange ich die anderen dort noch stehen sah, würde ich mich nicht vor den Funktionären einreihen.

Draußen im Stadion fiel ein Schuss, der erste Vorlauf war gestartet. Uwe und ich trabten neugierig zur Absperrung und warfen einen Blick auf den sich entfaltenden Lauf. Die Anfeuerungen der Zuschauer begleiteten die Athleten über die rasante erste Stadionrunde. Während ich wie gebannt auf das Rennen sah, drehte sich Uwe plötzlich zu Willi um, der neben uns erschienen war und das Rennen nun ebenfalls begutachtete. »Sag mal Willi, ist das nicht dein Vorlauf?«, fragte er mit leiser Stimme. Willis Gesicht wurde kreidebleich, sein Blick wurde plötzlich starr. Geschockt sah er zu, wie sich die Läufer bereits auf die Gegengerade zubewegten; seine Augen wanderten zuckend zwischen den Gesichtern hin und her. Noch bevor die Zielgerade passiert wurde, war er zum Tisch der Funktionäre gelaufen und wir sahen ihn fast panisch die Meldezettel umdrehen. Der aufgesprungene Funktionär half ihm zwar, schüttelte aber immer wieder den Kopf. Willis Blick heftete sich auf eines der Blätter und seine Schultern sanken ein, bis er sich schließlich neben den Meldetisch hinhockte und den Kopf in den Händen vergrub. Er war einer der Favoriten gewesen, und nun war das Unvorstellbare passiert: Der Vorlauf hatte ohne ihn stattgefunden! Ohne Vorlauf kein Semifinale, ohne Semifinale kein Endlauf – das waren die klaren Regeln. Der Zug war abgefahren und die anderen Vorläufe bereits final gesetzt. Eine kurzfristige Aufnahme in einen anderen Lauf gibt es nicht; dafür steht das zeitlich strenge Prozedere des Meldeverfahrens vor Ort.

Uwe und ich waren mindestens ebenso erschrocken und hatten ehrliches Mitleid mit Willi empfunden. Mir war ein Schauer über den Rücken gelaufen, ihn da so verzweifelt stehen zu sehen und die kopfschüttelnden Funktionäre zu beobachten, wie sie in den Meldeunterlagen blätterten. Das kann einem bei regionalen Läufen, vielleicht auch bei einem internationalen Meeting einmal passieren, dann ärgert man sich. Bei einer Europameisterschaft ist das eigentlich undenkbar. Wir mussten uns dennoch auf die eigenen Vorläufe konzentrieren, für die wir das eben Miterlebte ausblenden mussten. Wir bemühten uns, uns darauf zu konzentrieren, in unseren Vorläufen eine Position zu erreichen, die uns das Semifinale sichern würde. Es gab etwas Gerangel, aber ich ließ mich nicht beirren und lief auf der zweiten Position hinter Ovett über die Ziellinie. Nach unseren Rennen, die Uwe und mir in 1:47,1 min und 1:48,1 min das Semifinale bescherten, sprachen wir noch länger über die Situation im Callroom. Wir waren uns einig, dass Willi an der Situation keine Schuld trug. Der DLV würde sicherlich nicht positiv reagieren, doch die konkrete Organisation war von den Veranstaltern mangelhaft gewesen. Wir hatten seinen Aufruf aufgrund unserer Konzentration auf das eigene Rennen natürlich nicht wahrgenommen. Dennoch hätte man beim Einmarsch ins Stadion zumindest die Liste der Läufer abhaken und den »Final Call« wiederholen müssen. Ferner war Willi das Versäumnis insofern nicht anzulasten, als es ein reges Gedränge gegeben hatte, da alle Starter auf einmal in den engen Katakomben vor dem Rennen

ausharren mussten. Es war aufgrund dieser Umstände schlicht ein riesengroßes Pech gewesen, das Rennen zu verpassen. Er musste nun vier weitere Jahre auf eine Europameisterschaft warten. Wie wenig konnten wir damals noch erahnen, dass es vier weitere Jahre gänzlich ohne große internationale Meisterschaft werden würden. Mit dem westdeutschen Boykott der Olympischen Spiele in Moskau konnten wir zu diesem Zeitpunkt noch nicht rechnen.
Das Semifinale lief unrund für uns westdeutsche Läufer. Uwe und ich waren zwar in unterschiedlichen Läufen, aber nach etwas taktischem Gerangel hatten die Briten Steve Ovett und Sebastian Coe ernst gemacht und die beiden Semifinals vor den beiden DDR-Startern Olaf Beyer und Andreas Busse gewonnen. Das Semifinale beendete den Wettkampf für unser westdeutsches Team, und wir hatten die Lektion hinsichtlich der strengen Regularien gelernt. Vor dem Finale war die Medienberichterstattung ganz auf die Engländer fixiert – das große Duell zwischen Steve Ovett und Sebastian Coe wurde prophezeit. Über den Sieg eines der Läufer wurde nicht nur spekulativ, er wurde strenggenommen erwartet. Beide waren international die Jahresschnellsten gewesen und man fieberte ihrer Rivalität entgegen, die sich vermutlich erst im Zielsprint entscheiden würde. Zusätzlich war diese Europameisterschaft die erste internationale Meisterschaft mit digitaler Zeitnehmung – und damit eine Chance, sich als erste Läufer in den zeitlich neu geführten Tabellen zu verewigen.

Wie der Sport seine Geschichten so unvergleichlich spannend schreibt, kam es jedoch anders als die mediale Berichterstattung prophezeit hatte. Die Briten forcierten von Beginn an das Rennen. Coe setzte sich selbstbewusst vor Ovett an die Spitze des Laufes und zog in langen, eleganten Schritten bereits das Feld auseinander. Nach 400 Metern zeigten die roten Ziffern der im Innenfeld aufgestellten Uhr spektakuläre 49,32 Sekunden an – ein neuer Durchgangszeitrekord, die Zuschauer fieberten der zweiten Runde entgegen. Was für eine unglaubliche Endzeit könnte bei diesem Feld am Ende herauskommen? 250 Meter vor dem Ziel attackierte Ovett und setzte sich noch vor der finalen Kurve vor Coe, der dicht an seinen Fersen blieb. Getragen vom frenetischen Jubel der Zuschauer über das spannende Duell bogen die Läufer auf die Zielgerade ein, und die Würfel schienen bereits für Ovett gefallen zu sein. Doch auf den letzten 50 Metern entfaltete sich die Überraschung, indem der ostdeutsche Läufer Olaf Beyer zuerst an Sebastian Coe vorbeizog und dann mit kräftigem Schritt auf Bahn drei ausschwenkte.
Die Arme kräftig durchziehend schaffte er es, auch Steve Ovett zu überspurten und sich in unglaublichen 1:43,84 min unverhofft den Sieg zu sichern. Das Stadion war fassungslos, umjubelte aber sogleich den neuen Europameister begeistert. Die beiden Engländer waren geschlagen und eine neue Zeitrechnung über die 800 m hatte begonnen. Zwar lag der Europarekord noch bei einer handgestoppten Zeit von 1:43,7 min gelaufen vom Italiener Marcelo Fiasconaro, doch Beyer hatte uns gezeigt, dass die Briten mit einem taktisch klugen Rennen zu schlagen waren.

Zwei Jahre waren vergangen und wir hatten mein Training mittlerweile voll und ganz den 800 m gewidmet. Statt vermehrt die Sprints zu forcieren, legten wir als vergrößerte Mittelstreckengruppe in Ingolstadt viel Wert auf ein winterliches Ausdauertraining. Meine internationale Teilnahme in Prag hatte dazu beitragen, dass unsere kleine Trainingsgruppe gewachsen war und wir nun durch das gestiegene Vertrauen in meinen Heimtrainer mehr Förderung vom Land und vom Verband erhielten. Wir trafen uns viermal pro Woche und absolvierten Monat für Monat unsere Einheiten. Von Sprints, Kraft und Läufen abgesehen, integrierten wir etwas Koordination und Beweglichkeit. Im Winter benötigte ich wenige Sprints, die Schnelligkeit trug ich in mir, während die unterschiedlich ausgestalteten Läufe auf unserer Parkrunde über die kalte Jahreszeit hinweg zu meiner aeroben Basis beitrugen. Es ist ein Trugschluss, für die 800 m im Winter besonders an der Schnelligkeit zu arbeiten, da auch auf der kürzeren Mittelstrecke eine aerobe Basis für ein Sprintvermögen essenziell ist. Manchmal gewährte ich den Trainingskollegen Vorsprung, um mich dann an die Gruppe heranarbeiten zu müssen. An anderen Tagen liefen sie eine verkürzte Version meiner Bahntrainings mit. Im Frühling integrierten wir vermehrt die Tempoarbeit und absolvierten vor Wettkämpfen das ein oder andere Wettkampfausdauer-Programm. Dies erfolgte etwa in Form nur zweier, dafür submaximal gelaufener 600-m-Läufe mit langer Pause, um unser aktuelles Niveau einschätzen zu können. Die Abende nach dem Training verbrachten wir gerne zusammen in einer Grillhütte oder einer anderen Gaststätte, spielten Darts oder plauderten beim gemeinsamen Abendessen. Das Training war auch sozial sehr schön und lebensbereichernd.

Der Boykott der Moskauer Spiele

1979 war reibungslos verlaufen, ich war deutscher Vizemeister geworden, doch bald lief alles auf die Vorbereitung der Olympischen Spiele hin. Der Traum einer Teilnahme schien mit neuen Bestzeiten bereits realisiert und wir hatten uns akribisch auf das große Rennen hin vorbereitet. Allerdings war die heikle internationale Lage nicht unbeachtet geblieben und wir verfolgten besorgt die sich zuspitzenden politischen Ereignisse. Die Anspannung gipfelte Ende 1979 mit dem Einmarsch der Sowjetunion in Afghanistan, die Streitigkeiten zwischen den USA und der UdSSR wurden immer prekärer und schließlich kam der Tag, den wir als Sportler gerne nie erlebt hätten. Im Juni vor dem Großereignis kommunizierte der Verband den politischen Boykott der Olympischen Sommerspiele. Wir hatten zwar Verständnis für die Verurteilung des sowjetischen Einmarschs, aber unsere leistungssportlichen Ziele waren mit einem Mal genommen worden. Wut und Unverständnis machten sich unter den Athleten breit, während sich der Verband und die Regierung den Amerikanern gegenüber verpflichtet sahen, und sich um Besänftigung bemühten. Auch in den USA schienen die wenigsten Sportler Verständnis für den politischen Entscheid der Olympia-Abstinenz von Präsident Carter zu zeigen. Klarerweise war Russlands Angriffskrieg inakzeptabel gewesen, doch viele Athleten fühlten sich durch politische Streitigkeiten ihrer sportlichen Träume beraubt. Warum mussten Sportler mit ihrer Karriere dafür einstehen, dass Vergaben internationaler Meisterschaften oft unüberlegt und auf Basis verdeckter Zahlungsströme an verschiedene Verbände oder Vereine ablaufen?[13] Natürlich war auch ich extrem enttäuscht, doch ich bin von Natur aus etwas gelassener gegenüber ausweglosen Situationen. Da ich nur ein paar Jahre zuvor noch nicht einmal mit dem Gedanken gespielt hatte, mich für die Spiele zu qualifizieren, wären diese eine Belohnung meiner intensiven, aber nur vierjährigen Arbeit in der Leichtathletik gewesen. Als ich unseren Trainer jedoch durch die vielen Trainingsaufzeichnungen blättern sah, machte sich eine tiefe Enttäuschung in meiner Brust breit und ich bemühte mich, die Situation neutral einzuordnen. Die Enttäuschung verwandelte sich in Unverständnis, als kurz vor den Spielen viele der anderen ursprünglich die Spiele boykottierenden Nationen diese Entscheidung revidierten und ihre Athleten teilnehmen ließen. Viele unserer Sportler protestierten gegen die Aufrechterhaltung der nationalen Entscheidung, deren Sprachrohr damals der Fechter Thomas Bach war. Er war später in seiner Karriere bis 2025 Präsident des Internationalen Olympischen Komitees. Als die sowjetischen Gastgeber die Spiele mit einem Showprogramm des Kommunismus eröffneten, war es schwer, die vielen internationalen Flaggen emotionslos vor dem Fernseher zu betrachten. Neben Westdeutschland und den USA blieben schließlich nur eine Handvoll Staaten fern, darunter mehrere arabische Länder, Kanada, Norwegen und Kenia. Der *Stern* schickte mit einem klugen Schachzug den westdeutschen Medaillenanwärter im Zehnkampf, Guido Kratschmer, als Berichterstatter nach Moskau, der treffend anmerkte wie wenig das sowjetische Publikum den Boykott angesichts der Teilnahme von Franzosen, Italienern und Briten faktisch wahrnahm. Das einschneidende Ziel der Maßnahmen hatte sich in der Praxis nicht gänzlich verwirklichen lassen, so schien es zumindest für uns außen vor gelassenen Athleten.

Zwei Jahre waren vergangen, seitdem die Diskussionen um den Boykott offenbart hatten, wie sehr der Sport auch politisch die Gemüter erhitzt. Den Schmerz über

13 Anzumerken ist hier, dass das Internationale Olympische Komitee ein privatrechtlicher Verein im Sinne von Art. 60 ff. des Schweizerischen Zivilgesetzbuchs (ZGB) ist.

die verpasste Teilnahme hatte ich im Training in Motivation umgemünzt, vielleicht auch beeinflusst von der unterbewussten Hoffnung auf Revanche. Ich war fest entschlossen, meine Teilnahme an internationalen Großereignissen fortzusetzen und zu zeigen, was läuferisch noch in mir steckt. Die absolvierten Trainings waren nicht verloren gewesen, sie hatten meinen Körper einen Schritt weitergebracht und mich über die Jahre fitter und durchtrainierter werden lassen. Ich hatte gelernt, viel gelernt. Wir waren ausgelassen worden, hatten dafür aber einen ruhigen Aufbau erfahren, und ich war – sehr entscheidend im Sport – von Verletzungen und Übertraining verschont geblieben. Auch Zwischenziele waren entscheidend für das erweiterte Leistungsvermögen im nächsten großen Event: den Europameisterschaften 1982 in Athen.

Da es bis 1983 das Format der Leichtathletik-Weltmeisterschaft noch nicht gab, wurden in den »Zwischenjahren« internationale Vergleichswettkämpfe in einem dem Europacup ähnlichen Format ausgetragen.[14] Hier repräsentierten die jeweils besten Athleten den eigenen Kontinent in einer bestimmten Wettkampfdisziplin. So war es ein bunt gemischtes Nationen-Team gewesen, das für Europa, Afrika oder Asien gegen Athleten des anderen Kontinents antrat. Da man seinen gesamten Kontinent über die eigene Spezialdisziplin vertreten konnte, war eine Einladung zu diesen internationalen Ländervergleichswettkämpfen eine besondere Ehre. Mit Freude nahm ich daher die Einladung an, über 800 m für das Team Europa beim Ländervergleichskampf gegen die USA im Frühsommer 1982 anzutreten. Ich war aufgeregt und mit einer fast kindlichen Neugier zu diesem Wettkampf gereist. Tatsächlich wurde ich mit einem Sieg belohnt. Das dadurch gesteigerte Selbstvertrauen nahm ich mit in die weitere EM-Vorbereitung als internationalen Saisonhöhepunkt.

14 Dies ist heute vergleichbar mit der sog. »Team-Europameisterschaft«, die in mehreren Ligen in Europa abgehalten wird. Allerdings starten hier alle Leichtathleten eines Landes und sammeln Punkte für den Nationentitel. Die internationalen Vergleichswettkämpfe zu Hans-Peters Zeiten waren vielmehr ein Ersatz für die WM.

Damit war ich zwar nicht sogleich in die Favoritenrolle gerückt, diese hatte nach wie vor Sebastian Coe als Jahresschnellster inne. Dennoch war ich auf den internationalen Radar gerückt. Die Amerikaner hatten meine wilde Lockenmähne und meinen Bart nicht unkommentiert gelassen und ich war stolz darauf, einen Eindruck hinterlassen zu haben.

Vorbereitung auf die zweite Europameisterschaft

In diesem Juni hatte ich während der Vorbereitung auf das Rennen in den USA allerdings noch eine akademische Hürde zu überwinden: mein Staatsexamen in Elektrotechnik. So war ich neben meiner Stelle als studentische Hilfskraft bei Audi mit dem Studium für dieses Examen beschäftigt, denn der Abschluss, soviel war klar, musste erledigt werden. Ich hatte mein ganzes Leichtathletik-Leben über gearbeitet und meinen zweiten professionellen Berufsweg bereits als junger Mann eingeschlagen. So fuhr ich meist früh morgens ins Büro und hatte, anders als viele Ausdauerathleten, unter der Woche nur eine Trainingseinheit täglich absolviert. Alternatives Training war damals ebenfalls kein Bestandteil des Vorbereitungszyklus, und die verhältnismäßig wenigen sechs bis sieben Einheiten waren für Lauf-, Schnelligkeits- und Krafttraining reserviert. Das schöne Sommerwetter hatte das Lernen zusehends schwieriger gemacht, doch ich motivierte mich mit der Hoffnung auf einen freien Sommer. Gleich in der Woche nach der Rückreise aus den USA schrieb ich mein Examen und brachte es tatsächlich erfolgreich hinter mich. Zwar war mir die Konzentration angesichts meines ersten internationalen Sieges schwergefallen, doch nun war Hochsommer, auf den wir das gesamte Jahr über gewartet hatten.

So lagen sechs ungewohnt wohltuende Wochen hinter mir, in denen ich mich auf das Training konzentrieren und gleichzeitig meine neue Freizeit genießen konnte. Ich zählte insgeheim die Tage im Kalender zur EM in Athen herunter. Aufzeichnungen über das Training führte ich selbst nur marginal bis gar nicht; hierfür war Trainer

Herold zuständig. Wenn wir in den wenigen Trainingslagern im Winter mit den anderen Kader-Athleten trainierten, hatte Herold auf deren Erfahrung vertraut und das Training von diesen übermittelt erhalten. Im Winter trainierten wir nämlich vermehrt mit dem Kader statt mit der individuellen Trainingsgruppe. Willi, Uwe und ich wechselten uns bei der Intervallarbeit ab und es stärkte uns, mit der innerdeutschen Konkurrenz zusammenzuarbeiten. Die Bundestrainer organisierten dies konfliktlos und so waren viele weitere Freundschaften über die Disziplingruppen hinweg entstanden, etwa mit Thomas Wessinghage, dem deutschen Rekordhalter über die 1.500 m. Diese Trainingsmaßnahmen waren aufgrund unserer anderweitigen beruflichen Verpflichtungen mit zwei bis drei Wochen im Jahr zeitlich nicht umfangreich ausgefallen. Es blieb somit bei einzelnen Kader-Lehrgängen, die durch die Kommunikation zwischen Bundes- und Heimtrainern ergänzt wurden.

Die anderen Monate des Jahres konnte ich mich gänzlich auf meine Vereinsgruppe verlassen, denn es machte leistungsmäßig kaum einen Unterschied, ob ich die Dauerläufe mit den Jungs meines Kaders oder meinen Kollegen in Ingolstadt lief. Die intensiveren Trainings gestaltete unser Trainer mit innovativen Formaten. So hatten sich viele Seiten an Trainingsunterlagen bei Herold angesammelt, die er im Sommer 1982 schmunzelnd verglich. Nach einem der WA-Tests, bei denen ich nach einigen vorbereitenden Sprints einen schnellen 400er und zwölf Minuten später einen submaximalen 600-m-Lauf erledigte, grinste Herold verschmitzt und merkte leise, fast beiläufig an: »Ich denke wir sind nun halbwegs bereit, mein Lieber!« Noch keuchend sah ich ihm neugierig über die Schulter, wie er meine Zeiten von seiner handgroßen Stoppuhr, die er an einer Schnur um den Hals trug, behutsam in das Trainingsbuch notierte.

Der Goldlauf von Athen

Ich sah zu den Fahnen, die das Stadion zierten und stellte fest, dass es etwas windete. Dies nahm ich angesichts der deutlichen Nachmittagshitze positiv auf und beließ das Einlaufen bei knapp 15 Minuten. Während der Gymnastik suchte ich ein Schattenplätzchen hinter einem der aufgestellten Trainerbänke und bemühte mich angesichts der vielen aufwärmenden Athleten wieder um ausreichende Konzentration auf mich selbst. Die Vorläufe waren mir locker erschienen. Ich reihte mich zwar mutig ein, hatte aber bei Erreichen der nötigen Platzierung am Ende des Rennens meinen Sprint nicht mehr durchgezogen. So war ich direkt hinter Sebastian Coe (1:48,66 min) in 1:48,67 min über die Ziellinie gelaufen und mich damit direkt für das Semifinale qualifiziert. An Coes Dominanz verschwendete ich keine weiteren Gedanken, obwohl mir bewusst war, dass er mit seinem Weltrekord des Vorjahres von 1:41,73 min klarer Favorit auf den Titel war. Am Abend vor dem Semifinale war ich noch kurz mit den Bundestrainern in der Runde gesessen und wir tauschten uns über die Zusammensetzung der Läufe aus. Mein Halbfinale gewann ich tags darauf vor Rob Druppers, Garry Cook und Detlef Wagenknecht mit einer 1:48er Zeit. Die Jungs hatten mit ihren Rennen allerdings auch das Finale klar gemacht. Das zweite Semifinale entschied erwartungsgemäß Coe für sich, der Olaf Beyer und Willi knapp hinter sich ließ. Da Ovett auf die 1500 m gewechselt war, wurde medial über eine Sprintentscheidung zwischen Coe, Willi, und dem Europameister Olaf spekuliert.

Im Callroom war es diesmal mit acht Läufern, die sich für das Finale qualifiziert hatten, deutlich entspannter. Willi war zwar wiederum deutlich nervös und bewegte sich unruhig von einem Bein aufs andere, die anderen Jungs lugten bereits in das gefüllte Olympiastadion, deren Ränge voller Erwartung auf die »Coe-Feier« gut gefüllt waren. Das schrille Pfeifen zum Einmarsch versetzte uns einen kurzen Adrenalinschub. Wir waren bereit, es ging los. Ich hatte bereits mein Hauptziel, das Finale zu erreichen, insgeheim abhaken können und freute mich über die erwartungsvolle Atmosphäre im berühmten Stadion. Neben Coe und uns deutschen Läufern am Start waren Jorma Härkönen aus Finnland, Garry Cook aus Großbritannien und Rob Druppers aus den Niederlanden. Die Startaufstellung erfolgte mit einem dreifachen

Gong problemlos und nach dem Schuss der Startpistole waren wir endlich in Bewegung.

Die ersten 200 m in 26 Sekunden kamen mir recht locker vor. Ich zog unbehelligt von meiner schwierigeren Position auf der Innenbahn meinen Schritt und achtete darauf, nach den auf den einschlägigen Bahnen gelaufenen 100 m in kein Gerangel zu kommen. Nach bereits 250 Metern führte ich das Feld an und warf nur einen flüchtigen Blick auf die weitere Zeitanzeige. Nach der ersten Kurve bog ich als Führender auf die Zielgerade, während ich trotz frenetischem Jubel des Stadions Coe an meiner rechten Schulter wahrnahm. Der Brite schob sich an der nächsten Außenkurve neben mich, machte aber keine Anstalten, die Führungsarbeit zu übernehmen. Dementsprechend verlangsamte sich unser Tempo, als wir die 400 Meter passierten, und das Feld erstreckte sich über drei Bahnen. Ich blieb auf der inneren Position entspannt und ließ Coe nach der Glocke die Führungsarbeit. Die Durchgangszeit von 53,2 Sekunden nahm ich nicht wahr, zu dicht war das Feld und auch der Finne hatte sich vor mich geschoben und klebte an Coes Fersen. Etwas eingekeilt im Feld lief ich direkt hinter Coe und den beiden DDR-Sportlern die Gegengerade entlang, während rechts neben mir Wagenknecht erschien. Mein Blick heftete sich jedoch voll und ganz auf Coes Trikot und die Stimmung im Stadion war beflügelnd. Unbeirrt blieb ich dicht hinter den beiden führenden Läufern, die nahezu nebeneinander in die finale Kurve einbogen.

Meine Beine fühlten sich gut an, ich konnte trotz der Position meinen Schritt ziehen und so bogen wir mit zunehmender Geräuschkulisse in die Kurve. Kurz vor der Kurve hatte Coe an der Außenbahn attackiert und das Rennen zu einer Beschleunigung genötigt. Um die Attacke von hinten vorwegzunehmen, zog Coe das Tempo merklich an und beschleunigte über die Länge der Kurve. Wie von selbst reagierten meine Beine, ich blieb dicht auf der Innenbahn und nahm nur flüchtig wahr, wie die anderen Läufer aus meinem Blickfeld verschwanden. Die zunehmende Geräuschkulisse der Zuschauer begleitete uns auf die Zielgerade, vor mir Coes Trikot, auf das ich mit vollster Konzentration meinen Blick heftete. Der Engländer war nach der Kurve auf die Innenbahn geschwenkt und ich spürte, wie die Kraft meiner Arme meinen eigenen Schritt beschleunigte. Das Ziel war greifbar, wir waren in den vollen Sprint übergangen und nahezu automatisch schloss ich zu dem Briten auf. In diesem Augenblick merkte ich, wie ich noch Ressourcen aufbringen konnte, während Coes Schritt unmerklich kürzer wurde. Er schien anzuspannen und wie unglaublich schoss es mir durch den Kopf: »Hans-Peter, du kannst hier gewinnen!« Ich gab alles, beschleunigte noch einmal die Frequenz und zog tatsächlich an ihm vorbei. Als Erster passierte ich die weiße Ziellinie und riss reflexartig die Hände hoch. Ich hatte es geschafft – ich war Europameister über 800 Meter!

Das Stadion kochte, der Jubel und die Anfeuerungen waren in Applaus umgeschwenkt und ich konnte es selbst kaum fassen. Die Endzeit von 1:46,31 min war angesichts der Tatsache, dass ich gerade den Weltrekordhalter über 800 m und den Olympiasieger über 1.500-m hinter mir gelassen hatte, nebensächlich. Die Reporter umringten mich kurzerhand und einen Augenblick lang wusste ich nicht, wie ich reagieren sollte. Dann erblickte ich den enthusiastischen Jubel unserer mitgereisten Delegation und streckte ihnen die Arme lachend und erleichtert entgegen. Coe hatte sich kopfschüttelnd von den Kameras abgewandt und lief mit gesenktem Blick bereits den Katakomben entgegen. Einen Handschlag hatte ich nicht erwartet, und seine Reaktion überraschte mich nicht. Sie war mir in dem Moment, ehrlich gesagt, auch nicht bedeutend. Ich hatte gerade das Rennen meines Lebens abgeliefert und mein Finish hatte meine eigenen Erwartungen übertroffen. Willi war neben mir aufgetaucht und er gratulierte mir trotz seines eigenen enttäuschenden Rennens wohlwollend. Wir jubelten unserem Team noch etwas entgegen und ich fragte, wie es ihm ergangen war. »Letzter!« bekundete er nur knapp und klopfte mir kumpelhaft auf die Schultern. Heute war mein Tag gekommen und diesen genoss ich in vollen Zügen. Willis Arbeit sollte nur ein Jahr später mit dem ersten Weltmeistertitel über 800 m belohnt werden. Auch ich war in diesem Finale, aber heute, heute war das Gold auf meiner Seite.

Die WM-Vorbereitung 2025

Sieht man sich die Zeiten über die Mittelstrecke von damals an und vergleicht die Dichte der Bestenliste, kann man durchaus staunen. Die Jungs haben hart gearbeitet und waren durchaus Weltklassezeiten gelaufen. Während eine derartige Dichte über die 800 m in Deutschland aktuell nicht besteht, hat sich diese über die Marathondistanz deutlich herauskristallisiert. Während man 2016 noch mit Zeiten von 2:14 bis 2:12 h zu den Olympischen Spielen von Rio kam – wohlgemerkt hatten nicht alle Läufer die neue Schuhtechnik zur Verfügung –, mussten wir im Jahr 2025 die WM-Norm von 2:06:30 h bereits sicher unterbieten. Wie im System von World Athletics beschrieben, werden die Standards immer härter, und man hat eigentlich nur mit der harten Zeitnorm statt den Rankings Sicherheit für die Qualifikation. Trotz dieses Drucks gab ich mir nach der guten Zeit von 2:05 h in Valencia eine wohlverdiente Saisonpause. Erst in Dubai lief ich wieder jeden zweiten Tag morgens im Mushrif Park oder fuhr, wie gewohnt, Rennrad in der Wüste oder schwamm im Meer. Weihnachten 2024 war sehr schön, aber ich wusste, dass ich 2025 mehr Zeit mit Nada verbringen würde – im Olympiajahr war ich immerhin fast acht Monate fort gewesen.

Zurück in Deutschland lief ich wie gewohnt in Trier den Silvesterlauf, obwohl ich selbstverständlich erst zwei Wochen sporadisch trainiert hatte. Ich genoss die Konfetti-Stimmung trotz eines 12. Platzes. Darauf kam es ja nicht an, denn ohne Saisonpause wäre der Aufbau zur recht spät angesetzten Weltmeisterschaft im September nicht möglich gewesen. Ich vertraute auf meinen gewohnten Rhythmus. Nach einem eisigen Januar in München, in dem Nada und ich oft auf das Laufband ausweichen mussten, beschlossen wir, in unser altbekanntes Trainingsumfeld nach Monte Gordo zu reisen. Wir wussten, welche Möglichkeiten wir dort vorfinden würden, und auch wenn ich keine Höhenlage hatte, war es sozial sehr schön an der portugiesischen Küste. Man trifft ja immer auf Kollegen und bald hatten wir eine Gruppe um uns, wobei ich auch nicht unzufrieden damit war, viele meiner Einheiten auf der Bahn allein abzuspulen. Ein Team meines Sponsors Asics kam aus den Niederlanden vorbei, um meine Arbeit bildlich zu dokumentieren, und ich schätzte ihre Anwesenheit. Einen gesamten Trainingstag zu filmen, erfordert immer sehr viel Konzentration und der Nachmittagsschlaf fällt aus, um noch genug Zeit für Interviews und Video Voice-overs zu haben. Doch auch dies gehört zu meiner Professionalität. Um andere Läufer mit neuen Programmen oder schlicht der eigenen Routine zu inspirieren, nehme ich mir gerne Zeit.

Weiter vor Ort war ein Team von *Runner's World*, das von unserer Co-Autorin Sonja von Opel und dem Chefredakteur der Zeitschrift, ihrem Mann Martin Grüning, geleitet wurde. Auch mit der Läufergruppe von Sonja und Martin sprachen wir offen und gerne und es freute uns, viele Fragen zu laktatbasiertem Training oder meiner Einstellung zu beantworten. Nach Portugal war es Zeit, meine diesjährige »Road to Hamburg« zu planen, denn auch vor Tokio wollte ich den traditionellen *Hamburg-Marathon* als Frühjahrsmotivation mitnehmen. Zwischen unserer Rückreise und dem Marathontag lagen ungefähr acht Wochen, die es noch zu nutzen galt. Dave und ich hatten nach der Rückreise mit einem 10-km-Start in Frankreich einen Angriff auf meine Bestzeit geplant, doch Nada und ich wurden krank. Sie war bereits fiebrig aus Monte Gordo abgereist, und wir hatten uns bemüht, alle Maßnahmen, inklusive einer örtlichen Trennung, zu ergreifen, doch meist werden einfach beide Partner krank. Nach der Absage beschloss ich, mich auf meine Halbmarathon-Bestzeit für den Berliner Halbmarathon Anfang April zu konzentrieren. Ich spulte viele Kilometer in den Wäldern um München und entlang der Isar ab, während Nada – ebenfalls locker laufend – das Semester vorbereitete.

Der Lauf in Berlin fand an einem eiskalten Sonntagmorgen statt, der Berlin jedoch mit blauem Himmel belohnte. Ich liebe den Flair der Hauptstadt, von gemeinsamen Treffen im Athletenhotel bis zum Lauf selbst. Man tauscht sich aus, man spürt die Anspannung steigen und belohnt sich am Vorabend mit einer feinen

Mahlzeit. Das Schönste für uns war, dass Nada nun bereits fünf Wochen schwanger war und wir uns riesig auf unser erstes Kind freuten. So frühstückte ich hoch motiviert und scherzte mit Amanal auf dem Weg zum Start. Er hatte vor, den deutschen Rekord anzugreifen, und ich wollte unter 61 min bleiben. Anfangs schien der deutliche Wind uns einen Strich durch die Rechnung machen zu wollen, doch sobald wir über den Kurfürstendamm wieder in Richtung Kaiser-Wilhelms-Kirche liefen, sprühte ich vor Energie. Bei der 10-km-Marke übergab mir Nada, die eine Akkreditierung trug, bei der Verpflegungsstation meine Trinkflasche und die Gruppe jagte weiter durch Berlins windig-kalte Straßen.[15] Nach der Zwischenzeit von 28:50 min störten mich auch die folgenden Kurven nicht, und ich verließ bei Kilometer 15 meine Gruppe.[16] Amanal war mit einem kenianischen Läufer bereits früh nach vorne ausgebrochen, und ich hörte gut, wie Dave mir bei Kilometer 18 zurief: »Now, just go for it yourself, Richi!« Kurz vor dem Brandenburger Tor hörte ich Nada mir aufgeregt zujubeln, denn sie sah an der Uhr bereits, dass eine Zeit unter 61 min möglich wäre. Zudem befand ich mich auf Rang vier hinter Amanal und zwei Kenianern. Beflügelt holte ich trotz der Schmerzen nochmal alles aus mir heraus und toppte meine Bestzeit mit 60:51 min. Im Ziel feierten Amanal, der mit 59:31 min deutschen Rekord gelaufen war, und gemeinsam genossen wir die Stimmung der Hauptstadt.

Den *Hamburg-Marathon* lief ich in diesem Frühjahr das erste Mal nicht für eine Norm. Ich hatte meine Ziele erreicht, nun ging es darum, weitere Erfahrungen zu sammeln. Ich wusste, dass ich ohne Höhentraining seit Oktober 2024 und mit vielen Einheiten allein alles Mögliche in diesem Jahr getan hatte und es war auch für unsere Familienplanung gut so gewesen. Dennoch ging es neben weiterer Erfahrung in Hamburg nun um eine gute Platzierung sowie die Erzielung eines Zeitbonus. Leider wurde Nada nur drei Tage vor dem Marathon wieder fiebrig, ihr reduziertes Immunsystem zeigte sich nun doch, denn sie ist normalerweise extrem selten krank. Ich wollte auf keinen Fall ein Risiko eingehen und bat sie, zu Hause zu bleiben und den Marathon im TV zu verfolgen. Der Rennbeginn verlief wiederum reibungslos und ich spürte meinen leichten Schritt vom »Tapering«.

Die Gruppe mit meinen Pacemakern, unter andere mit meinem Trainingskollegen Simon Debognies, funktionierte sehr gut. Bis Kilometer 30 machte sie einen formidablen Job, der auf meine angepeilte Zeit unter 2:07 h hindeutete. Danach wurde das Rennen sofort unrythmisch, da sich niemand aufgrund des Gegenwindes um das Tempo bemühen wollte. Ich bemühte mich, mit zwei afrikanischen Kollegen das Tempo selbst zu forcieren. Bis zu den letzten, harten Kilometern war ich so auf dem angepeilten 2:06-h-Kurs, doch die finale Etappe ist auch in der Hafenstadt nicht flach. Ich verlor ein paar Körner und konnte mich mit dem reinen Zeitbonus mental doch schwerer zur Schinderei motivieren. Ich bemühte mich, den Schritt trotz der Anstiege zu ziehen und erreichte als Siebter in 2:07:23 h das Ziel. Ich hatte mein Zeitziel nur marginal verpasst und war auch mit meinem »Solo«-Training ohne Gruppe in den letzten Monaten sehr ansprechend gelaufen. Den Nachmittag verbrachte ich mit Nadas Mutter und ihrem Onkel in einem feinen Café an der Binnenalster, am Abend lud ich meine Tempomacher in ein Restaurant ein. Nun stand wieder eine ruhigere Phase im Training an. In diesen Phasen gehe ich gerne zurück ins Büro zu RRPS, um mein treues Team zu unterstützen, und schätze die mentale Ablenkung.

Ende Mai entschieden Tim und ich, dass es eine gute Idee wäre, für zwei notwendige Höhentrainings ins französische Trainingszentrum in Font Romeu und im Juli wiederum nach St. Moritz zu gehen. In »Font« stellte ASICS uns Athleten ein Gemeinschaftshaus mit mehreren Apartments zur Verfügung, das ich erstmals kennenlernte. Ich schätze die Laufkollegen und die vielen Marathonläufer, die zu der Zeit dort waren.

15 Zwar ist es nicht unbedingt notwendig, beim Halbmarathon seine persönliche Flasche zu nehmen, allerdings ist es auch immer ein Test für den anstehenden Marathon.

16 Die Fünf-Kilometer-Abschnitte waren bis dahin 14:30/14:20/14:36 min, und ich wollte schließlich unter 61 min bleiben.

Ob aus Spanien, Mazedonien, Algerien, Frankreich oder Australien, es waren oftmals wieder gemeinsame Trainings möglich. ASICS hat uns Athleten wunderbar betreut; wöchentliche Physiotherapie direkt im Haus war möglich. Wir hatten einen kleinen Gym und auch einen Whirlpool, eine Sauna und ein Eisbad zur Erfrischung der Beine waren eingerichtet. Da ich immer mit geringerem Lauftraining und vielen Radtouren in das Marathontraining einsteige, nutzte ich die umliegende Berglandschaft für zahlreiche Rennradeinheiten.[17] Der See und die Bahn gefielen mir auch sehr gut, denn viele Bahn-Athleten steigen zu dieser Zeit ja ins Wettkampfgeschehen ein. Dennoch war mir klar, dass ich für den Sommer mehr Lauf-Terrain schätzte. Während ich den abwechslungsreichen erstmaligen Aufenthalt in Frankreich mindestens so wie die örtlichen Bäckereien schätzte, war ich zufrieden, im Sommer in das vertrautere St. Moritz zu reisen.

St. Moritz verlief sehr sozial im Training, da ich viele Einheiten mit Johannes Motschmann, Erik Hille und meinem belgischen Kollegen Simon Debognies oder auch mit internationalen Athleten wie Marc Scott absolvierte. Die Trainingsintensität wurde deutlich härter und die Umfänge stiegen. Ich freute mich, dass auch mein Bundestrainer, Alexander Fromm, sich die Zeit nahm, uns eine Woche im Training zu unterstützen, und schmunzelte über sein beeindrucktes Lob. Gerade jetzt bei den marathonspezifischen langen Einheiten über 30 Kilometern, mit Programmen wie 4 x 6 km mit Laufpausen, war dies ideal, um die Getränkestrategien weiter auszubauen. Die Longruns hatten wirklich eine enorme, selten dagewesene Qualität. Ich muss sagen, dass ich wirklich noch nie so gut trainierte wie in diesem Sommer mit abwechselnden Trainingspartnern. Nach St. Moritz reisten Nada und ich wiederum nach Viareggio, wo wir uns bemühten, noch ein paar meiner Kerneinheiten bei großer Hitze und mit ihrer Radbegleitung zu absolvieren. Wieder nutzte ich die Berge des Hinterlandes, um mich auf die hügelige Strecke der japanischen Hauptstadt einzustellen. Nach der Rückreise war es Zeit, das Training wirken zu lassen und meine Saltin-Diät durchzuziehen. Mittlerweile war ich routinierter, es störte mich der Zuckerentzug nicht mehr. Schwieriger war es, in Voraussicht auf die Zeitumstellung immer früher zu Bett zu gehen, während Nada teilweise erst um meine Nachtzeit von der Arbeit heimkehrte. Ich bin Routinier und sorgte für meine innere Umstellung, bevor ich in den Flieger für den langen Flug stieg.

17 Ich war sogar mit Jonas Schomburg bei seinen lockeren Einheiten unterwegs.

WM Tokio 2025: Das Rennen

Ich reiste nach Tokio, um meine Ambition, eine Top-8-Platzierung zu erreichen, zu untermauern. Zwar hatte ich das Land bereits bei den Olympischen Spielen bereist, doch im Pandemiejahr war man mehr mit dem Einhalten aller Maßnahmen beschäftigt gewesen, als Japan tatsächlich kennen zu lernen. Außerdem war ich sehr aufgeregt, dass das Rennen in der Hauptstadt stattfinden würde, da unser Marathon 2021 nach Sapporo verlegt worden war. Die Ankunft und Organisation im Hotel verliefen reibungslos und ich teilte beruhigenderweise das Zimmer mit Amanal. Er war aus Iten angereist und hatte lange Flüge hinter sich. Während Amanal normalerweise immer für Scherze aufgelegt ist und oft mit seiner Lockerheit Zuneigung gewinnt, war er diesmal extrem still und merklich fokussierter. Wir gingen früh zu Bett und nahmen auch sonst Rücksicht auf den Rhythmus des anderen. Etwas enttäuschend war das Essen des Hotelbuffets, da sich die Ausrichter offenbar sehr bemühten, japanische Standards zugunsten eher simplen Essen wegzulassen. Obwohl die Mahlzeiten langweilig schmeckten, aß ich meine schlichten Kohlenhydrat-Teller und bemühte mich um ebenso viel Fokus wie mein Freund in den drei knappen Tagen vor dem Rennen. Die Beine fühlten sich definitiv gut an; schwieriger war die fast unerträgliche Hitze des japanischen Frühherbstes. Bereits um 8 Uhr morgens lief man in Temperaturen zwischen 28 bis 33 Grad Celsius, und trotz aller Vorbereitung in der Wärme war die Luft stickig und schwer. Der DLV hatte die üblichen

Kühlmaßnahmen vor Ort, und wir sorgten individuell für unseren Eigenbedarf.

Sehr ungünstig organisiert war die Fahrt zum Start-Areal beziehungsweise die Vorbereitung zum Start. Wir hätten zwar grundsätzlich genügend Zeit fürs Aufwärmen gehabt, doch stand uns vom Callroom an nochmals eine längere Busfahrt bevor. 90 Minuten vor dem Rennen aufzuwärmen, war für mich jedoch keine Option, deshalb beließ ich es diesmal bei nur 10 Minuten einlaufen, bevor ich direkt ohne Gymnastik in den Callroom lief. Gymnastik machte ich in der kurzen Wartezeit auf den Bus. Nun, ich dachte kurz an Hans-Peter Ferner: Ich konnte diesen Punkt nicht beeinflussen und musste ihn trotz Enttäuschung über die Organisation als gegeben hinnehmen. Bei der Startaufstellung fühlte ich mich jedoch wach und achtsam; ich war bereit, dieses Rennen initiativ anzugehen und mit Amanal die Pace zu pushen. Als Favoriten gehandhabt worden waren Deresa Geleta (2:02:38 h), Tadese Takele (2:03:23 h) oder auch Victor Kiplangat (2:05:09 h), der amtierende Weltmeister aus Uganda. Allerdings war es ein deutlich offeneres Rennen als bei den Olympischen Spielen 2024, da einige prominente Läufer der WM einen anderen Marathon-Major vorgezogen hatten. Außerdem würden die schwülen Bedingungen, in denen jeder auf sich gestellt war, zeigen, ob die Vorberichte stichhaltig waren.[18]

Beim Start erfolgte direkt eine unerwartete, noch nie dagewesene Situation: Ein Athlet war ungeduldig kurzerhand eine Sekunde zu früh gestartet, weshalb nach 100 Metern das gesamte Feld zurückgerufen wurde. Amanal und ich sahen uns kurz an: Das muss doch ein Witz sein?! Etwas genervt starteten wir erneut und beeilten uns, aus dem engen Stadion zu kommen.[19] Der Lauf war endlich gestartet und wir brannten darauf, unser Potenzial dem begeisterten Publikum von Tokio zu zeigen. Der Beginn fiel mir leicht, doch es fühlte sich auch ungewohnt an, denn wir liefen die ersten zwei Runden im Stadion. Hier waren alle eher vorsichtig, da es bei den Frauen tags zuvor direkt zu einem Sturz gekommen war. Endlich auf den Straßen der Stadt angelangt, liefen wir in der fantastischen Stimmung der japanischen Zuschauer in einem kompakten Pulk. Sogleich spürbar war die smogartige Luft, die sich direkt wie ein warmer Schleier um uns hüllte. Anfangs fühlte ich mich eher wie ein trockener Fisch, der nach Luft rang, bis man nach ein paar Kilometern dieses Gefühl etwas überwunden hatte. Nachdem der Körper erleichternderweise zu schwitzen angefangen hatte, waren wir bald allesamt schweißgebadet – und dies, bevor wir überhaupt die 10-km-Marke passiert hatten.

Wie in einem dichten Fischstrom liefen wir als Traube und schwenkten allesamt nur bei den Verpflegungsstationen nach rechts oder links. Es war sehr dicht mit so vielen Männern um mich herum, doch ich erreichte all meine Getränke, die jeweils durch Athleten unseres DLV-Teams übergeben wurden. Natürlich dachte ich an meine Familie und Freunde, die gerade um 1 Uhr nachts vor dem Bildschirm saßen, um unser Rennen zu sehen. Doch ich musste nun vor Ort höchste Konzentration einsetzen. Noch vor der Hälfte des Rennens kristallisierte sich hier klar heraus, dass kein Läufer eigenständige Attacken initiieren würde. Stattdessen war von einer Art Ausscheidungsrennen auszugehen, das den gnadenlosen Temperaturen und der stickigen Luft geschuldet war. Um dem Gedränge an den Verpflegungsstationen etwas auszuweichen, brach ich kurz aus dem Pulk aus und setzte mich an die Spitze des Feldes, um etwas »Beinfreiheit« zu spüren. Amanal zog kurzerhand mit mir nach vorne und wir DLV-Athleten führten das Feld einige Zeit an. Amanal sah immer wieder zu mir herüber, bis er näher schwenkte und mir über den Lärm hinweg zuzwinkerte: »Brudi, es ist noch etwas früh, zu attackieren!« Ich grinste und erklärte ihm, dass ich mich auch gleich zurückfallen lassen würde, aber kurz einen etwas freieren Schritt benötigte. Beruhigt, kam nur ein kurzes »Gut so« zurück, bevor er sich fast beschwingt zurückfallen ließ.

18 Am Ende des Rennens waren 22 von 88 Athleten ausgestiegen (25 Prozent), was die Bedingungen anschaulich beschreibt.

19 Beim Marathon ist es natürlich nicht entscheidend, sich am Start ein Sekundenvorteil zu verschaffen, bei Stadtläufen passiert dies eher regelmäßig. Hier wird natürlich niemand disqualifiziert, und kein Läufer würde einen Neustart fordern.

Bereits bei der Halbmarathonmarke hatte sich das Rennen in mehrere Gruppen unterteilt, während Amanal und ich noch in der vordersten problemlos mitliefen. Ich spürte fast die Angespanntheit der Kollegen um mich, da keiner sich in Sicherheit wiegen konnte, nicht doch eine Attacke mitgehen zu müssen. Diese blieb jedoch aus. Stattdessen reduzierte sich die Führungsgruppe jeden Kilometer um ein paar Mann. Auch die hoch gehandelten Favoriten aus Äthiopien und Kenia fielen der gnadenlosen Hitze von nun über 30 Grad Celsius und der hohen Luftfeuchtigkeit zum Opfer. Während sich der Kenianer Hillary Kipkoech schmerzgepeinigt an das Zwerchfell griff, sah ich die 2:02-bis-2:03-h-Läufer aus Äthiopien nicht mehr vor mir. Natürlich drehe ich mich nicht um, denn ich war nun selbst beschäftigt, die Kurven möglichst klug und schonend am Ende der Gruppe zu laufen. Als ob ein langsames Anstrengungsbarometer in mir empor stieg, spürte ich meine Schläfen stärker pochen, die Arme schwerer wiegen und den Schritt an Lockerheit verlieren. Ich heftete meinen Blick auf das blaue Trikot des Italieners Yemaneherban Crippa und bemühte mich, kraftschonender zu laufen.
Immer wieder schien vor mir eine kleine Lücke aufzugehen, die ich rasch wieder schloss. Dennoch ging dieser Fakt nicht an den Kommentatoren vorbei, was Nada, meine Familie und die vielen Freunde nachts wahrnahmen. Ich dachte an die EM in München zurück, was mich unglaublich motivierte. Ich wusste, dass auch Beschleunigungen wieder nachlassen würden und ich noch spürbare Kraft in mir hatte. Wäre diese verdammte Luft nicht so schmierig, dachte ich nachdrücklich, und schnappte mir an den Trinkstationen schon fast genervt meine Verpflegung. Dennoch hatte ich Sorge, diese im flotten Laufschritt nicht kontinuierlich zu erreichen, und fokussierte mich zu sehr auf die vermeintlich notwendige Kühlung. So verlor ich bei jeder Wasserstation wertvolle Sekunden, in denen die Gruppe bereits ein paar Meter weitergezogen war. Jedes Mal lief ich die Lücke wieder zu, doch dies kostete Energie. Die 30-Kilometer-Marke lag hinter uns und ich spürte, wie ich kämpfen musste. Die afrikanische Konkurrenz mit den stärksten Bestzeiten war nicht mehr in unserer Gruppe und auch Crippa driftete neben mir auf eine ruhigere Pace. Wieder schloss ich die Lücke, die zwischenzeitlich auf gut 60 Meter angewachsen war, und fokussierte mich ausschließlich nach vorne. Es war mir klar, dass ich ein bisschen Härte aus dem Schritt nehmen musste, um eine vordere Platzierung möglichst sicher ins Ziel zu bringen.

Nachdem ich kurz nach Kilometer 35 etwas Geschwindigkeit aus dem Schritt nahm und die deutlich verkleinerte Führungsgruppe ziehen ließ, konnte ich besser atmen und fühlte Energie in meine Beine zurückkehren. Es fiel mir deutlich leichter, nun meinen eigenen Rhythmus zu halten und das Bewusstsein für das Umfeld in Tokio kam langsam zurück. Die Zuschauer standen an manchen Stellen bis zu vier Reihen hintereinander und feuerten jeden passierenden Läufer frenetisch an. Japan liebt Marathon, und wir Läufer wurden hier alle gefeiert. Ich war dankbar für die Stimmung, denn nun war ich für die letzten sieben Kilometer auf mich selbst gestellt. Dies war mein erster WM-Marathon und ich würde ihn so gut wie möglich zu Ende laufen. Kilometer um Kilometer kamen mir noch Läufer von vorne entgegen und ich konnte Amanals hüpfenden Kopf in der Führungsgruppe immer sehen. Dennoch lagen geschätzte dreißig Sekunden zwischen mir und den Führenden und ich würde mich strecken müssen für mein Top-8-Ziel. Trotz des an mir klebenden Trikots und des immer weniger kühlenden Stirnbands forcierte ich etwas, als ich die Jungs vorne um die Kurve Richtung Stadion laufen sah. Es hatte mich bisher keiner überholt, doch mein schwenkender Blick auf die Führungsgruppe, verriet mir, dass leider etwas mehr als zehn Männer noch vor mir waren.

Ich kämpfte weniger mit meiner Muskulatur als mit meiner ganzheitlichen Ermüdung, die durch die Wärme ausgelöst wurde. So aufmerksam ich konnte, lief ich nicht nur den kürzesten Weg auf der Straße, sondern die Kurven so eng, wie ich konnte. Durch den Lärm der Zuschauer konnte ich vermuten, dass die Führungsgruppe in das Stadion eingebogen war und beschleunigte noch einmal. Kurz vor dem Einlaufen ins Olympiastadion überholte ich den Weltmeister von Budapest, was die letzte Runde im Stadion etwas leichter laufen ließ. Durch den engen Torbogen hoffte ich, dass nun wirklich kein Läufer mehr an mir vorbeiziehen würde und hielt das Tempo über die letzten 200 Meter, die im Stadion zu laufen waren. Bis zum Ziel hielt ich die Konzentration und beendete den Lauf als Dreizehnter. Auf der Zielgeraden konnte ich meine Enttäuschung schwer verbergen und hatte nicht das Gefühl, mich hinknien zu müssen. Stattdessen öffnete ich kopfschüttelnd eine Wasserflasche, bis Amanal mit der Silbermedaille auf mich zulief. Natürlich hatte ich nichts vom unfassbar spannenden Zielsprint zwischen meinem Freund und dem Sieger Alphonce Felix Simbu aus Tansania gesehen. Beide waren zeitgleich in 2:09:48 h über die Ziellinie gefallen, nachdem Amanal erst auf dem letzten Meter die Führung einbüßen musste. Wie bei unserem Finish der EM in Amsterdam musste hier sogar im Marathon das Zielfoto entscheiden, das zugunsten von Simbu ausfiel. Obwohl Amanal damit noch sichtlich haderte, hatte er eine Medaille erlaufen und endlich den Preis für seine harte Arbeit erhalten. Dass ich mich ebenso für meinen Freund freuen konnte wie er für mich bei der EM, mussten wir nicht erklären, denn die Bilder unserer Umarmung unter der deutschen Flagge sprachen ihre eigene Geschichte.

Meine Einstellung zu Ergebnissen

Bei diesem Großereignis hatte ich mein individuelles Ziel nicht erreicht. Dennoch war ich in einem unglaublich gut besetzten Starterfeld starker Dreizehnter geworden mit gerade einmal 86 Sekunden Rückstand auf Platz eins und wollte damit nicht zu lange unzufrieden sein. Mein Ziel der Top-8 war nur 40 Sekunden entfernt gewesen. Im Telefonat mit Tim erklärte er mir: »Richi, today you can be mad that you didn't show your full potential. Tomorrow you realize how tough this race was on each one of you and look consciously into the future to continue your strong career.« Damit hatte er versöhnliche Worte für uns beide gefunden und ich war bereit, meinen Weg ohne zu viele Rückblicke weiterzugehen. Ich hatte in Tokio alles gegeben, was mein Körper an jenem Tag bereit war zu leisten, und damit muss man als Läufer immer neutral umgehen können. In einer langen Karriere gibt es Höhen und Tiefen, Rekorde und Enttäuschungen, emotionale Medaillen und undankbare Platzierungen, die dem aktuellen Trainingsstatus nicht immer gerecht werden. Über zwanzig Jahre habe ich dies nun erlebt und gelernt, damit erwachsen umzugehen.

Ich weiß, wie unglaublich schön sich Erfolge anfühlen und kann sie als Verdienst der harten Arbeit genießen. Ich gönne mir dann gerne über Wochen mehr soziale Aktivitäten, gutes Essen oder einfach die Ruhe eines Nachmittags ohne ein zweites Training. Das sind für mich Phasen, in denen ich Freundschaften mehr pflegen kann und meine Familie näher um mich spüren. Ich liebe die Ausflüge, die dann anstehen, genauso wie die Radausfahrten in unbekanntem Terrain, die ich mit Nada dann gerne unternehme. Erlebe ich allerdings eine Enttäuschung im Wettkampf, liegt es an meiner mentalen Einstellung, auch damit umzugehen. Dann weiß ich, dass es Zeit ist, mögliche Fehlerquellen zu eruieren und Dinge im Training oder in der unmittelbaren Vorbereitung umzustellen. Auch wenn man sich ärgert, bei einem wichtigen Ziel sein volles Potenzial nicht gezeigt zu haben, sehe ich meist wenig Sinn dahinter, dem Erlebnis lange nachzutrauern. Im Dezember 2013 habe ich als noch junger Mann meinen Vater an Krebs verloren, weshalb mir klar wurde, dass Rennergebnisse einfach Rennergebnisse sind. Nur einen Monat nach der Weltmeisterschaft in Tokio verloren meine Frau und ich unsere bereits so geliebte Tochter April Lucia, noch bevor wir ihren kleinen unschuldigen Körper lebend umarmen durften. Es sind diese Momente, die einem zeigen, was wahre Trauer ist und weshalb Laufen immer nur eine schöne Aktivität im Leben und im Kreis der Familie bleibt.

Meine Einstellung zu Training

Als junger Athlet spürte ich immer wieder große Nervosität vor Wettkämpfen. Manchmal war es fast eine Art Taubheitsgefühl vor Rennen gewesen. Andere Male zeigte sich einfach die Neugier und Aufregung am Wettkampfort mit allen Konkurrenten zu sein und nun seine Form zeigen zu dürfen. Natürlich bereiten wir Wettkämpfe gezielt vor und achten auf die notwendigen Gegebenheiten, von Crossläufen bis zur Mittel- oder Langstrecke. Dennoch ist jeder Wettkampf noch ein Lauf ins Abenteuer, bei dem man nur hoffen kann, sein Bestes zu geben. Während ich beschrieben habe, dass wir zu einem überwiegenden Teil auf aerobes Training achteten und härtere Einheiten lediglich polarisiert nutzen, standen auch diese auf dem ganzheitlichen Rahmenprogramm. Als Bahnläufer war ich, und das ist auch gut so, sicherlich öfter nervös vor derartigen Einheiten. Nicht selten stieg man bereits mit weichen Knien aus dem Auto auf dem Friedrichshafener Stadionparkplatz, um schweigsam mit Martin einlaufen zu gehen. Wir wussten, heute würde es mehr wehtun, und wir hofften, die notwendigen Geschwindigkeiten erreichen zu können. Besonders im Trainingslager wichen derartige Gedanken eher der allgemeinen Aufregung, heute richtig »ballern« zu dürfen, wie wir es öfter nannten. Gleichzeitig kann ich derartige Kerneinheiten nun mental besser angehen. Ich bemühe mich einfach so gut ich kann, und wenn es am konkreten Tag nicht möglich war, so hatte ich dennoch einen wichtigen Reiz gesetzt.

Meine langjährigen Trainer erklärten mir, dass es um das »große Ganze«, um die Gesamtschau an gezielten und bedeutenden Wettkämpfen ging und nicht um diese oder jene Einheit. Während man als Jugendlicher »verfehlte« Einheiten am liebsten direkt nachholen möchte und gleich am nächsten Tag fortführt, so habe ich mittlerweile genug Erfahrung, falschen Ehrgeiz zu zügeln. Weder macht es Sinn, gewisse Einheiten ausgleichen zu wollen, noch tut man sich einen Gefallen damit, sich zu früh in hartes Training stürzen zu wollen. Das Gleiche gilt für Phasen der Krankheit. Während es Nada sehr schwerfällt, abzuschalten und an solchen Tagen die Beine hochzulegen, betone ich (ihr) immer, dass Geduld hier die schnelleren Ergebnisse bringt. So kommen manchmal schlechtere Wettkampfergebnisse zustande, als einem lieb wäre, doch an jenen Tagen, die wirklich für eine professionelle Karriere zählen, ist der Körper bereit.

Hierfür müssen auch Zwischenschritte neutral bewertet werden und man muss sich wahrhaftig in Geduld mit seinem Körper auseinandersetzen. Wir haben nur dieses Werkzeug, und so gilt es, dieses so gut man kann zu pflegen. Dazu gehören neben dem richtigen Training und ausgewogener Ernährung auch generelle Achtsamkeit im Alltag sowie Regenerationszeit und ausreichend Schlaf. Ich achte auf allgemeine Risiken, wie Quellen für Stürze, Verletzungen, Erkältungen oder anderweitige Ansteckungen. Das bedeutet, dass man öfter soziale Aktivitäten absagen muss. Natürlich schätze ich meine Freunde sehr, doch die engsten wissen meinen Fokus auf meine Wettkampfpläne einzuordnen. Ich besuche zwar gerne Kulturevents, aber diese müssen zum richtigen Jahreszeitpunkt stattfinden. Unser Leben ist eben meist geplant, während wir diesen Rhythmus und die erforderliche Disziplin auch lieben. Laufen macht meist eher Freude, wenn man auch ganzheitlich fit ist, weshalb natürlich 80 Prozent der Läufe nicht weiter anstrengend sind. Dies bedeutet gleichzeitig, dass man sich auf härtere Einheiten auch einmal freuen darf und das Gefühl der Errungenschaft eines neuen Schrittes im Training wertschätzt.

Mein liebstes Trainingsterrain

Ich bin am Bodensee aufgewachsen und kenne dessen Wälder, Pfade und Seestrecken wie meine Westentasche. Die Hügel sind über Jahre Bestandteil meines Trainings geworden und ich schätze die Abwechslung. Beim Marathontraining freue ich mich natürlich über die flacheren Strecken Münchens, doch ich integriere liebend gerne Anstiege in mein allgemeines Training. Ich hatte lange keine GPS-Uhr, genieße aber seit über zehn Jahren deren Nutzen. Eine Uhr ist allerdings nur ein Begleiter und keine Vorgabe, Dauerläufe sollten im überwiegenden Fall nach Gefühl und nicht nach Zeit gelaufen werden. Schnelle Dauerläufe sollten äußerst selten GA2-Niveau erreichen und im Training sollte man an den nächsten Tag und die nächste Einheit denken, statt alles am Platz oder im Wald zu lassen. In der Tat habe ich das über die Jahre besser gelernt und mein Körper hat sich entsprechend adaptiert. Trotz aller Liebe zur Bahn laufe ich am liebsten in den Wäldern oder mittlerweile auf den Schotterwegen an der Isar. Es ist meine Liebe zur Natur, die mich motiviert, und nicht ein Rahmenplan, den es vermeintlich zu erfüllen gilt. Ich genieße die Läufe durch die beforstete Landschaft, aber auch am Meer. Ich vermisse dieses Terrain sofort, wenn ich in einer Stadt oder in angelegten Parks laufe. Meist dient dies einfach dem Zweck einer Wettkampfreise und dann nehme ich den Ort so an. Doch für mein Training – das erfordert Gelände. Wildes, weites Gelände, in dem man sich redlich austoben darf.

Zu unserem Sport gehören, wie beschrieben, auch Hallen, Stadien, Stadtläufe und Laufband-Tests. Selbstverständlich genieße ich alle Orte, doch meine Liebe zur freien Natur wird immer an erster Stelle stehen. Ich laufe nicht nur für Großereignisse, Ziele und Wettkämpfe. Ich laufe, um die frische Luft zu genießen, die Bäume und den holzigen Boden an mir vorbeiziehen zu sehen. Den Puls zu spüren und die Bewegung in ihrer einfachsten Art genießen zu können. Je schneller ich laufe, desto mehr gleitet die schöne Natur vorbei. Ich laufe auch ohne Musik, so kann ich das Vogelgezwitscher und die Frösche bei ihrem Balzgesang hören und nehme das Rascheln der Bäume wahr. Das sind die Laute, die mich vorantreiben und mich das Training genießen lassen. Während ich früher Laufbänder sehr gescheut habe, sie monoton, hart und unangenehm fand, habe ich über Jahre gelernt, mit ihnen besser umzugehen. Neben der Leistungsdiagnostik laufe ich nun vermehrt auf dem Laufband, wenn das Wetter ein Training im Freien schwer macht oder der Untergrund gefährlich ist. Auch diese Einheiten können einen weiterbringen, und hier mache ich die Ausnahme, auch einmal Musik im Training zu integrieren. Ich schätze die neuen Laufbänder und die neue Schuhtechnik selbstverständlich, auch wenn ich sorgsam damit umgehe. Nichts geht über Herausforderungen im Training, auch mit simplerem Material umzugehen – am besten im Wald.

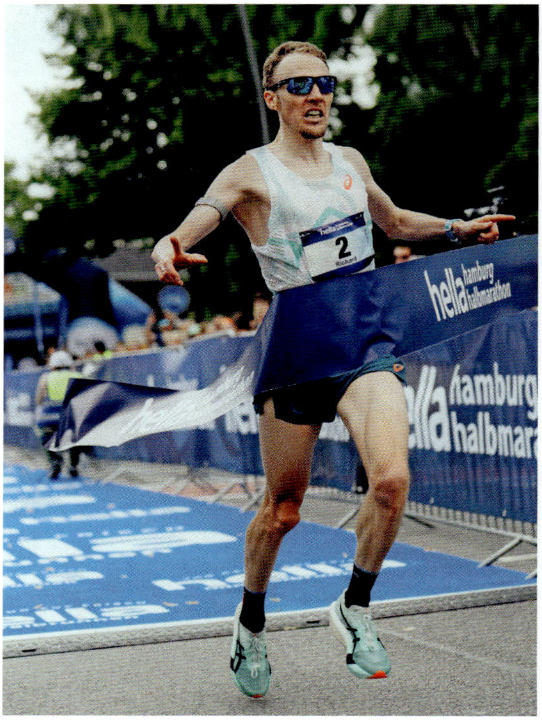

Hamburg 2025: Halbmarathon.

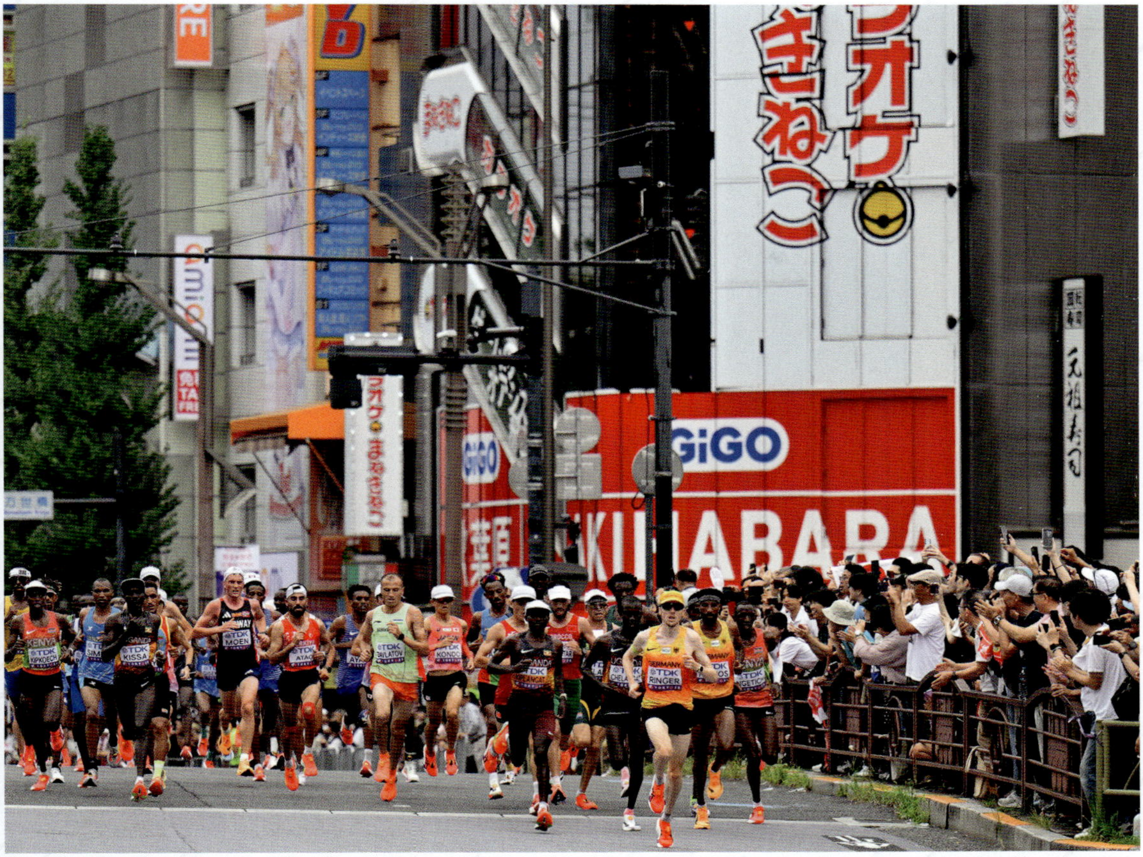

Tokio 2025: 13. Platz bei der WM.

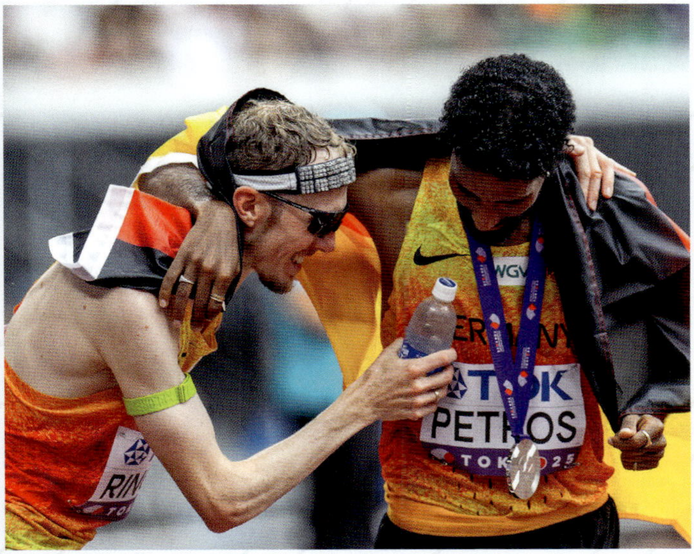

Wie bei der EM 2022, nur andersherum (siehe S. 134).

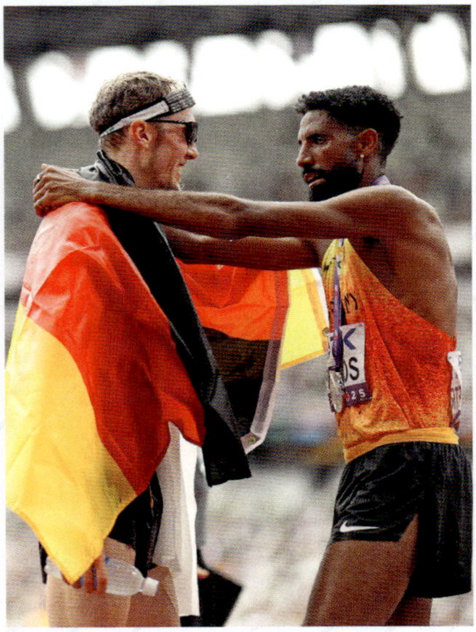

Tokio 2025: WM-Silber für Amanal.

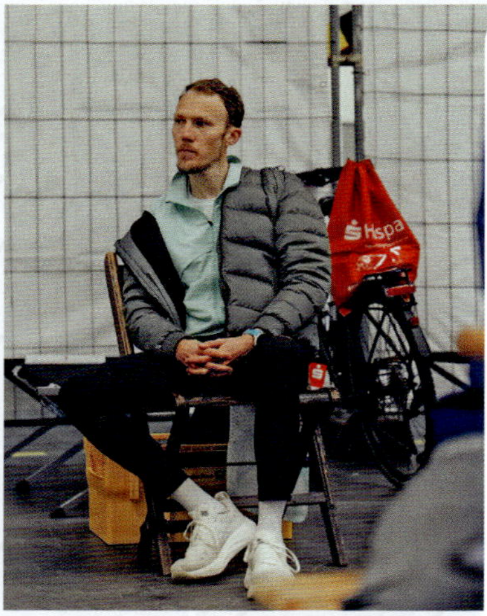

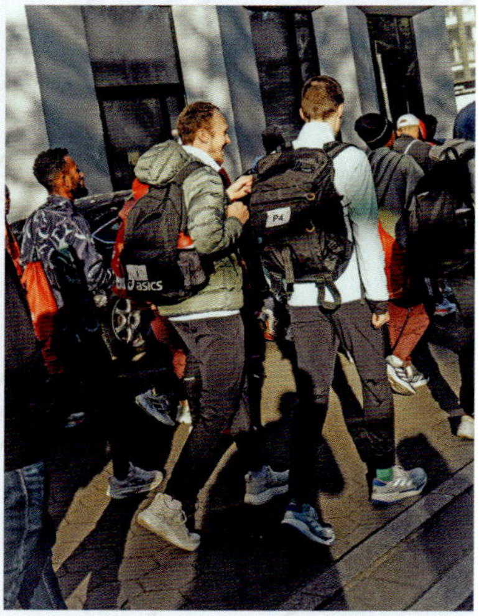

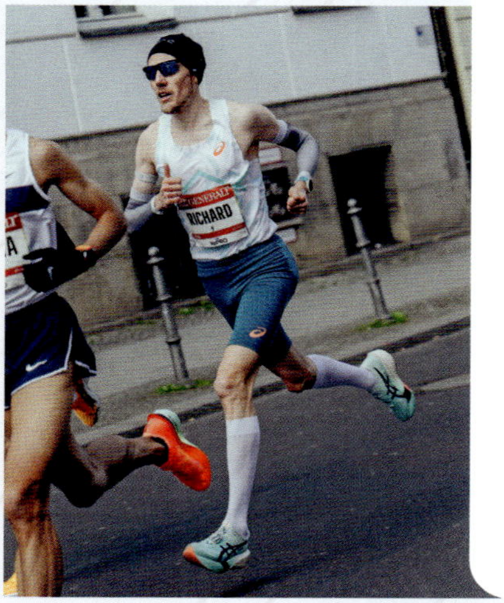

Mein Rat für alle Läufer: Kapitel 9

- Vertrau auf die Wirkung gezielter Trainings.
- Bleib bei dir und vergleiche dich nur mit dir.
- Steigere dich kontinuierlich, aber vorsichtig im Training: Kontinuität ist der Schlüssel.
- Ordne Anstrengung gut ein – richtig hart sollte das Training nur selten sein.
- Lerne mit Schmerzen umzugehen, sie bringen dich mental voran.
- Genieße den Geruch von Tartan genauso wie den Duft eines Waldes nach dem Regen oder des Meeres im Sturm.
- Freu dich auf Wettkämpfe: Sie sind deine Highlights, die Belohnung für Training, bieten sozialen Austausch und erlauben es dir, dich weiterzuentwickeln.
- Verlass dich auf dein Gespür und deine Intuition, niemand kennt deinen Körper so gut wie du!
- Ja, alternatives Training bringt's! Suche nicht immer eine bestimmte Anzahl an Kilometern – schwing dich aufs Fahrrad, auf den Crosstrainer oder bemühe dich im Pool. Das Wasser lockert die verhärtete Muskulatur und schafft gleichzeitig Ausdauer.
- Achte auf deine Kontakte im Sport und pflege sie – es sind Menschen wie du, die das Training und den Wettkampf so wertschätzen. Tausche dich aus, verabrede dich und lerne, gemeinsam zu trainieren.
- Genieße die Aufregung vor Wettkämpfen sie erlaubt es dir, das richtige Maß an Adrenalin zu mobilisieren.
- Dreh dich niemals um im Rennen – auch wenn du neugierig bist oder Angst hast. Es zählt nur dein Fokus nach vorne!
- Teile dir Rennen geschickt ein: Du hast nichts von zu hohem Laktat, das du Kilometer lang ins Ziel schleppen musst.
- Traue dich gleichzeitig anzugreifen, wenn es sein muss – unabhängig davon, welcher Läufer oder welche Läuferin in deinem Umfeld ist. Du läufst dein eigenes Rennen.
- Genieße den Rhythmus, den dir das Laufen gibt und freue dich auf traditionelle Wettkämpfe. Wiederhole sie und genieße den Vergleich und den Austausch. Du wirst einen Rhythmus im Jahr finden.

- Unterscheide zwischen wichtigen Rennen und reinen Trainingsrennen. Du darfst auch mal unfitter an den Start gehen: Das bringt dich weiter und du hast absolut nichts zu verlieren. Was andere denken, liegt an ihrem eigenen Karma und betrifft dich nicht.
- Verhandle geschickt, wenn du etwas verdient hast. Vertrau auf deine Stärke, aber bleibe demütig: Jede Verletzung und jeder Schicksalsschlag können dich stoppen. Niemand ist vor Verletzungen gefeit; wir sind alle Menschen.
- Urteile nicht über andere – wir vergleichen uns ohnehin ständig. Andere Sportler haben ihre Gründe für eine gute oder schlechte Form, für die Entscheidung, in welcher Gruppe sie trainieren möchten oder für welchen Sponsor sie laufen wollen. Du kennst die Hintergründe nicht, also nimm Resultate neutraler auf, bevor du zu einer Bewertung springst.
- Traue dich Fragen zu stellen: Jeder weiß gewisse Dinge nicht und Sportler sind oft offener als du denkst. Erzähle ihnen von deinem Leben und es wird erwidert werden.
- Wir laufen nur für uns und nicht für andere, auch wenn wir im Wettkampf vorne sein wollen.
- Wettkämpfe sind nur ein Teil des Sport(ler)lebens; sie definieren dich nicht.
- Wahre Liebe ist die Familie: Mein Vater ging zu früh von uns, und ich konnte meine erstgeborene Tochter nie lebendig umarmen. Ich werde beide immer lieben, was mehr zählt als jedes Ergebnis.

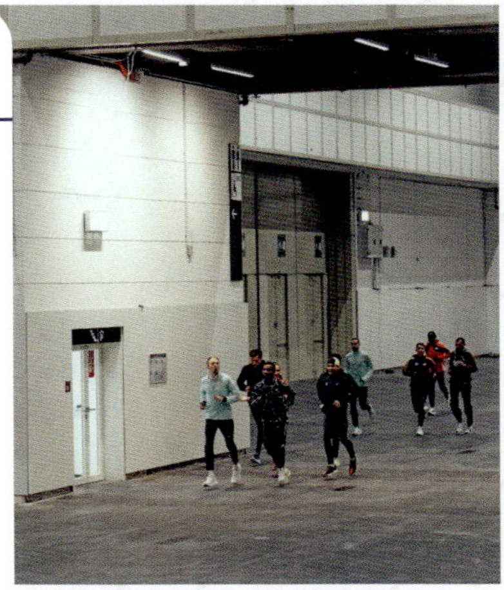

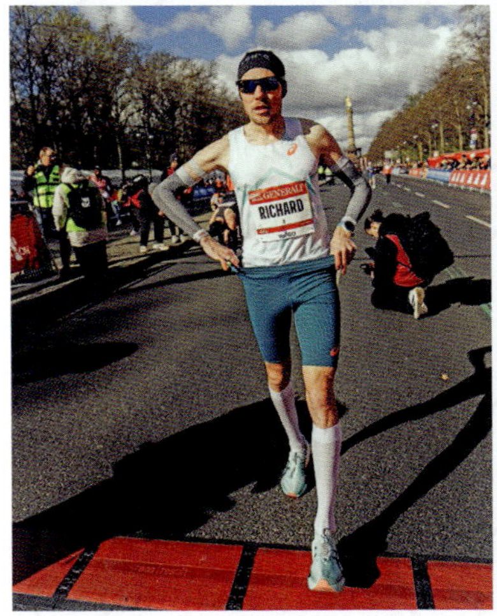

RUNNER'S WORLD meint:

Dieses letzte Kapitel braucht keine zusätzlichen Tipps. Wer bis hierhin gelesen hat, kennt die Antworten bereits – und wird sie im eigenen Laufen wiederfinden.

Weitere Einblicke ins Training: Scanne den QR-Code.

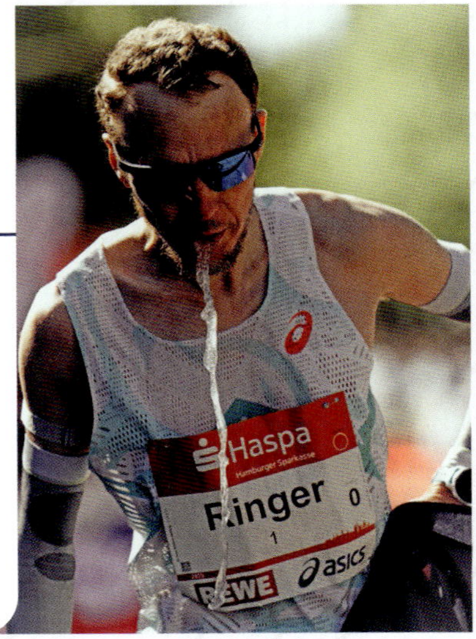

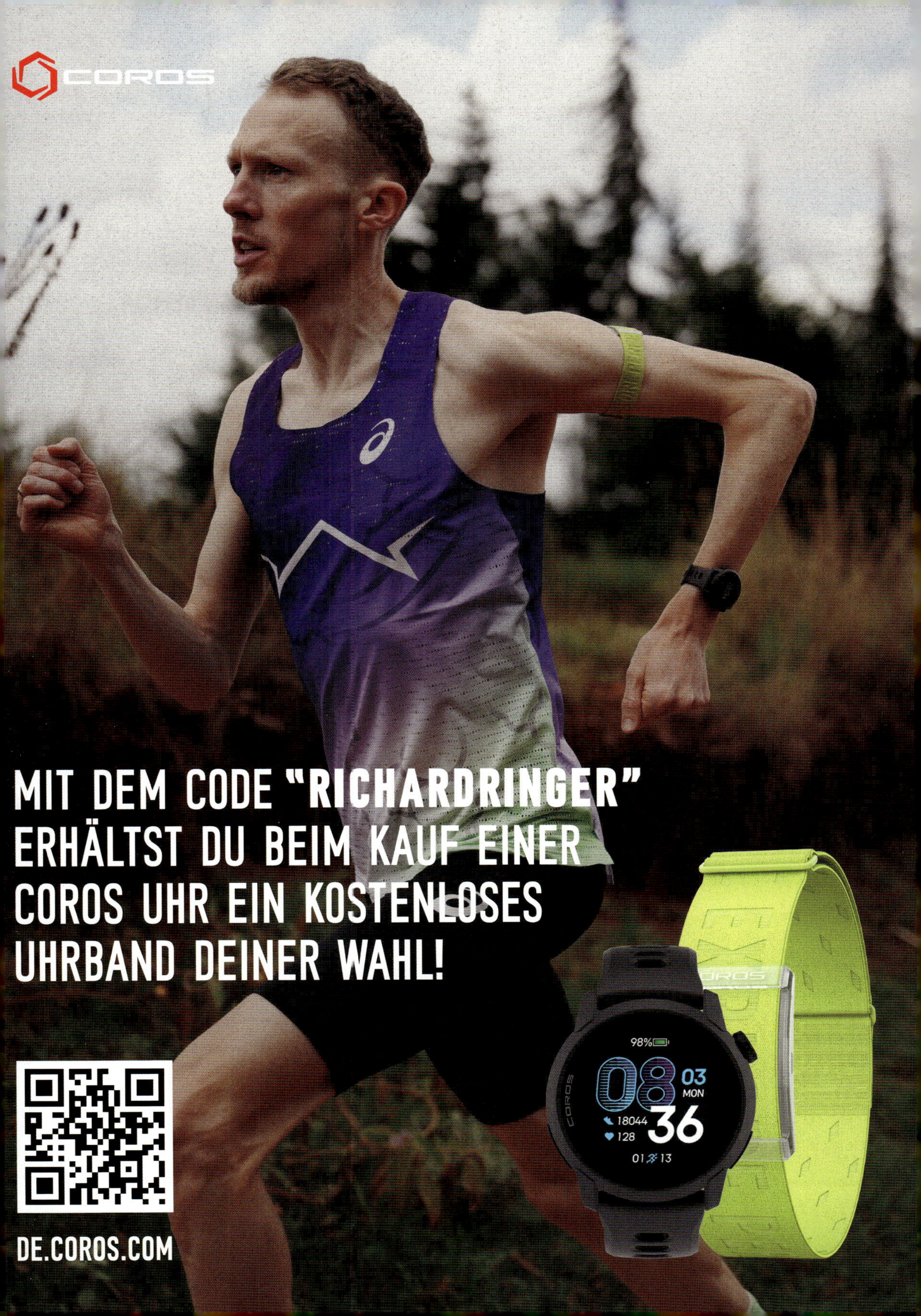
COROS
MIT DEM CODE "RICHARDRINGER"
ERHÄLTST DU BEIM KAUF EINER
COROS UHR EIN KOSTENLOSES
UHRBAND DEINER WAHL!
DE.COROS.COM
98%
08
03
MON
18044
128
36
01
13

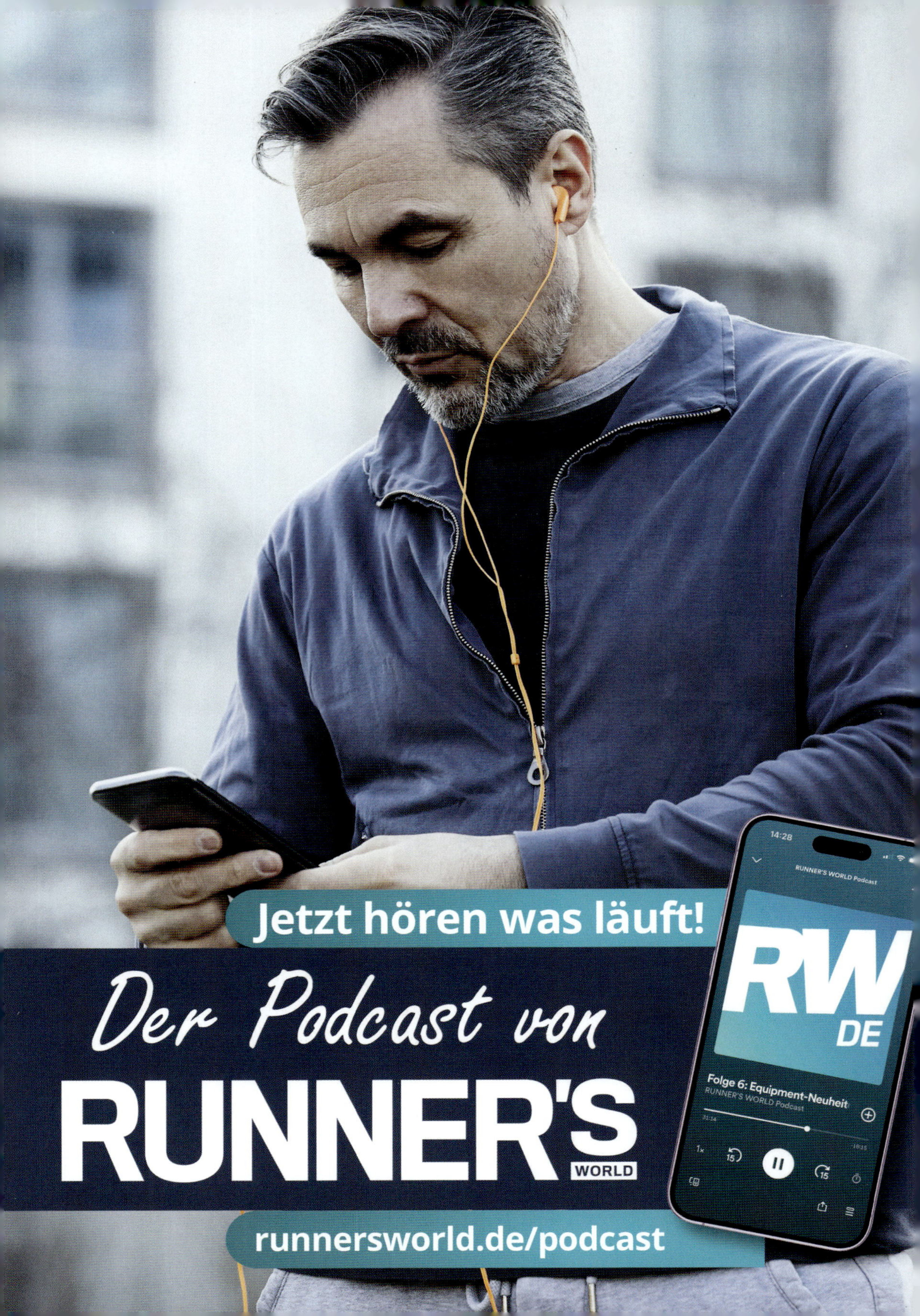
Jetzt hören was läuft!
Der Podcast von
RUNNER'S WORLD
runnersworld.de/podcast
14:28
RUNNER'S WORLD Podcast
RW DE
Folge 6: Equipment-Neuheit
RUNNER'S WORLD Podcast